灰指甲治疗彩色图鉴

Onychomycosis Treatment
Colour Pokedex

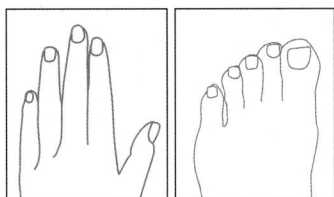

主 编 郎伟君

主编单位 哈尔滨乐泰药业集团

中国医药科技出版社

内 容 提 要

本书用大量临床彩图介绍了灰指甲的诊断方法和治疗技术，并结合临床实际，重点介绍了诊断和治疗上的临床经验。全书共分四章，有图片两千余幅，是一本实用性很强的灰指甲疾病诊疗读本。适合皮肤科专业人员以及相关基层医务工作者阅读。

图书在版编目（CIP）数据

灰指甲治疗彩色图鉴 / 郎伟君主编. — 北京 : 中国医药科技出版社，2017.9
ISBN 978-7-5067-9603-3

Ⅰ . ①灰⋯　Ⅱ . ①郎⋯　Ⅲ . ①甲癣—诊疗—图解　Ⅳ . ①R756.4–64

中国版本图书馆CIP数据核字（2017）第237893号

美术编辑　陈君杞

出版　中国医药科技出版社
地址　北京市海淀区文慧园北路甲22号
邮编　100082
电话　发行：010 – 62227427　邮购：010 – 62236938
网址　www.cmstp.com
规格　889 × 1194mm $^1/_{16}$
印张　14 $^1/_4$
字数　301千字
版次　2017年9月第1版
印次　2017年9月第1次印刷
印刷　北京盛通印刷股份有限公司
经销　全国各地新华书店
书号　ISBN 978-7-5067-9603-3
定价　**89.00元**

编 委 会

前　　言

　　灰指甲，是甲癣、甲真菌病的俗称，是皮肤类传染性疾病，也是皮肤癣菌病中最顽固、最难治的一种，难以治愈。

　　许多灰指甲患者在得病初期总是希望尽快治好，所以乱用药，但终究因不系统、不坚持用药，导致未能痊愈。灰指甲带来的危害包括：影响美观、限制工作、影响生活、并发症多，甚至危害生命等等，同时灰指甲中的真菌是向外界播散致病性真菌的传染源，灰指甲可随着搔抓而把真菌传染到身体其他部位发生新的癣病，而且还能引发对家人的传染。

　　面对灰指甲的顽固性和它给患者带来的生活困扰，我们二十一年来以研发"治愈和解决病痛"的产品为科研理念，对灰指甲病的系统治疗进行了深入的研究。从单一一个外用产品对灰指甲的治疗，到研发配套11种产品对灰指甲的系统治疗，再到外用药产品三次的更新换代，为灰指甲患者用最短的时间、最少的费用解决治愈难、易复发的灰指甲疾病。为实现治愈灰指甲的目的，为能让广大的灰指甲患者受益，结合灰指甲患者的需求，我将企业21年以来的用药经验，组织18位精英，历时63个日日夜夜，于2011年7月16日形成了一套9章77节50万字的《灰指甲治愈培训教材》。教材编制期间，特别是郑曼璐、程然、刘军、王东海、林峰、张胜勇、孙峰7位精英兢兢业业、夜以继日、不求回报、无私奉献，每天工作到凌晨，成就了培训教材的"诞生"。那段时光，是我和同事人生经历的宝贵财富，至今让我难忘。正是因有了培训教材的基础，才有本书的出版。

　　本书共分四章，有康复图片2197幅，展现了四种类型灰指甲的系统康复过程。在图片安排上，从全国21个省4个直辖市4个自治区，5324位一线工作者治疗的34.8万位真实病患的治疗图片中精选了195套（181例患者）展示治疗前、治疗中、治疗后的同一病甲治疗过程中不同时间的系统图片。书中内容丰富、图文并茂、图片精美，对灰指甲患者了解病程和专业治疗人员学习治愈灰指甲都可以借鉴参考。在此，祝贺本书成功出版，造福于广大灰指甲患者及家人。

郎伟君

2017年7月

主编简介

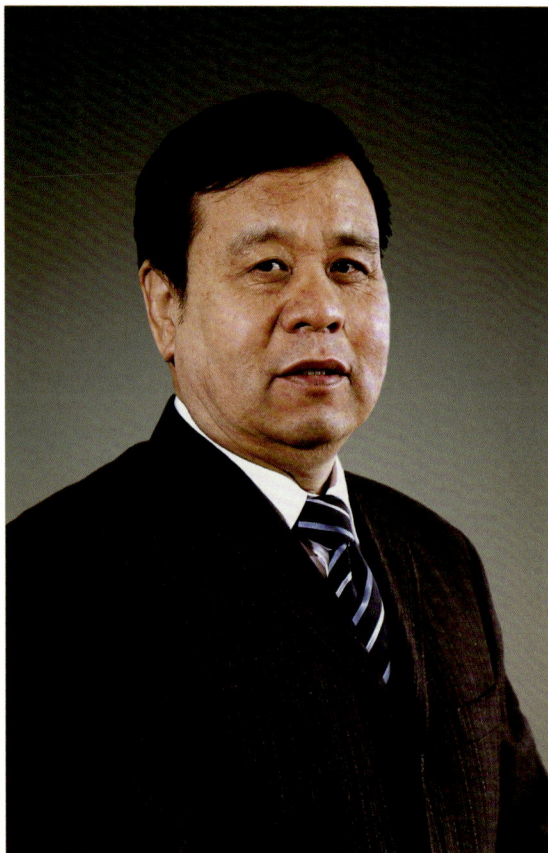

主编 郎伟君

郎伟君，男，高级工程师。1958年出生于黑龙江省依兰县，1977年恢复高考第一年考入黑龙江商学院中药制药系，1982年毕业获学士学位。1982～1995年先后担任哈尔滨中药二厂副厂长、哈药集团副总工程师。1996年创建哈尔滨乐泰药业有限公司，2012年成立乐泰集团，先后担任总经理和集团董事长。

郎伟君先生在医药科研领域与学术界取得了突出贡献。1992年，成功开发了"双黄连粉针"项目，填补了我国中药粉针空白。先后在国家级《中国药学杂志》等期刊中发表论文20多篇，获得专利证书20余项，出版了《抗癌中药一千方》等5部医药学专著。近21年来一直致力于甲癣、甲真菌病药物研究开发与应用，成功研制出13种新技术创新产品。核心产品"亮甲"取得了5项创新、4项专利技术以及黑龙江省科技进步二等奖。发明的"快速真菌镜检技术"和"祛旧生新法"，系统解决了灰指甲治愈难、易复发的世界性难题。

1992年开始享受"国务院津贴"。先后被评为黑龙江省有突出贡献科技人员、国家七五医药科技管理先进工作者、全国商业科学技术进步一等奖、黑龙江科技效益重奖第一人。现任黑龙江中医药大学和哈尔滨商业大学客座教授。是黑龙江省科技经济顾问委员会委员、黑龙江省医药行业协会副会长、黑龙江省药学会副会长、哈尔滨市政协委员。

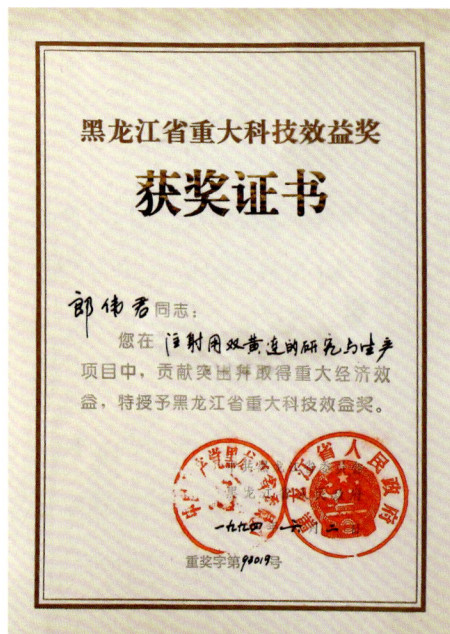

作者1994年获得"注射用双黄连"黑龙江省重大科技效益奖

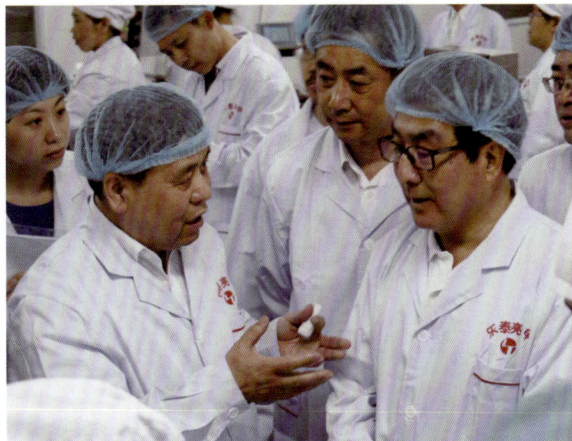

2013年6月6日哈尔滨市委书记林铎来公司视察，董事长郎伟君为其介绍主打产品"亮甲"

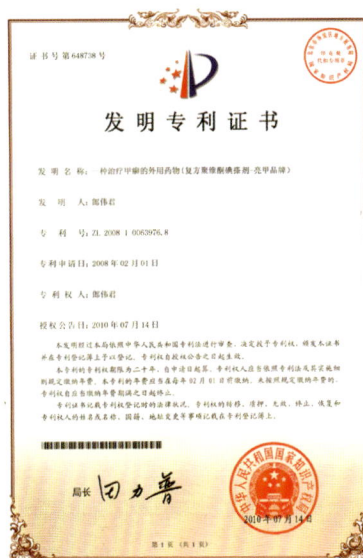

作者发明的亮甲产品2008年获得国家发明专利证书

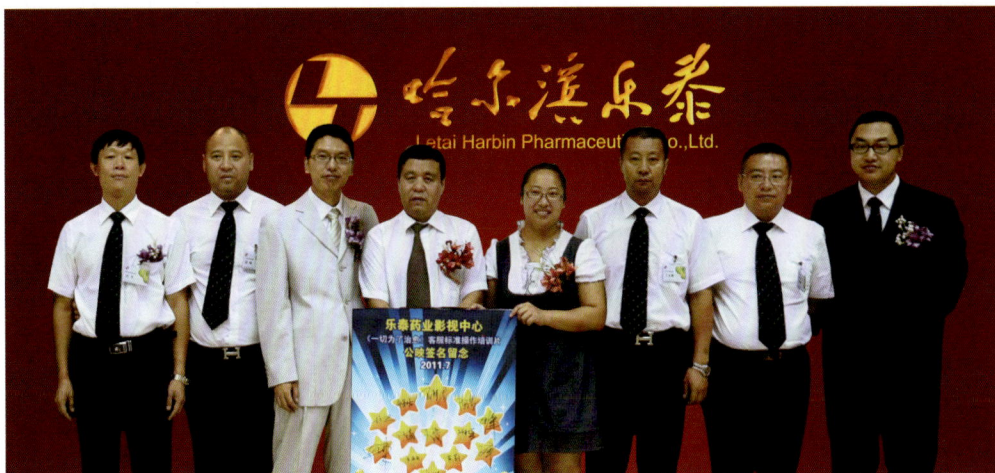

作者与创作人员合影

左起：刘军、林峰、程然、郎伟君、郑曼璐、王东海、张胜勇、孙峰

目　录

第一章　指甲基本结构及作用

一、指甲组成

指甲由甲根、甲体、甲端三部分组成（图1）。

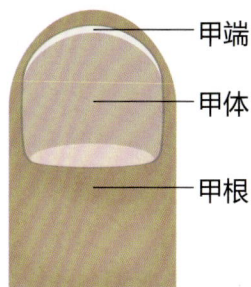

甲端
甲体
甲根

图1　指甲组成

二、甲床结构及作用

甲床是指人指（趾）甲覆盖的那块皮肤，甲床是皮肤在（指端）的表现形式。甲床上皮与真皮的上下结构，同皮肤表皮与真皮的连接相似。正常状态下，指甲和甲床皮肤紧紧相连，若出现某些疾病（如灰指甲），可使指甲与甲床分离。甲床的健康与否与甲板的生长密切相关（图2～图6）。

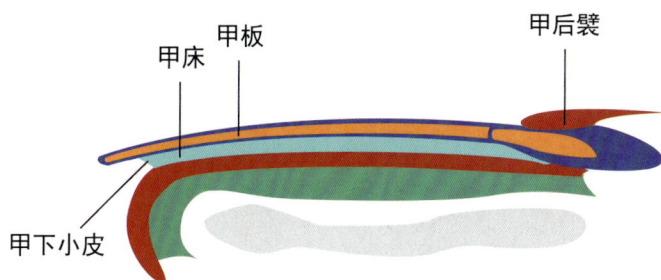

甲床　甲板　甲后襞
甲下小皮

图2　甲床的结构

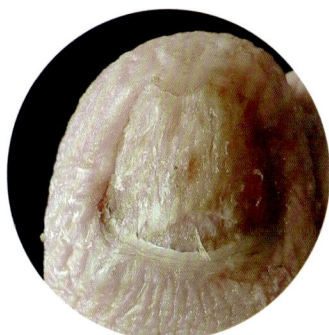

图3　裸露的甲床

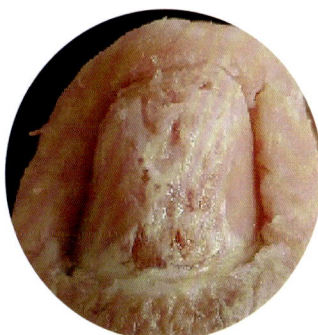

图4　受损的甲床

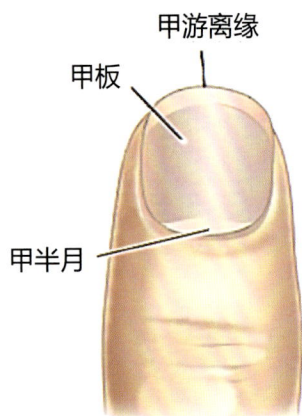

甲游离缘
甲板
甲半月

甲母
甲根
甲半月
甲床
甲板
甲游离缘
指骨

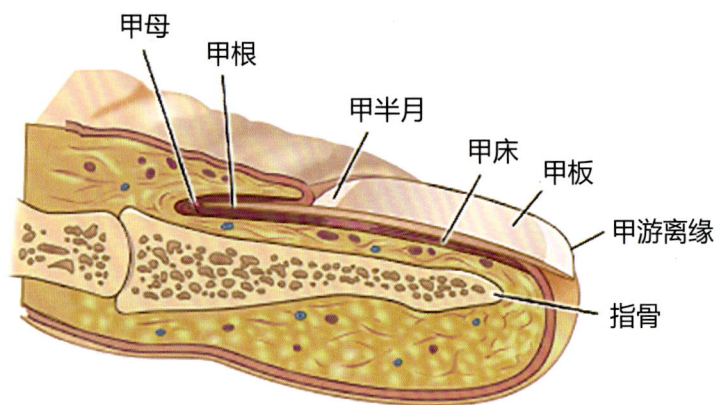

图5　手指外观　　　　　　图6　手指侧剖面

三、指（趾）甲的主要成分及作用

甲板的主要成分为角蛋白，此外还含有锌、铜、铁等成分（图7）。

1. 角蛋白由含硫氨基酸胱氨酸组成，由胱氨酸组成的角蛋白能抵御化学物质的侵入，使正常甲板具有光泽、弹性和硬度。如缺乏胱氨酸则甲板生长的慢且无光泽、无弹性，出现甲板软、薄、脆、暗等现象。

2. 甲板的生长需要锌，锌与核酸及蛋白质的生物合成有密切关系，每人每日约需15毫克。铜、铁等微量元素对维持甲的正常功能都有一定作用。

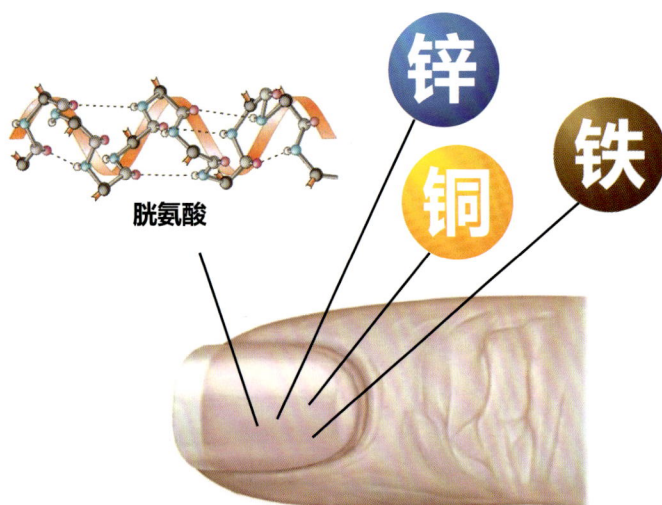

锌
铜
铁

胱氨酸

图7　甲板的主要成分

第二章 灰指甲的概念、症状及危害

一、灰指甲的概念

灰指甲为甲癣的俗称，是指皮癣菌侵犯甲板或甲下所引起的疾病。因真菌侵害甲板或甲床，使甲的外观显得不透明、灰暗，严重时甲板破损，呈灰白或污秽状，故称灰指甲。

二、灰指甲的症状

1. 甲板症状

①甲浑浊；②甲增厚；③甲凹凸；④甲糟碎；⑤甲分离；⑥甲翘起；⑦甲脱落；⑧甲变色。

甲板症状见图8。

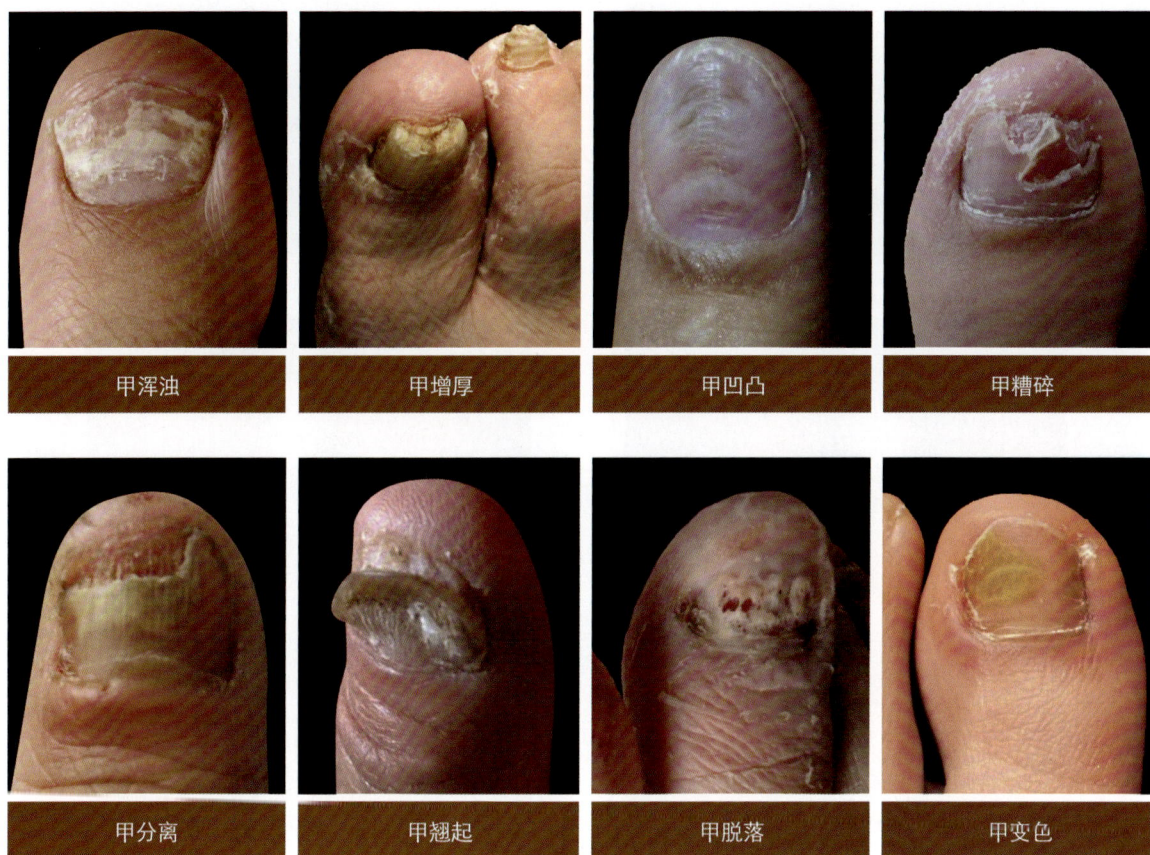

甲浑浊	甲增厚	甲凹凸	甲糟碎
甲分离	甲翘起	甲脱落	甲变色

图8 甲板症状

2. 甲床症状

（1）甲床增生。

（2）甲床萎缩、变形。

（3）甲床角化。

（4）甲床变黑。

（5）甲床炎症。

甲床症状见图9。

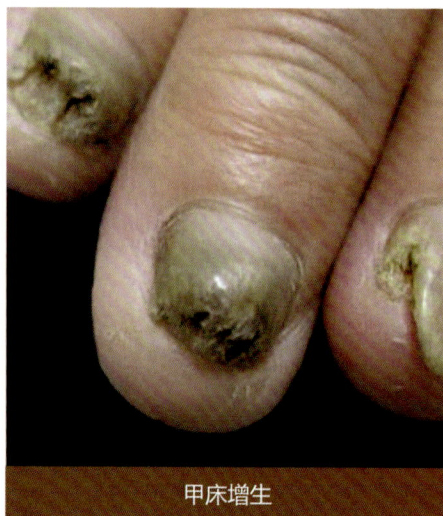

甲床增生

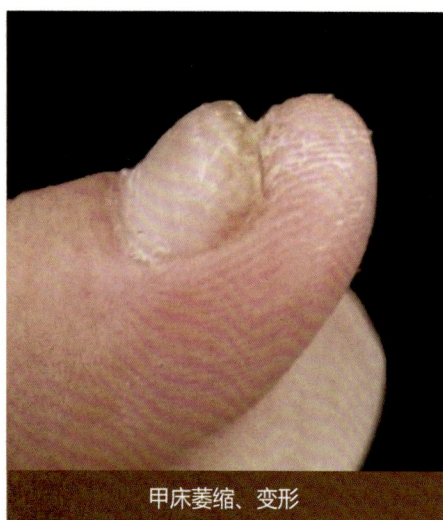

甲床萎缩、变形

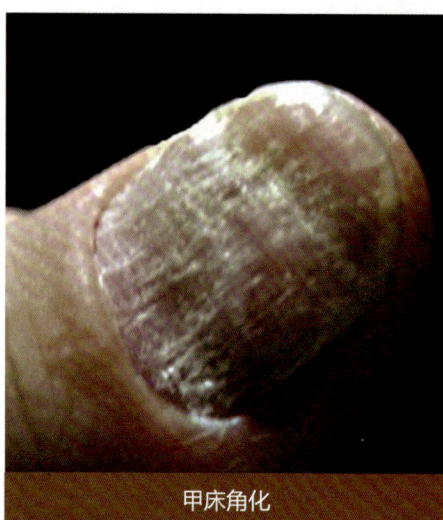

甲床角化

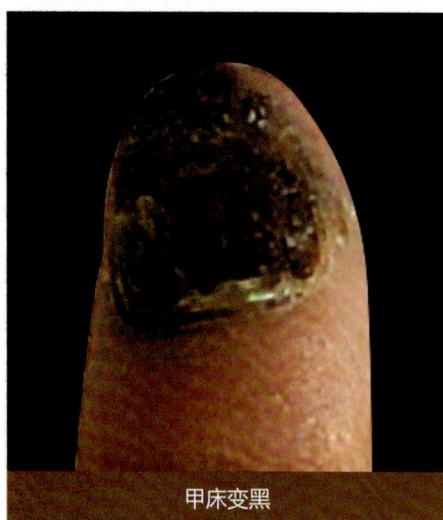

甲床变黑

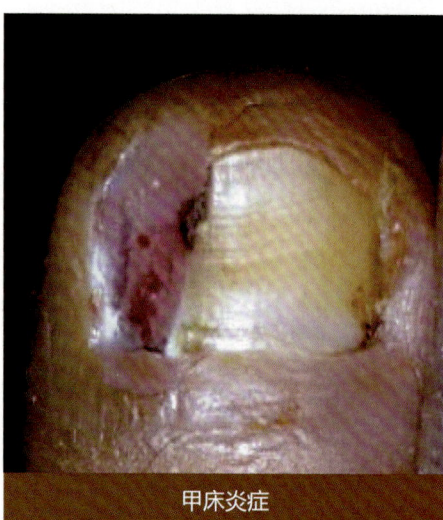

甲床炎症

图9　甲床症状

三、灰指甲分类

灰指甲分为三类：

一类是单纯性灰指甲。

二类是疑似灰指甲，是由其他病变引起的甲病变，但不属于灰指甲。

三类是其他疾病伴有灰指甲。

1. 单纯性灰指甲

目前临床上对甲真菌病从真菌侵害的部位和病变的部位分为四种类型：

① 浅表白色甲真菌病；② 远端侧位甲下甲真菌病；③ 近端甲下甲真菌病；④ 全营养不良甲真菌病。

单纯性灰指甲类型见图10-1、图10-2。

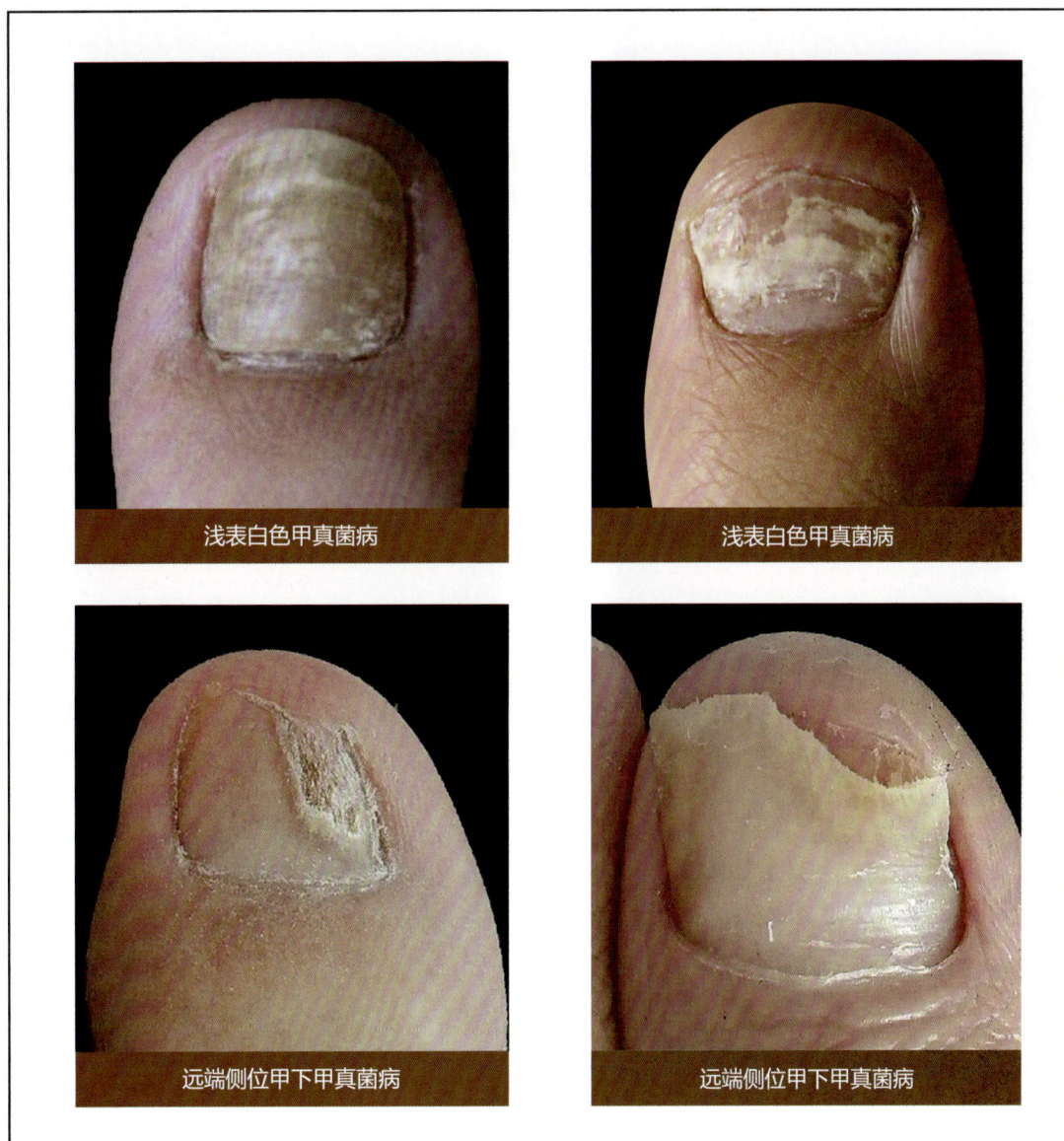

图10-1　单纯性灰指甲

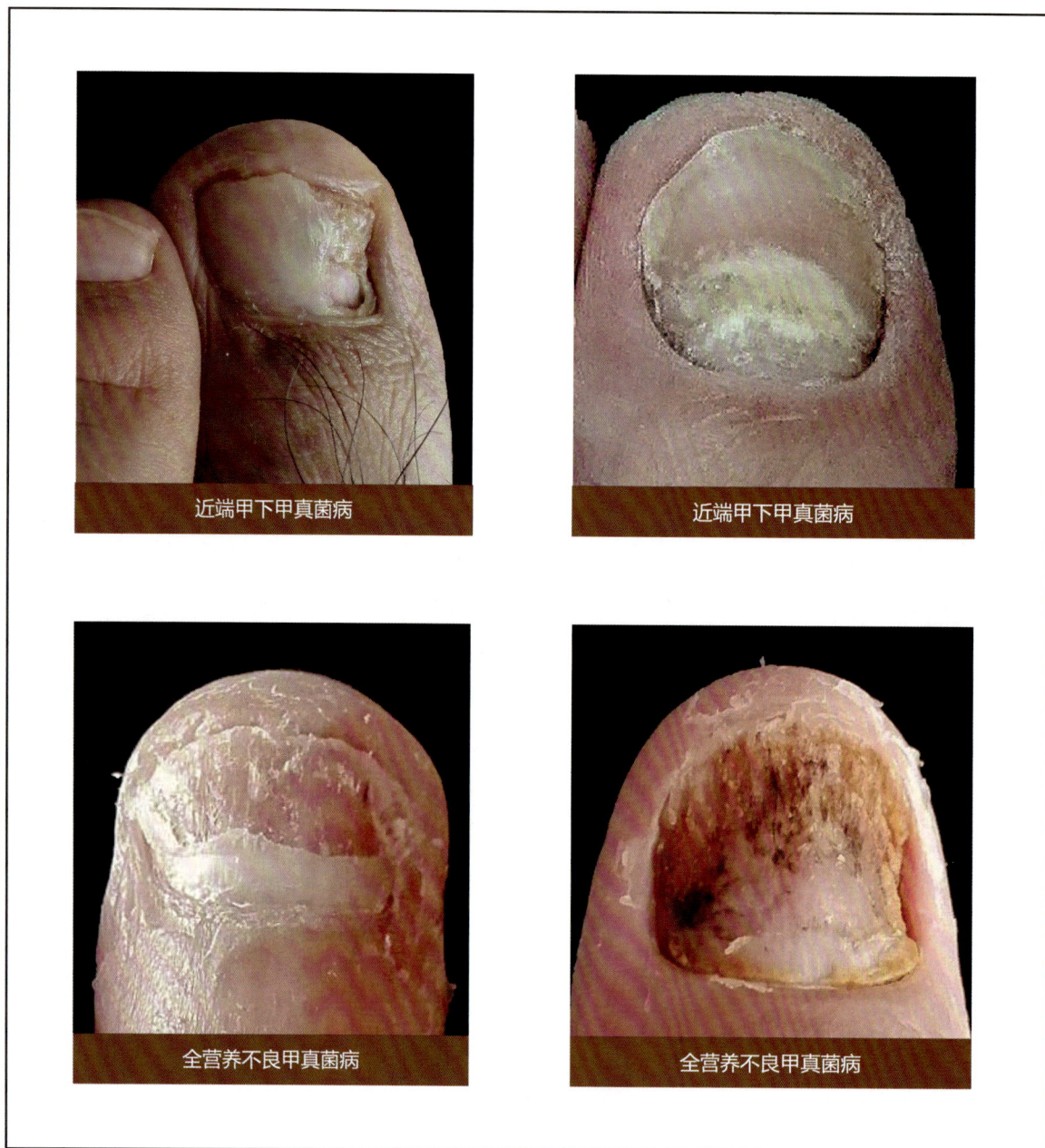

近端甲下甲真菌病

近端甲下甲真菌病

全营养不良甲真菌病

全营养不良甲真菌病

图10-2 单纯性灰指甲

2. 其他甲病变

　　是由相关疾病引起的甲部病变，但不是真菌感染引起的甲部病变，相关疾病引起的甲部病变容易与灰指甲相混淆（图11）。

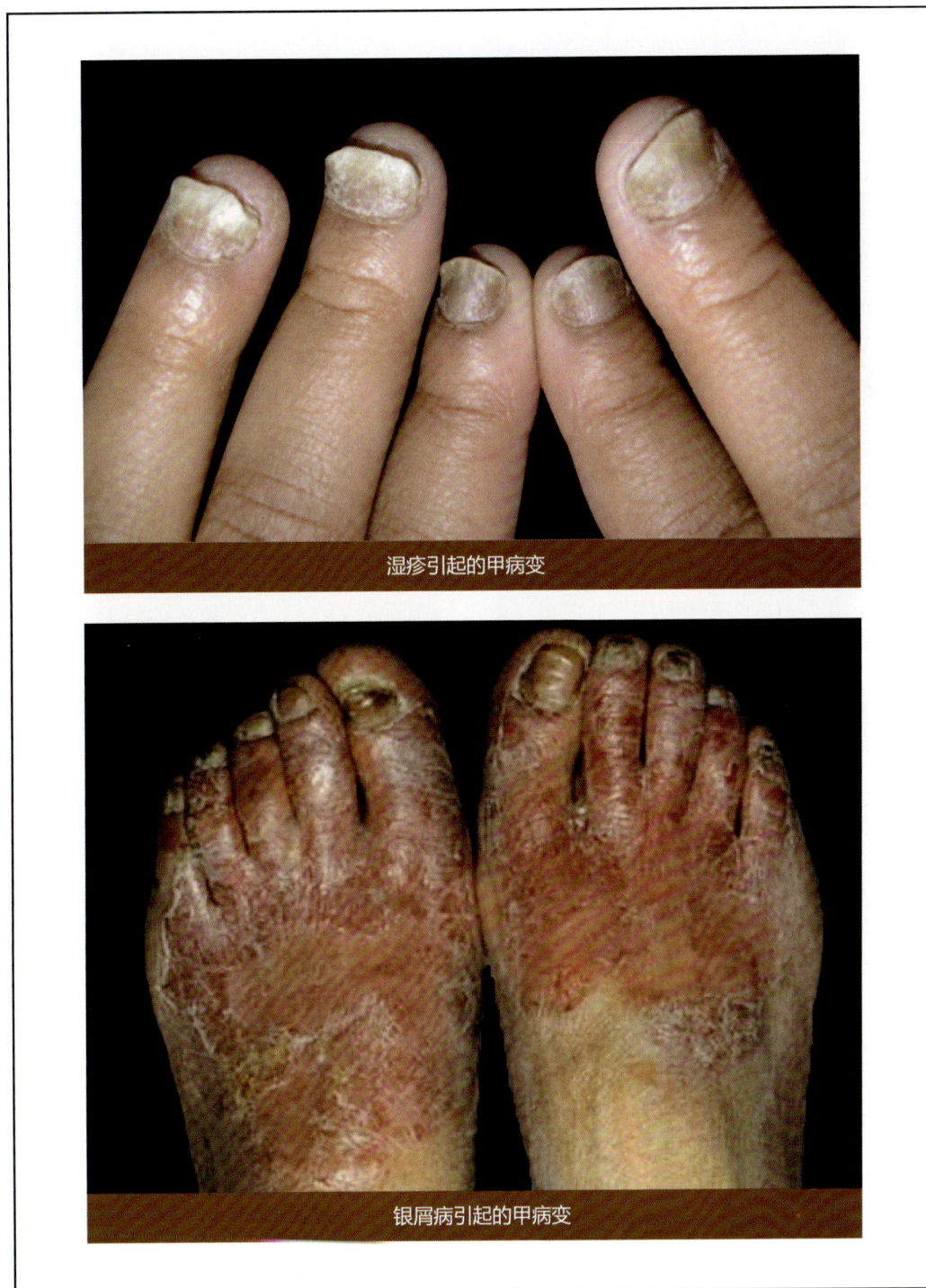

湿疹引起的甲病变

银屑病引起的甲病变

图11　其他甲病变

3. 其他疾病伴有灰指甲

是指由相关疾病引起甲病变同时伴有灰指甲。也就是相关疾病+真菌感染，叫做相关疾病伴有灰指甲。

如：慢性湿疹伴有灰指甲；糖尿病伴有灰指甲；银屑病伴有灰指甲；肾病伴有灰指甲；肝病伴有灰指甲；贫血伴有灰指甲（图12）。

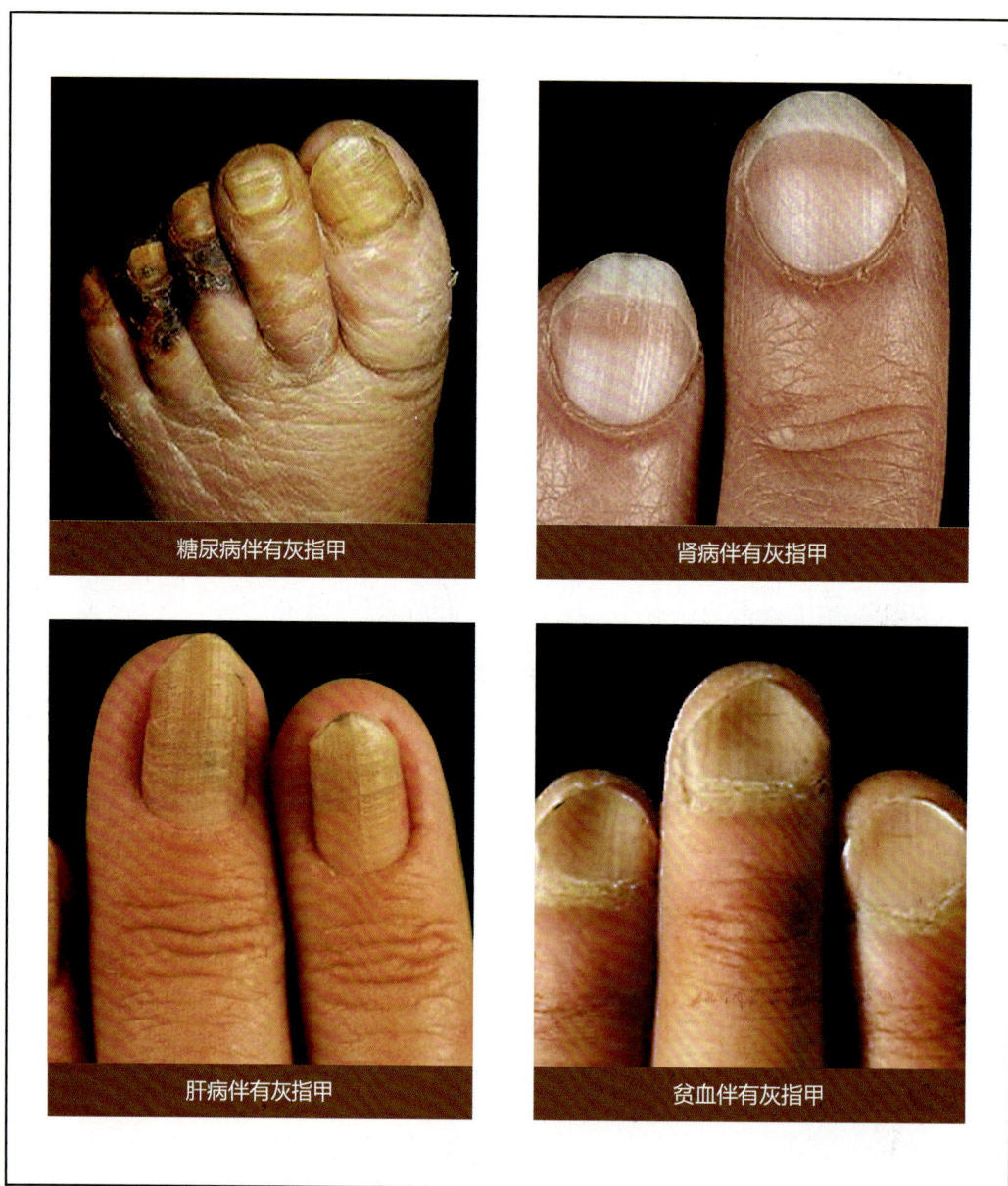

| 糖尿病伴有灰指甲 | 肾病伴有灰指甲 |
| 肝病伴有灰指甲 | 贫血伴有灰指甲 |

图12　其他疾病伴有灰指甲

四、灰指甲各类型致病真菌及症状

1. 浅表白色甲真菌病

症状：甲板浅层有云雾状白色斑片，表面稍有凹凸不平或变形，致病真菌经轻伤或缝隙直接侵入甲板。

致病真菌（图13）：

（1）主要由须癣毛癣菌、红色毛癣菌感染引起。

（2）如果呈现黑色也可称为浅表性黑色甲真菌病（可能由真菌感染引起如曲霉菌）。

（3）白色念珠菌感染引起。

| 须癣毛癣菌 | 红色毛癣菌 |

| 黑曲霉菌 | 白色念珠菌 |

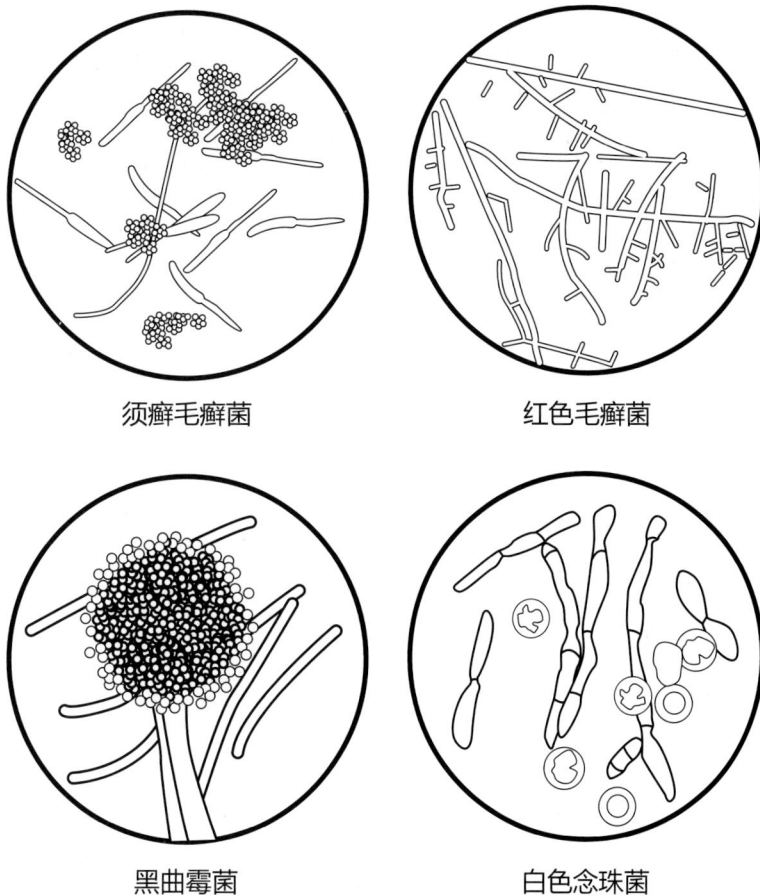

图13　浅表白色甲真菌病致病真菌

2. 远端侧位甲下甲真菌病

症状：真菌侵犯甲板侧位的甲板和甲床形成，甲板浑浊肥厚，表面凹凸不平，甲板翘起、变形。甲的前端和侧位甲下有大量糟碎物堆积，严重者甲板脱落。

致病真菌（图14）：

（1）主要由红色毛癣菌感染引起。

（2）须癣毛癣菌、絮状表皮癣菌感染引起。

（3）霉菌或酵母菌也可引起。

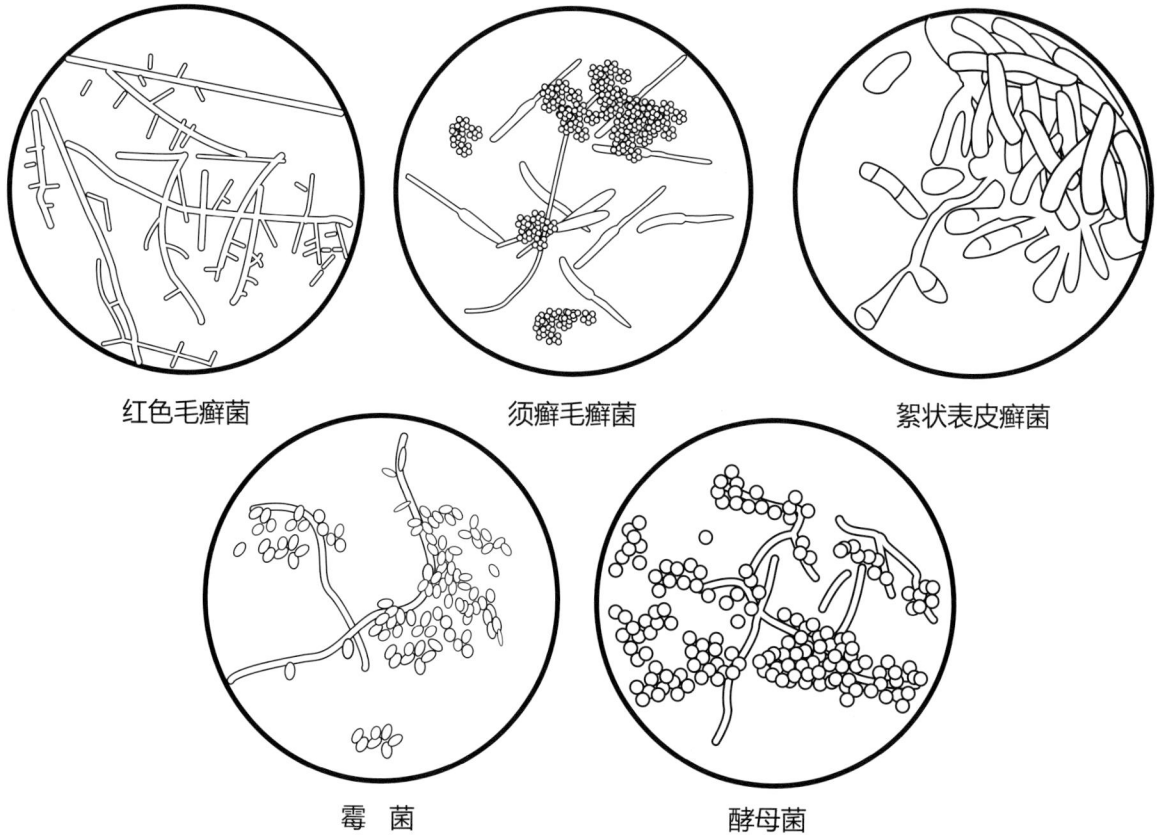

红色毛癣菌　　　　　须癣毛癣菌　　　　　絮状表皮癣菌

霉　菌　　　　　　　　　酵母菌

图14　远端侧位甲下甲真菌病致病真菌

3. 近端甲下甲真菌病

症状：　真菌由甲后襞侵入，对甲沟、甲板、甲母质侵害，逐渐向远端发展，表现为：

（1）甲皱处皮肤及甲下可见轻度炎症。

（2）甲板凹凸不平，甲半月结构不清。

（3）这类灰指甲呈急性感染状态，表现为潮红、水肿、高起。

致病真菌（图15）：

（1）主要是红色毛癣菌，须癣毛癣菌，断发毛癣菌引起。

（2）霉菌（如镰刀菌）、短帚霉菌、黑曲霉菌（艾滋病者多见）引起。

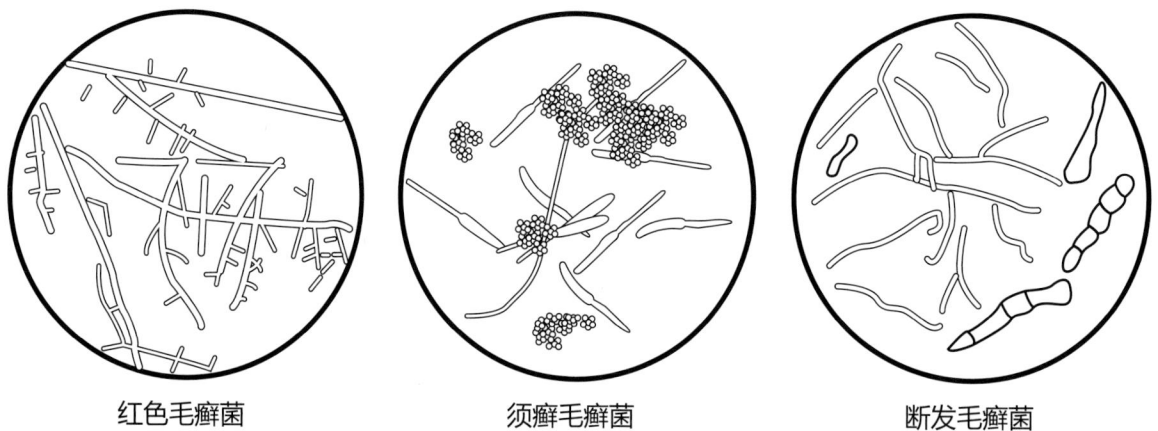

红色毛癣菌　　　　　　须癣毛癣菌　　　　　　断发毛癣菌

镰刀菌　　　　　　短帚霉菌　　　　　　黑曲霉菌

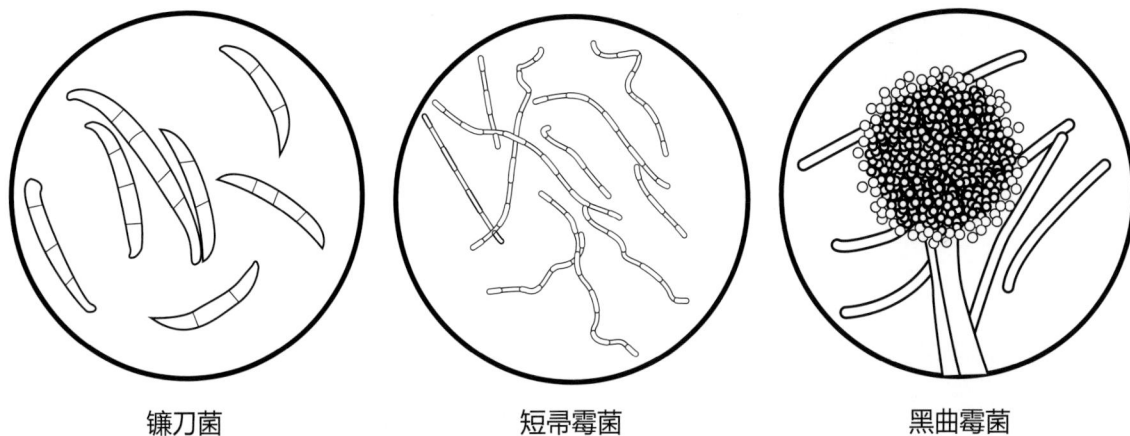

图15　近端甲下甲真菌病致病真菌

4. 全营养不良甲真菌病

症状：全甲遭真菌侵害，甲板脱落，常伴有软组织肉芽肿样改变。甲床表面有粗糙角化物堆积。

致病真菌：引起以上三种类型灰指甲的真菌。

致病真菌与灰指甲表现对应表

致病真菌	絮状表皮癣菌	酵母菌	霉 菌
所占比例	70%以上	20%以上	3%左右
感染层次	浅层	深层	深层
颜色表现	灰色、黄色	白色居多	黑色居多

五、灰指甲的诱发原因

1．环境因素：气温高、湿度大是癣病多发的重要条件。因此，夏季、雨季的癣病比冬季、旱季多且重。通风良好的地方比密闭、闷湿的地方发病率低。人员拥挤的地方发病高，相反的地方发病率低。由此可见，职业、工种等对癣病发病率有很大影响。

2．个人因素：男女老少都能得癣病。一般来说，青壮年男女更易罹患。爱运动、好活动者也易罹患。癣病不会遗传，现在还不清楚有没有家族易感性。个人卫生习惯与癣病直接有关。

3．饲养猫、狗等宠物者，易被宠物身上的癣菌感染。出汗多的人易患癣病。某些慢性病如营养不良、甲状腺功能亢进症、糖尿病患者的癣病很多见，症状也偏重。一些重症，如艾滋病、晚期癌症患者，不仅真菌性癣病发病率高，而且癣病分布广泛、表现奇特，十分顽固难愈。

4．患者同时患手足癣、指(趾)甲癣、股癣、多发性体癣和毛囊性皮癣。病程漫长，顽固难治。据调查与常染色体显性遗传相关。内裤太厚太紧时易诱发股癣、臀癣。经常坐马桶的人比不坐者易患臀癣。游泳后不及时淋浴者易患体癣和花斑癣(汗斑)。此外，洗澡过频，喜欢搔抓的人也较易患癣病。这是因为过多洗澡，损伤了表皮保护层。经常搔抓不仅造成抓伤，也易将带真菌的皮屑植入患处或传播到别处。

诱发原因见图16。

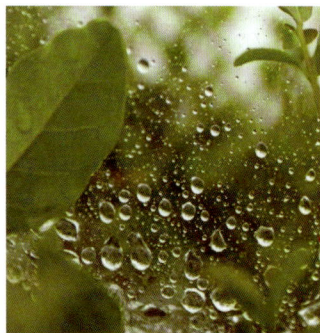 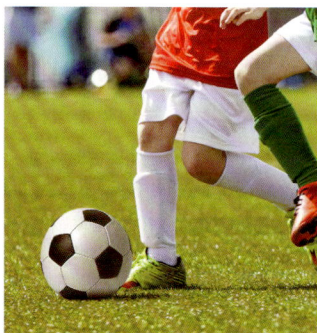 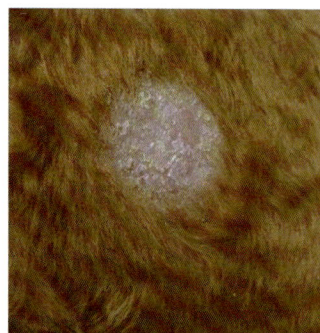

气温高、湿度大　　　　爱运动、好活动者　　　　宠物癣病

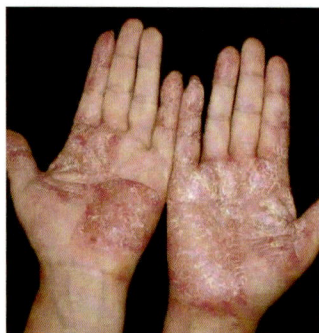 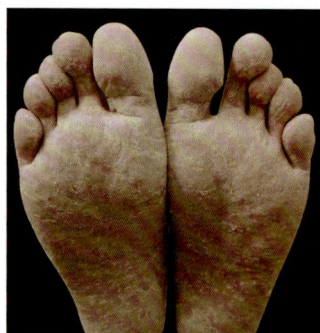

手癣　　　　　　　足癣

图16　灰指甲的诱发原因

六、灰指甲与职业的直接关系

1. 灰指甲与某些职业关系密切，工作中指甲常接触到各种化学性、物理性、生物性物质，一定条件下，都可导致职业病-甲变形的发生。

2. 工作环境真菌量较高、接触时间长、温度高、湿度大真菌有充分的机会传染到手足皮肤，蔓延到甲下形成灰指甲（修鞋工、收银员、理发员等，图17）。

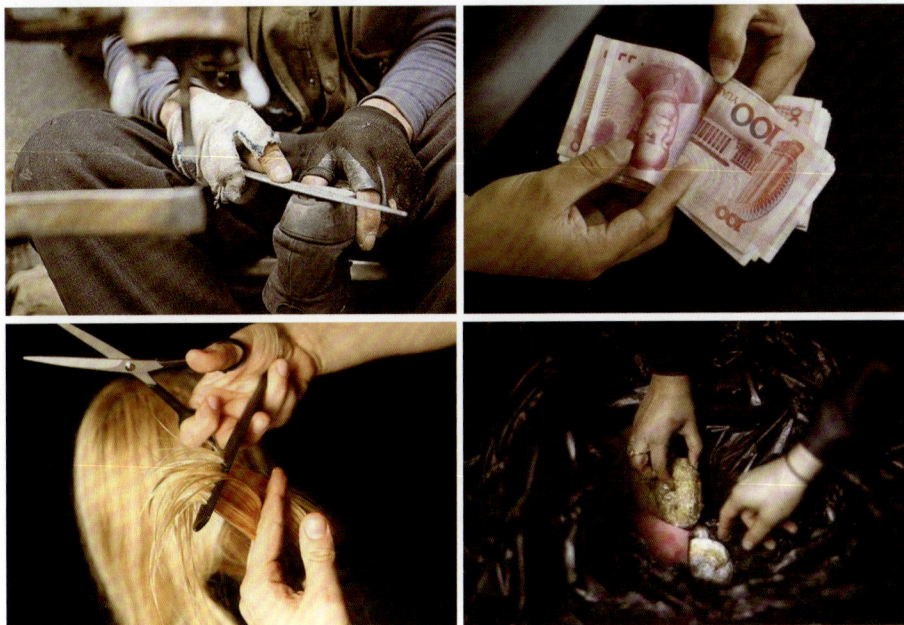

图17　灰指甲与职业的直接关系

七、灰指甲的潜在危害

1. 真菌可产生约150种不同毒素，有不少毒素可致癌且毒性极强，如霉菌中黄曲霉素B_1的毒性比巨毒品氰化钾还毒几十倍。

2. 灰指甲影响人整体美观，危害健康，损害自身形象。

3. 灰指甲给工作生活带来不便，如握手、端茶、传递物品、走亲访友等，他人都不愿与之接触。

4. 灰指甲导致手、脚趾畸形比较常见，导致截肢也有报道。

5. 灰指甲易感染家人和朋友，家人亲友常因换鞋、手脚接触及共用生活用品，导致灰指甲间的相互传染。

6. 灰指甲易导致各种真菌感染，形成手足癣、体癣、股癣、丹毒等严重皮肤病。

7. 灰指甲是导致一些恶性肿瘤产生的原因之一。

8. 女同志患灰指甲有95%的可能传染成霉菌性、念珠菌性等严重的妇科疾病。

9. 甲真菌（灰指甲）不但传染、危害皮肤组织，也同样侵入人体内部器官，长期重度感染时，甚至导致死亡。

灰指甲的潜在危害见图18。

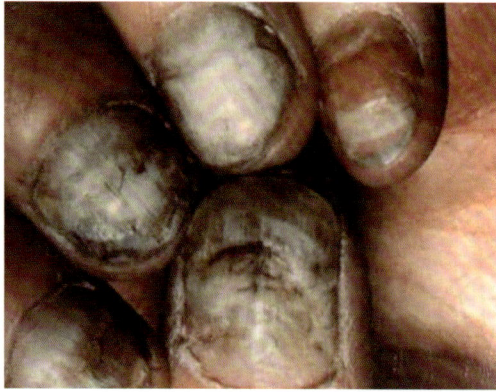

一个传染多个

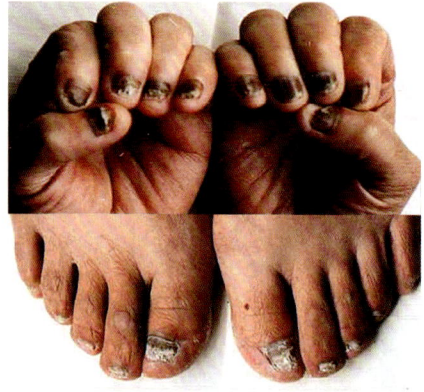

手脚交叉传染

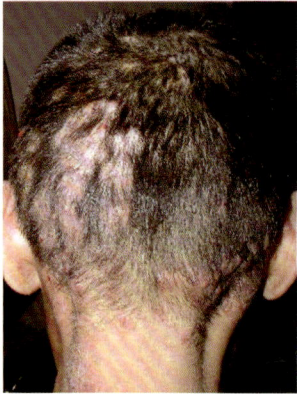

引发头癣

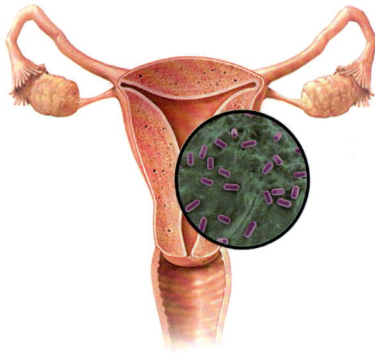

引发妇科病

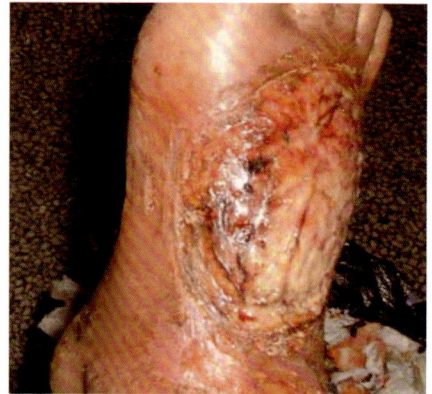

引发丹毒

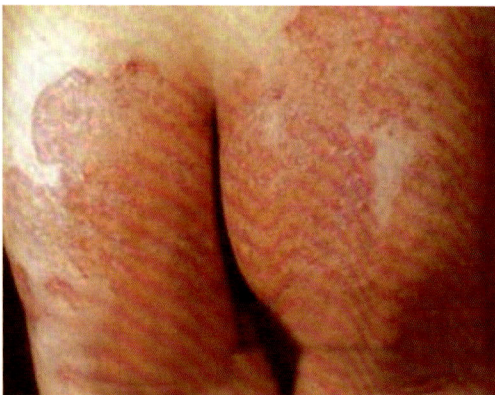

引发股癣、体癣

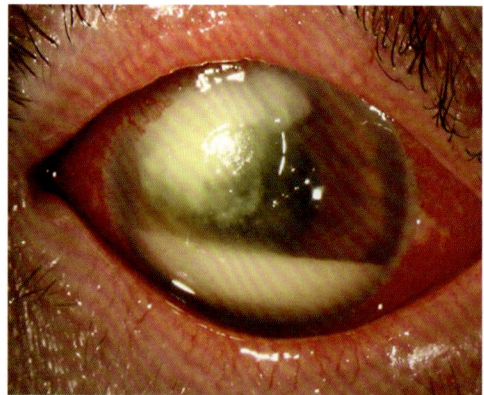

引发真菌性角膜炎

图18 灰指甲的潜在危害

第三章　目前治疗灰指甲的方法及康复周期

一、国内治疗灰指甲的方法

1．常规方法

外科手术拔甲、口服抗真菌药物、浸泡法、封包削治法、局部涂药法。

（1）外科手术拔甲

是指在局部麻醉下，将病甲拔除。这种治疗方法剧痛，易引起感染，易复发。

（2）口服抗真菌药物

是指单纯服用抗真菌的药物，有一定的疗效，但药物必须到达肢体远端的病甲处才能发挥作用。所以用药量大，用药时间长，并且对肝、肾有明显损害、不良反应大，不是十分理想的治疗方法。

（3）浸泡法

是指将病甲浸泡在醋中，病甲变软后，再用小刀削治。每日一次，需持续3~6个月以上，疗效慢，治愈率很低。

（4）封包削治法

是指将软膏涂于病甲上包起来，待软化后削治。包封时间长，甲周皮肤受到损害，疗效慢，治愈率低。

（5）局部涂药法

是指带菌的甲板和一些角质物形成一层"保护壳"，一般外用药物难以穿透这些屏障杀灭真菌。单一用局部涂药治疗时间长、疗效慢、多数患者不能坚持。

国内治疗灰指甲的方法见图19。

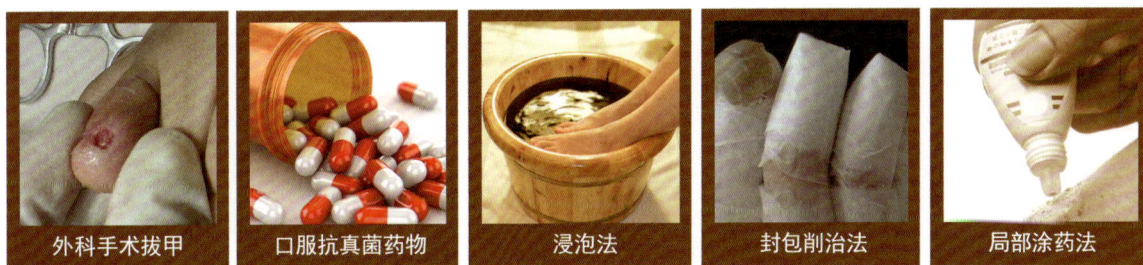

| 外科手术拔甲 | 口服抗真菌药物 | 浸泡法 | 封包削治法 | 局部涂药法 |

图19　国内治疗灰指甲的方法

2. 祛旧生新法

祛旧生新法：本书主编郎伟君教授通过21年的研究，对灰指甲发病和治疗有一个全新的本质认识。治疗灰指甲必须是甲板与甲床同治，此理念填补了国内外空白。据此，形成了祛旧生新疗法，该疗法是目前治愈率最高、最安全的治疗方法。治疗过程见图20。

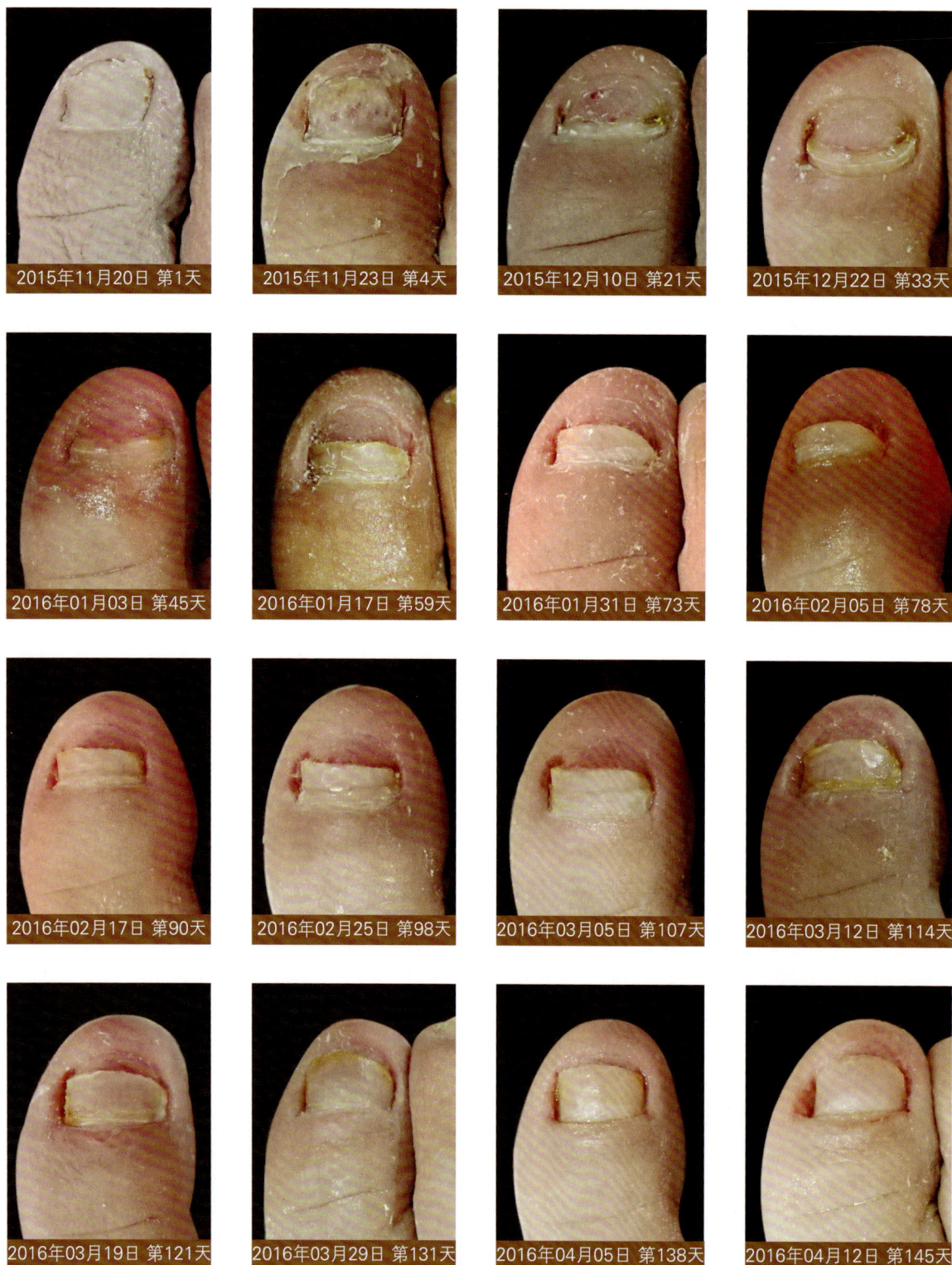

2015年11月20日 第1天	2015年11月23日 第4天	2015年12月10日 第21天	2015年12月22日 第33天
2016年01月03日 第45天	2016年01月17日 第59天	2016年01月31日 第73天	2016年02月05日 第78天
2016年02月17日 第90天	2016年02月25日 第98天	2016年03月05日 第107天	2016年03月12日 第114天
2016年03月19日 第121天	2016年03月29日 第131天	2016年04月05日 第138天	2016年04月12日 第145天

图20　祛旧生新法治疗过程

二、灰指甲的康复周期

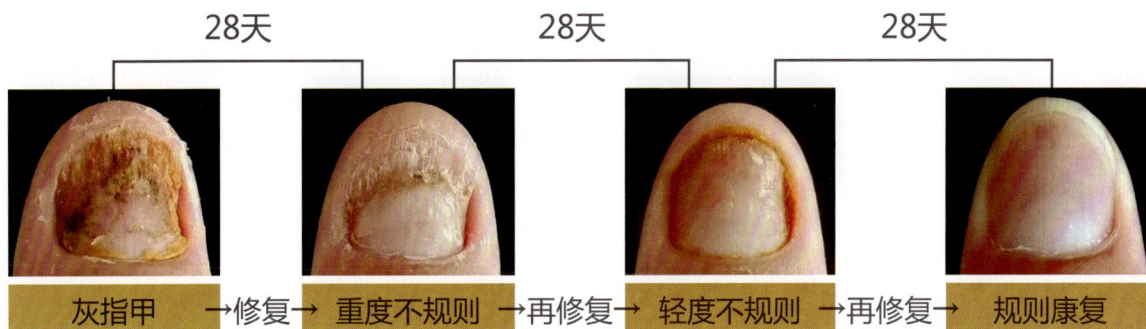

| 28天 | 28天 | 28天 |

灰指甲 →修复→ 重度不规则 →再修复→ 轻度不规则 →再修复→ 规则康复

图21　甲床更新周期

1. 灰指甲治愈，甲床康复是重点

（1）甲床的康复：正常情况下大约需要80天。

（2）甲床康复难度大：感染真菌的甲床，一般要经过三次代谢过程才能完全康复。

2. 长成一个完整的新甲需要100天，而脚趾甲，尤其是脚蹈趾甲需300天以上。

3. 另外灰指甲康复周期也根据患者个体差异、年龄、感染灰指甲数量及严重性不同存在差异。

甲床更新周期见图22。

三、祛旧生新法治愈灰指甲的先进性

前述五种常规治疗灰指（趾）甲的方法均是作用在甲板上。灰指甲为何难治愈，甲床遭破坏是根源。郎伟君教授独创的甲板、甲床共同康复理论，彻底溶甲、快速生甲的祛旧生新疗法是源于对灰指（趾）甲治疗本质的认识，彻底解决了灰指（趾）甲治疗时间长、治愈率低的难题。祛旧生新法是目前治疗灰指甲比较系统、先进的治疗方法。灰指甲治疗前后对比见图22。

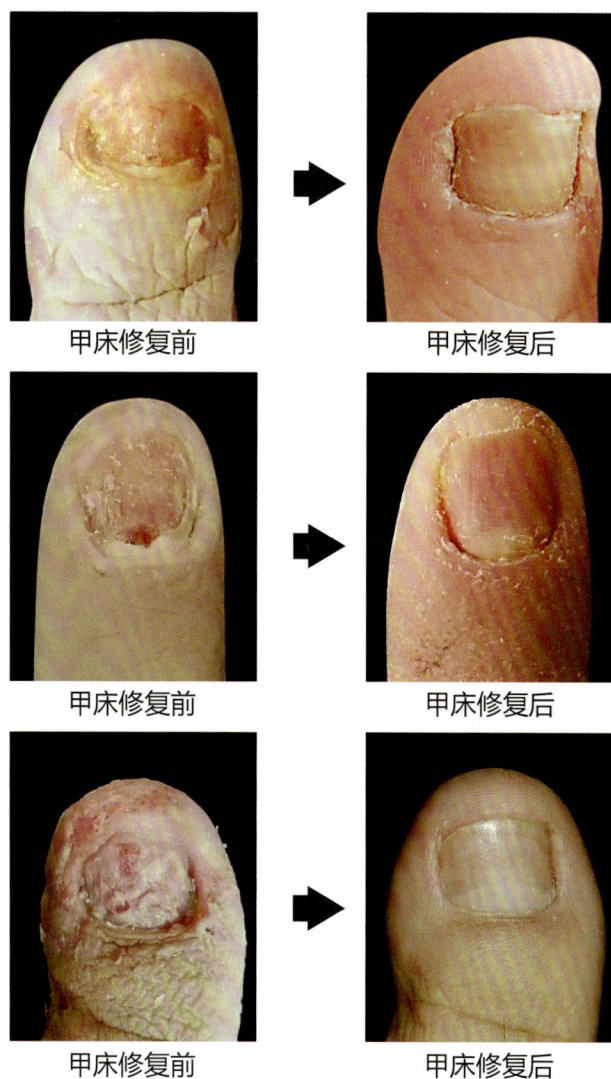

甲床修复前　　　　　　　　甲床修复后

甲床修复前　　　　　　　　甲床修复后

甲床修复前　　　　　　　　甲床修复后

图22　灰指甲治疗前后对比

第四章

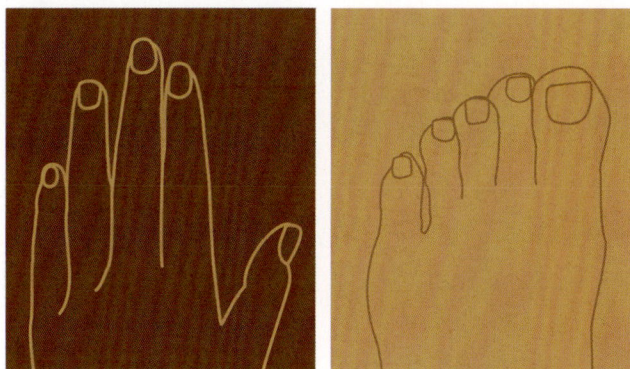

灰指甲治疗实例
Onychomycosis Treatment Colour Pokedex

195例

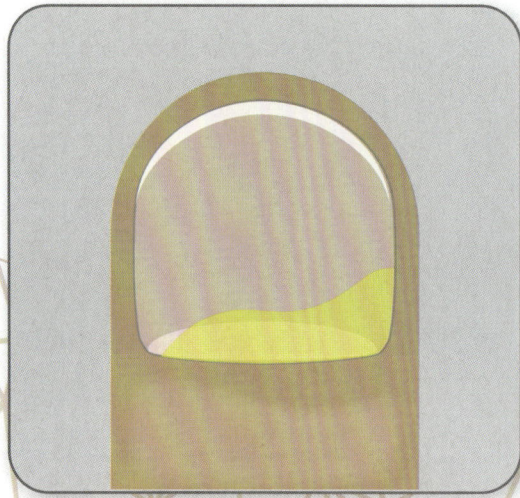

近端甲下型

2016年04月14日 使用前	2016年04月18日 第5天	2016年04月30日 第17天
2016年05月09日 第26天	2016年05月24日 第41天	2016年06月19日 第67天
2016年07月04日 第82天	2016年08月08日 第117天	2016年08月22日 第131天

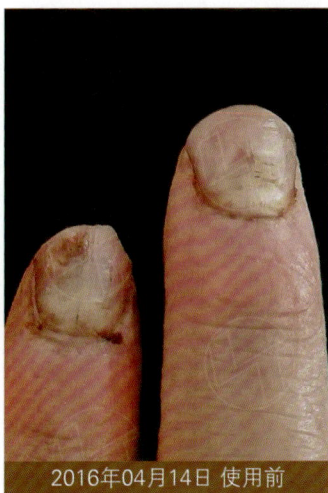

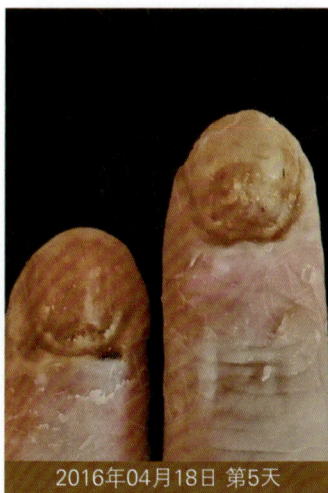

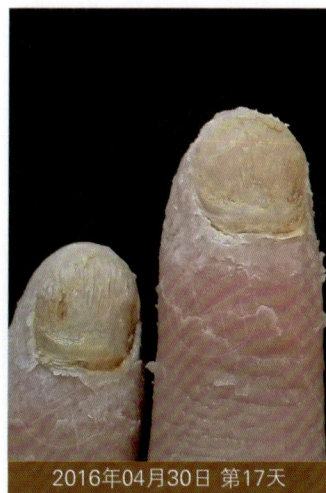

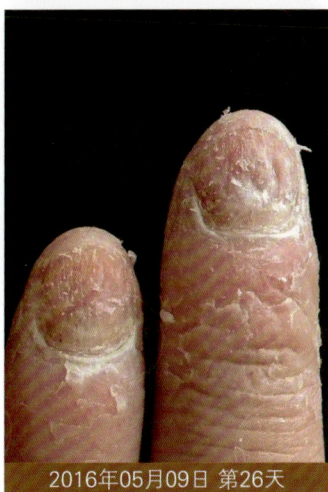

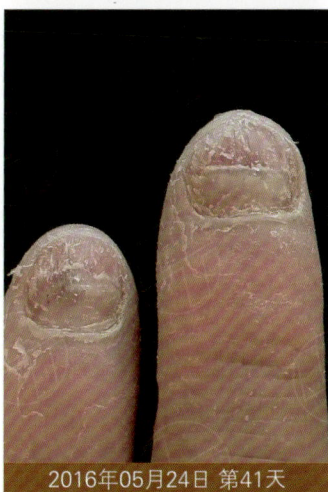

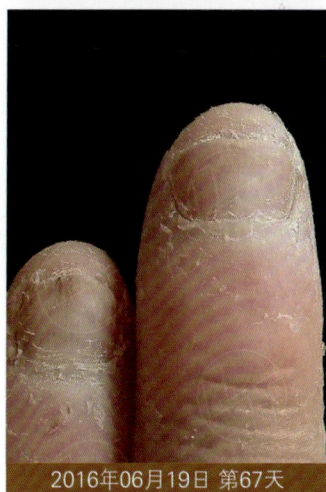

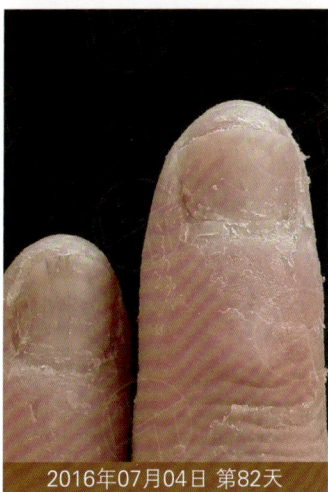

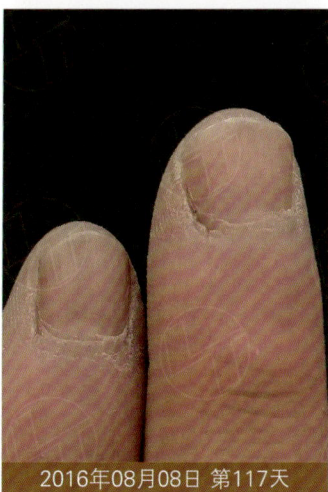

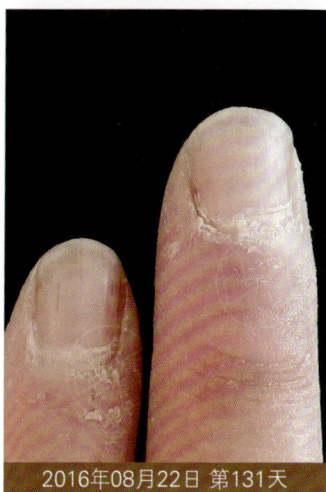

陕西省三原县

姓名：崔先生　　　性别：男　　年龄：29

　　2016年4月14日开始接受系统康复服务，其右手食指、中指被真菌感染，属于近端甲下型灰指甲。通过四个半月配合康复，于2016年8月22日长出健康甲板，完全康复。

本案例咨询服务人员：邓美荣

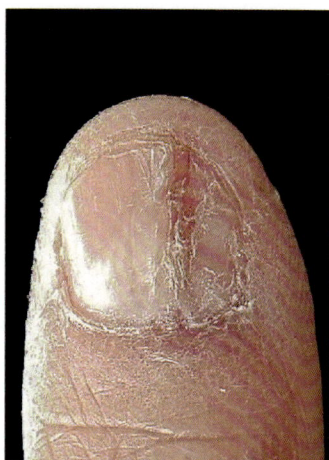

2016年04月06日 使用前

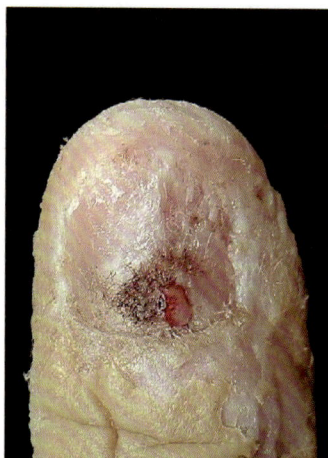

2016年04月09日 第4天

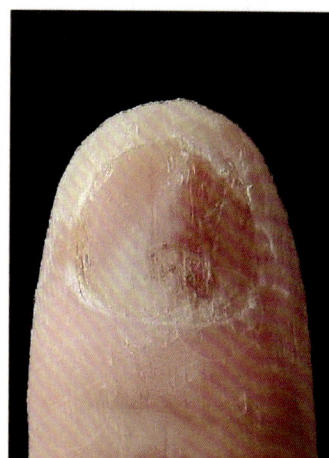

2016年04月15日 第10天

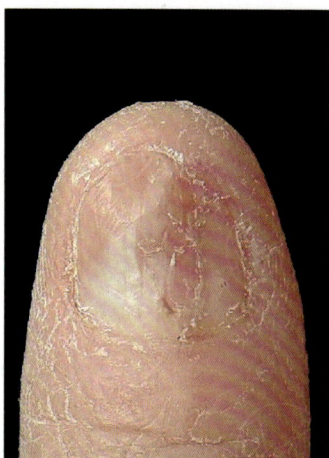

2016年04月22日 第17天

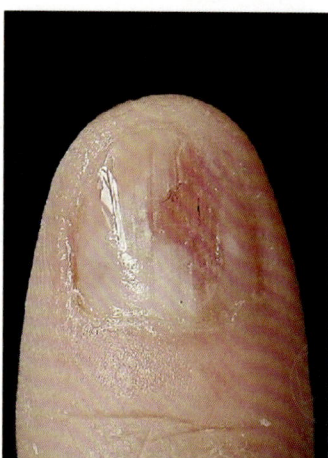

2016年05月04日 第29天

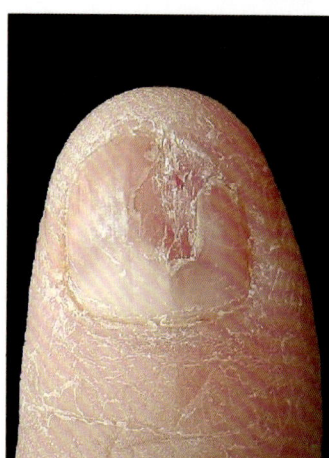

2016年05月13日 第38天

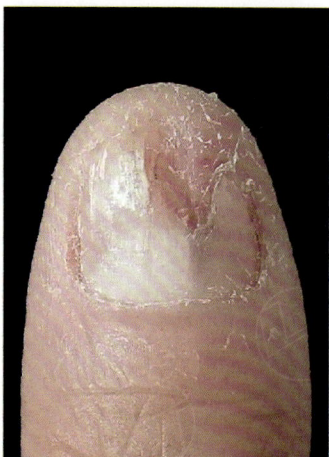

2016年05月20日 第45天

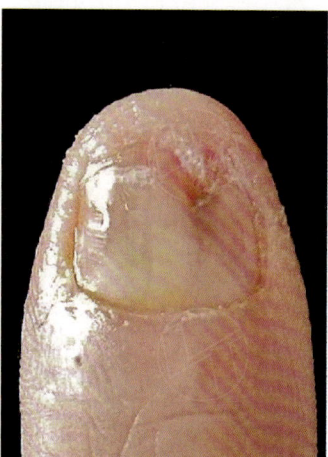

2016年06月03日 第59天

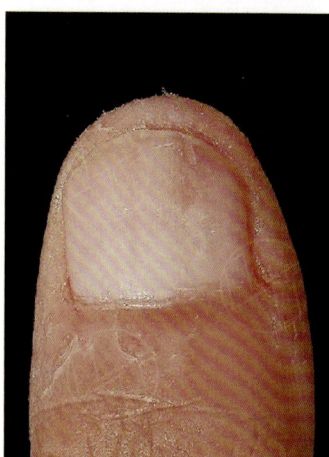

2016年09月09日 第157天

陕西省安康市

姓名：陈女士　　　性别：女　　年龄：36

　　2016年4月6日开始接受系统康复服务，其左手拇指被真菌感染，属于近端甲下型灰指甲。通过五个月配合康复，于2016年9月9日长出健康甲板，完全康复。

本案例咨询服务人员：陈思芳

2016年04月02日 第1天	2016年04月07日 第6天	2016年04月10日 第9天
2016年05月02日 第31天	2016年05月11日 第40天	2016年05月24日 第53天
2016年06月03日 第63天	2016年06月28日 第88天	2016年09月17日 第169天

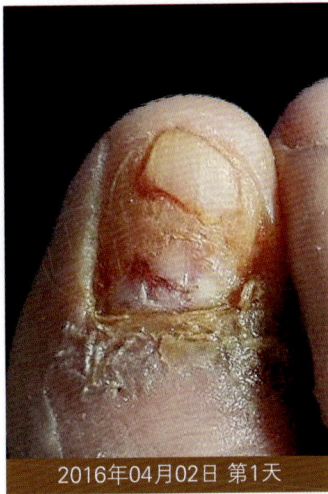

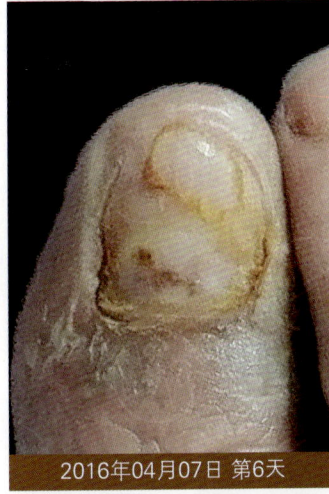

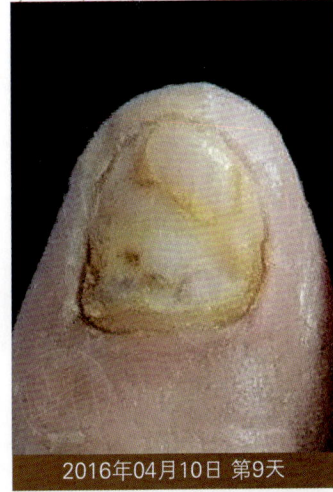

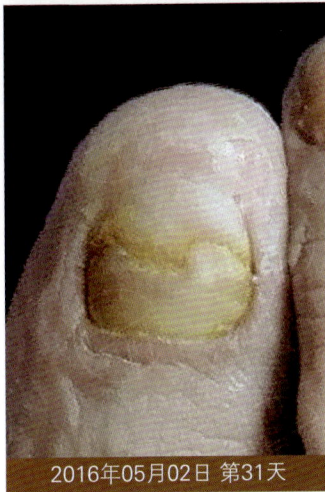

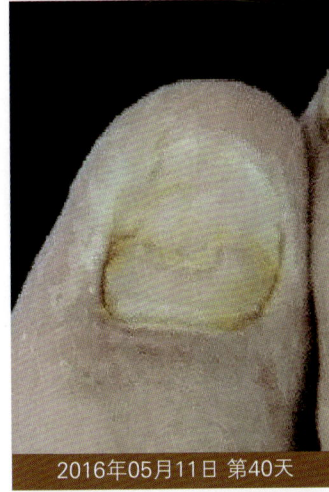

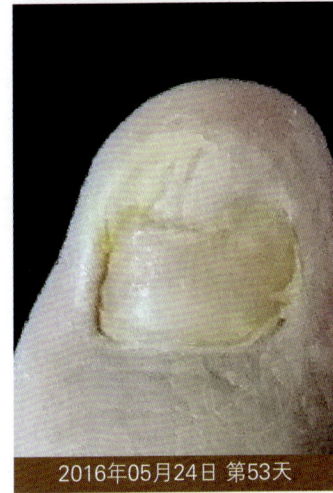

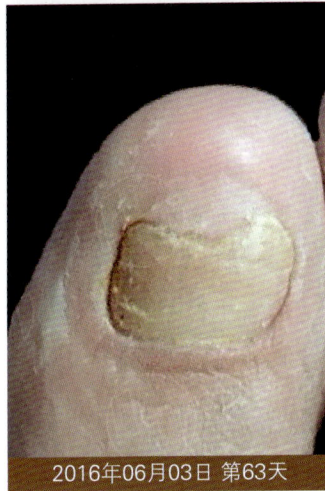

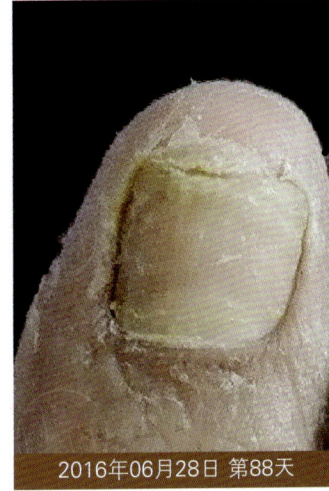

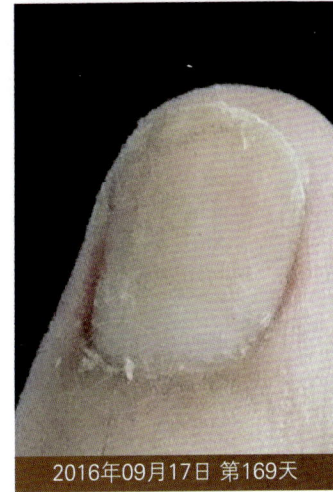

陕西省西安市

姓名:白女士　　性别:女　　年龄:56

　　2016年4月2日开始接受系统康复服务,其右脚蹬趾被真菌感染,属于近端甲下型灰指甲。通过五个半月配合康复,于2016年9月17日长出健康甲板,完全康复。

本案例咨询服务人员:宋碰利

2015年10月21日 第1天	2015年10月27日 第7天	2015年11月02日 第13天	2015年11月15日 第26天
2015年11月26日 第37天	2015年12月02日 第43天	2015年12月19日 第60天	2015年12月27日 第68天
2016年01月02日 第74天	2016年01月12日 第84天	2016年01月23日 第95天	2016年01月30日 第102天
2016年02月03日 第106天	2016年03月05日 第137天	2016年04月17日 第180天	2016年04月24日 第187天

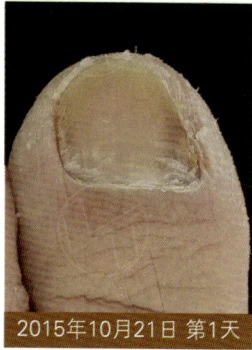

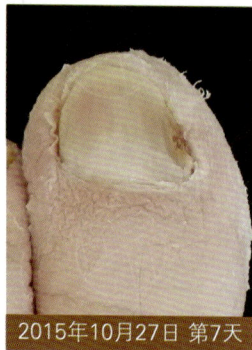

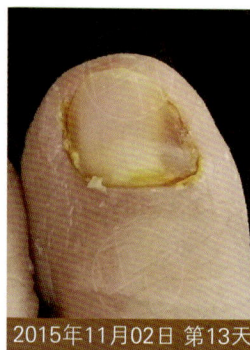

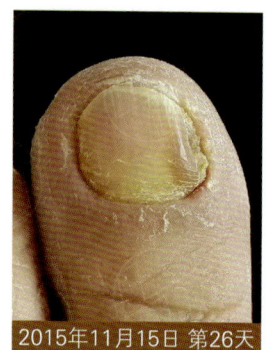

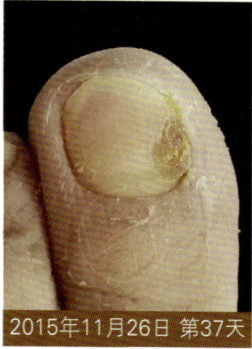

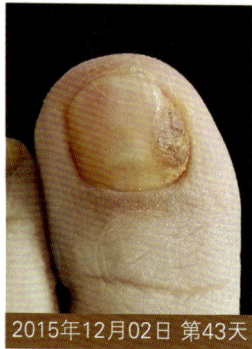

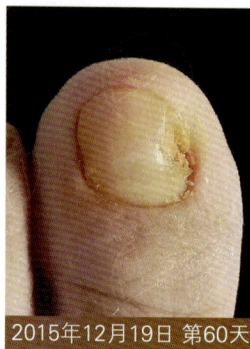

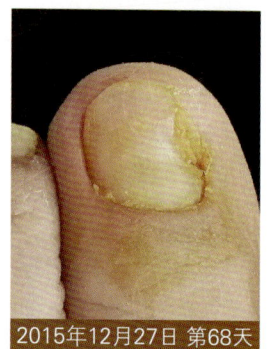

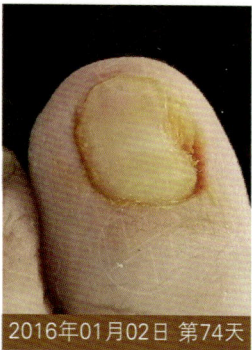

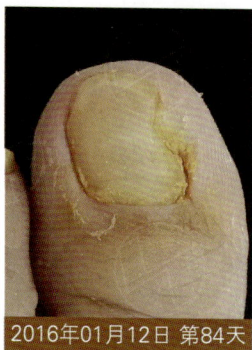

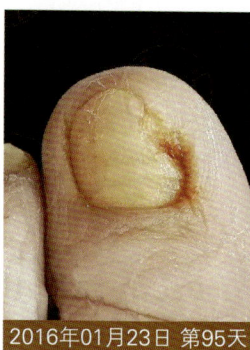

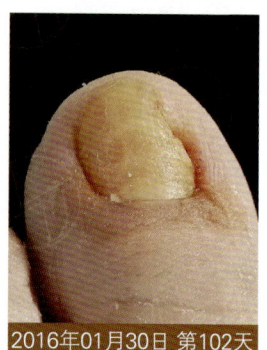

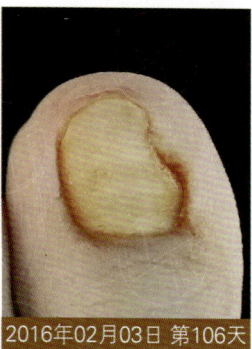

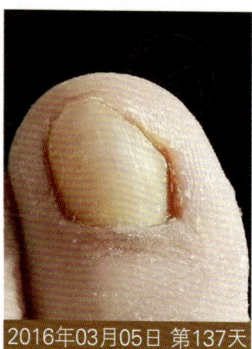

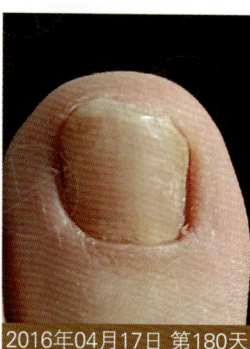

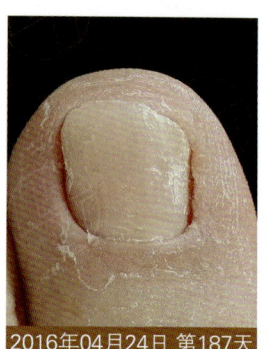

陕西省西安市

姓名：杨女士　　　性别：女　　年龄：33

　　2015年10月21日开始接受系统康复服务，其左脚踇趾被真菌感染，属于近端甲下型灰指甲。通过六个月配合康复，于2016年4月24日长出健康甲板，完全康复。

　　　　　　　　　　　　　　　　　　　　本案例咨询服务人员：李晓娟

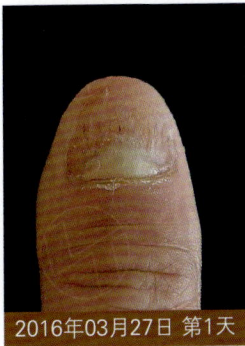

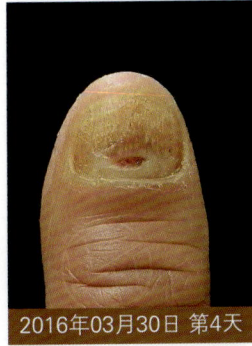

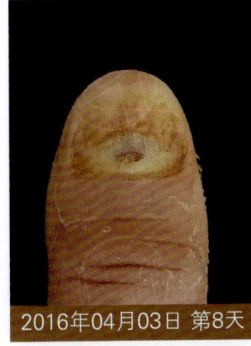

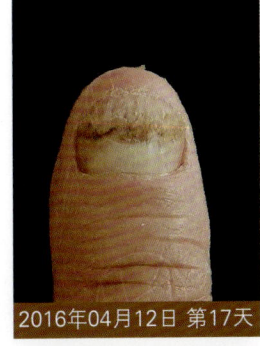

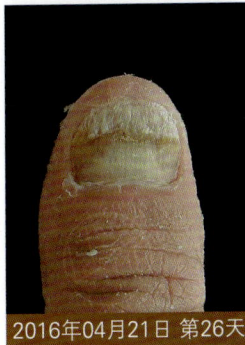

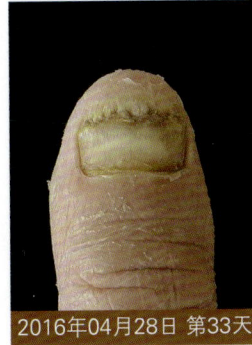

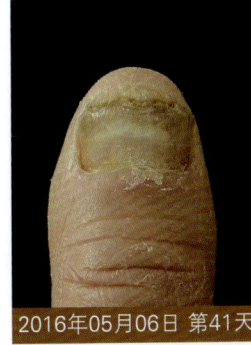

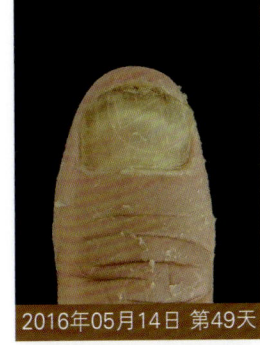

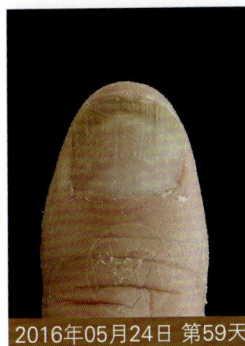

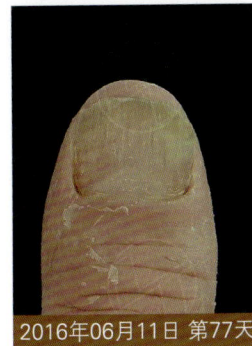

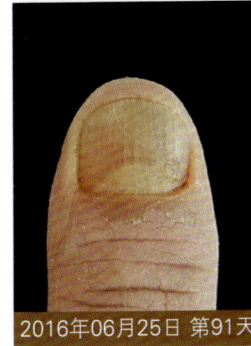

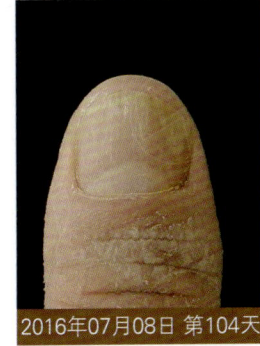

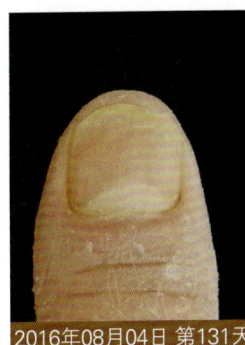

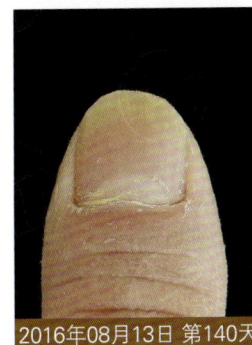

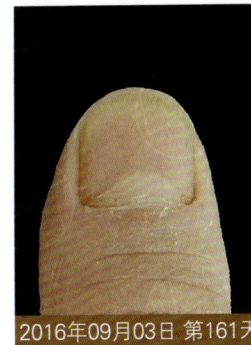

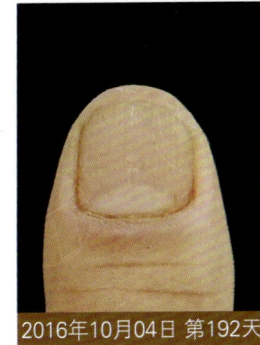

2016年03月27日 第1天	2016年03月30日 第4天	2016年04月03日 第8天	2016年04月12日 第17天
2016年04月21日 第26天	2016年04月28日 第33天	2016年05月06日 第41天	2016年05月14日 第49天
2016年05月24日 第59天	2016年06月11日 第77天	2016年06月25日 第91天	2016年07月08日 第104天
2016年08月04日 第131天	2016年08月13日 第140天	2016年09月03日 第161天	2016年10月04日 第192天

陕西省户县

姓名：王先生　　性别：男　　年龄：45

　　2016年3月27日开始接受系统康复服务，其右手拇指被真菌感染，属于近端甲下型灰指甲。通过六个半月配合康复，于2016年10月4日长出健康甲板，完全康复。

本案例咨询服务人员：石　燕

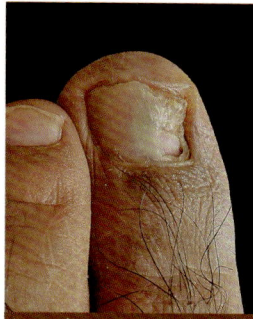

2016年03月26日 使用前 | 2016年03月30日 第5天 | 2016年04月10日 第16天 | 2016年04月17日 第23天

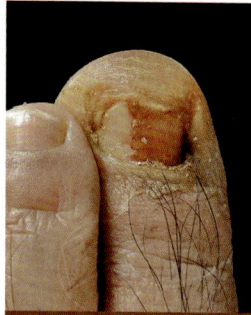

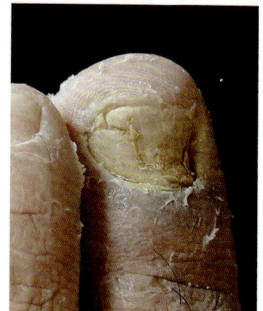

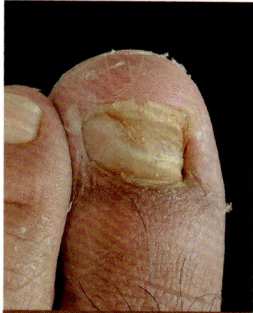

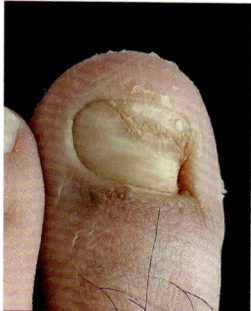

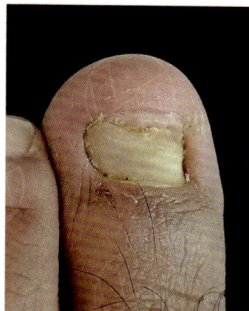

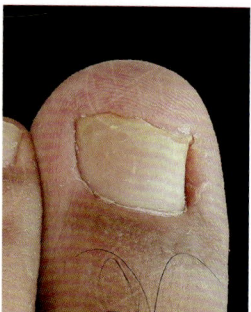

2016年05月10日 第46天 | 2016年05月18日 第54天 | 2016年05月26日 第62天 | 2016年06月05日 第72天

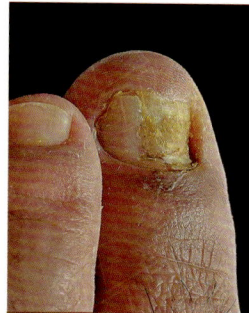

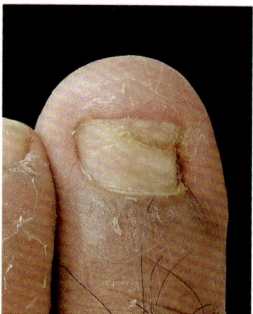

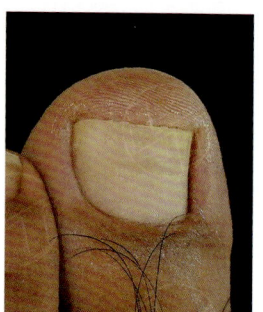

2016年06月16日 第83天 | 2016年07月21日 第118天 | 2016年08月13日 第141天 | 2016年10月12日 第201天

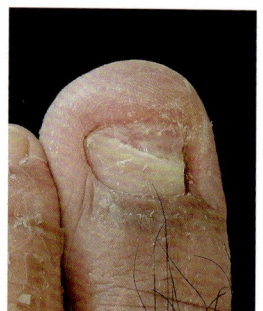

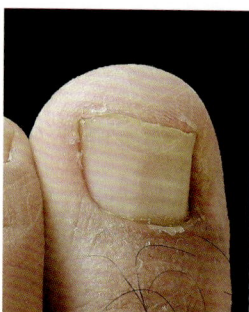

陕西省户县

姓名：李先生　　性别：男　　年龄：45

　　2016年3月26日开始接受系统康复服务，其左脚跚趾被真菌感染，属于近端甲下型灰指甲。通过七个月配合康复，于2016年10月12日长出健康甲板，完全康复。

本案例咨询服务人员：石　燕

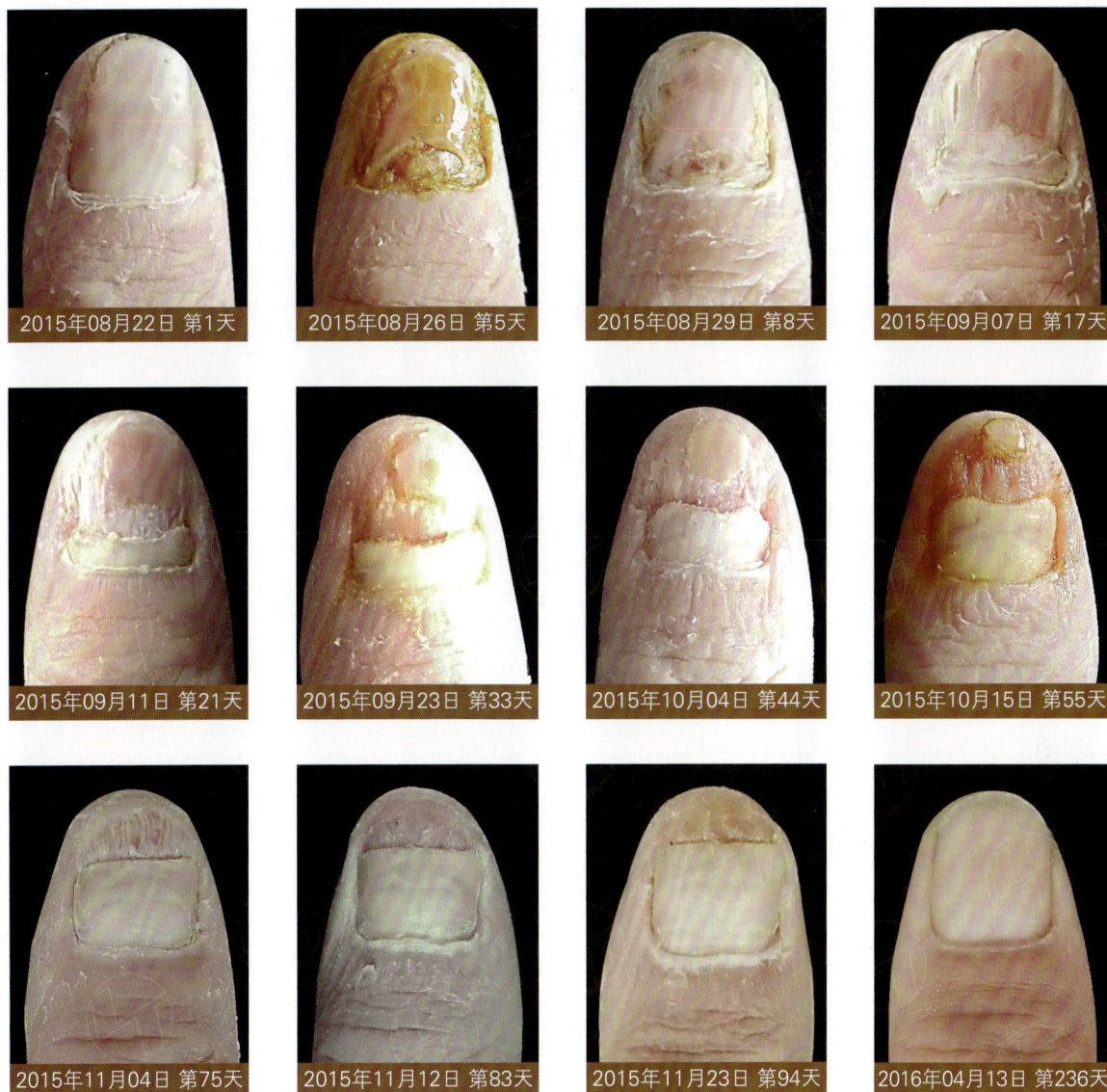

2015年08月22日 第1天	2015年08月26日 第5天	2015年08月29日 第8天	2015年09月07日 第17天
2015年09月11日 第21天	2015年09月23日 第33天	2015年10月04日 第44天	2015年10月15日 第55天
2015年11月04日 第75天	2015年11月12日 第83天	2015年11月23日 第94天	2016年04月13日 第236天

陕西省蒲城县

姓名：王女士　　　性别：女　　年龄：60

2015年8月22日开始接受系统康复服务，其左手拇指被真菌感染，属于近端甲下型灰指甲。通过八个月配合康复，于2016年4月13日长出健康甲板，完全康复。

本案例咨询服务人员：杨　娟

2015年10月22日 使用前	2015年10月23日 第2天	2015年10月27日 第6天
2015年11月12日 第22天	2015年11月19日 第29天	2015年12月06日 第46天
2015年12月21日 第61天	2015年12月28日 第68天	2016年08月07日 第291天

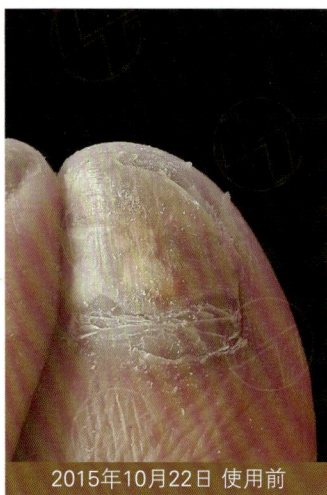

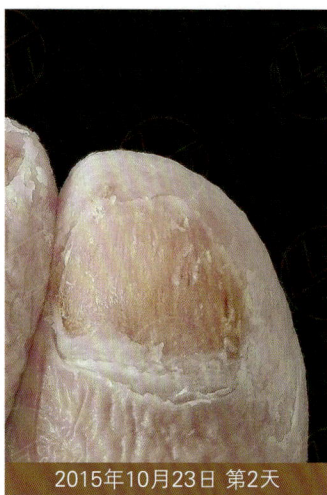

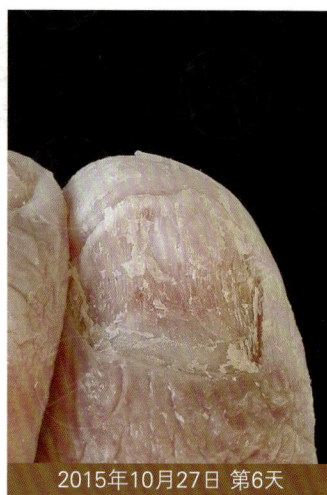

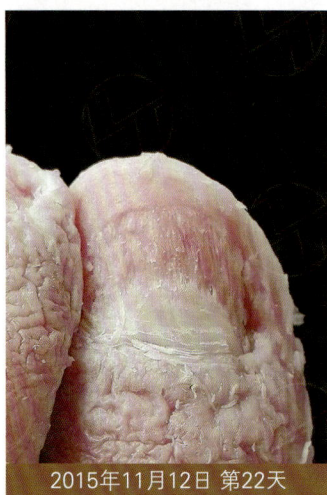

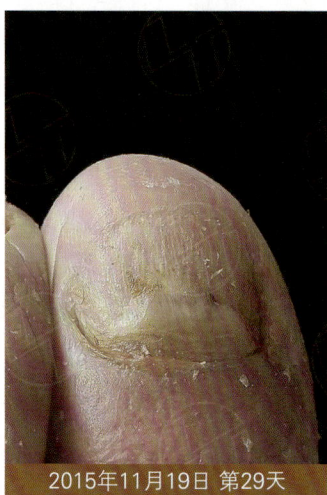

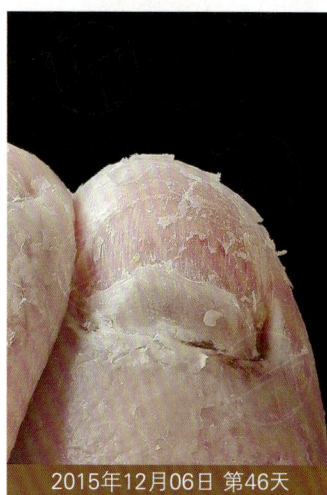

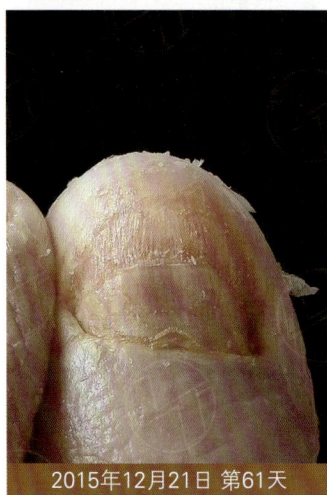

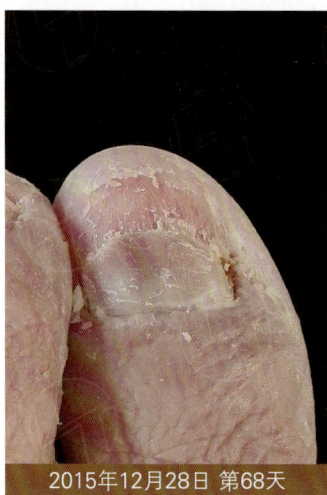

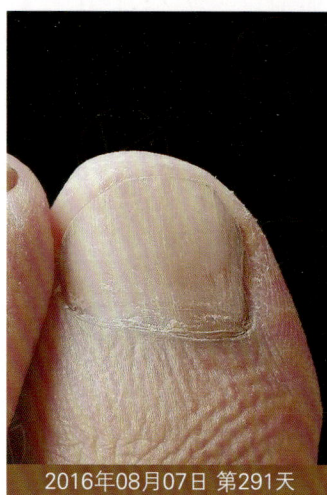

陕西省泾阳县

姓名:苟女士　　　性别:女　　　年龄:50

　　2015年10月22日开始接受系统康复服务,其左脚跢趾被真菌感染,属于近端甲下型灰指甲。通过十个月配合康复,于2016年8月7日长出健康甲板,完全康复。

　　　　　　　　　　　　　　　　　　　　　　　本案例咨询服务人员:梁亚绒

2016年07月03日 第1天　　2016年07月15日 第13天　　2016年07月29日 第27天

2016年08月08日 第37天　　2016年08月21日 第50天　　2016年09月02日 第62天

2016年09月19日 第79天　　2016年09月25日 第85天　　2016年10月04日 第94天

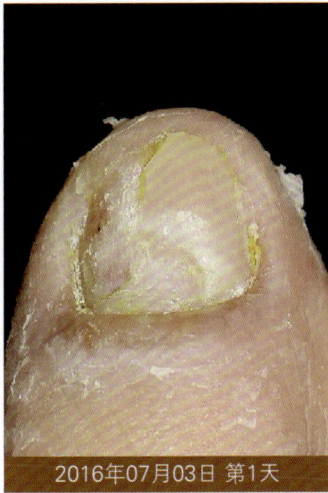

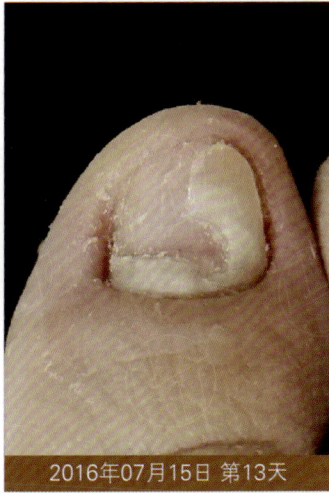

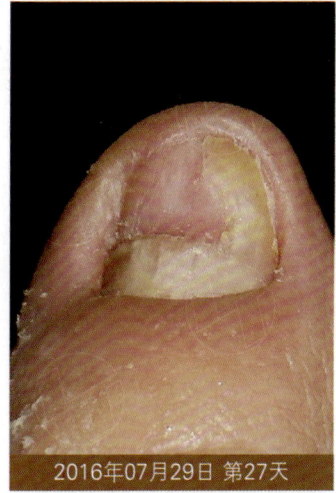

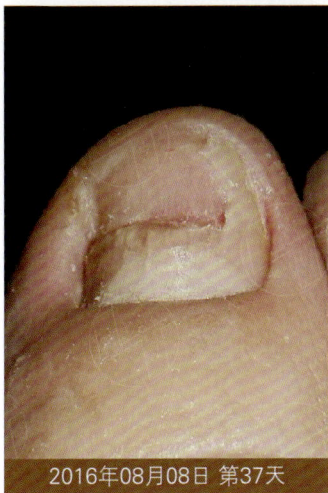

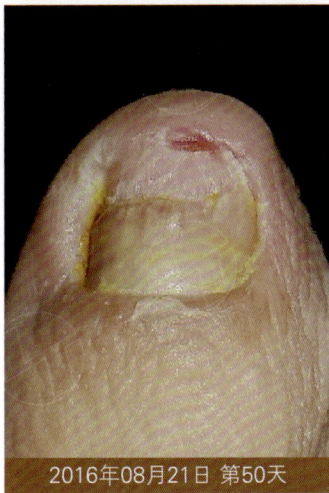

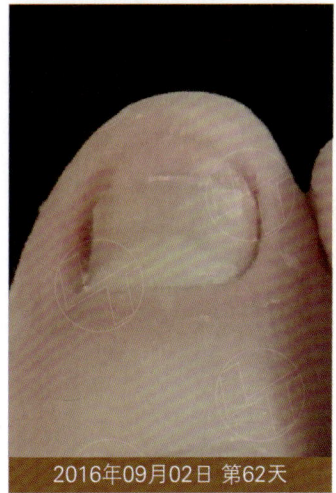

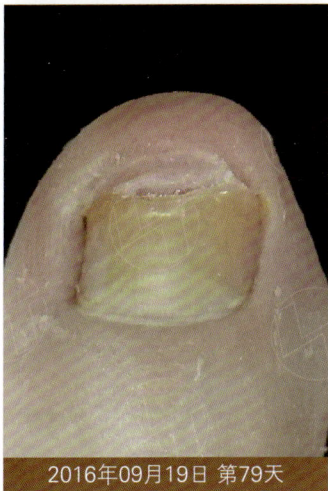

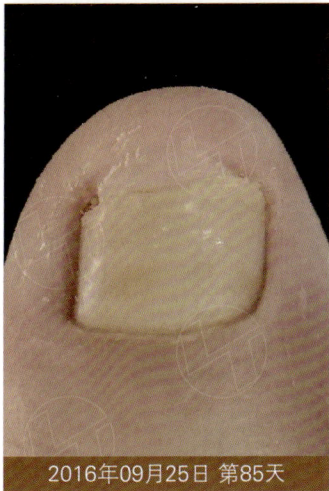

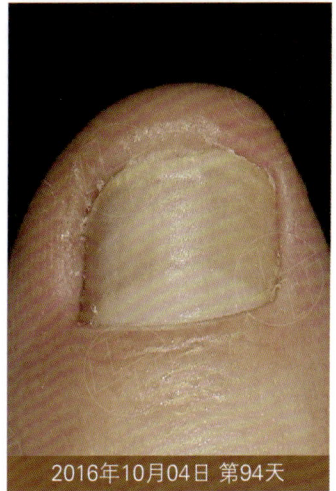

广东省深圳市

姓名：张女士　　性别：女　　年龄：42

　　2016年7月3日开始接受系统康复服务，其右脚踇趾被真菌感染，属于近端甲下型灰指甲。通过三个月配合，于2016年10月4日长出健康甲板，完全康复。

本案例咨询服务人员：王爱欢

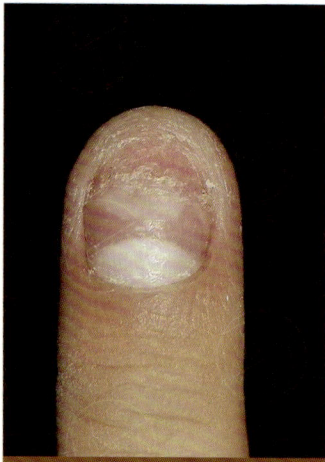

2016年05月15日 第1天

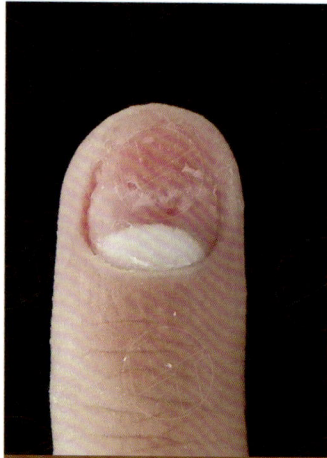

2016年05月16日 第2天

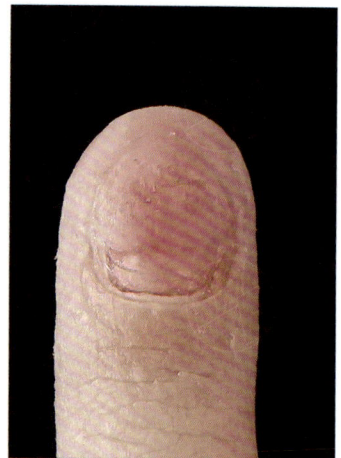

2016年05月29日 第15天

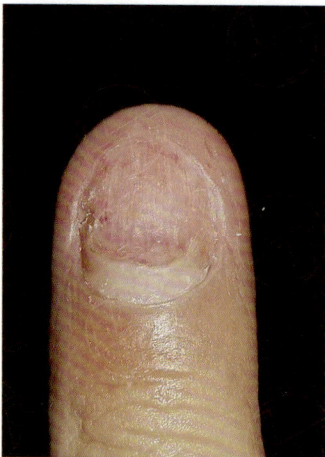

2016年06月12日 第29天

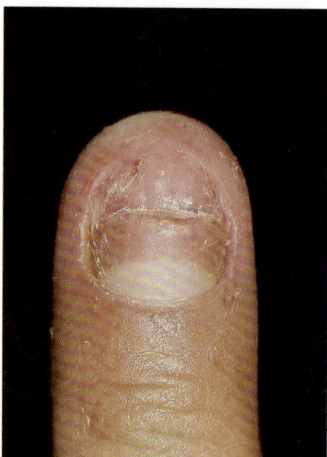

2016年07月01日 第48天

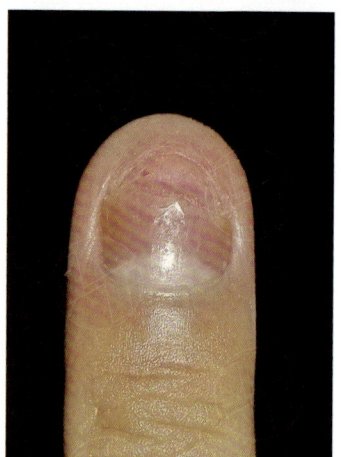

2016年07月16日 第63天

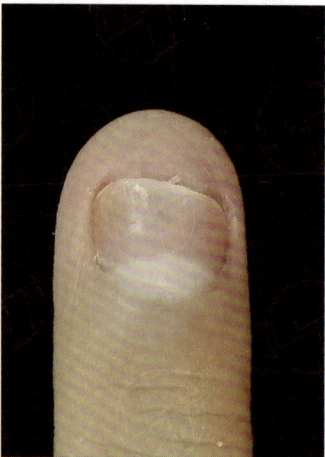

2016年07月23日 第70天

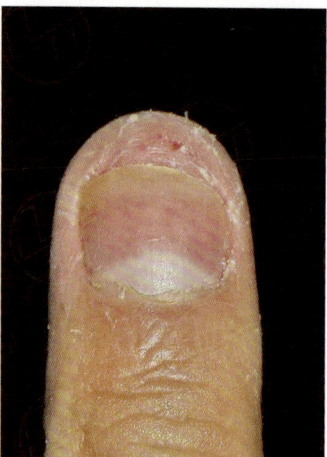

2016年08月15日 第93天

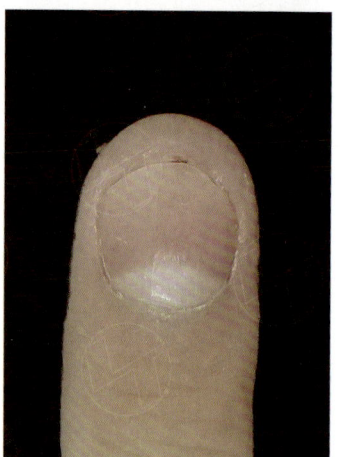

2016年09月18日 第127天

广东省深圳市

姓名：陈先生　性别：男　年龄：27

　　2016年5月15日开始接受系统康复服务，其左手无名指被真菌感染，属于近端甲下型灰指甲。通过四个月配合康复，于2016年9月18日长出健康甲板，完全康复。

本案例咨询服务人员：王爱欢

2016年01月12日 第1天	2016年01月19日 第8天	2016年01月29日 第18天
2016年02月14日 第34天	2016年03月15日 第64天	2016年03月25日 第74天
2016年04月01日 第81天	2016年05月02日 第112天	2016年08月27日 第229天

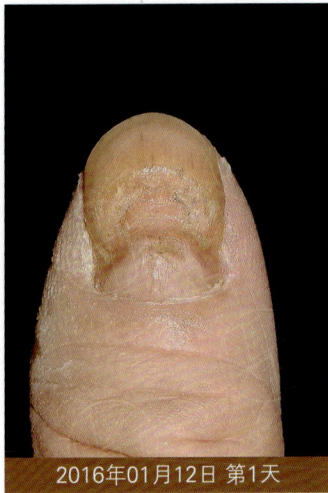

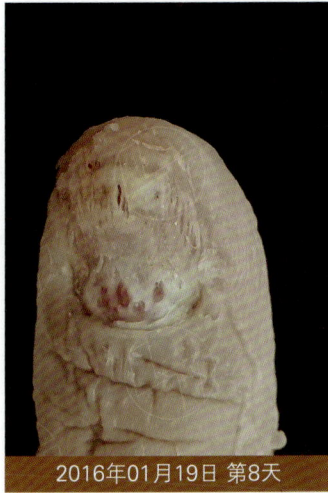

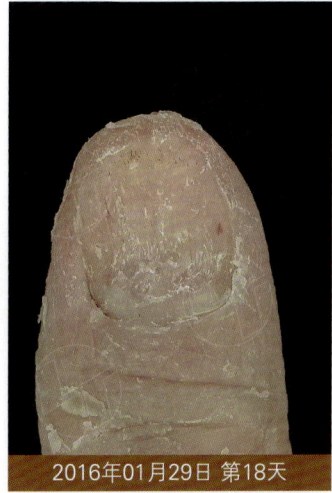

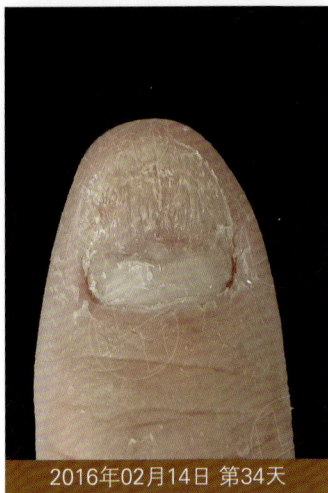

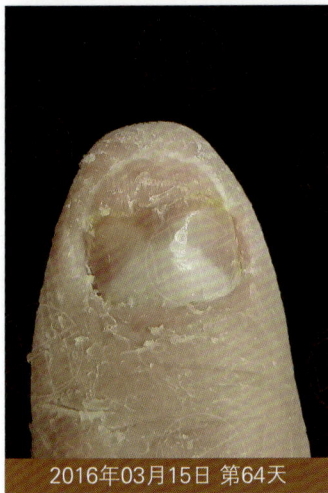

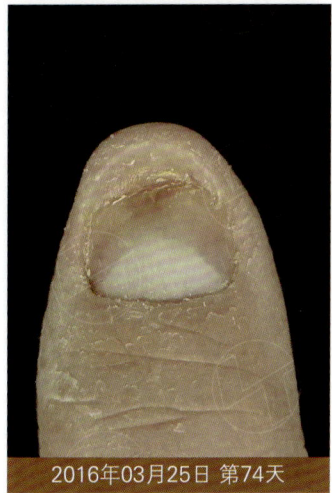

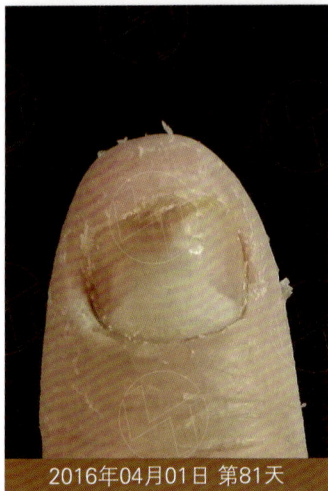

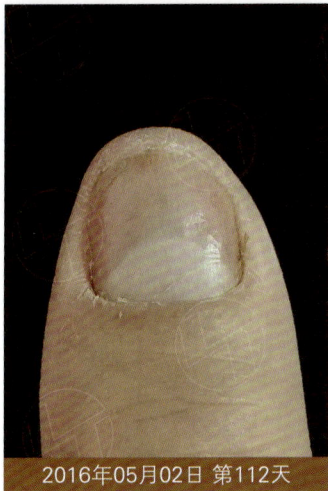

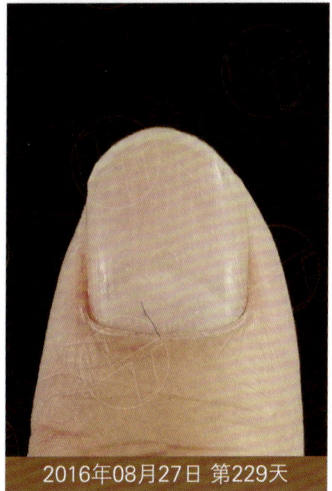

广东省汕头市

姓名:董先生　　性别:男　　年龄:49

　　2016年1月12日开始接受系统康复服务,其左手拇指被真菌感染,属于近端甲下型灰指甲。通过七个半月配合康复,于2016年8月27日长出健康甲板,完全康复。

本案例咨询服务人员:郑佩娟

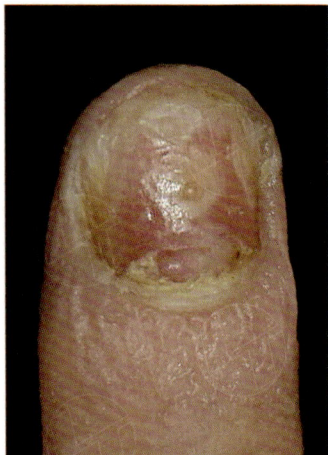

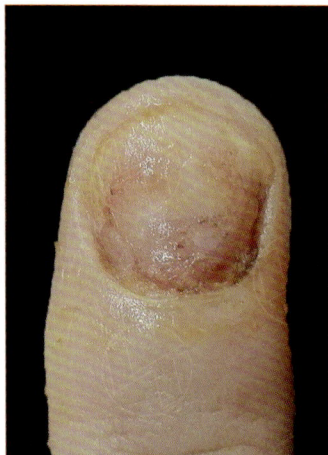

2015年10月10日 第1天	2015年10月26日 第17天	2015年11月07日 第29天
2015年11月18日 第40天	2015年12月06日 第58天	2016年01月03日 第86天
2016年01月29日 第112天	2016年03月04日 第147天	2016年06月04日 第239天

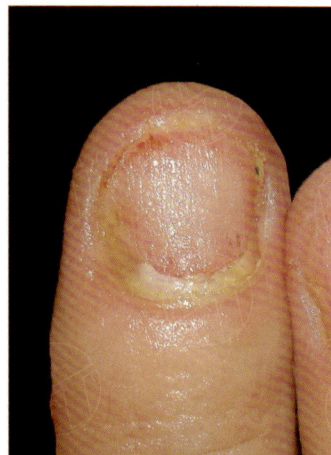

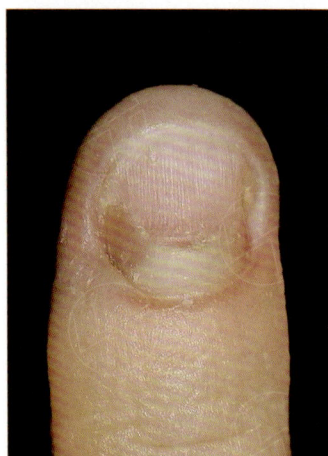

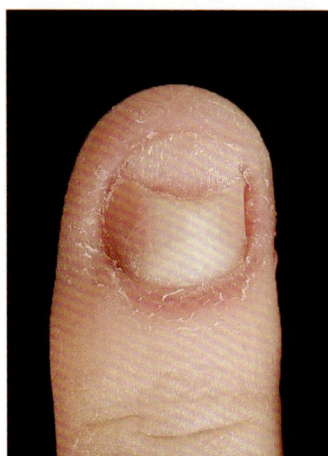

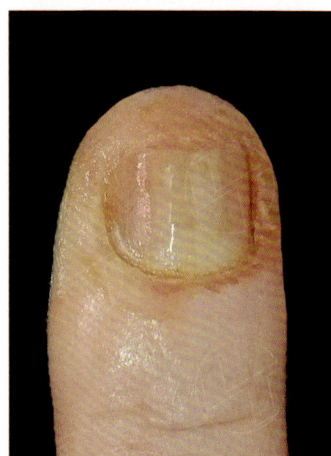

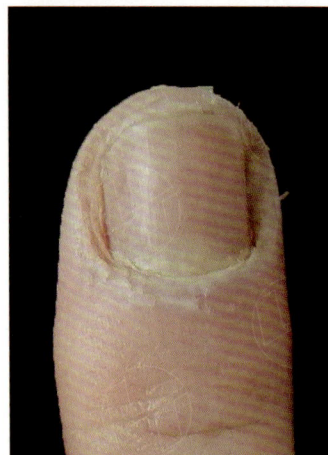

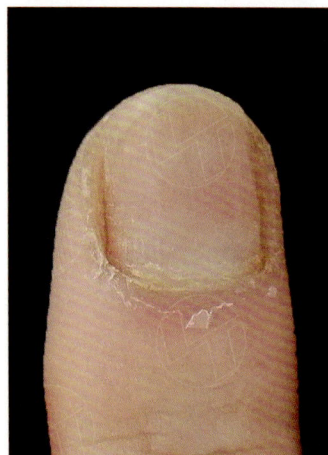

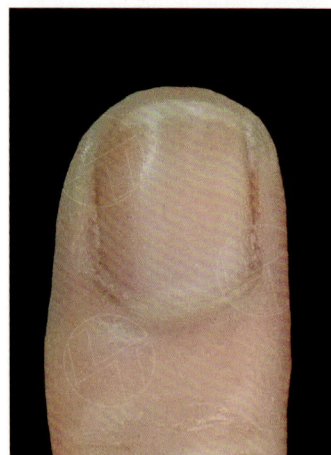

广东省广州市

姓名：黎女士　　性别：女　　年龄：31

　　2015年10月10日开始接受系统康复服务，其右手中指被真菌感染，属于近端甲下型灰指甲。通过八个月配合康复，于2016年6月4日长出健康甲板，完全康复。

本案例咨询服务人员：林朝芳

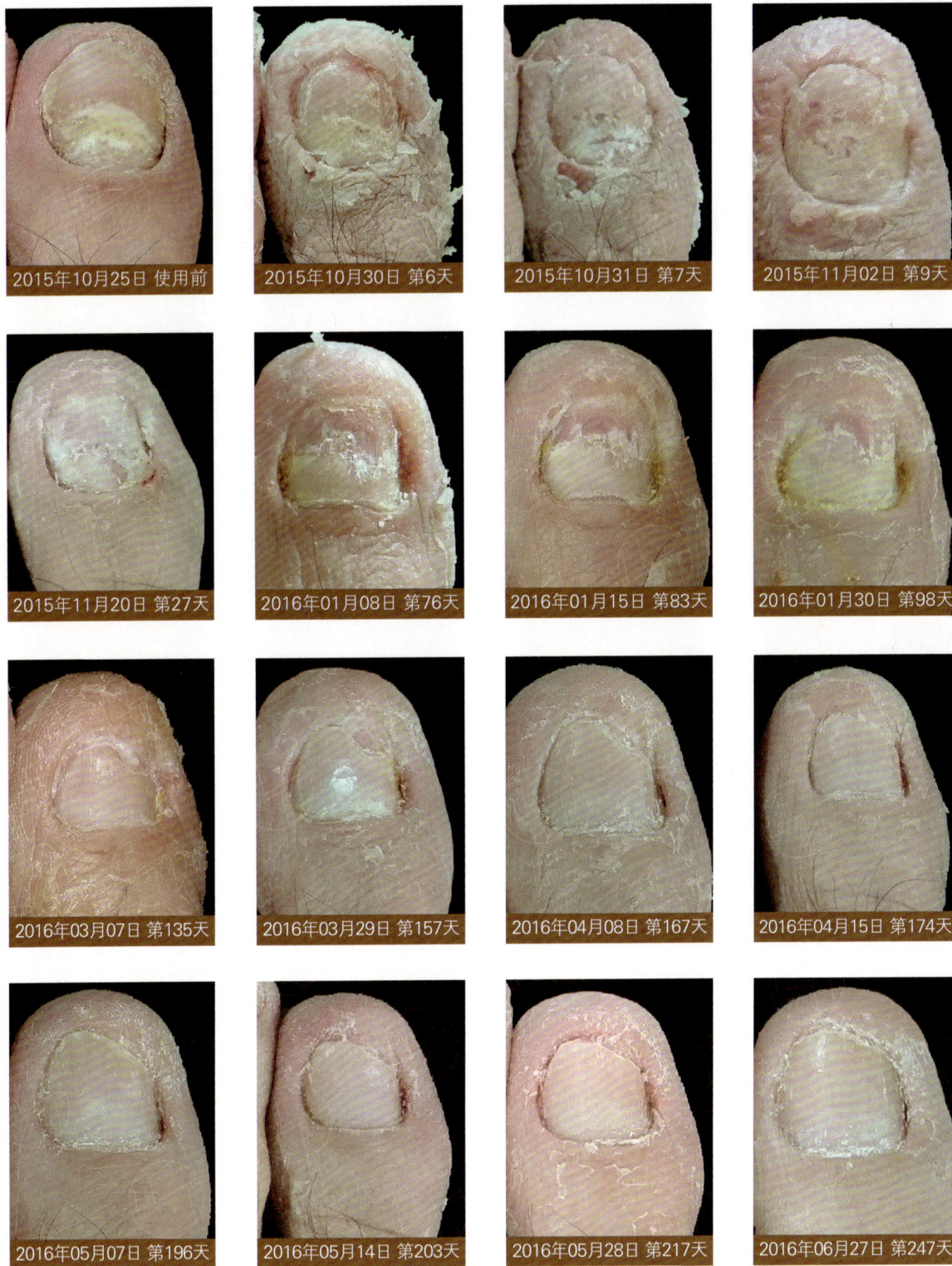

2015年10月25日 使用前	2015年10月30日 第6天	2015年10月31日 第7天	2015年11月02日 第9天
2015年11月20日 第27天	2016年01月08日 第76天	2016年01月15日 第83天	2016年01月30日 第98天
2016年03月07日 第135天	2016年03月29日 第157天	2016年04月08日 第167天	2016年04月15日 第174天
2016年05月07日 第196天	2016年05月14日 第203天	2016年05月28日 第217天	2016年06月27日 第247天

广东省广州市

姓名：陈先生　　性别：男　　年龄：40

　　2015年10月25日开始接受系统康复服务，其左脚跴趾被真菌感染，属于近端甲下型灰指甲。通过八个月配合康复，于2016年6月27日长出健康甲板，完全康复。

本案例咨询服务人员：罗伟红

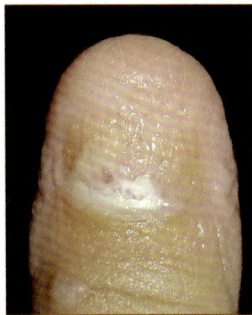

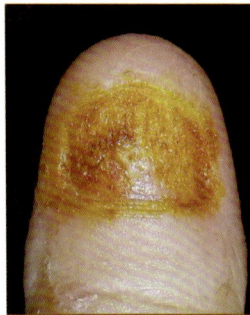

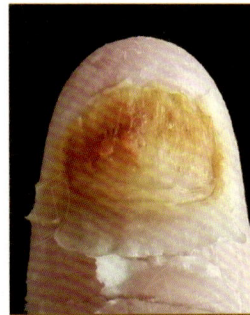

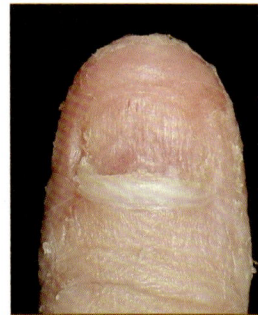

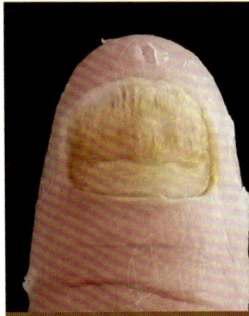

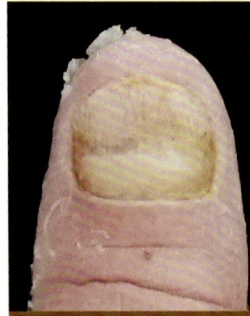

2015年08月08日 第1天	2015年08月09日 第2天	2015年08月16日 第9天	2015年08月17日 第10天
2015年08月21日 第14天	2015年08月26日 第19天	2015年09月13日 第37天	2015年09月20日 第44天
2015年09月30日 第54天	2015年10月12日 第66天	2015年10月17日 第71天	2015年10月24日 第78天
2015年11月08日 第93天	2015年11月21日 第106天	2015年12月13日 第128天	2016年01月24日 第170天

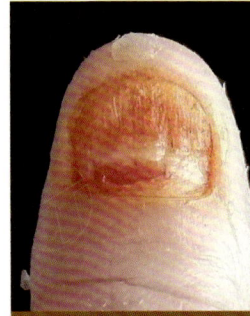

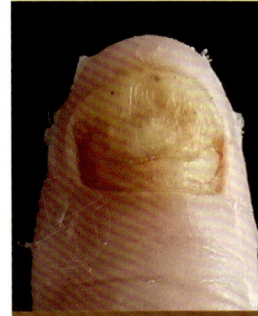

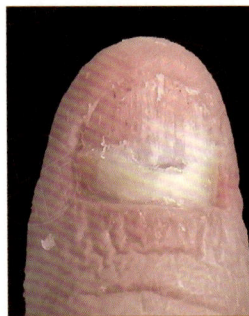

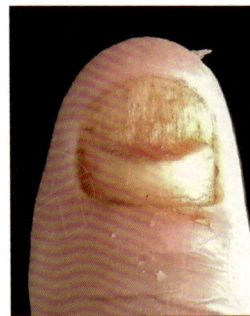

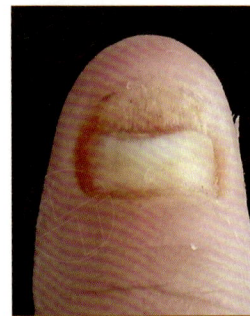

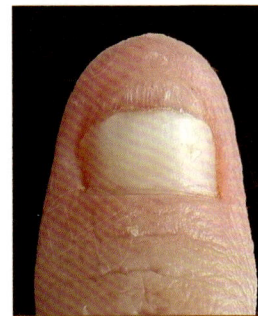

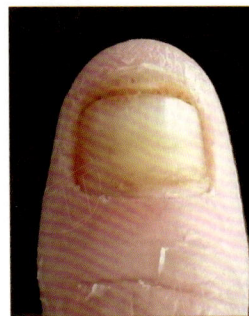

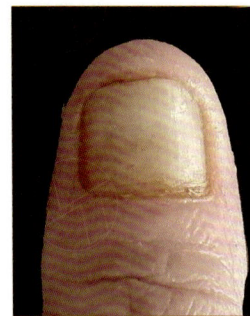

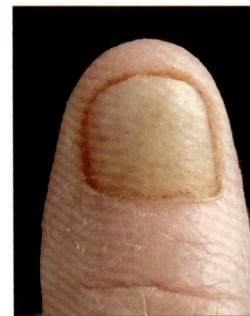

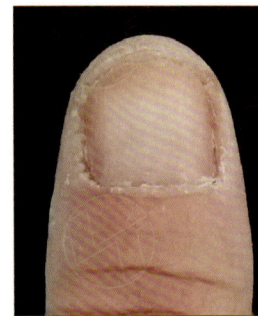

福建省莆田市

姓名：罗女士　　性别：女　　年龄：35

　　2015年8月8日开始接受系统康复服务，其左手拇指被真菌感染，属于近端甲下型灰指甲。通过五个半月配合康复，于2016年1月24日长出健康甲板，完全康复。

本案例咨询服务人员：苍翠莲

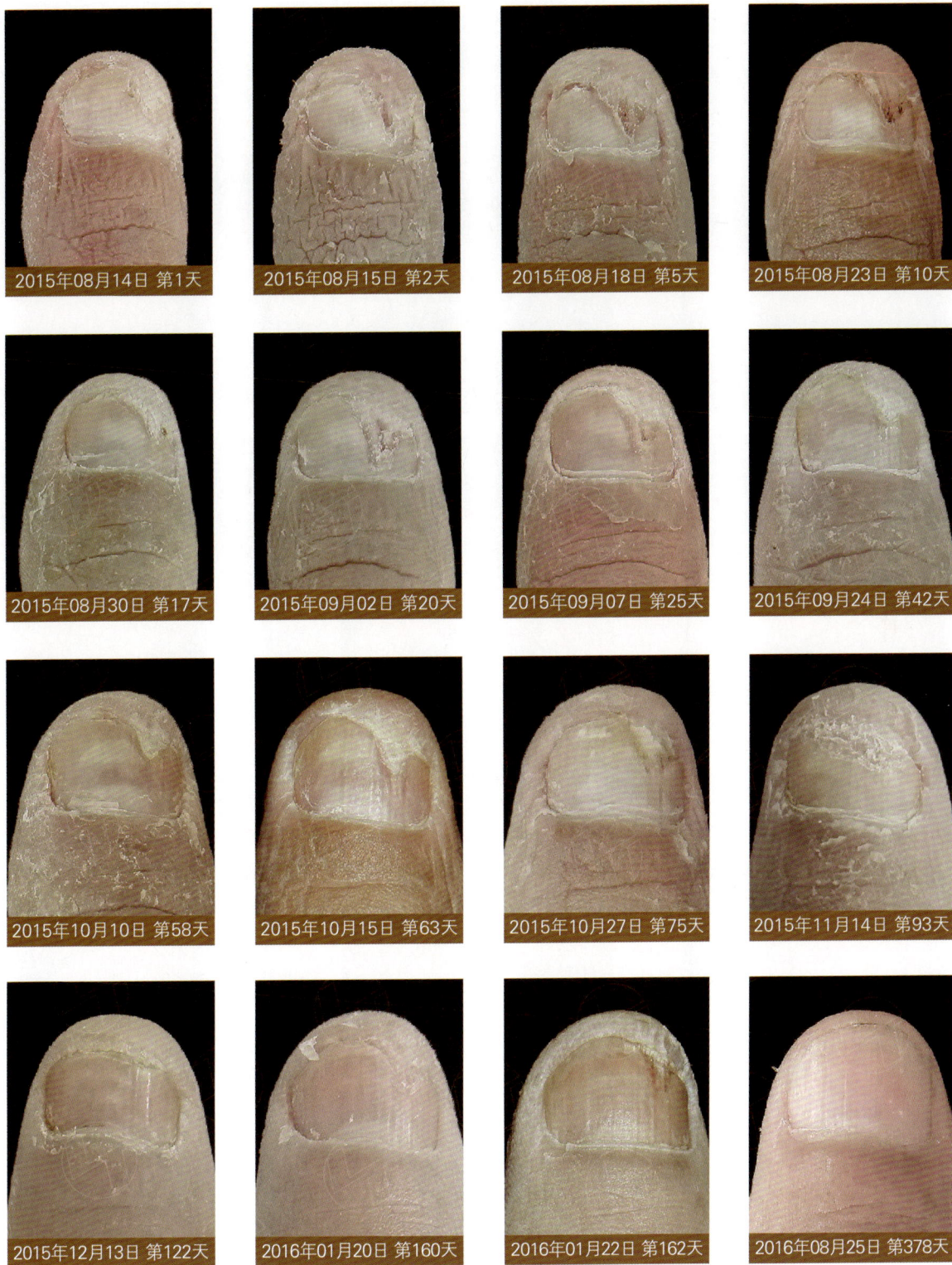

2015年08月14日 第1天	2015年08月15日 第2天	2015年08月18日 第5天	2015年08月23日 第10天
2015年08月30日 第17天	2015年09月02日 第20天	2015年09月07日 第25天	2015年09月24日 第42天
2015年10月10日 第58天	2015年10月15日 第63天	2015年10月27日 第75天	2015年11月14日 第93天
2015年12月13日 第122天	2016年01月20日 第160天	2016年01月22日 第162天	2016年08月25日 第378天

福建省福州市

姓名：林先生　　　性别：男　　年龄：56

2015年8月14日开始接受系统康复服务，其左手拇指被真菌感染，属于近端甲下型灰指甲。通过一年配合康复，于2016年8月25日长出健康甲板，完全康复。

本案例咨询服务人员：王桂霞

2015年09月02日 第1天	2015年09月12日 第11天	2015年09月24日 第23天
2015年09月29日 第28天	2015年10月05日 第34天	2015年10月16日 第45天
2015年11月06日 第66天	2015年11月11日 第71天	2015年12月22日 第112天

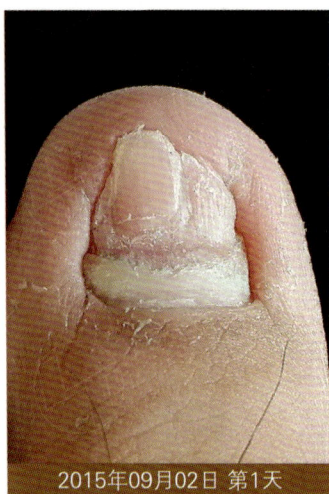

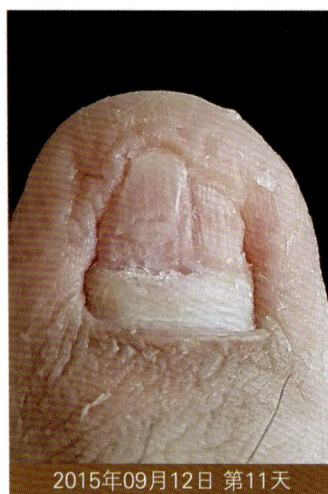

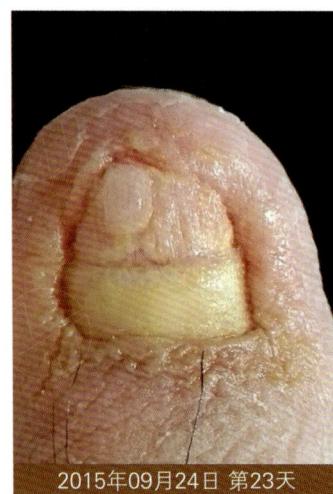

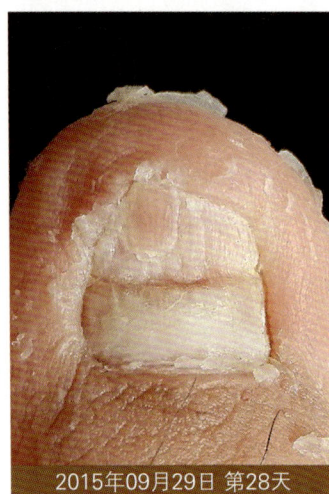

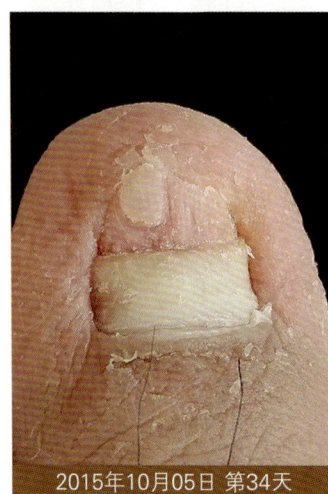

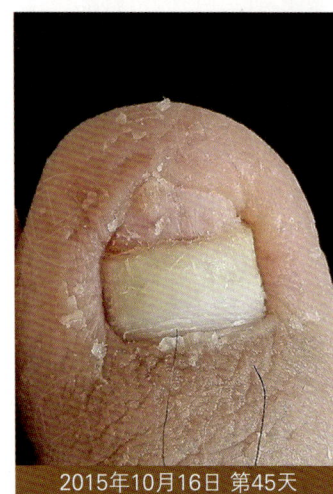

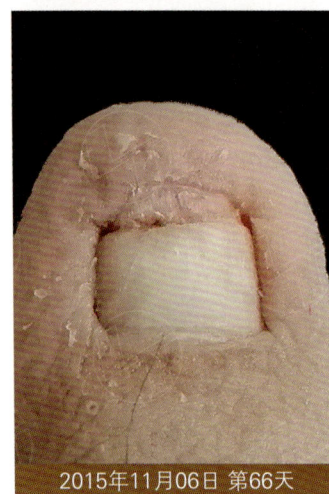

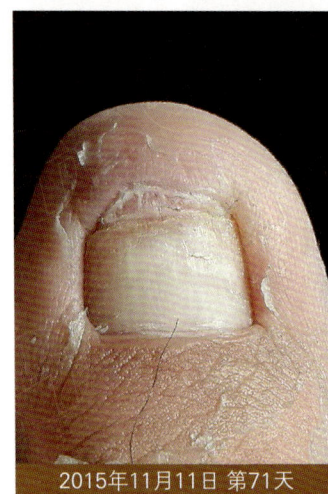

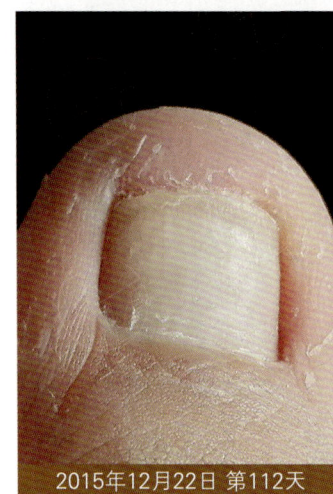

河南省许昌市

姓名：石先生　　性别：男　　年龄：42

　　2015年9月2日开始接受系统康复服务，其左脚踇趾被真菌感染，属于近端甲下型灰指甲。通过四个月配合康复，于2015年12月22日长出健康甲板，完全康复。

本案例咨询服务人员：闫恩玲

2016年03月11日 第1天	2016年03月12日 第2天	2016年03月17日 第7天	2016年03月22日 第12天
2016年04月11日 第32天	2016年04月23日 第44天	2016年04月29日 第50天	2016年05月16日 第67天
2016年06月06日 第88天	2016年06月15日 第97天	2016年06月22日 第104天	2016年08月19日 第162天

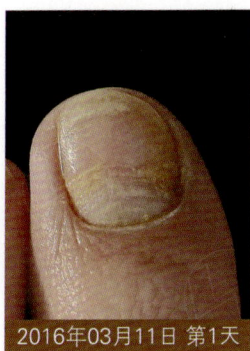

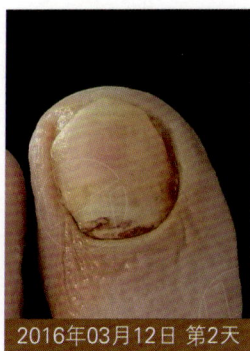

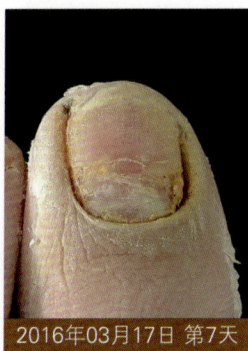

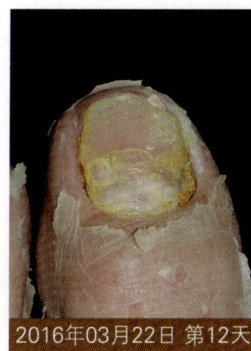

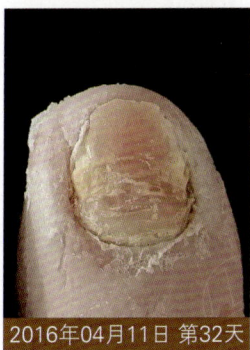

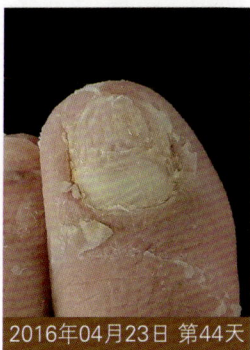

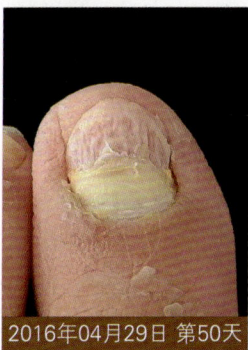

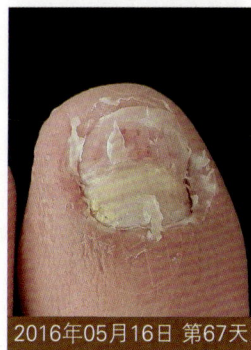

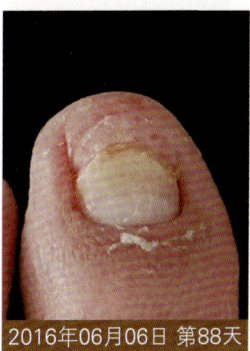

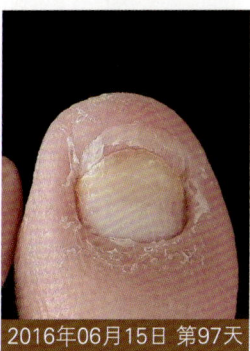

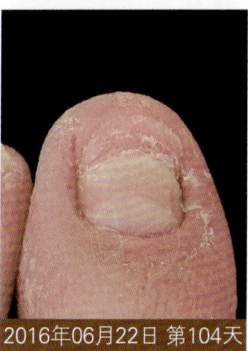

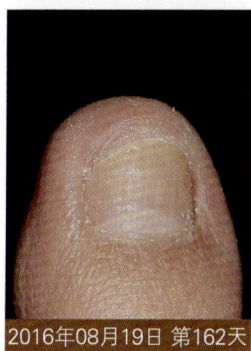

河南省濮阳市

姓名：董女士　　性别：女　　年龄：26

　　2016年3月11日开始接受系统康复服务，其左脚姆趾被真菌感染，属于近端甲下型灰指甲。通过五个半月配合康复，于2016年8月19日长出健康甲板，完全康复。

本案例咨询服务人员：王淑惠

2015年11月19日 第1天

2015年11月26日 第8天

2015年12月16日 第28天

2015年12月24日 第36天

2016年01月03日 第46天

2016年01月10日 第53天

2016年01月17日 第60天

2016年01月31日 第74天

2016年02月25日 第99天

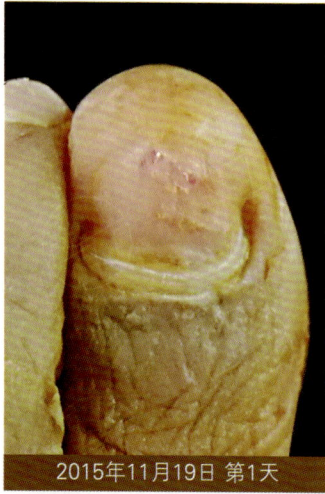

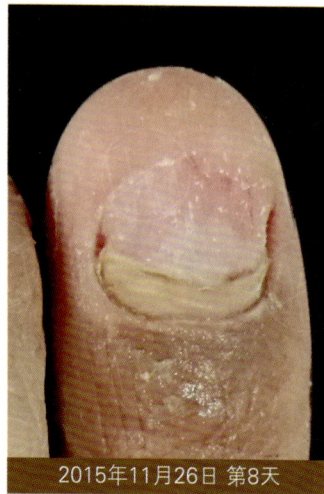

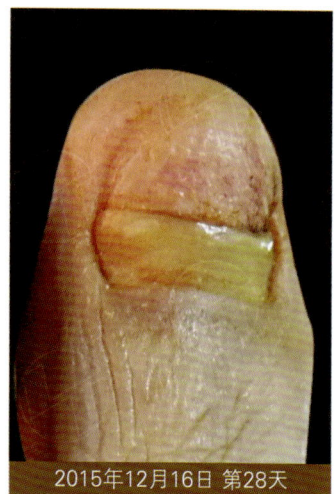

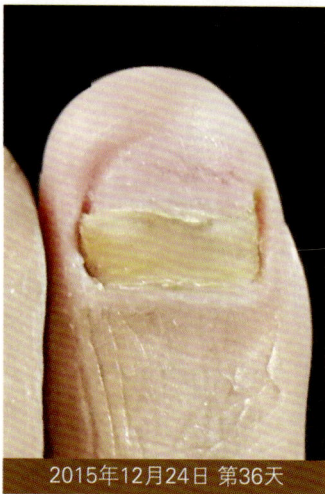

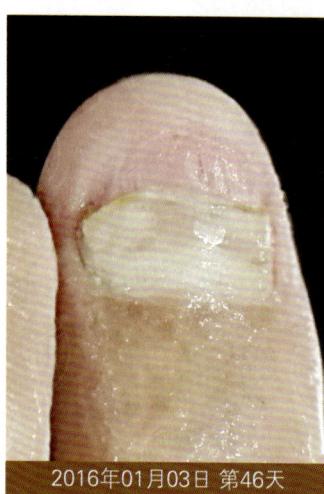

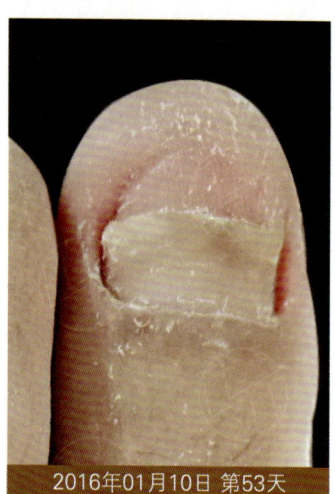

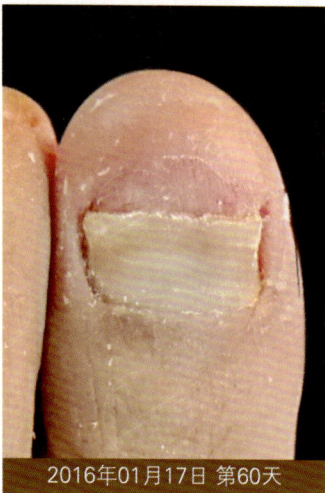

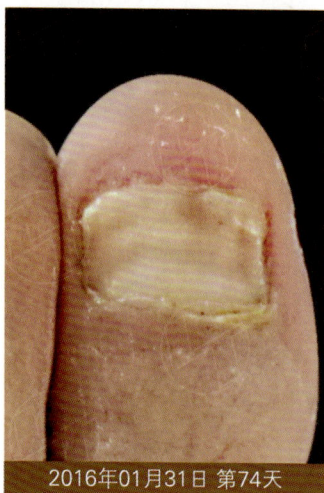

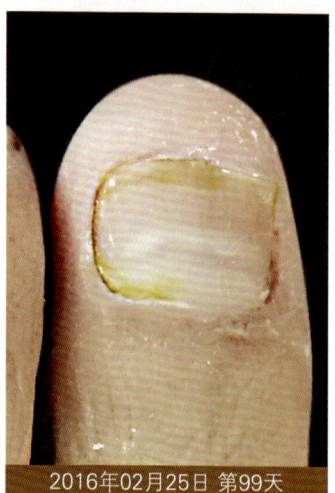

四川省崇州市

姓名:田女士　　性别:女　　年龄:51

2015年11月19日开始接受系统康复服务,其左脚蹈趾被真菌感染,属于近端甲下型灰指甲。通过三个月配合康复,于2016年2月25日长出健康甲板,完全康复。

本案例咨询服务人员:龚利清

Cure onychomycosis　Case color image

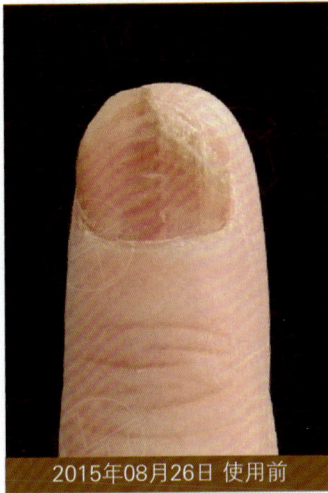

2015年08月26日 使用前

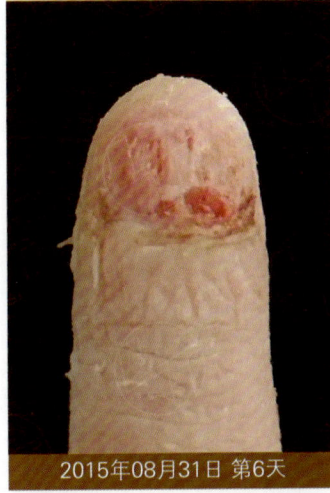

2015年08月31日 第6天

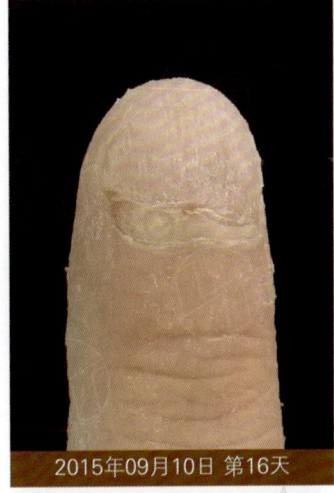

2015年09月10日 第16天

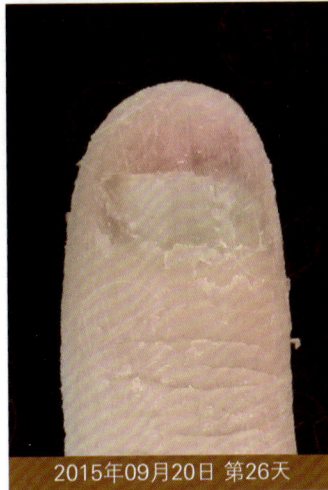

2015年09月20日 第26天

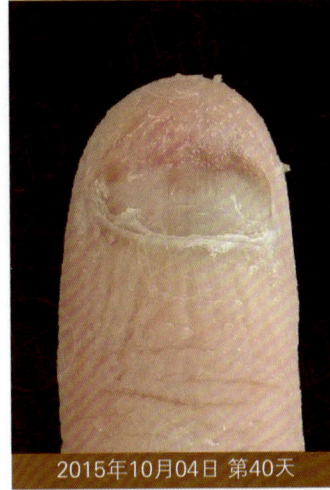

2015年10月04日 第40天

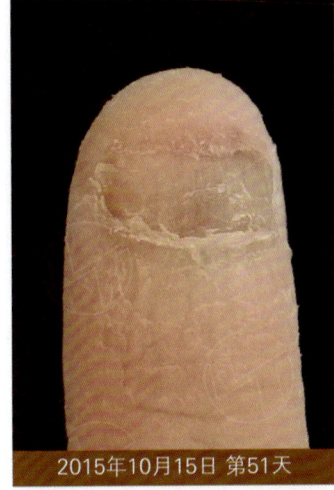

2015年10月15日 第51天

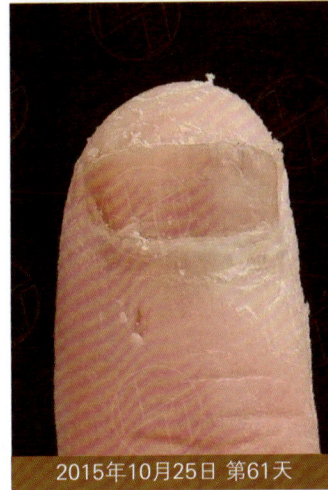

2015年10月25日 第61天

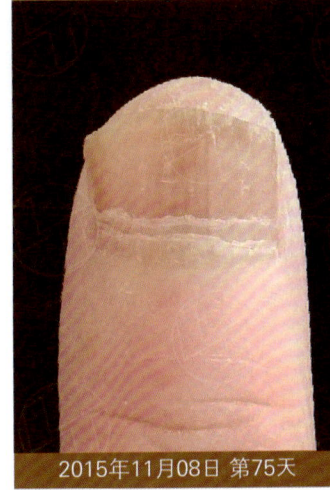

2015年11月08日 第75天

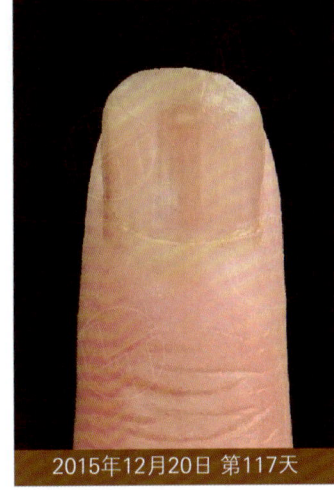

2015年12月20日 第117天

四川省崇州市

姓名：周女士　　　性别：女　　年龄：53

　　2015年8月26日开始接受系统康复服务，其右手中指被真菌感染，属于近端甲下型灰指甲。通过四个月配合康复，于2015年12月20日长出健康甲板，完全康复。

本案例咨询服务人员：龚利清

2015年12月26日 使用前

2015年12月27日 第2天

2016年01月03日 第9天

2016年01月11日 第17天

2016年02月03日 第40天

2016年03月02日 第68天

2016年03月09日 第75天

2016年03月22日 第88天

2016年04月06日 第103天

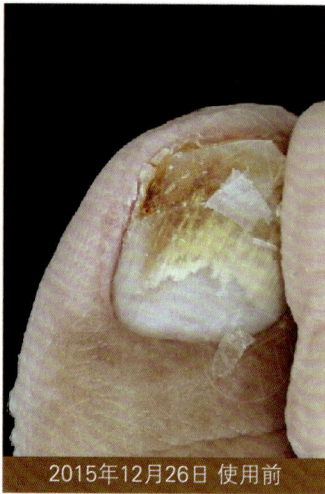

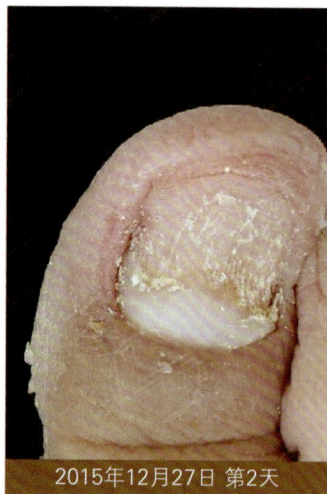

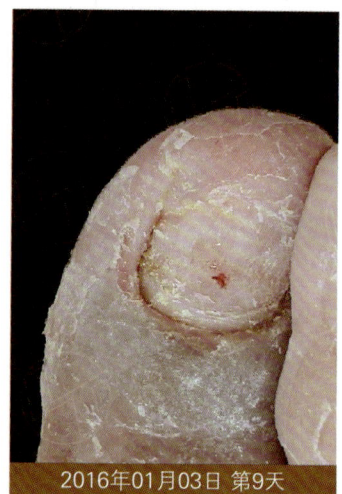

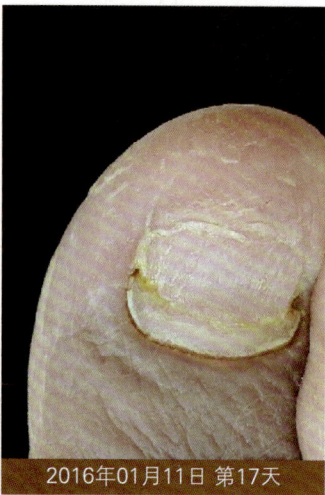

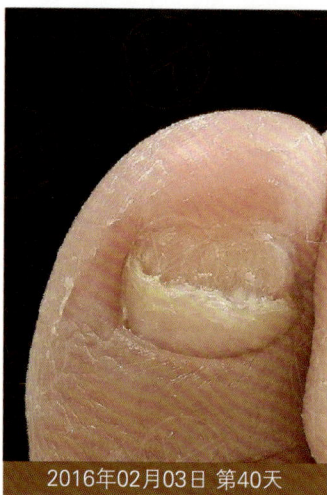

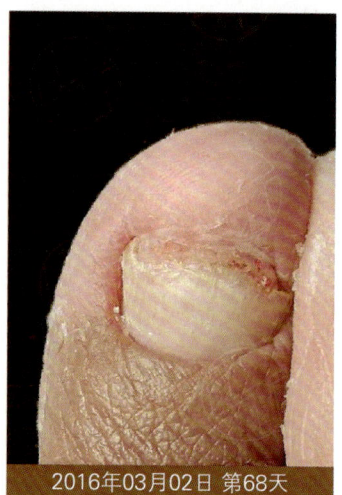

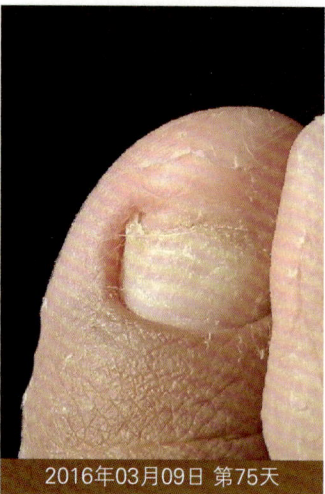

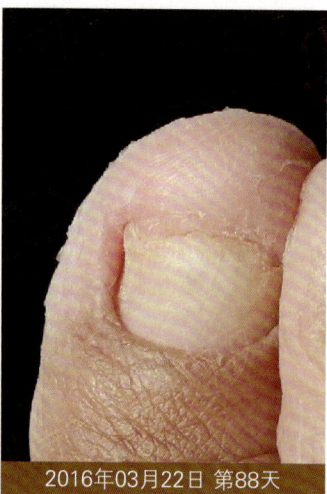

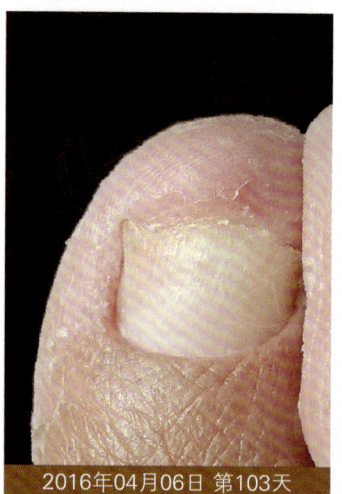

云南省昆明市

姓名：朱女士　　　性别：女　　　年龄：66

2015年12月26日开始接受系统康复服务，其右脚踇趾被真菌感染，属于近端甲下型灰指甲。通过三个半月配合康复，于2016年4月6日长出健康甲板，完全康复。

本案例咨询服务人员：李绍仙

2015年08月20日 第1天

2015年08月30日 第11天

2015年09月06日 第18天

2015年09月20日 第32天

2015年10月23日 第65天

2015年11月15日 第88天

2015年12月12日 第115天

2016年01月05日 第139天

2016年03月05日 第199天

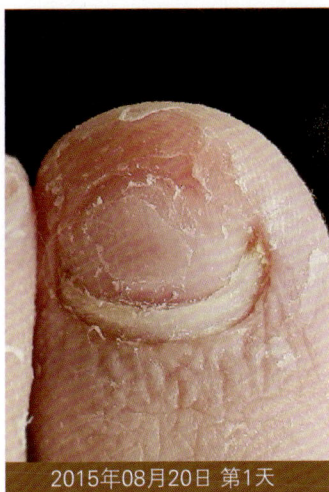

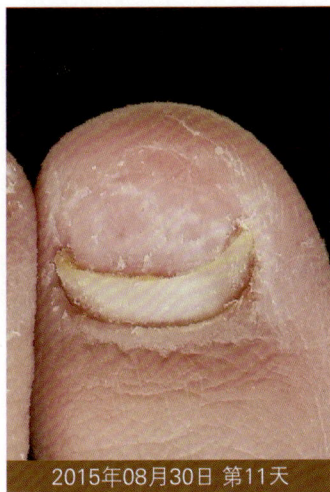

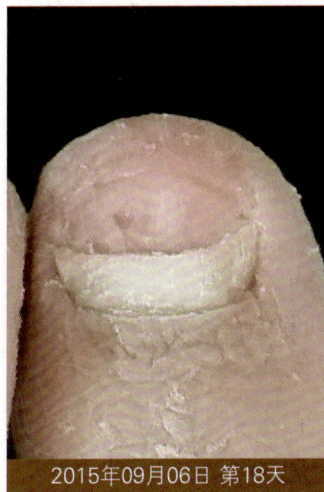

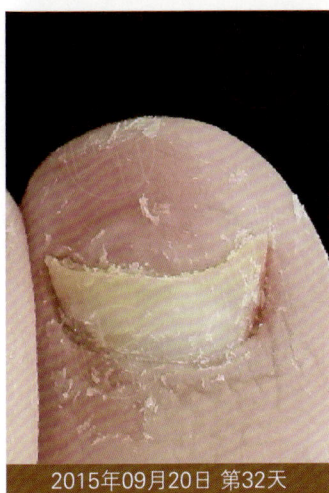

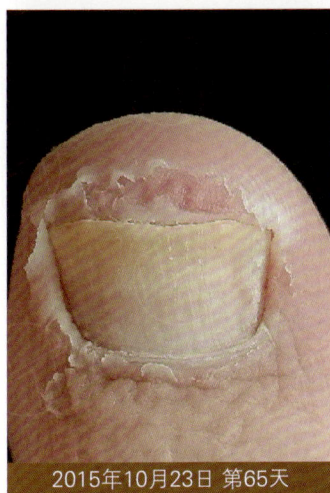

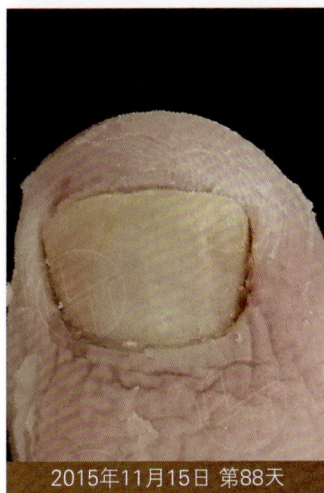

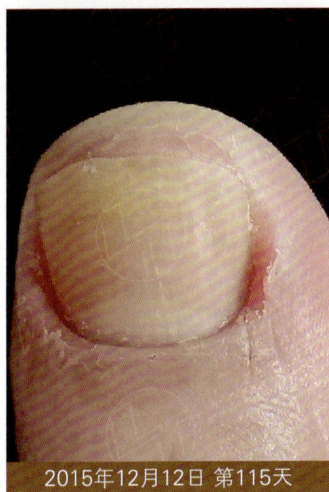

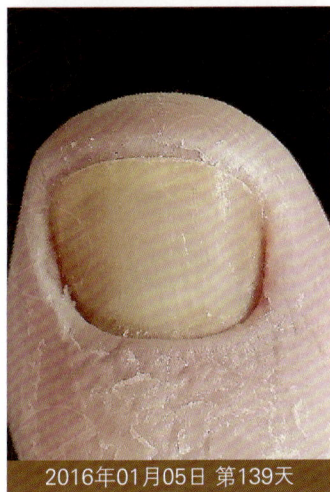

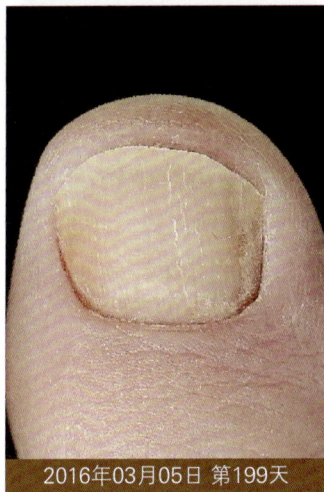

云南省昆明市

姓名：苏女士　　性别：女　　年龄：28

　　2015年8月20日开始接受系统康复服务，其左脚踇趾被真菌感染，属于近端甲下型灰指甲。通过六个半月配合康复，于2016年3月5日长出健康甲板，完全康复。

本案例咨询服务人员：刘小艳

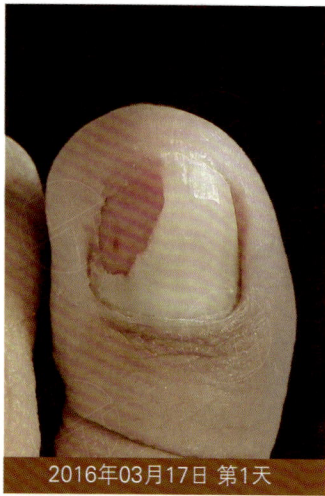

2016年03月17日 第1天	2016年03月19日 第3天	2016年03月25日 第9天
2016年04月03日 第18天	2016年05月08日 第53天	2016年05月14日 第59天
2016年07月03日 第109天	2016年07月23日 第129天	2016年08月06日 第143天

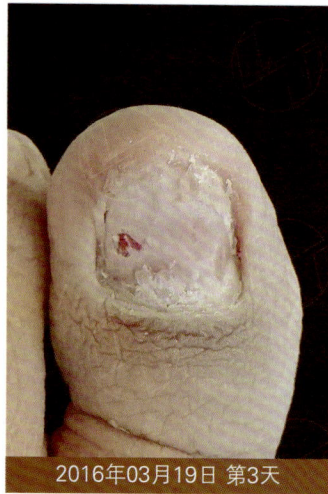

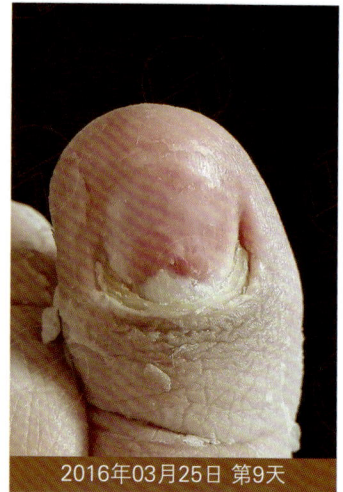

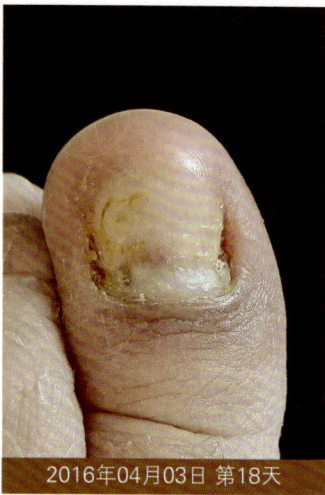

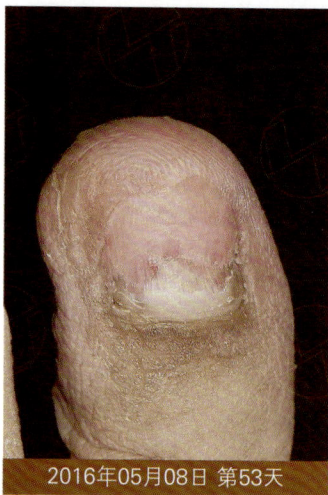

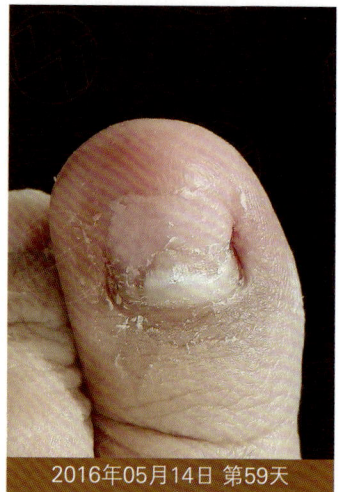

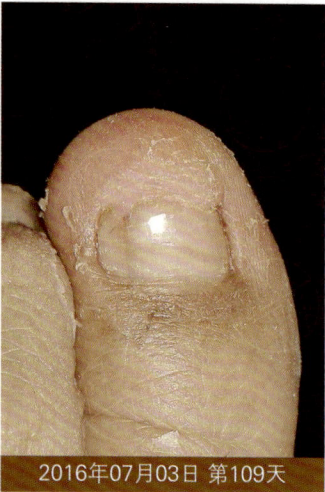

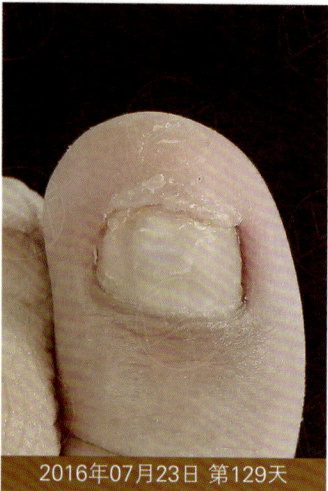

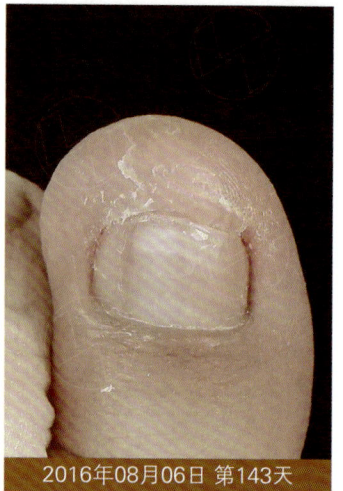

黑龙江省哈尔滨市

姓名：石女士　　性别：女　　年龄：55

　　2016年3月17日开始接受系统康复服务，其左脚踇趾被真菌感染，属于近端甲下型灰指甲。通过五个月配合康复，于2016年8月6日长出健康甲板，完全康复。

本案例咨询服务人员：裴正荣

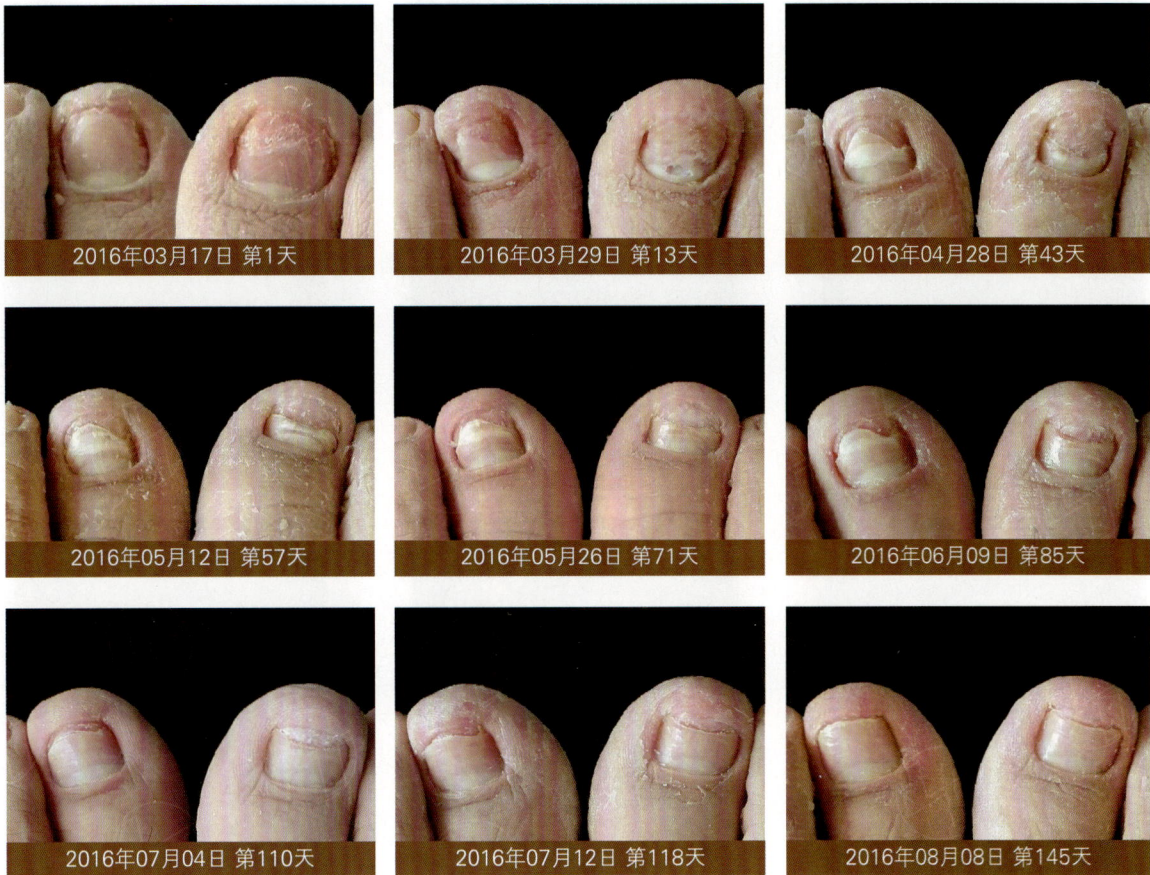

2016年03月17日 第1天	2016年03月29日 第13天	2016年04月28日 第43天
2016年05月12日 第57天	2016年05月26日 第71天	2016年06月09日 第85天
2016年07月04日 第110天	2016年07月12日 第118天	2016年08月08日 第145天

江苏省南京市

姓名：王女士　　性别：女　　年龄：55

　　2016年3月17日开始接受系统康复服务，其双脚踇趾被真菌感染，属于近端甲下型灰指甲。通过五个月配合康复，于2016年8月8日长出健康甲板，完全康复。

本案例咨询服务人员：穆海笑

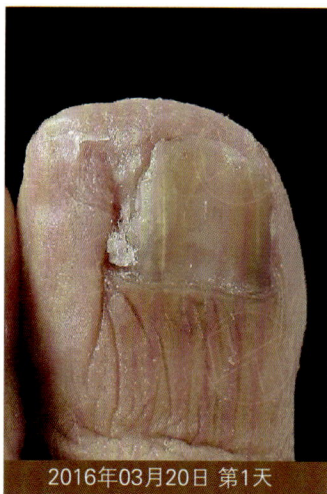

2016年03月20日 第1天

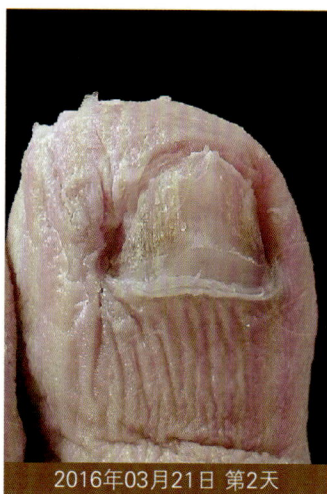

2016年03月21日 第2天

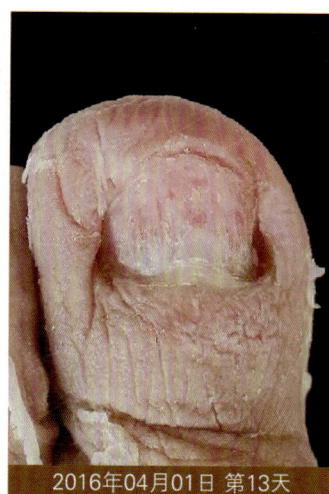

2016年04月01日 第13天

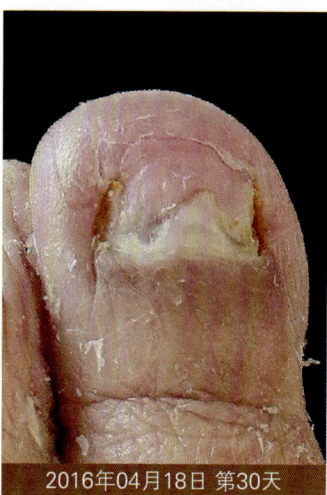

2016年04月18日 第30天

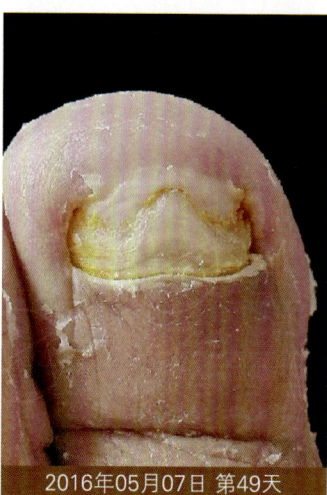

2016年05月07日 第49天

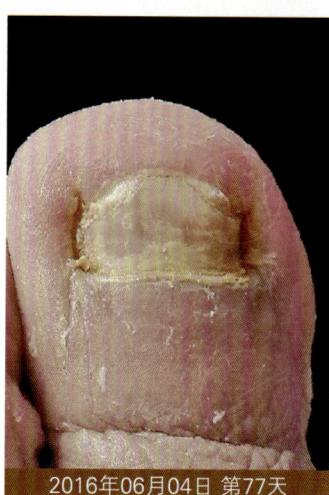

2016年06月04日 第77天

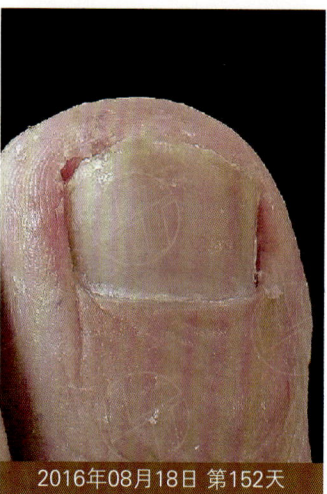

2016年08月18日 第152天

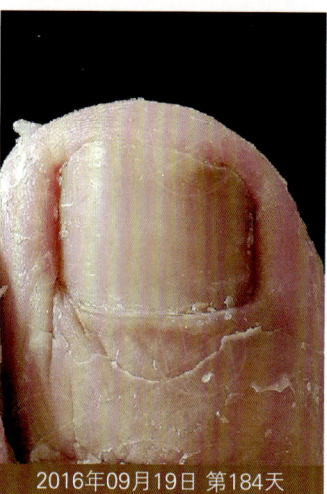

2016年09月19日 第184天

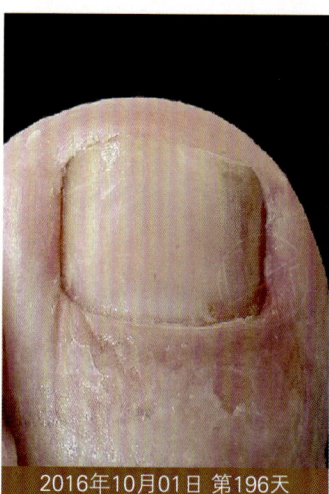

2016年10月01日 第196天

天津市大港区

姓名:邵女士　　性别:女　　年龄:66

2016年3月20日开始接受系统康复服务,其左脚踇趾被真菌感染,属于近端甲下型灰指甲。通过六个半月配合康复,于2016年10月1日长出健康甲板,完全康复。

本案例咨询服务人员:李振兴

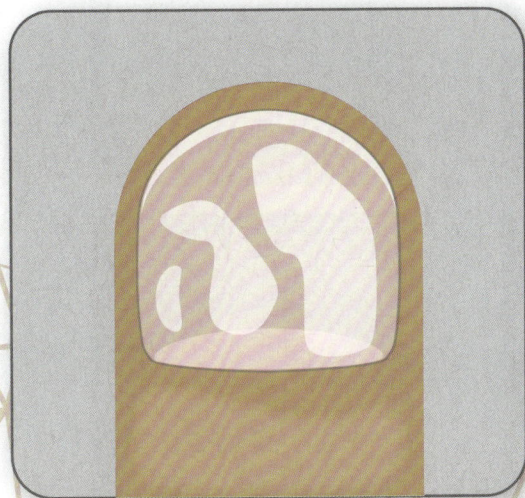

浅表白色型

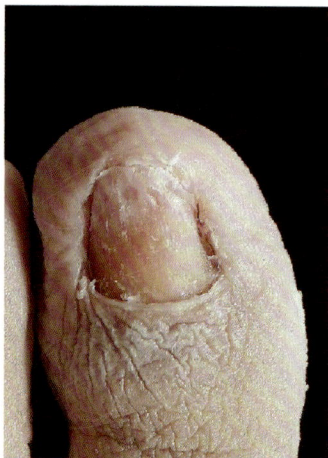

2016年07月21日 第1天

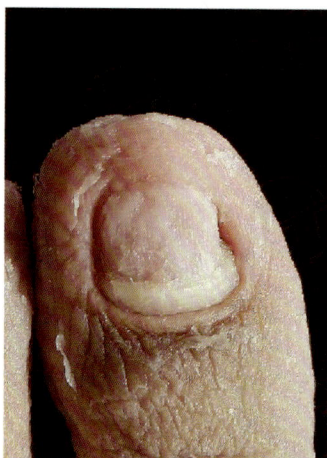

2016年08月10日 第21天

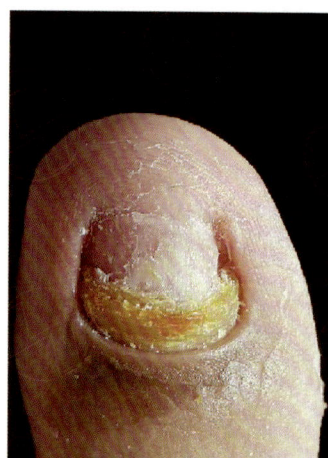

2016年08月19日 第30天

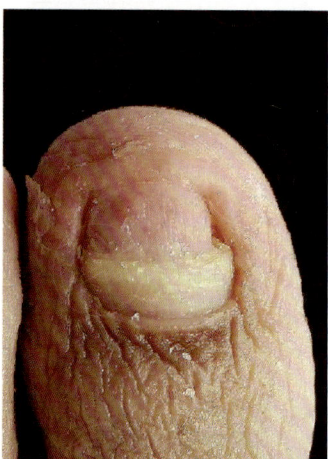

2016年08月26日 第37天

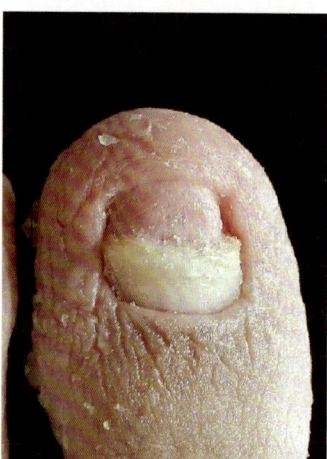

2016年09月02日 第44天

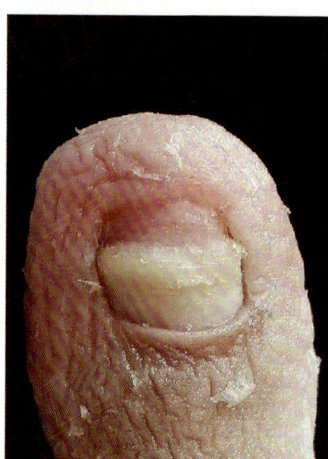

2016年09月09日 第51天

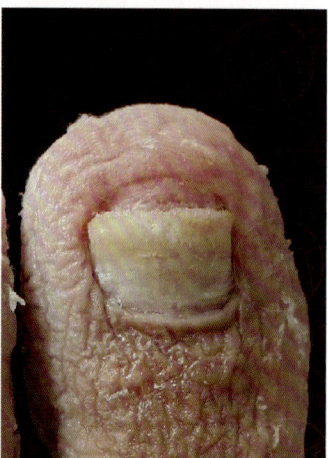

2016年09月20日 第62天

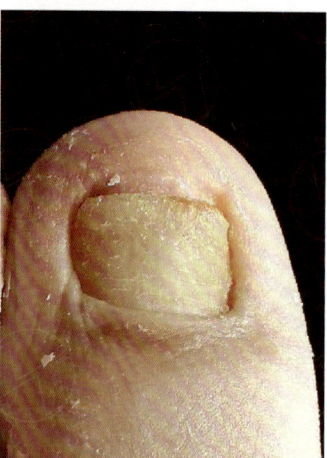

2016年10月05日 第77天

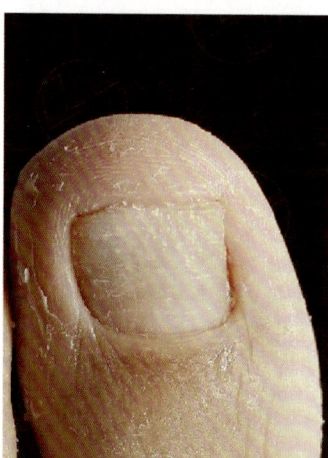

2016年10月25日 第97天

河南省漯河市

姓名：杨女士　　性别：女　　年龄：38

　　2016年7月21日开始接受系统康复服务，其左脚踇趾被真菌感染，属于浅表白色型灰指甲。通过三个月配合康复，于2016年10月25日长出健康甲板，完全康复。

本案例咨询服务人员：胡成俊

2016年02月20日 使用前　2016年02月21日 第2天　2016年02月24日 第5天　2016年03月05日 第15天

2016年03月19日 第29天　2016年03月25日 第35天　2016年04月02日 第43天　2016年04月23日 第64天

2016年05月13日 第84天　2016年05月20日 第91天　2016年06月11日 第113天　2016年07月02日 第134天

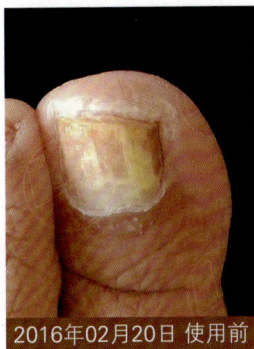

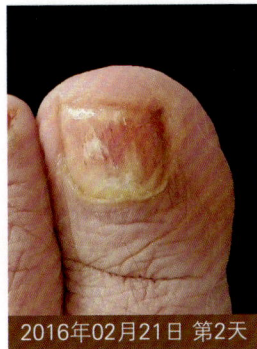

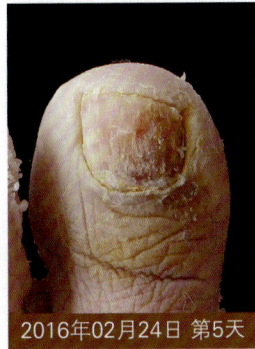

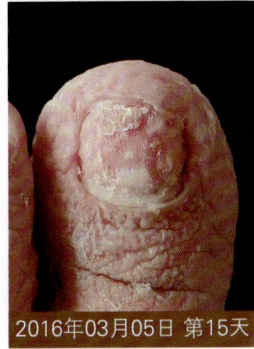

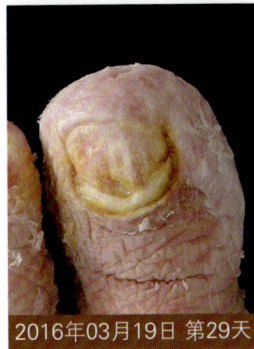

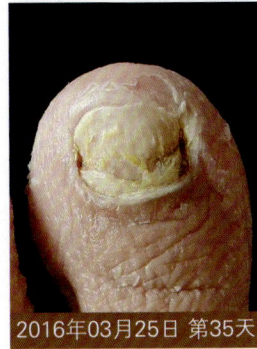

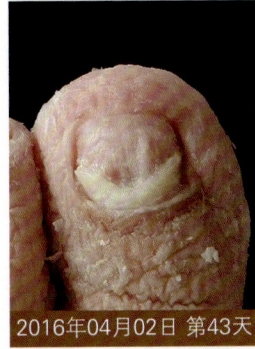

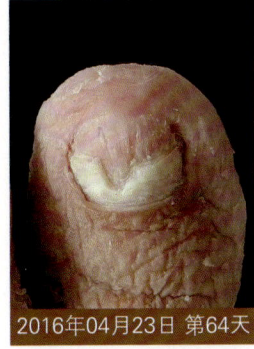

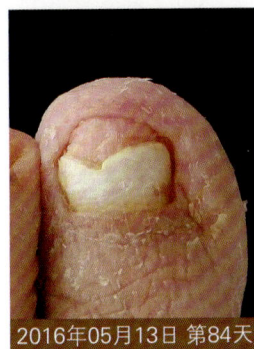

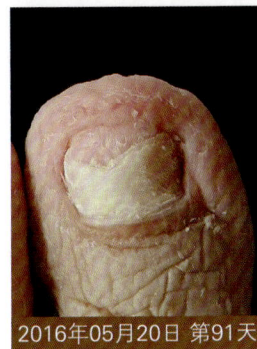

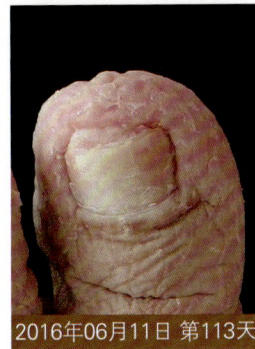

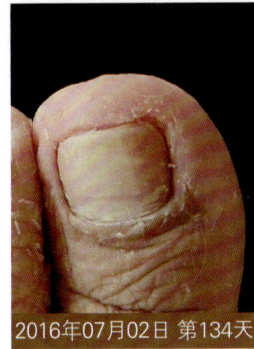

河南省禹州市

姓名：兰女士　　性别：女　　年龄：36

　　2016年2月20日开始接受系统康复服务，其左脚踇趾被真菌感染，属于浅表白色型灰指甲。通过四个半月配合康复，于2016年7月2日长出健康甲板，完全康复。

本案例咨询服务人员：闫恩玲

2015年10月12日 第1天

2015年10月16日 第5天

2015年11月06日 第26天

2015年12月04日 第54天

2015年12月19日 第69天

2015年12月31日 第81天

2016年01月28日 第109天

2016年02月06日 第118天

2016年02月16日 第128天

2016年02月26日 第138天

2016年03月15日 第156天

2016年04月11日 第183天

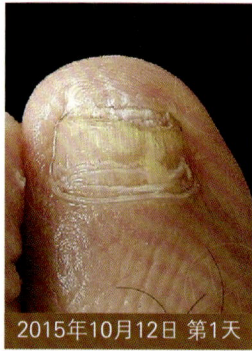

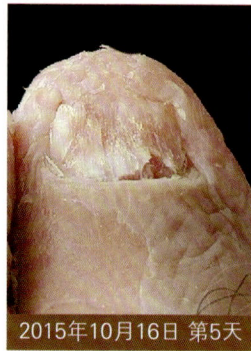

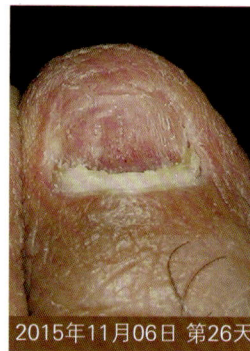

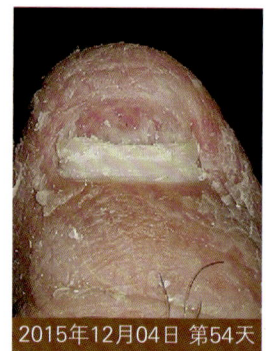

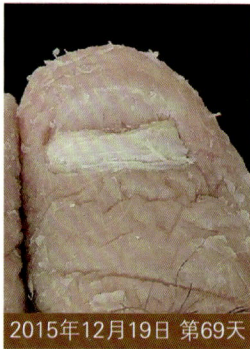

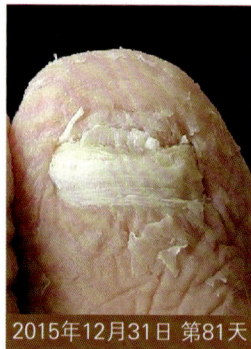

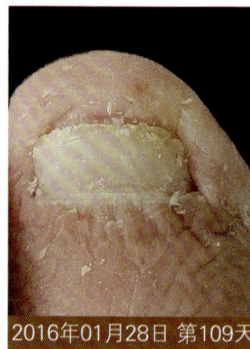

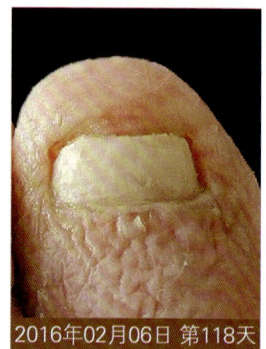

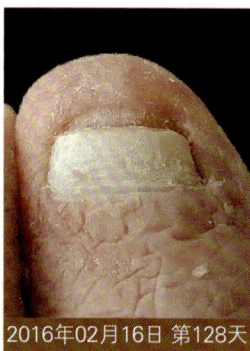

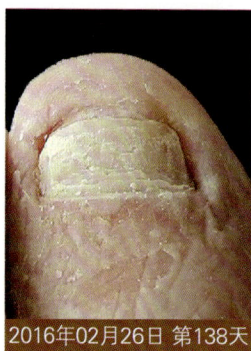

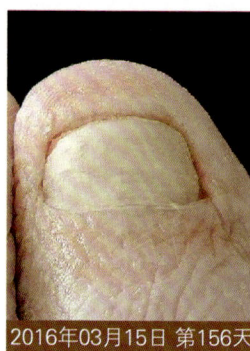

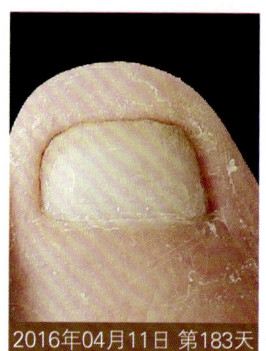

河南省禹州市

姓名：马先生　　性别：男　　年龄：48

　　2015年10月12日开始接受系统康复服务，其左脚踇趾被真菌感染，属于浅表白色型灰指甲。通过六个月配合康复，于2016年4月11日长出健康甲板，完全康复。

本案例咨询服务人员：常淑平

2015年09月05日 第1天	2015年09月21日 第17天	2015年10月02日 第28天
2015年10月16日 第42天	2015年10月26日 第52天	2015年11月08日 第65天
2015年11月30日 第87天	2015年12月14日 第101天	2016年01月02日 第120天

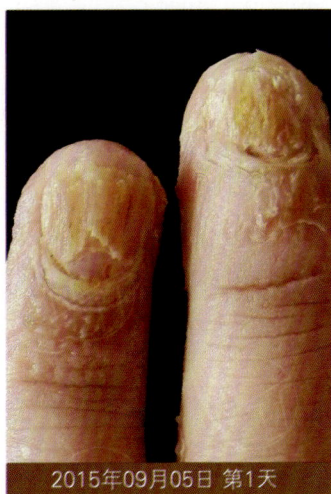

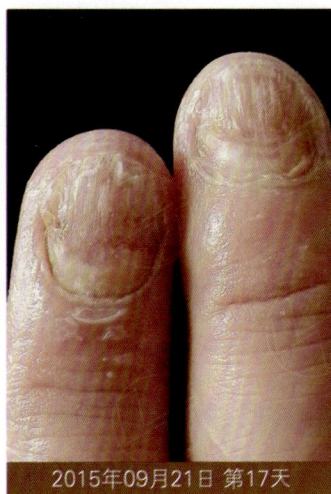

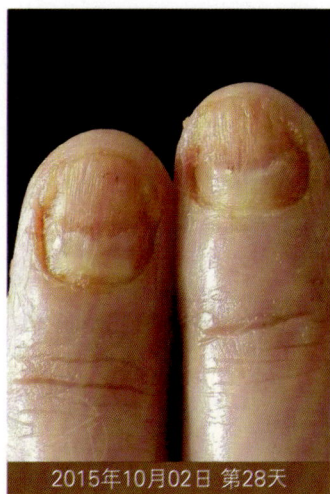

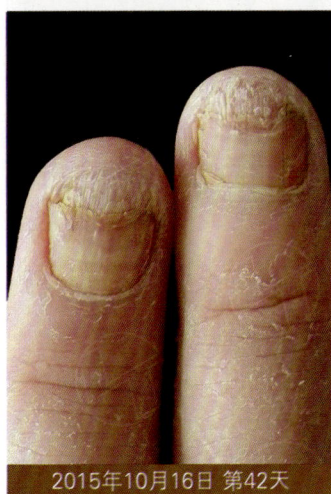

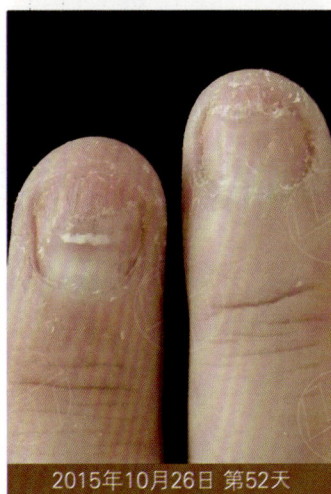

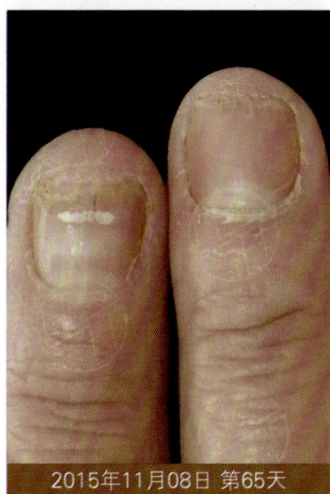

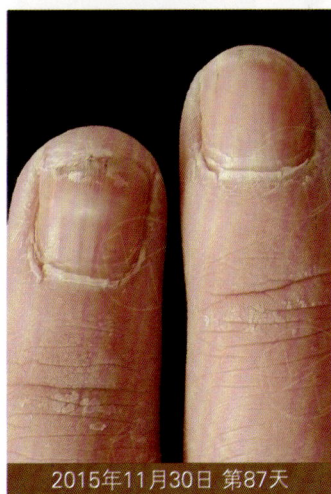

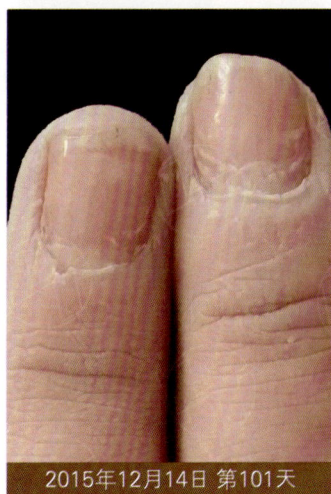

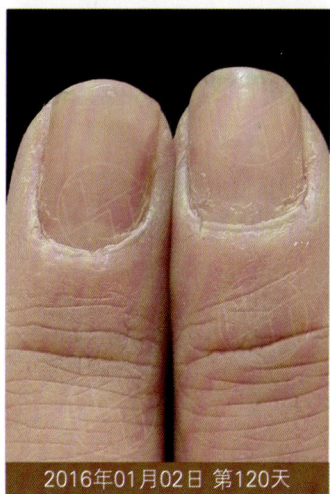

江苏省新沂市

姓名：蔡女士　　性别：女　　年龄：36

　　2015年9月5日开始接受系统康复服务，其左手中指、无名指被真菌感染，属于浅表白色型灰指甲。通过四个月配合康复，于2016年1月2日长出健康甲板，完全康复。

本案例咨询服务人员：陈 茂

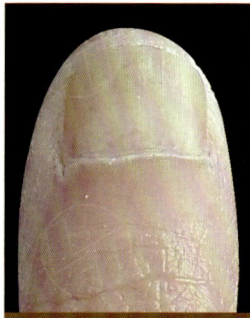

2015年12月07日 使用前	2015年12月12日 第6天	2015年12月19日 第13天	2015年12月30日 第24天
2016年01月06日 第31天	2016年01月22日 第47天	2016年01月29日 第54天	2016年02月15日 第71天
2016年02月24日 第80天	2016年03月01日 第86天	2016年03月10日 第95天	2016年04月06日 第122天

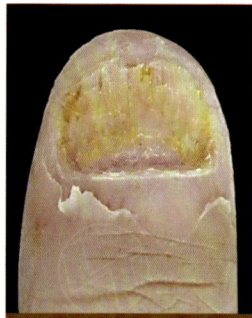

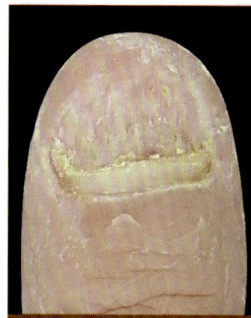

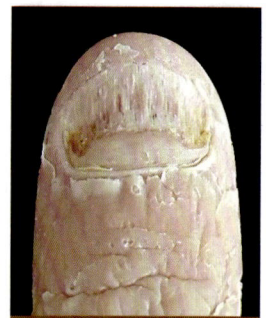

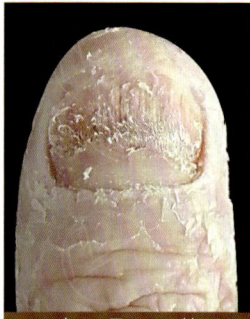

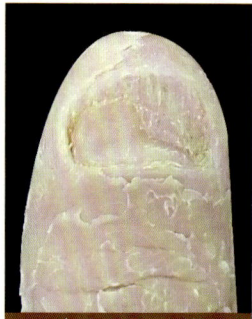

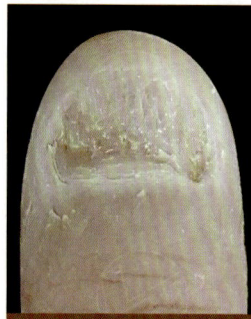

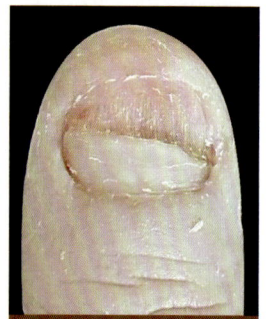

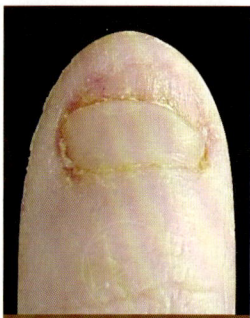

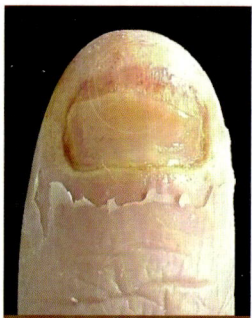

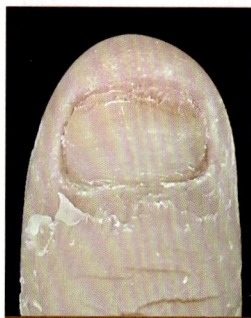

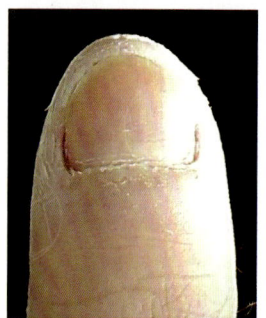

陕西省咸阳市

姓名：闫女士　　性别：女　　年龄：35

　　2015年12月7日开始接受系统康复服务，其右手拇指被真菌感染，属于浅表白色型灰指甲。通过四个月配合康复，于2016年4月6日长出健康甲板，完全康复。

本案例咨询服务人员：李巧妮

2015年11月22日 第1天

2015年11月27日 第6天

2015年12月05日 第14天

2015年12月27日 第36天

2016年02月16日 第87天

2016年03月07日 第107天

2016年03月19日 第119天

2016年05月04日 第165天

2016年05月31日 第192天

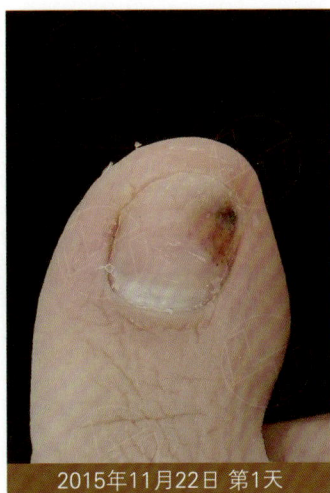

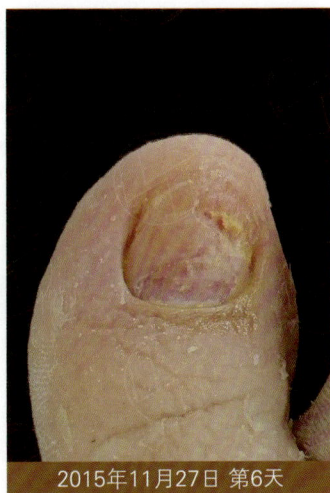

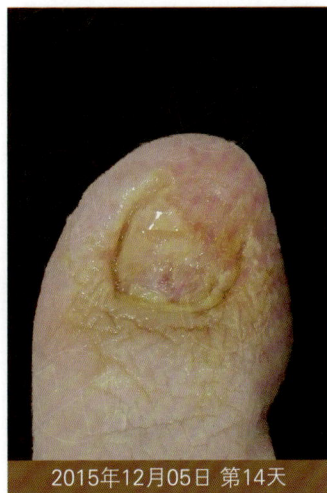

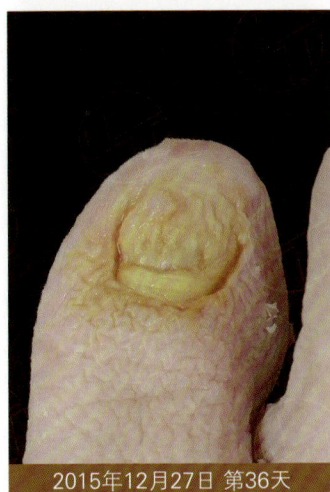

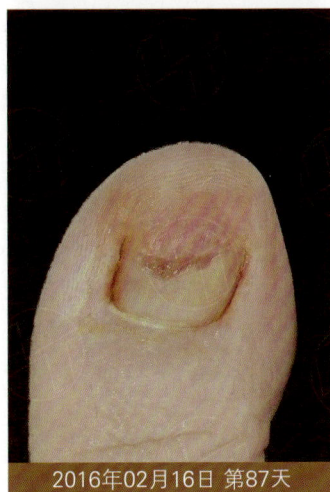

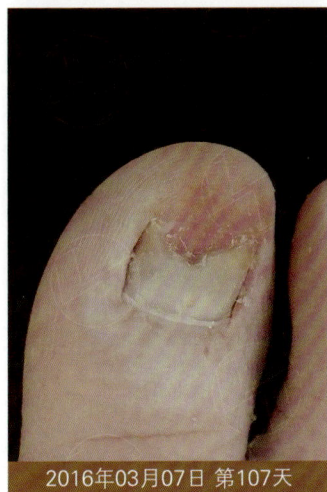

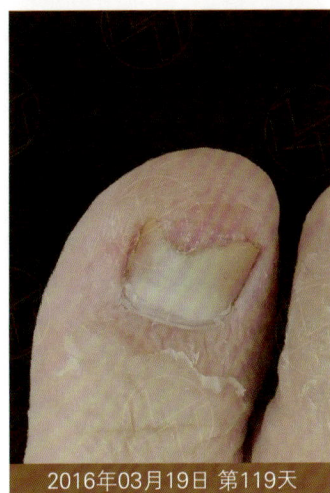

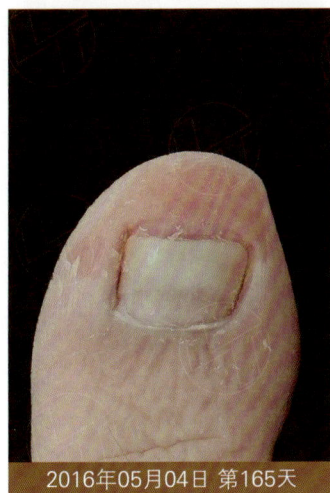

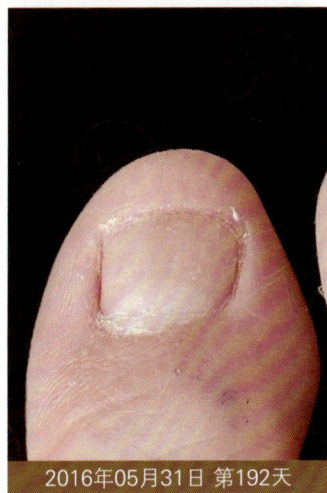

广东省佛山市

姓名:孙女士　　性别:女　　年龄:25

　　2015年11月22日开始接受系统康复服务,其右脚蹈趾被真菌感染,属于浅表白色型灰指甲。通过六个半月配合康复,于2016年5月31日长出健康甲板,完全康复。

本案例咨询服务人员:韦先美

2016年03月02日 使用前	2016年03月03日 第2天	2016年03月14日 第13天
2016年03月28日 第27天	2016年04月06日 第36天	2016年05月05日 第65天
2016年06月21日 第112天	2016年08月04日 第156天	2016年09月27日 第210天

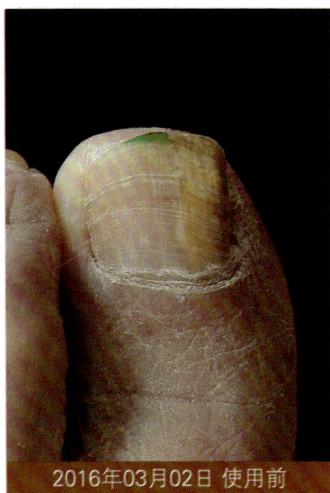

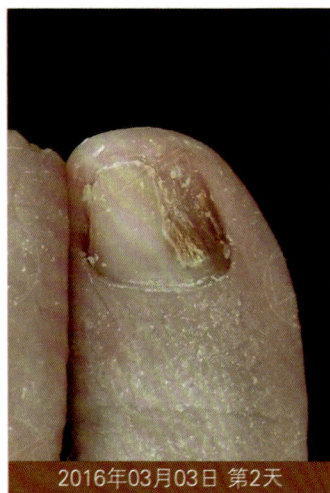

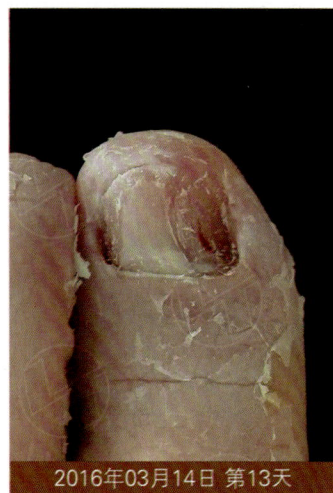

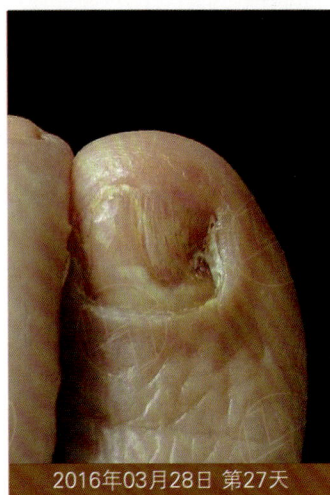

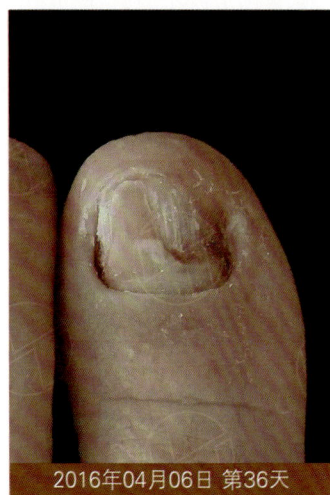

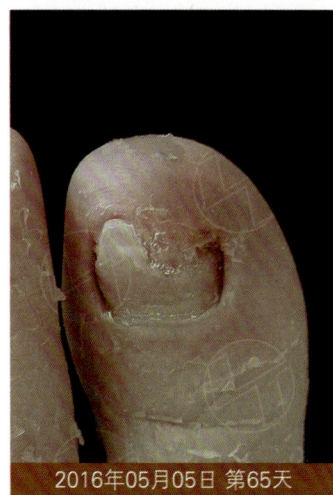

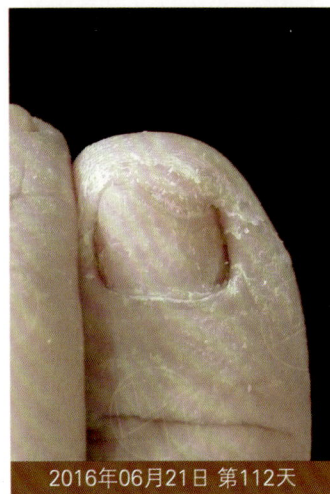

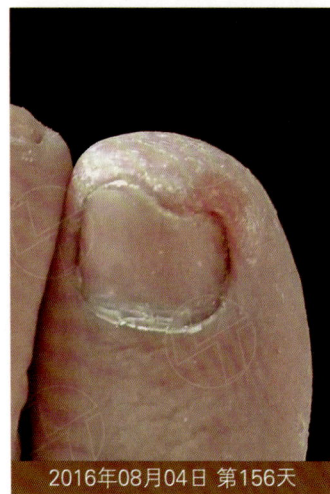

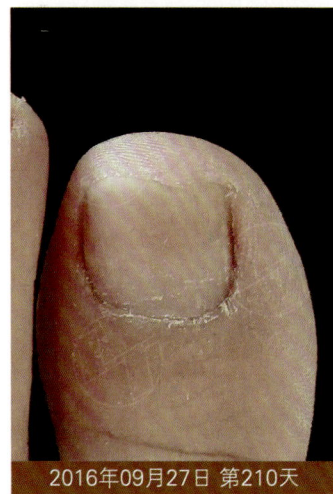

湖南省郴州市

姓名：唐女士　　　性别：女　　年龄：34

　　2016年3月2日开始接受系统康复服务，其左脚踇趾被真菌感染，属于浅表白色型灰指甲。通过七个月配合康复，于2016年9月27日长出健康甲板，完全康复。

本案例咨询服务人员：胡　丽

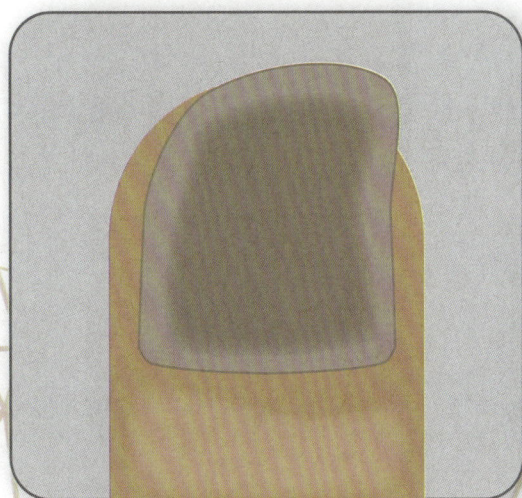

全营养不良型

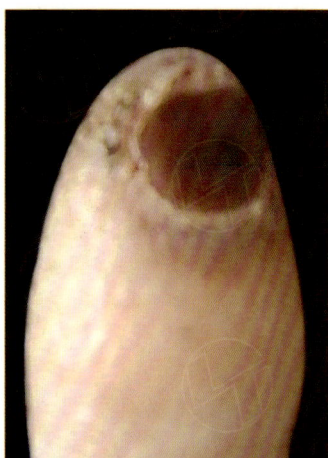

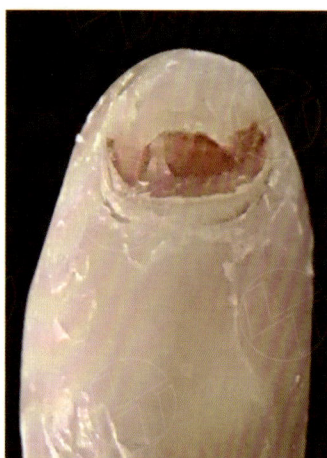

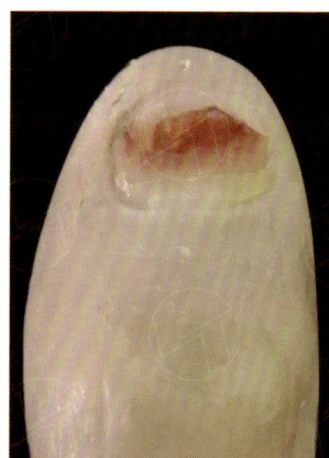

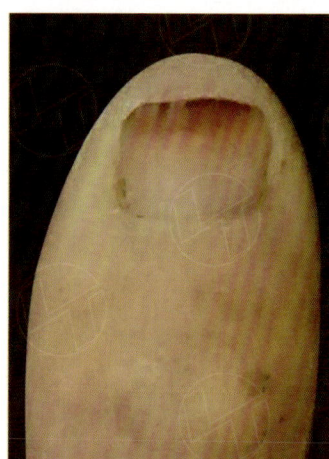

2015年08月20日 第1天	2015年08月29日 第10天	2015年09月07日 第19天
2015年09月08日 第20天	2015年09月21日 第33天	2015年09月29日 第41天
2015年10月05日 第47天	2015年10月21日 第63天	2015年11月09日 第82天

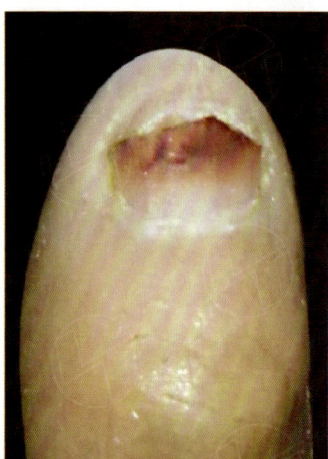

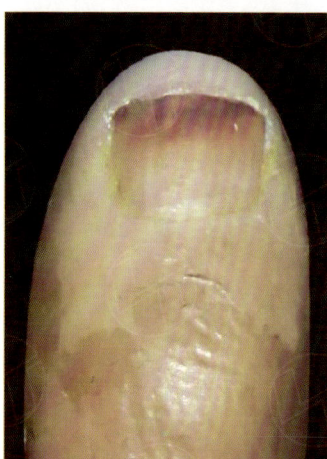

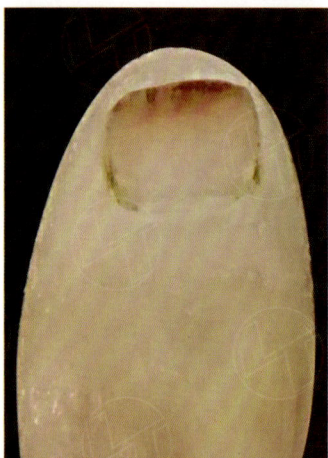

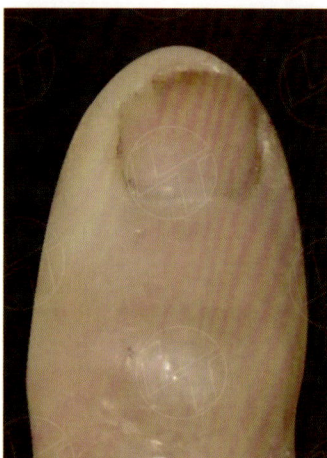

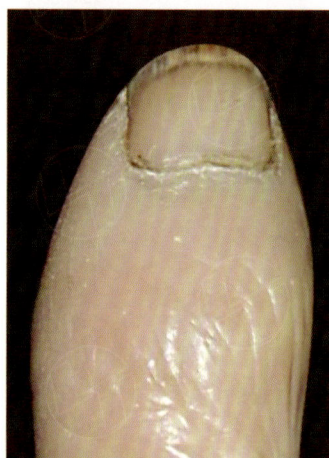

陕西省铜川市

姓名:高女士　　性别:女　　年龄:80

　　2015年8月20日开始接受系统康复服务,其左手小指被真菌感染,属于全营养不良型灰指甲。通过三个月配合康复,于2015年11月9日长出健康甲板,完全康复。

本案例咨询服务人员：杜东梅

2015年11月30日 使用前	2015年12月02日 第3天	2015年12月06日 第7天	2015年12月16日 第17天
2015年12月28日 第29天	2016年01月02日 第34天	2016年01月06日 第38天	2016年01月12日 第44天
2016年01月22日 第54天	2016年02月27日 第90天	2016年03月10日 第102天	2016年03月22日 第114天

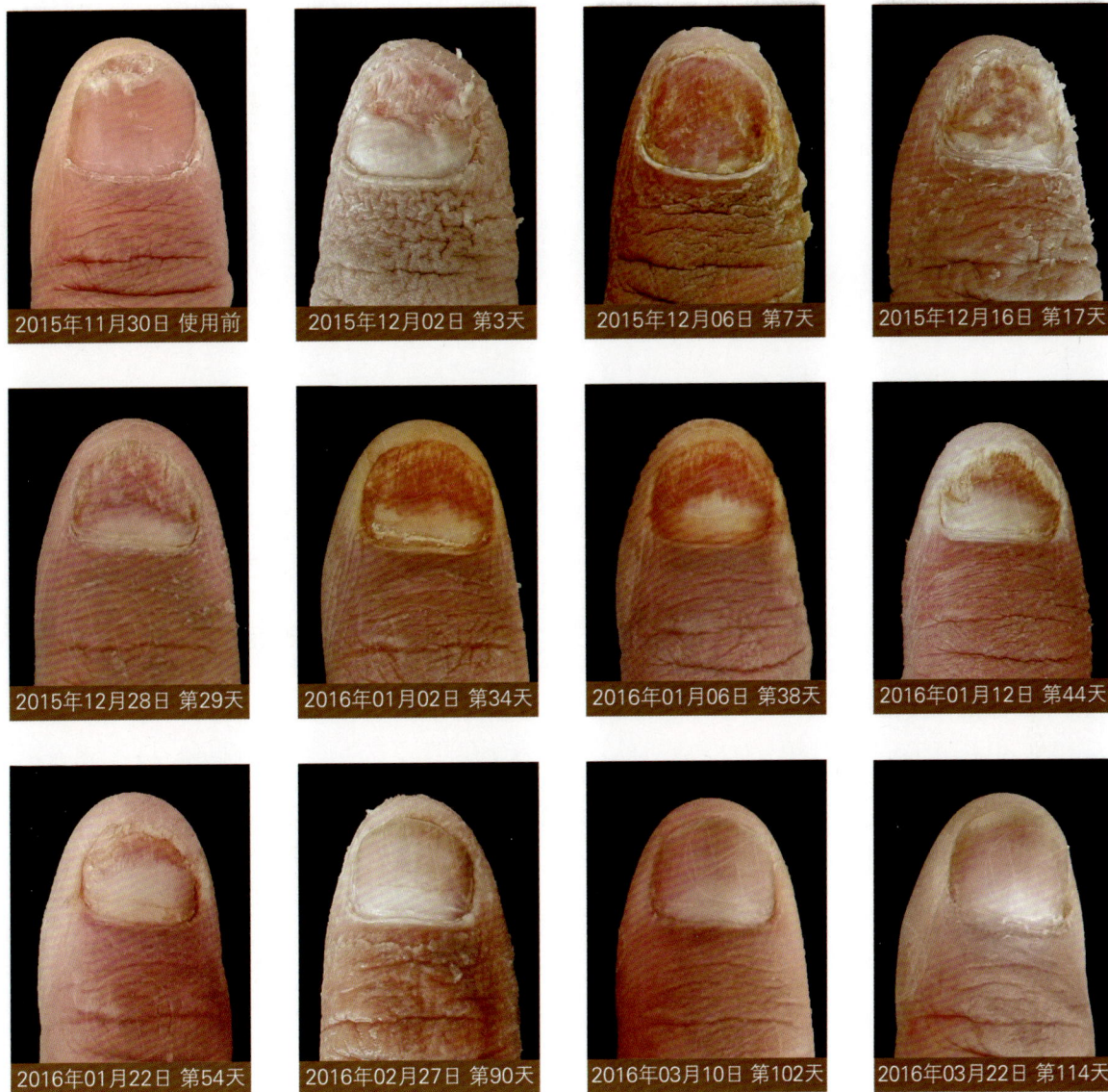

陕西省靖边县

姓名：王女士　　　性别：女　　　年龄：32

　　2015年11月30日开始接受系统康复服务，其右手拇指被真菌感染，属于全营养不良型灰指甲。通过四个月配合康复，于2016年3月22日长出健康甲板，完全康复。

本案例咨询服务人员：王圆圆

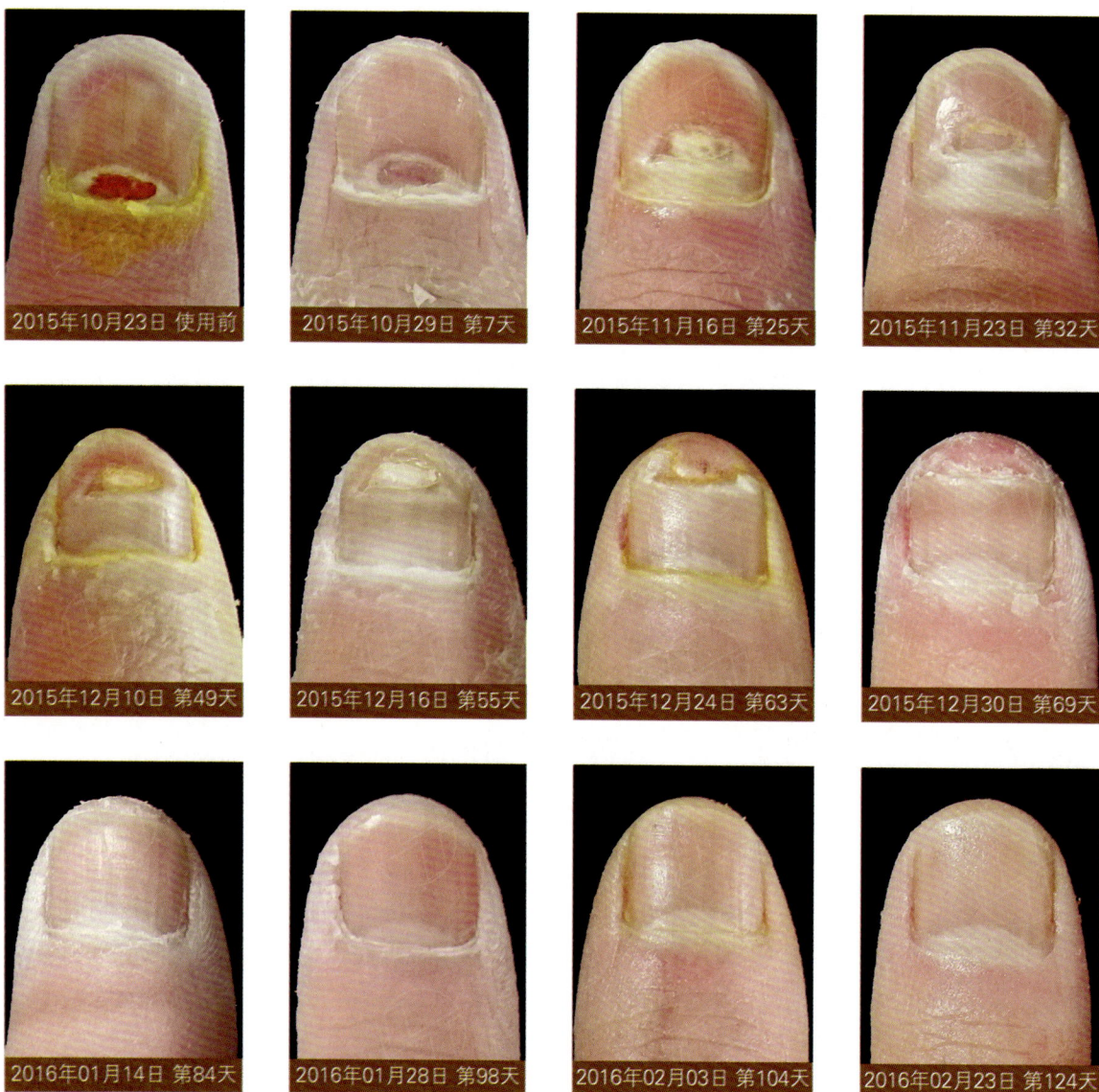

2015年10月23日 使用前 | 2015年10月29日 第7天 | 2015年11月16日 第25天 | 2015年11月23日 第32天

2015年12月10日 第49天 | 2015年12月16日 第55天 | 2015年12月24日 第63天 | 2015年12月30日 第69天

2016年01月14日 第84天 | 2016年01月28日 第98天 | 2016年02月03日 第104天 | 2016年02月23日 第124天

陕西省礼泉县

姓名：聂先生　　性别：男　　年龄：25

　　2015年10月23日开始接受系统康复服务，其左手拇指被真菌感染，属于全营养不良型灰指甲。通过四个月配合康复，于2016年2月23日长出健康甲板，完全康复。

本案例咨询服务人员：杨凤娜

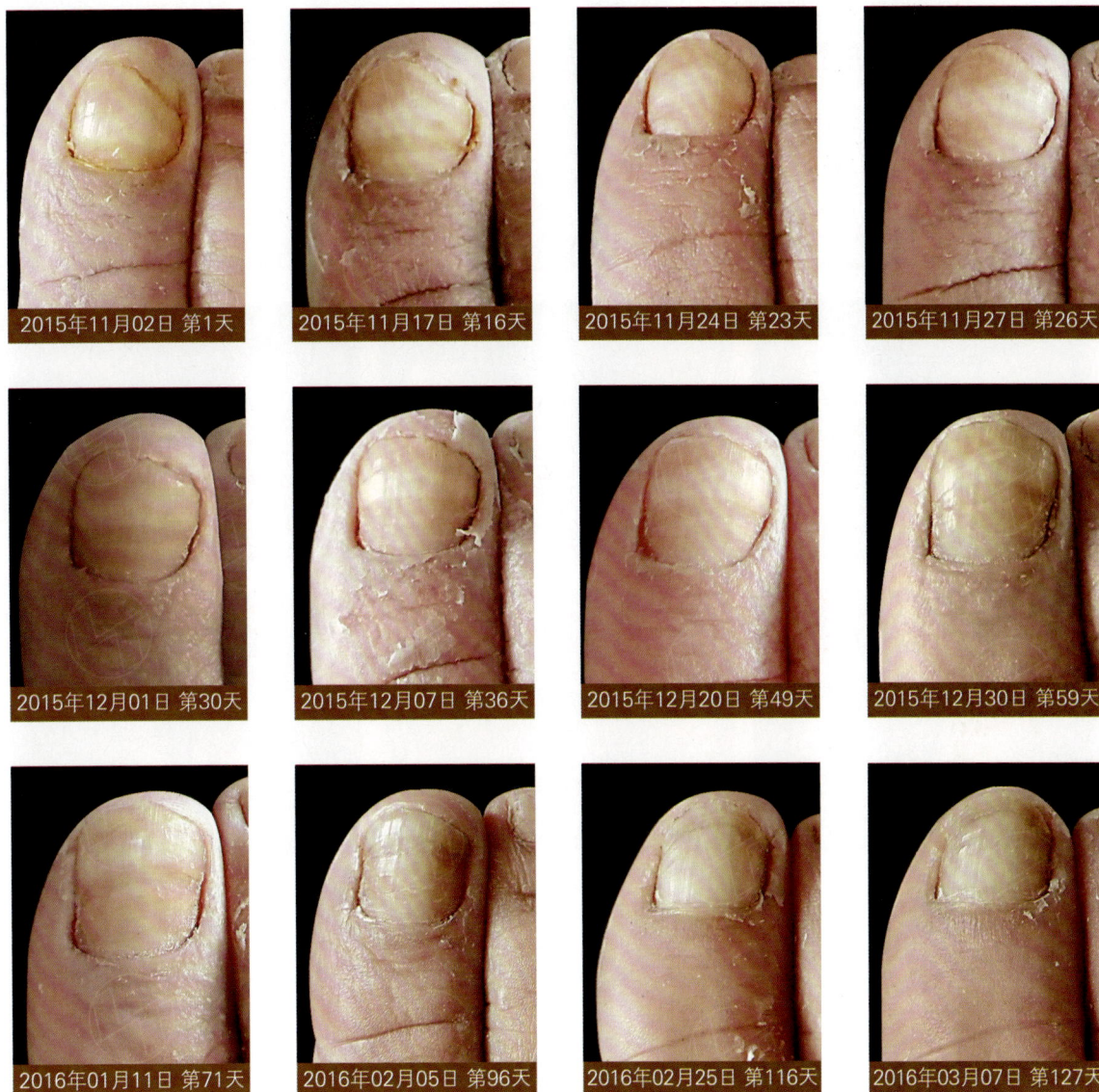

2015年11月02日 第1天	2015年11月17日 第16天	2015年11月24日 第23天	2015年11月27日 第26天
2015年12月01日 第30天	2015年12月07日 第36天	2015年12月20日 第49天	2015年12月30日 第59天
2016年01月11日 第71天	2016年02月05日 第96天	2016年02月25日 第116天	2016年03月07日 第127天

陕西省延安市

姓名:景女士　　性别:女　　年龄:50

　　2015年11月2日开始接受系统康复服务,其右脚踇趾被真菌感染,属于全营养不良型灰指甲。通过四个月配合康复,于2016年3月7日长出健康甲板,完全康复。

本案例咨询服务人员:董小红

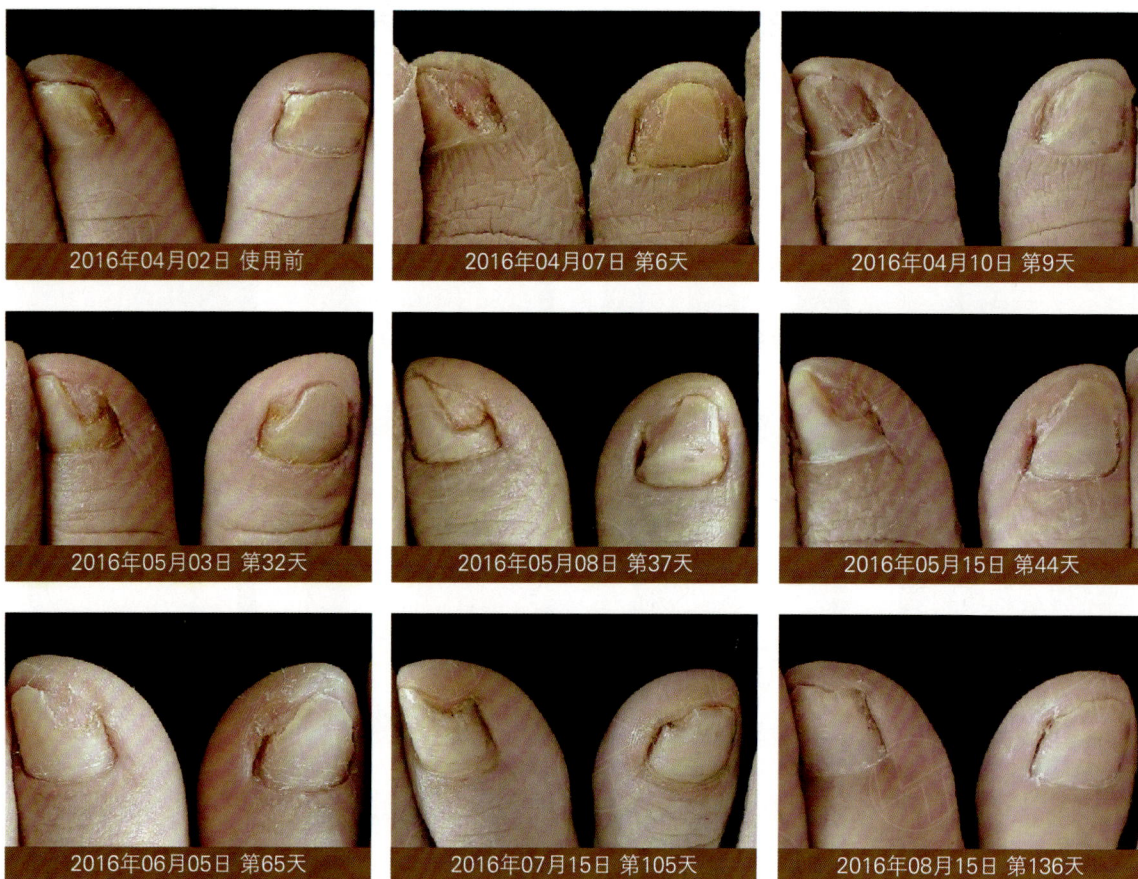

2016年04月02日 使用前	2016年04月07日 第6天	2016年04月10日 第9天
2016年05月03日 第32天	2016年05月08日 第37天	2016年05月15日 第44天
2016年06月05日 第65天	2016年07月15日 第105天	2016年08月15日 第136天

陕西省凤翔县

姓名：冯女士　　性别：女　　年龄：45

　　2016年4月2日开始接受系统康复服务，其双脚踇趾被真菌感染，属于全营养不良型灰指甲。通过四个半月配合康复，于2016年8月15日长出健康甲板，完全康复。

本案例咨询服务人员：沙红英

2015年08月03日 第1天	2015年08月11日 第9天	2015年08月20日 第18天	2015年08月25日 第23天
2015年08月31日 第29天	2015年09月07日 第36天	2015年09月22日 第51天	2015年09月30日 第59天
2015年10月08日 第67天	2015年10月16日 第75天	2015年12月09日 第129天	2015年12月16日 第136天

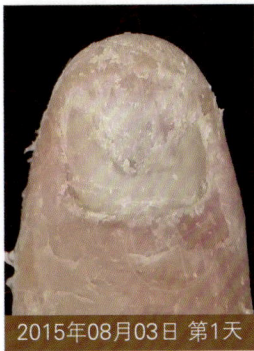

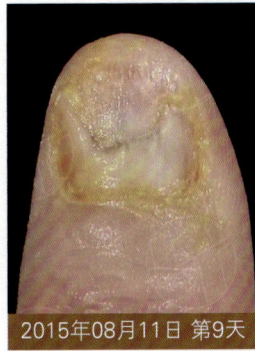

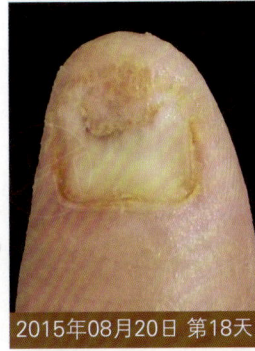

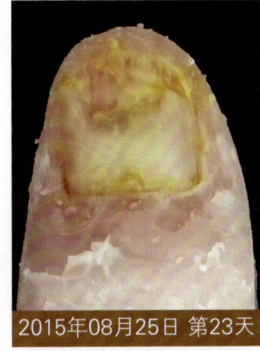

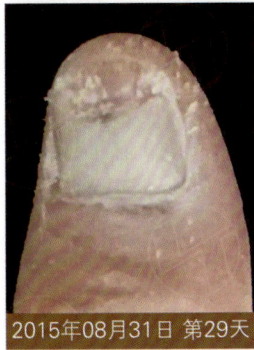

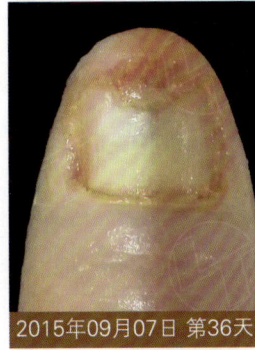

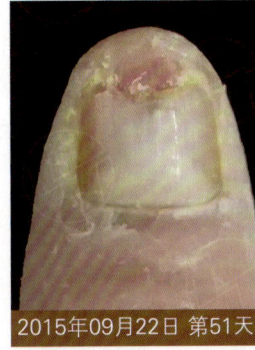

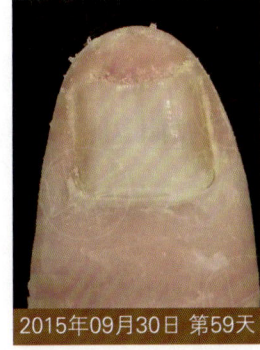

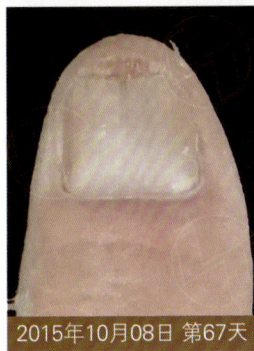

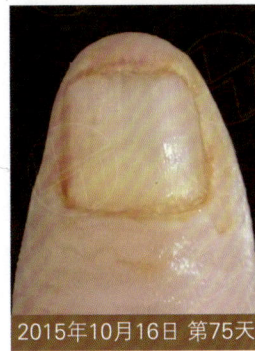

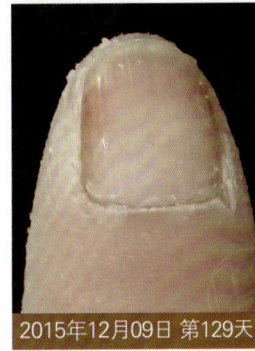

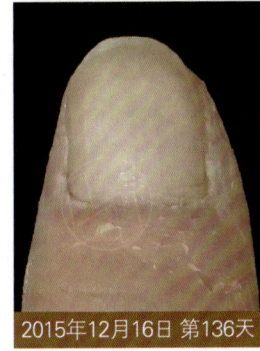

陕西省礼泉县

姓名:陈女士　　性别:女　　年龄:40

2015年8月3日开始接受系统康复服务,其左手拇指被真菌感染,属于全营养不良型灰指甲。通过四个半月配合康复,于2015年12月16日长出健康甲板,完全康复。

本案例咨询服务人员:杨凤娜

2016年04月06日 使用前

2016年04月09日 第4天

2016年04月19日 第14天

2016年05月01日 第26天

2016年05月09日 第34天

2016年05月17日 第42天

2016年05月26日 第51天

2016年06月16日 第72天

2016年08月23日 第140天

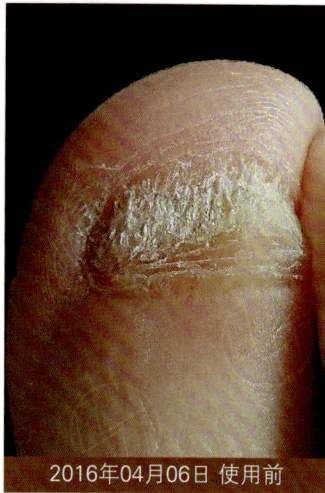

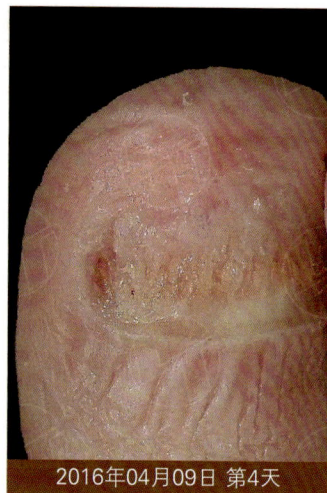

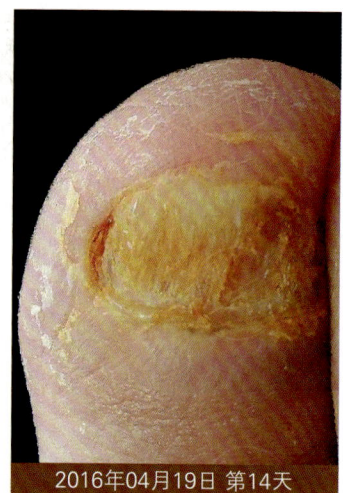

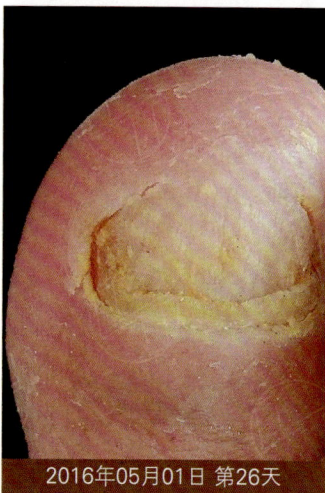

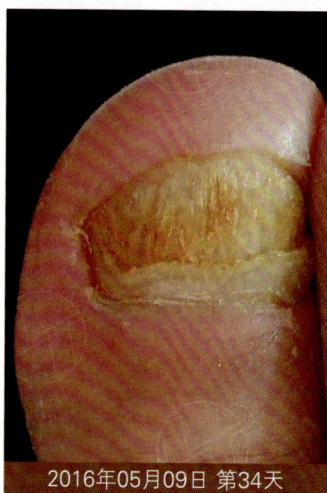

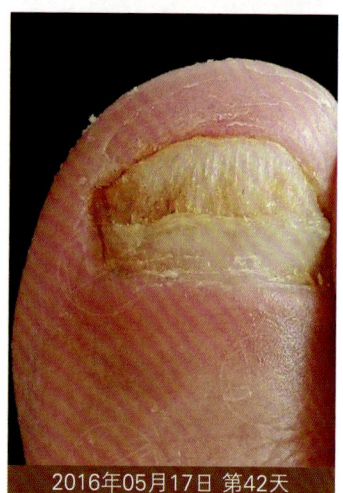

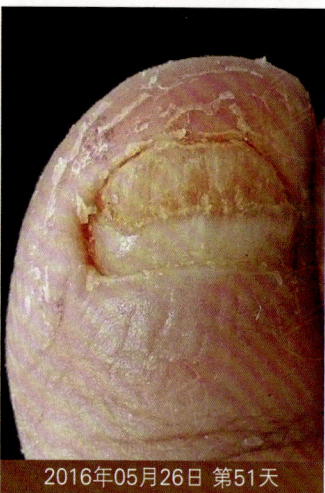

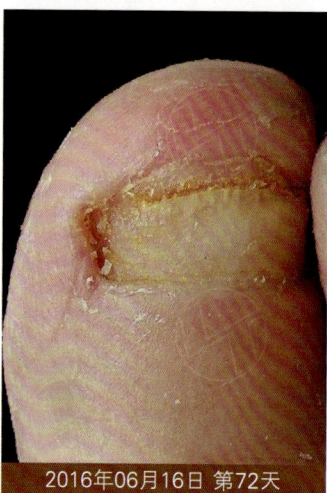

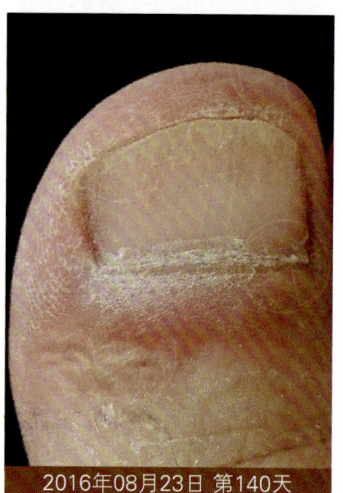

陕西省铜川市

姓名:党女士　　性别:女　　年龄:54

　　2016年4月6日开始接受系统康复服务,其右脚踇趾被真菌感染,属于全营养不良型灰指甲。通过四个半月配合康复,于2016年8月23日长出健康甲板,完全康复。

本案例咨询服务人员:杜东海

2015年08月26日 使用前　2015年08月29日 第4天　2015年11月12日 第79天　2015年11月21日 第88天

2015年11月28日 第95天　2015年12月02日 第99天　2015年12月06日 第103天　2015年12月24日 第121天

2015年12月31日 第128天　2016年01月07日 第135天　2016年01月13日 第141天　2016年01月18日 第146天

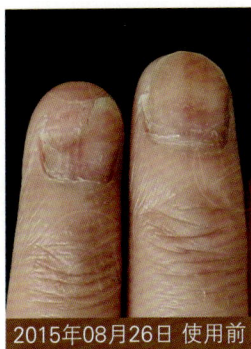

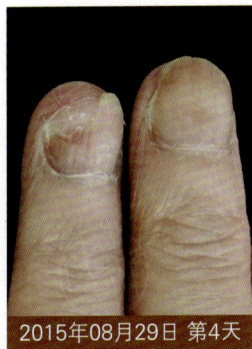

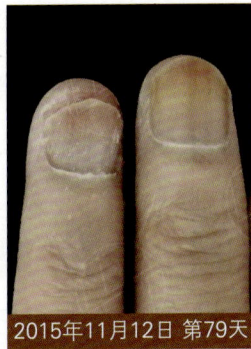

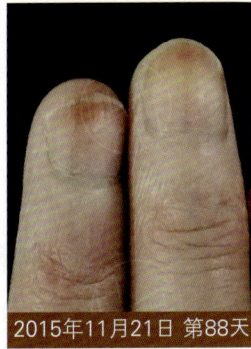

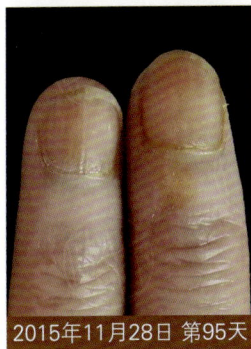

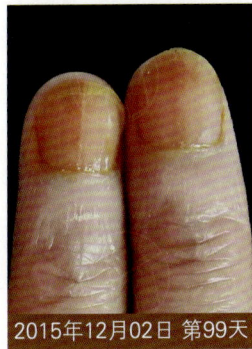

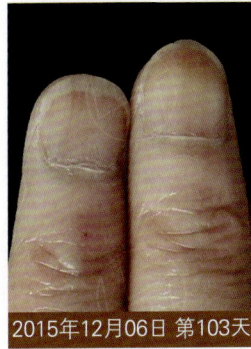

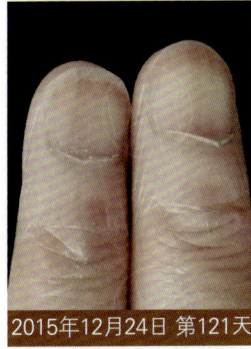

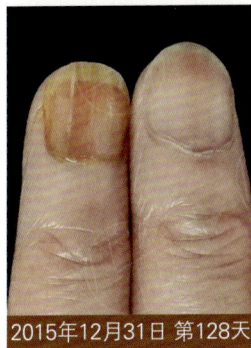

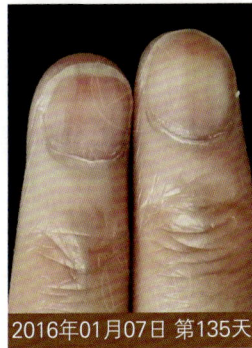

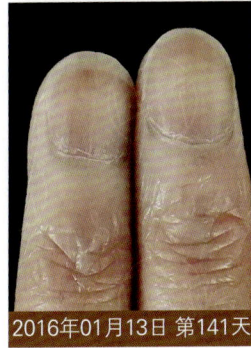

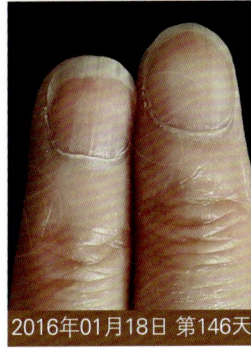

陕西省宝鸡市

姓名：李女士　　性别：女　　年龄：53

　　2015年8月26日开始接受系统康复服务，其左手中指、无名指被真菌感染，属于全营养不良型灰指甲。通过五个月配合康复，于2016年1月18日长出健康甲板，完全康复。

本案例咨询服务人员：谢 妮

2015年10月19日 使用前

2015年10月25日 第7天

2015年11月02日 第15天

2015年11月04日 第17天

2015年11月20日 第33天

2015年11月27日 第40天

2015年12月18日 第61天

2016年01月10日 第84天

2016年01月17日 第91天

2016年01月23日 第97天

2016年01月30日 第104天

2016年02月04日 第109天

2016年02月18日 第123天

2016年03月01日 第135天

2016年03月18日 第152天

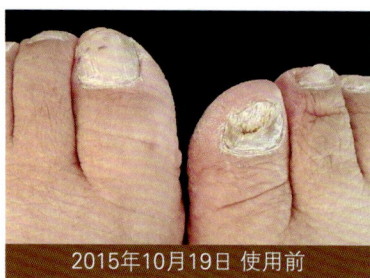

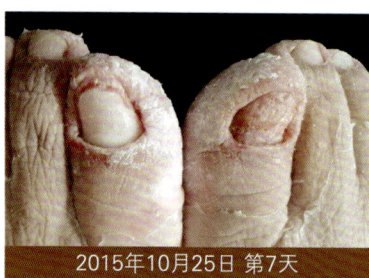

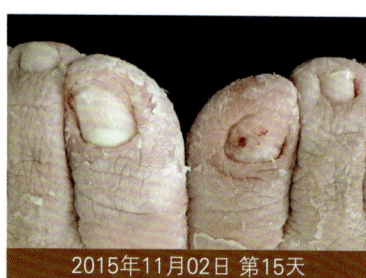

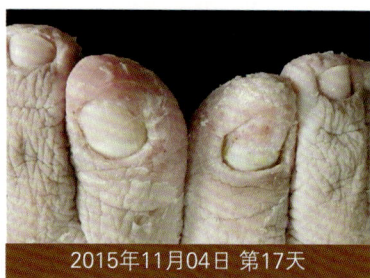

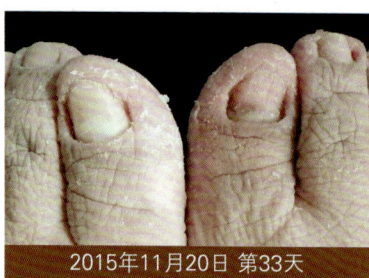

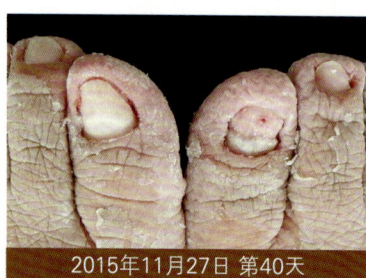

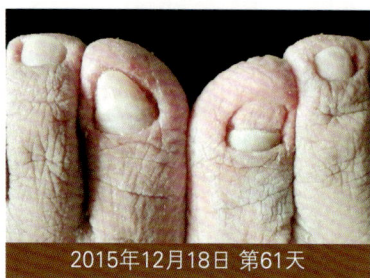

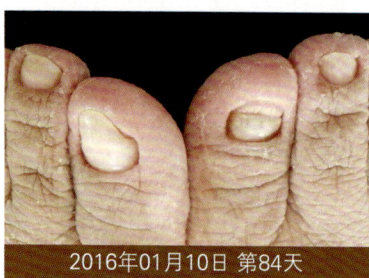

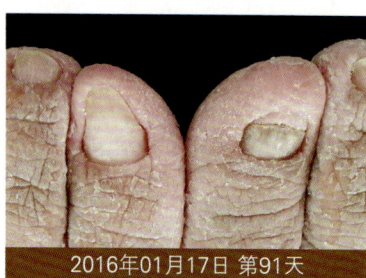

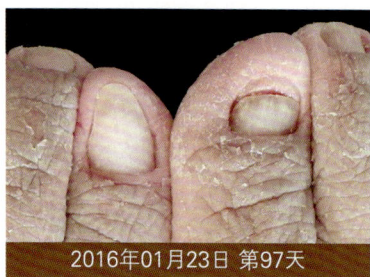

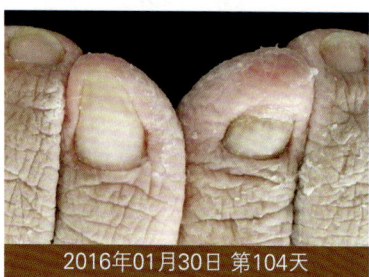

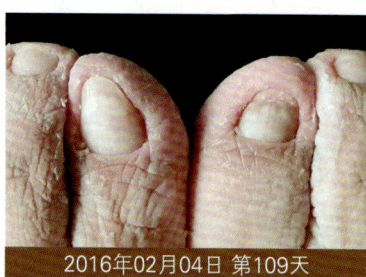

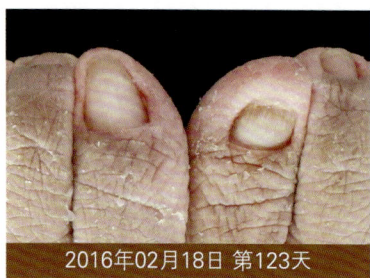

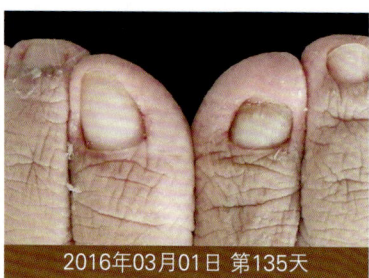

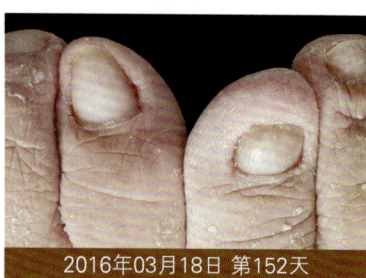

陕西省汉中市

姓名:党先生　　　性别:男　　　年龄:70

　　2015年10月19日开始接受系统康复服务,其双脚蹬趾被真菌感染,属于全营养不良型灰指甲。通过五个月配合康复,于2016年3月18日长出健康甲板,完全康复。

本案例咨询服务人员:邰　花

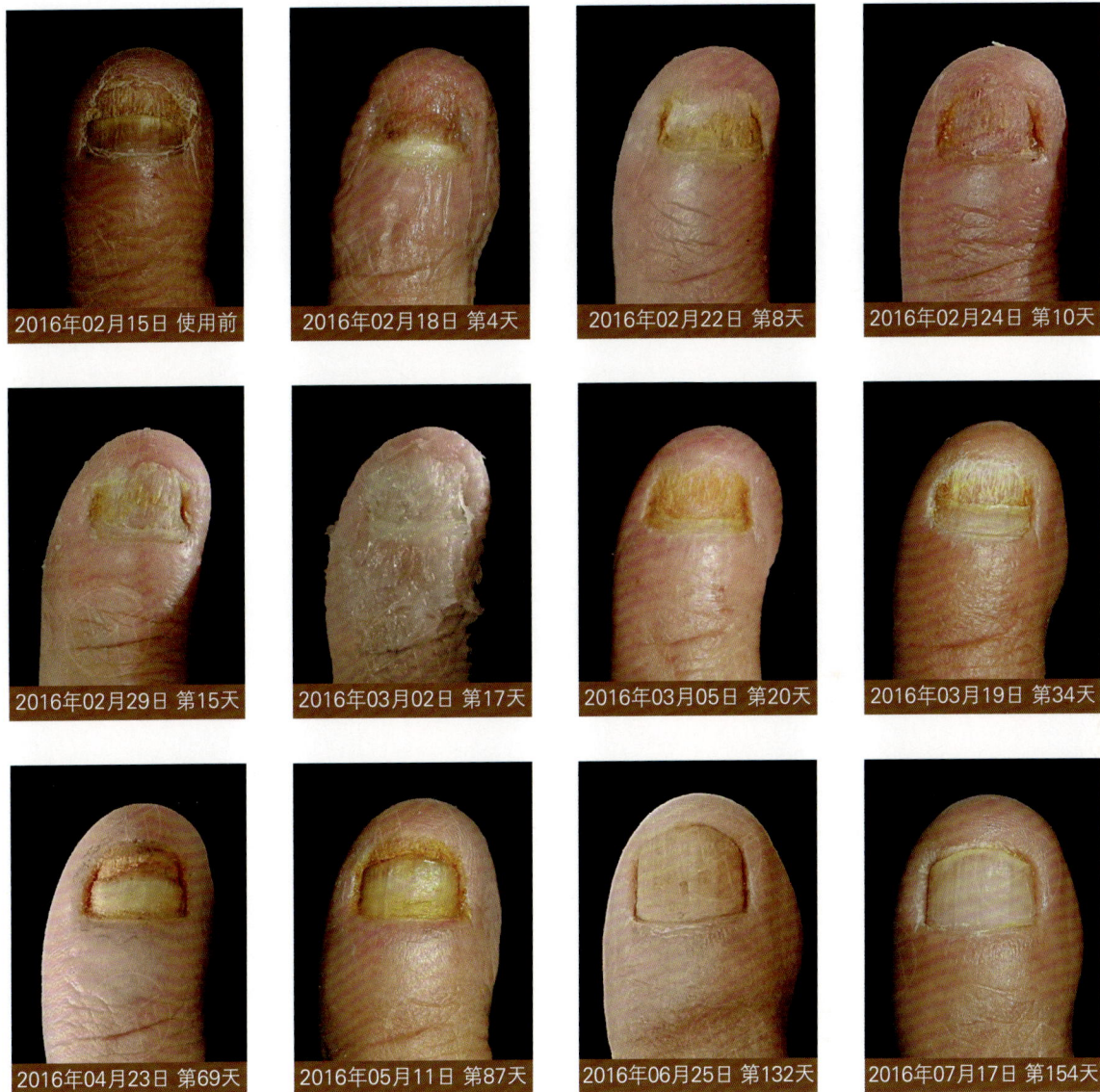

2016年02月15日 使用前 | 2016年02月18日 第4天 | 2016年02月22日 第8天 | 2016年02月24日 第10天

2016年02月29日 第15天 | 2016年03月02日 第17天 | 2016年03月05日 第20天 | 2016年03月19日 第34天

2016年04月23日 第69天 | 2016年05月11日 第87天 | 2016年06月25日 第132天 | 2016年07月17日 第154天

陕西省铜川市

姓名：赵女士　　性别：女　　年龄：49

　　2016年2月15日开始接受系统康复服务，其右脚踇趾被真菌感染，属于全营养不良型灰指甲。通过五个月配合康复，于2016年7月17日长出健康甲板，完全康复。

本案例咨询服务人员：杜东梅

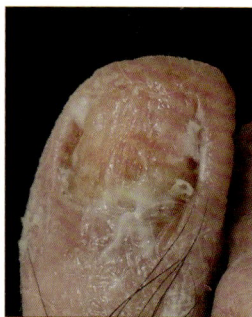

2015年08月13日 第1天 | 2015年08月18日 第6天 | 2015年08月22日 第10天 | 2015年08月28日 第16天

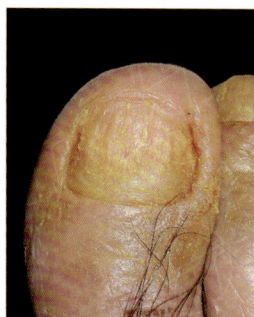

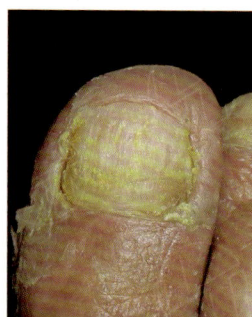

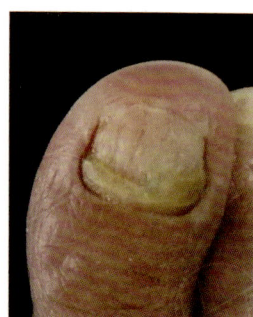

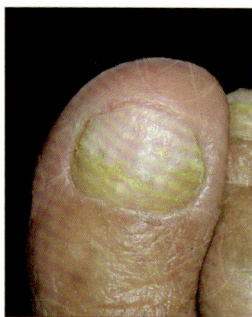

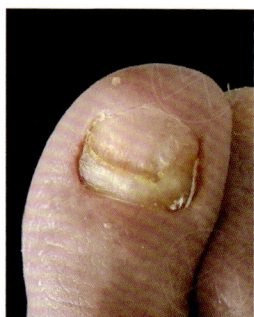

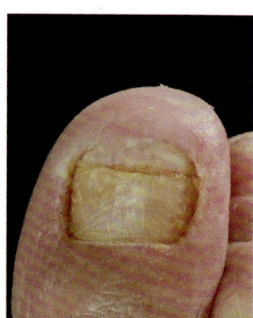

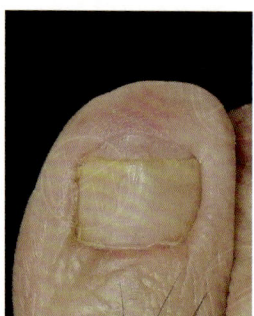

2015年09月04日 第23天 | 2015年09月07日 第26天 | 2015年09月15日 第34天 | 2015年09月21日 第40天

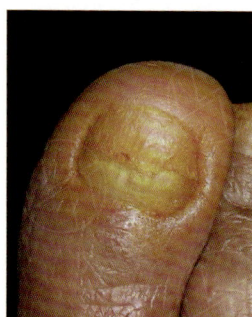

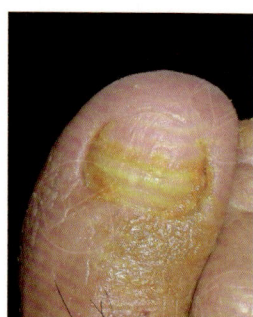

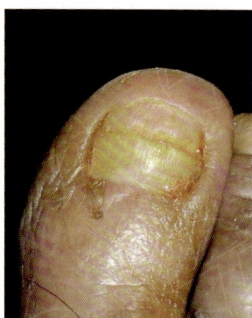

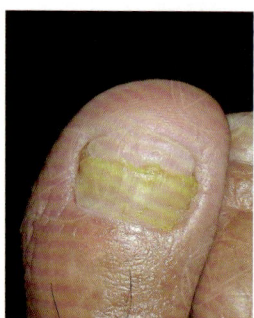

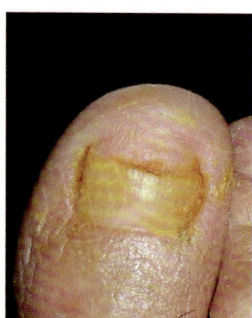

2015年10月08日 第57天 | 2015年10月16日 第65天 | 2015年10月28日 第77天 | 2015年11月09日 第89天

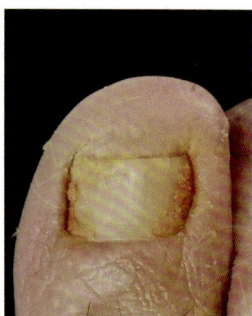

2015年11月26日 第106天 | 2015年12月05日 第115天 | 2015年12月17日 第127天 | 2016年01月14日 第155天

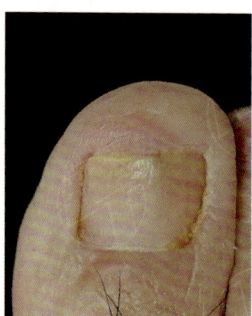

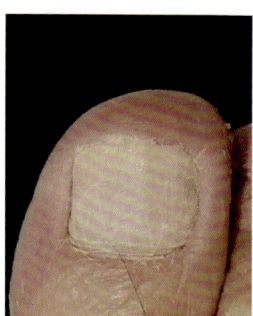

陕西省铜川市

姓名：靳先生　　性别：男　　年龄：60

　　2015年8月13日开始接受系统康复服务，其右脚跶趾被真菌感染，属于全营养不良型灰指甲。通过五个月配合康复，于2016年1月14日长出健康甲板，完全康复。

本案例咨询服务人员：杜东梅

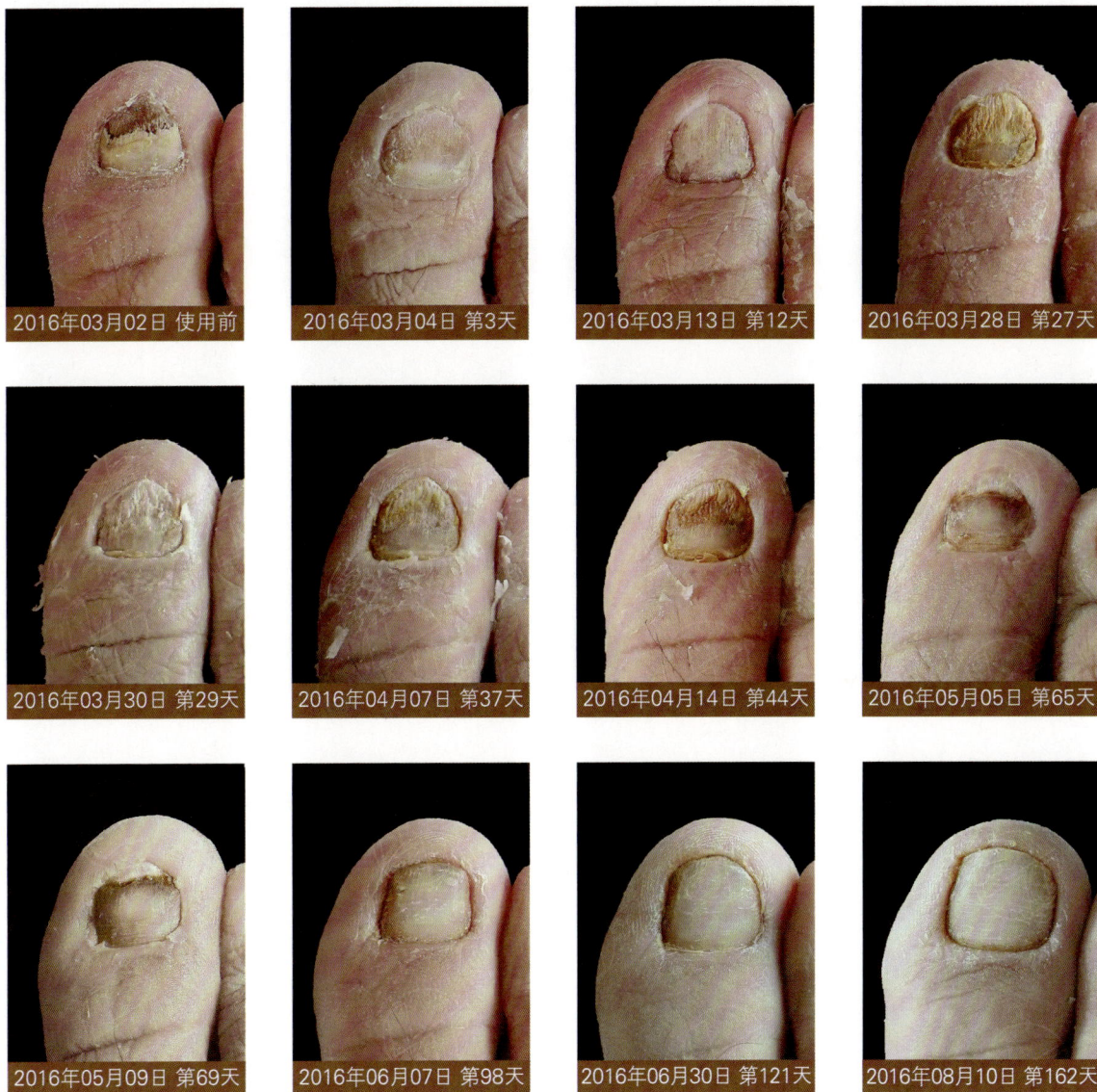

2016年03月02日 使用前

2016年03月04日 第3天

2016年03月13日 第12天

2016年03月28日 第27天

2016年03月30日 第29天

2016年04月07日 第37天

2016年04月14日 第44天

2016年05月05日 第65天

2016年05月09日 第69天

2016年06月07日 第98天

2016年06月30日 第121天

2016年08月10日 第162天

陕西省靖边县

姓名：马女士　　　性别：女　　年龄：35

　　2016年3月2日开始接受系统康复服务，其右脚踇趾被真菌感染，属于全营养不良型灰指甲。通过五个半月配合康复，于2016年8月10日长出健康甲板，完全康复。

本案例咨询服务人员：王　利

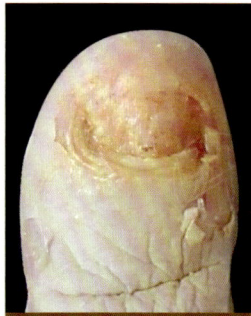

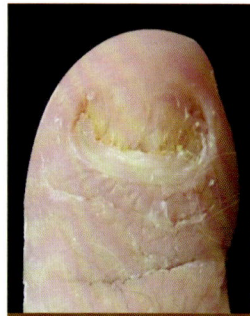

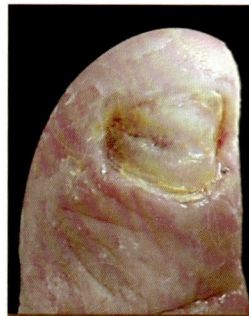

2015年09月20日 第1天 | 2015年09月26日 第7天 | 2015年10月30日 第41天 | 2015年11月08日 第50天

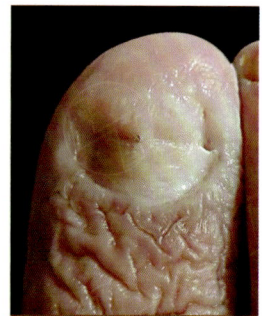

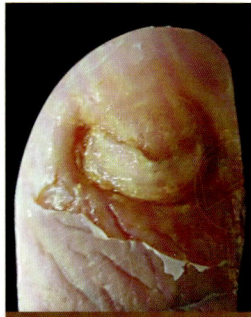

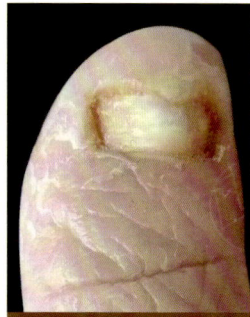

2015年11月09日 第51天 | 2015年11月22日 第64天 | 2015年12月04日 第76天 | 2015年12月11日 第83天

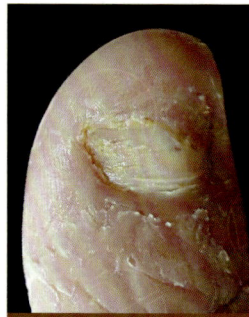

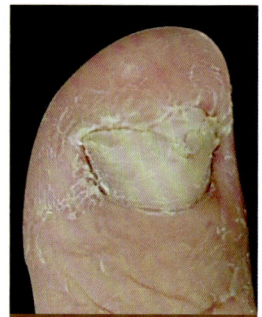

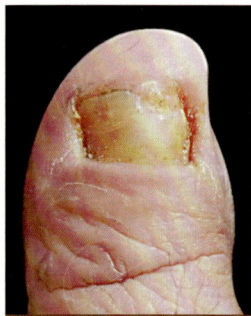

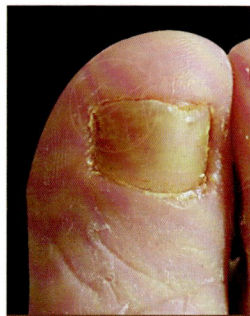

2015年12月16日 第88天 | 2016年01月19日 第122天 | 2016年01月29日 第132天 | 2016年03月14日 第177天

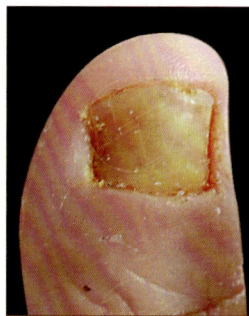

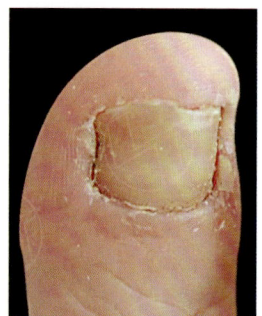

陕西省铜川市

姓名:李女士　　性别:女　　年龄:35

　　2015年9月20日开始接受系统康复服务,其右脚蹬趾被真菌感染,属于全营养不良型灰指甲。通过六个月配合康复,于2016年3月14日长出健康甲板,完全康复。

本案例咨询服务人员:杜东梅

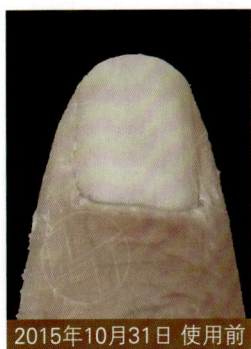

2015年10月31日 使用前	2015年11月05日 第6天	2015年11月15日 第16天	2015年11月24日 第25天
2015年12月14日 第45天	2015年12月23日 第54天	2015年12月30日 第61天	2016年01月16日 第78天
2016年01月23日 第85天	2016年02月04日 第97天	2016年02月22日 第115天	2016年03月15日 第137天
2016年04月01日 第154天	2016年04月15日 第168天	2016年04月23日 第176天	2016年05月02日 第185天

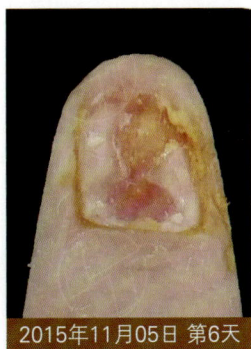

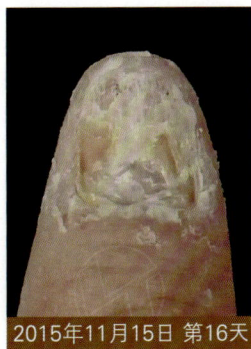

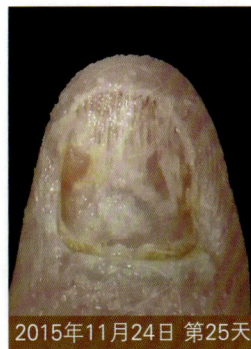

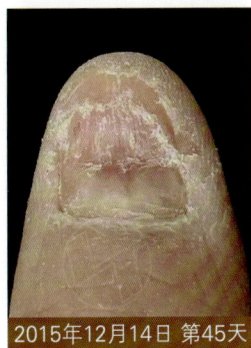

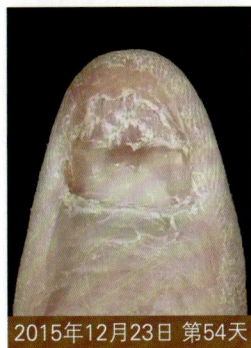

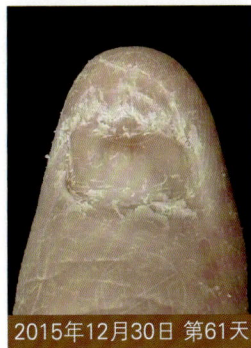

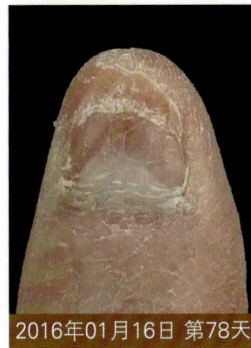

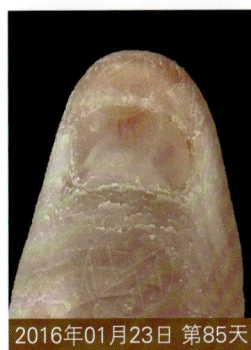

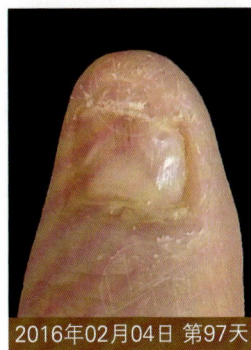

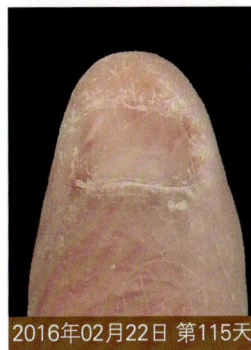

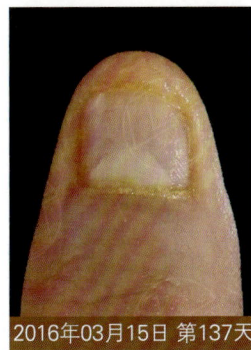

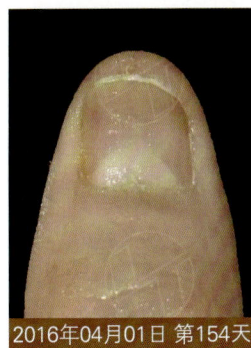

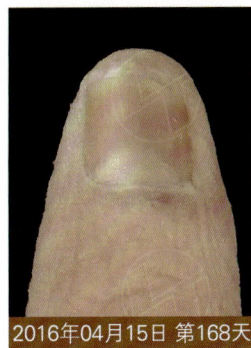

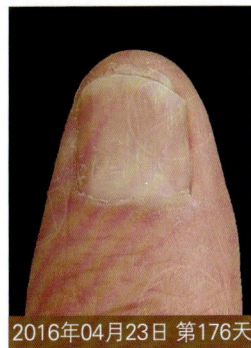

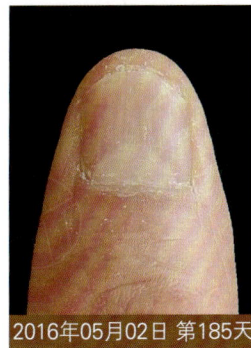

陕西省礼泉县

姓名：李先生　　性别：男　　年龄：47

　　2015年10月31日开始接受系统康复服务，其右手拇指被真菌感染，属于全营养不良型灰指甲。通过六个月配合康复，于2016年5月2日长出健康甲板，完全康复。

本案例咨询服务人员：杨凤娜

2015年09月13日 使用前	2015年09月20日 第8天	2015年10月12日 第30天	2015年11月01日 第50天
2015年11月08日 第57天	2015年11月29日 第78天	2015年12月13日 第92天	2015年12月27日 第106天
2016年01月10日 第120天	2016年01月17日 第127天	2016年03月06日 第176天	2016年03月20日 第190天

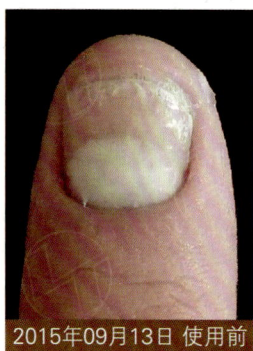

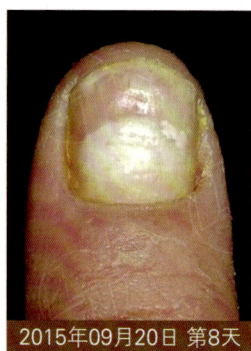

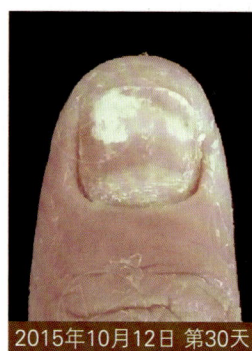

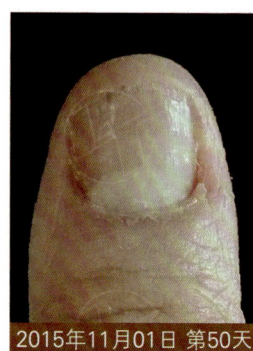

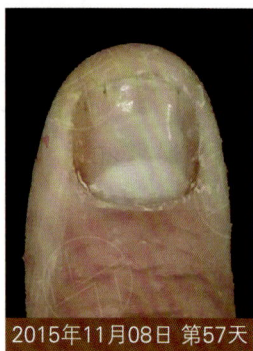

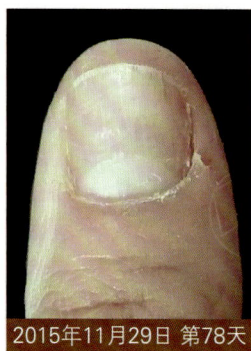

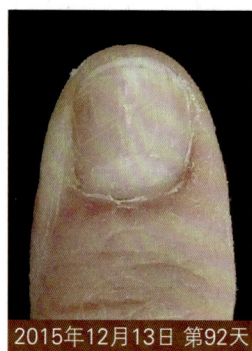

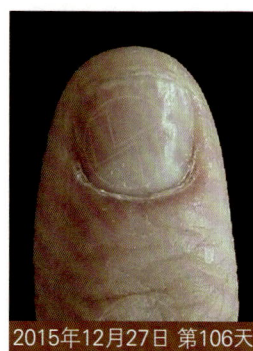

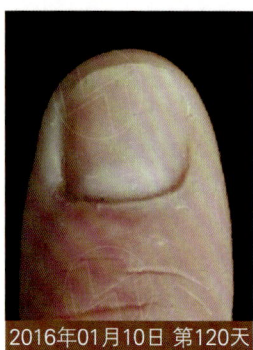

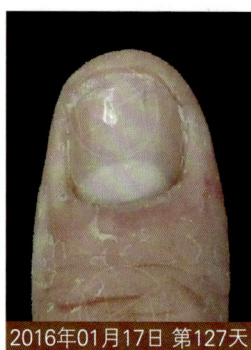

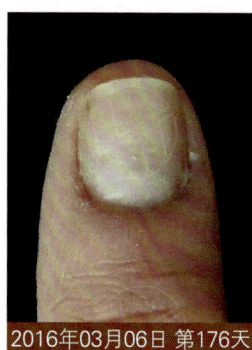

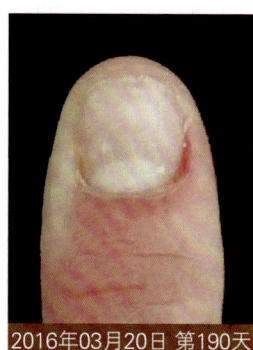

陕西省西安市

姓名：马女士　　　性别：女　　年龄：41

　　2015年9月13日开始接受系统康复服务，其左手拇指被真菌感染，属于全营养不良型灰指甲。通过六个月配合康复，于2016年3月20日长出健康甲板，完全康复。

本案例咨询服务人员：张玲玲

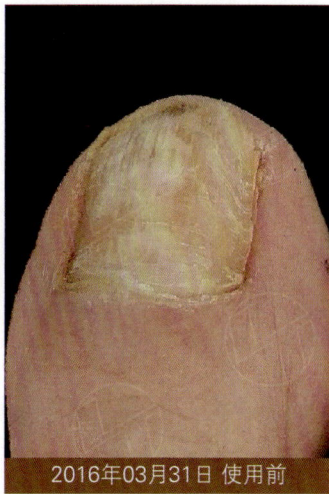

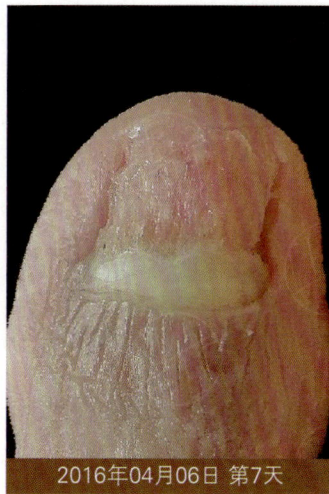

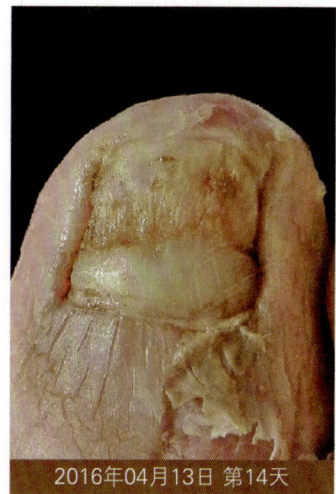

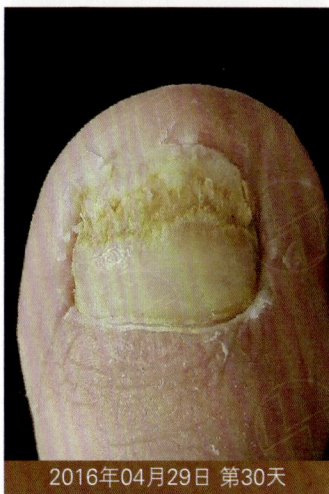

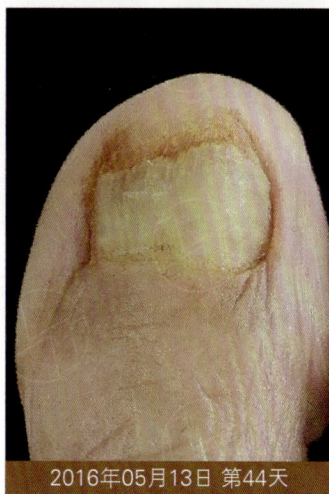

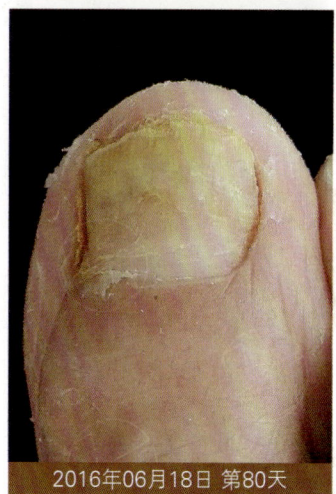

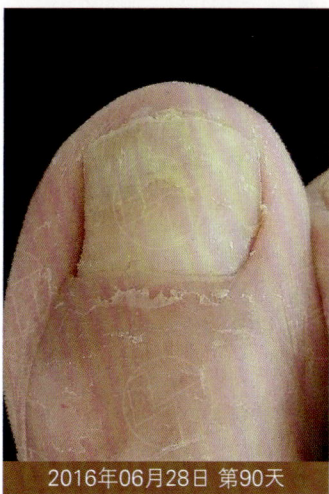

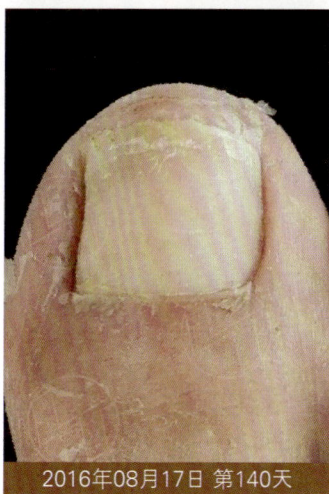

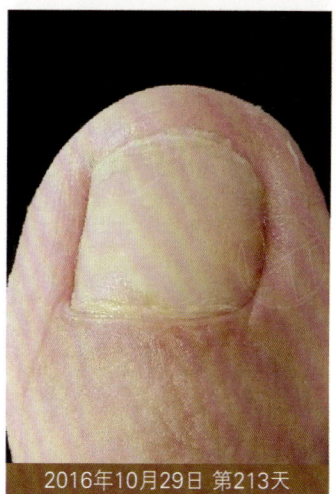

2016年03月31日 使用前	2016年04月06日 第7天	2016年04月13日 第14天
2016年04月29日 第30天	2016年05月13日 第44天	2016年06月18日 第80天
2016年06月28日 第90天	2016年08月17日 第140天	2016年10月29日 第213天

陕西省户县

姓名：魏女士　　　性别：女　　　年龄：48

　　2016年3月31日开始接受系统康复服务，其右脚踇趾被真菌感染，属于全营养不良型灰指甲。通过七个月配合康复，于2016年10月29日长出健康甲板，完全康复。

本案例咨询服务人员：石　燕

2015年09月05日 使用前　2015年09月19日 第15天　2015年09月26日 第22天　2015年10月03日 第29天

2015年10月31日 第57天　2015年11月14日 第71天　2015年12月05日 第92天　2015年12月12日 第99天

2016年01月02日 第120天　2016年01月10日 第128天　2016年01月17日 第135天　2016年02月14日 第163天

2016年02月20日 第169天　2016年03月13日 第191天　2016年04月09日 第218天　2016年04月16日 第225天

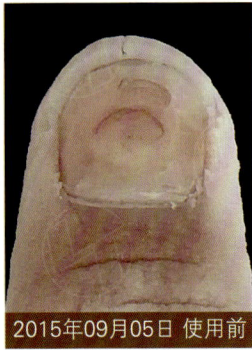

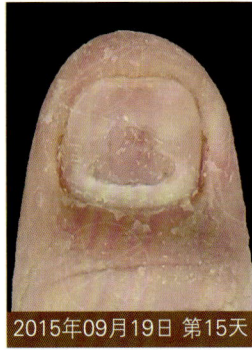

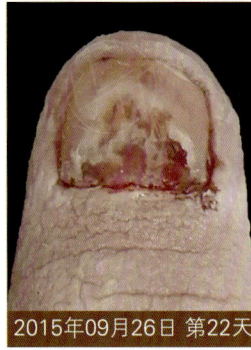

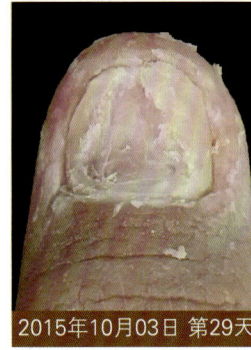

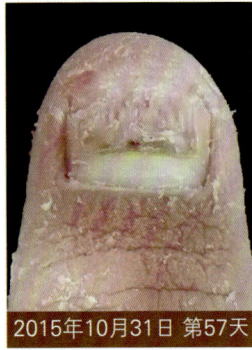

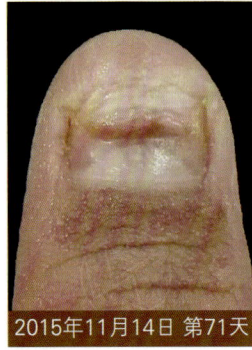

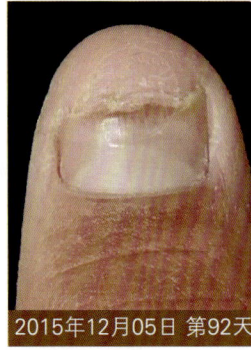

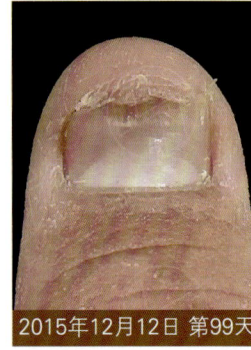

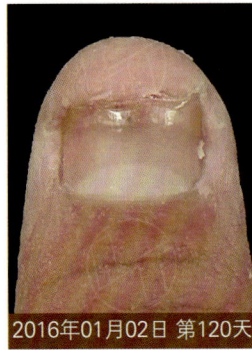

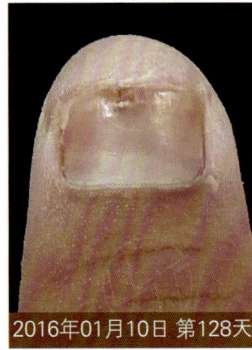

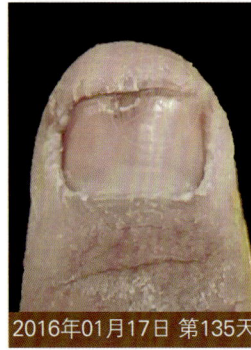

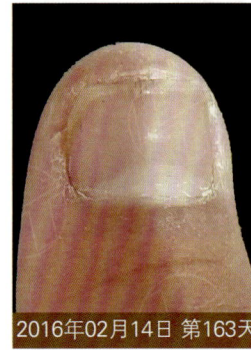

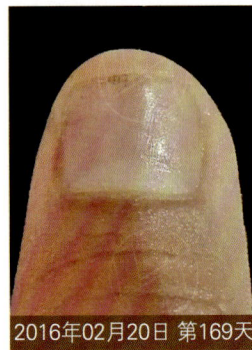

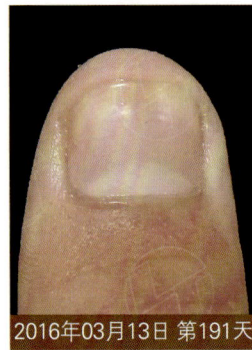

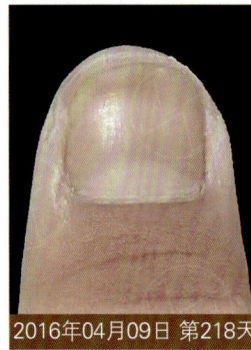

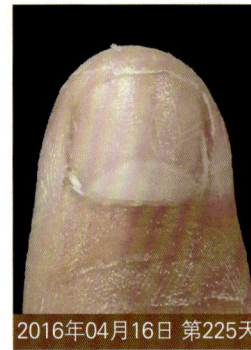

陕西省礼泉县

姓名：强先生　　　性别：男　　年龄：15

　　2015年9月5日开始接受系统康复服务，其右手拇指被真菌感染，属于全营养不良型灰指甲。通过七个半月配合康复，于2016年4月16日长出健康甲板，完全康复。

本案例咨询服务人员：杨凤娜

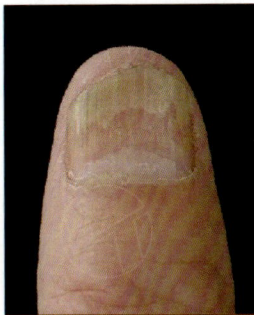

2016年01月08日 使用前	2016年01月14日 第7天	2016年01月20日 第13天	2016年02月01日 第25天
2016年02月18日 第42天	2016年02月20日 第44天	2016年02月29日 第53天	2016年03月11日 第64天
2016年03月15日 第68天	2016年03月22日 第75天	2016年06月10日 第155天	2016年08月23日 第229天

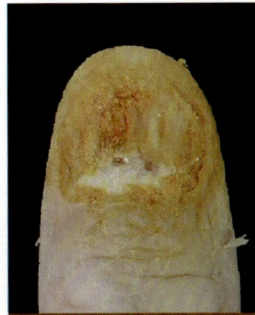

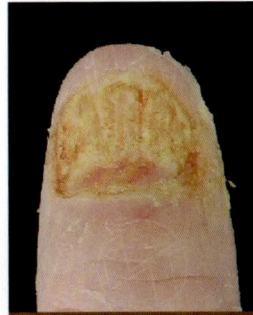

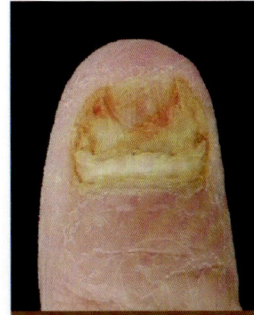

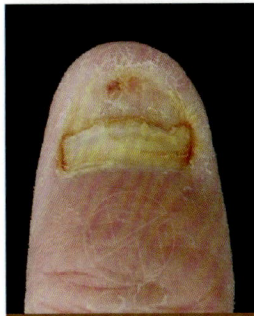

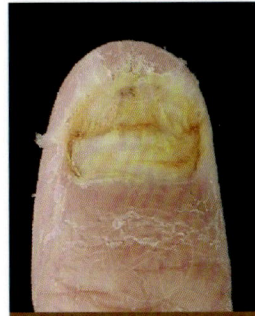

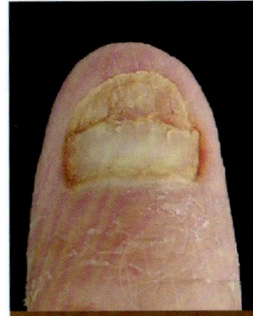

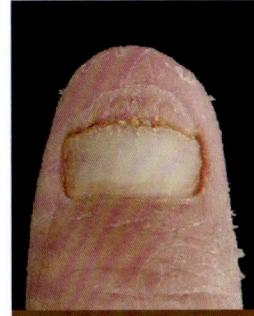

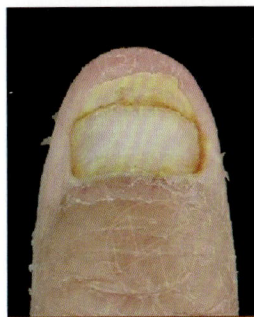

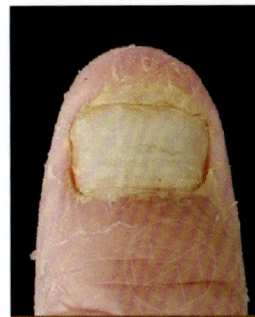

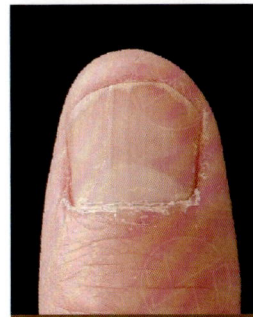

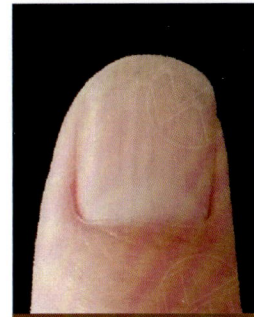

陕西省铜川市

姓名：刘先生　　　性别：男　　年龄：65

　　2016年1月8日开始接受系统康复服务，其右手拇指被真菌感染，属于全营养不良型灰指甲。通过七个半月配合康复，于2016年8月23日长出健康甲板，完全康复。

本案例咨询服务人员：杜东梅

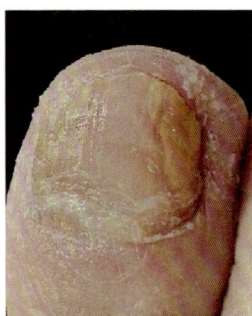

2016年01月23日 使用前	2016年01月27日 第5天	2016年02月05日 第14天	2016年02月15日 第24天
2016年03月03日 第41天	2016年03月22日 第60天	2016年04月06日 第75天	2016年04月12日 第81天
2016年04月26日 第95天	2016年05月03日 第102天	2016年05月10日 第109天	2016年05月17日 第116天
2016年05月25日 第124天	2016年06月02日 第132天	2016年09月10日 第232天	2016年10月20日 第272天

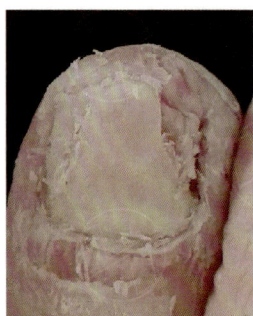

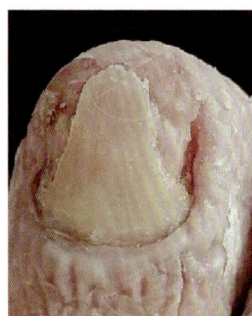

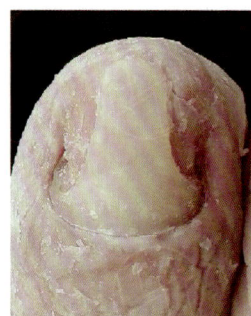

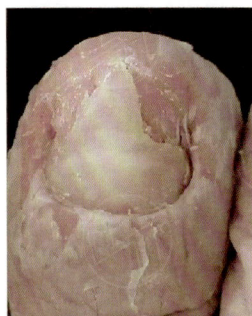

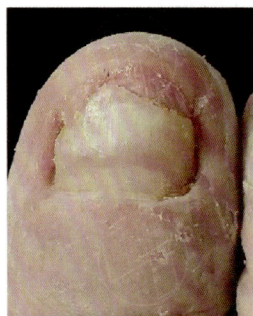

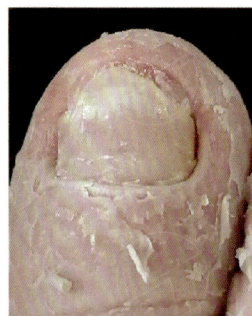

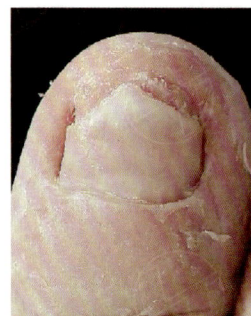

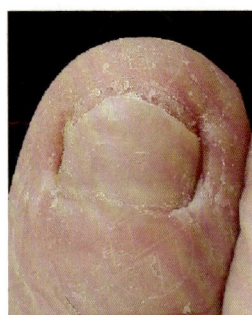

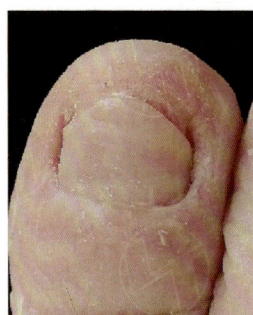

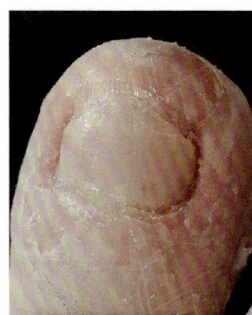

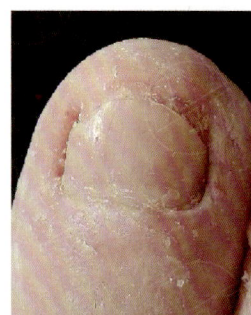

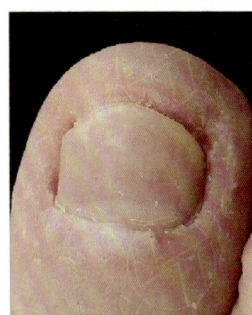

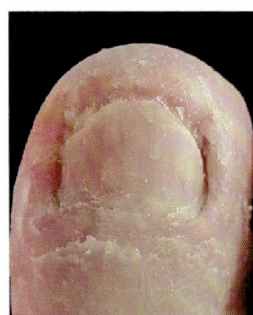

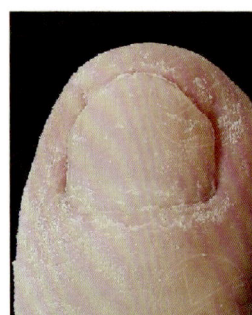

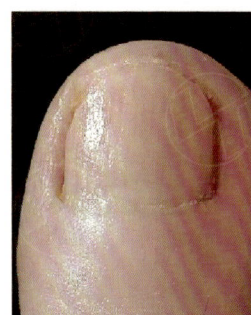

陕西省安康市

姓名：赖女士　　性别：女　　年龄：42

　　2016年1月23日开始接受系统康复服务，其右脚踇趾被真菌感染，属于全营养不良型灰指甲。通过九个月配合康复，于2016年10月20日长出健康甲板，完全康复。

本案例咨询服务人员：沈传美

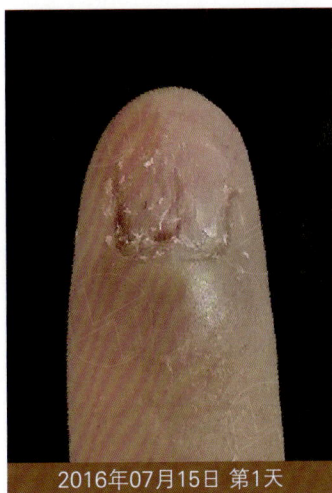

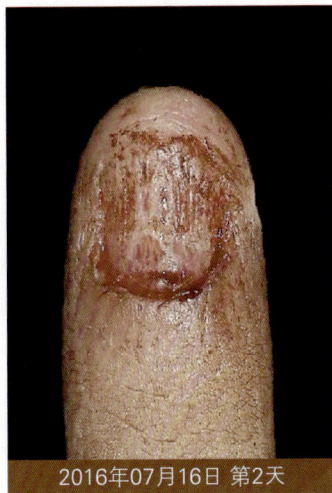

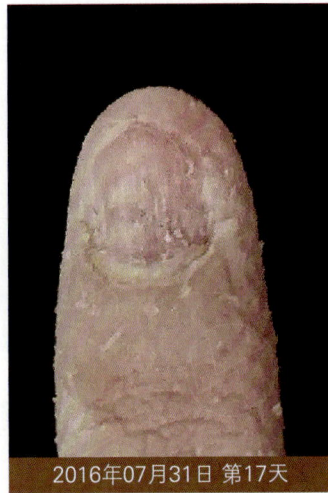

2016年07月15日 第1天	2016年07月16日 第2天	2016年07月31日 第17天
2016年08月06日 第23天	2016年08月20日 第37天	2016年08月27日 第44天
2016年09月02日 第50天	2016年09月24日 第72天	2016年10月09日 第87天

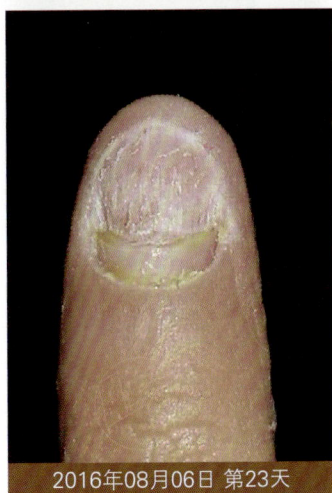

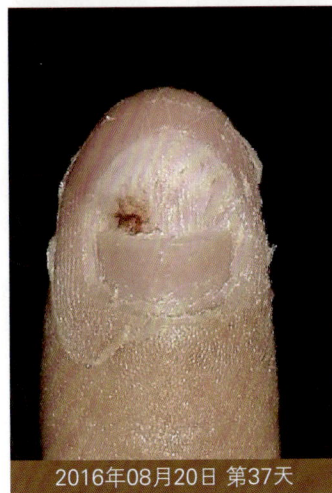

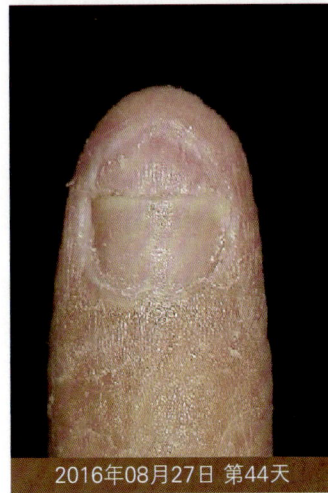

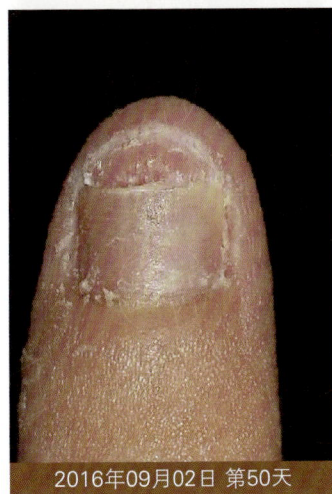

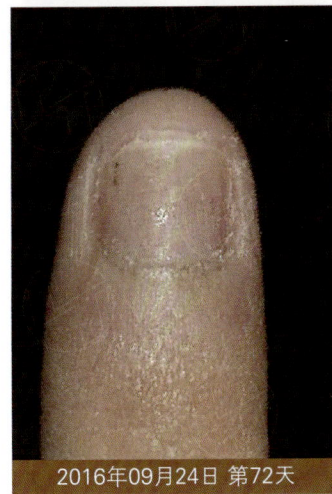

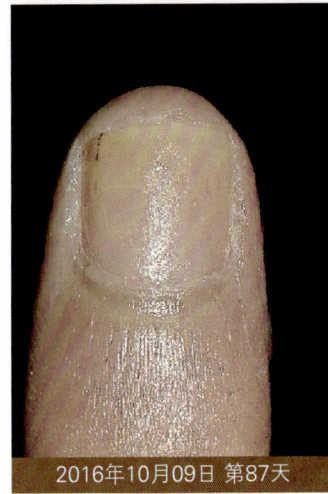

广东省深圳市

姓名：许先生　　性别：男　　年龄：23

2016年7月15日开始接受系统康复服务,其左手小指被真菌感染,属于全营养不良型灰指甲。通过三个月配合康复,于2016年10月9日长出健康甲板,完全康复。

本案例咨询服务人员：王彩梅

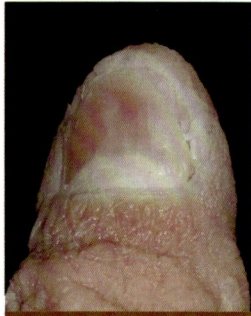

2015年12月29日 第1天

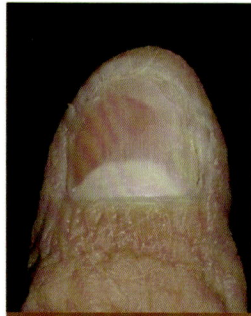

2015年12月30日 第2天

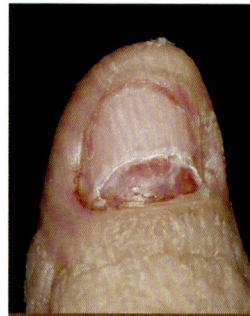

2016年01月03日 第6天

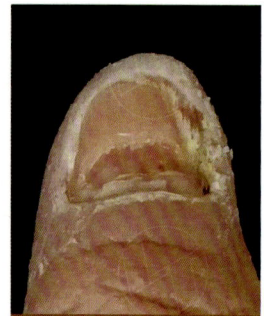

2016年01月11日 第14天

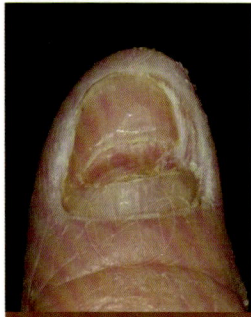

2016年01月17日 第20天

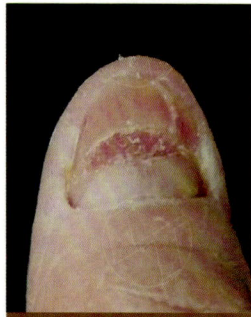

2016年01月23日 第26天

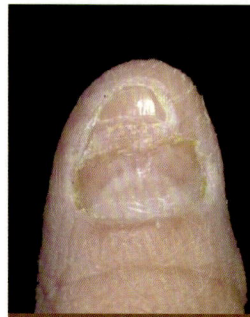

2016年02月15日 第49天

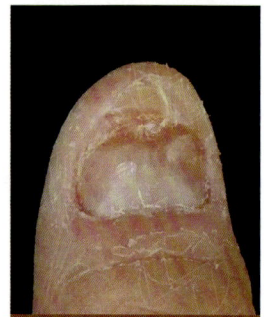

2016年02月24日 第58天

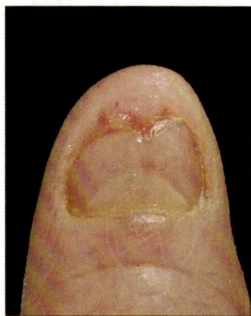

2016年03月04日 第67天

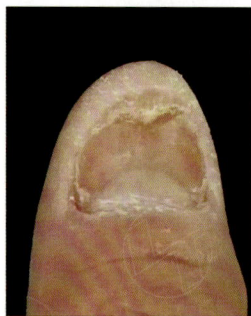

2016年03月11日 第74天

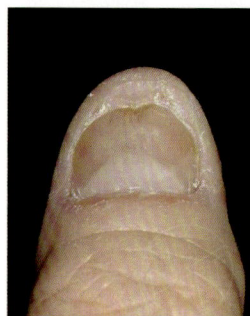

2016年03月16日 第79天

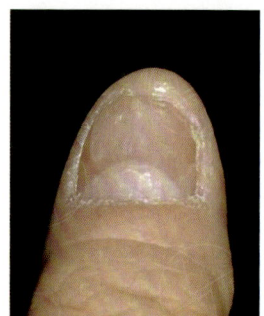

2016年04月11日 第105天

广东省梅州市

姓名：侯女士　　　性别：女　　年龄：61

　　2015年12月29日开始接受系统康复服务，其右手拇指被真菌感染，属于全营养不良型灰指甲。通过三个半月配合康复，于2016年4月11日长出健康甲板，完全康复。

本案例咨询服务人员：梁赛楠

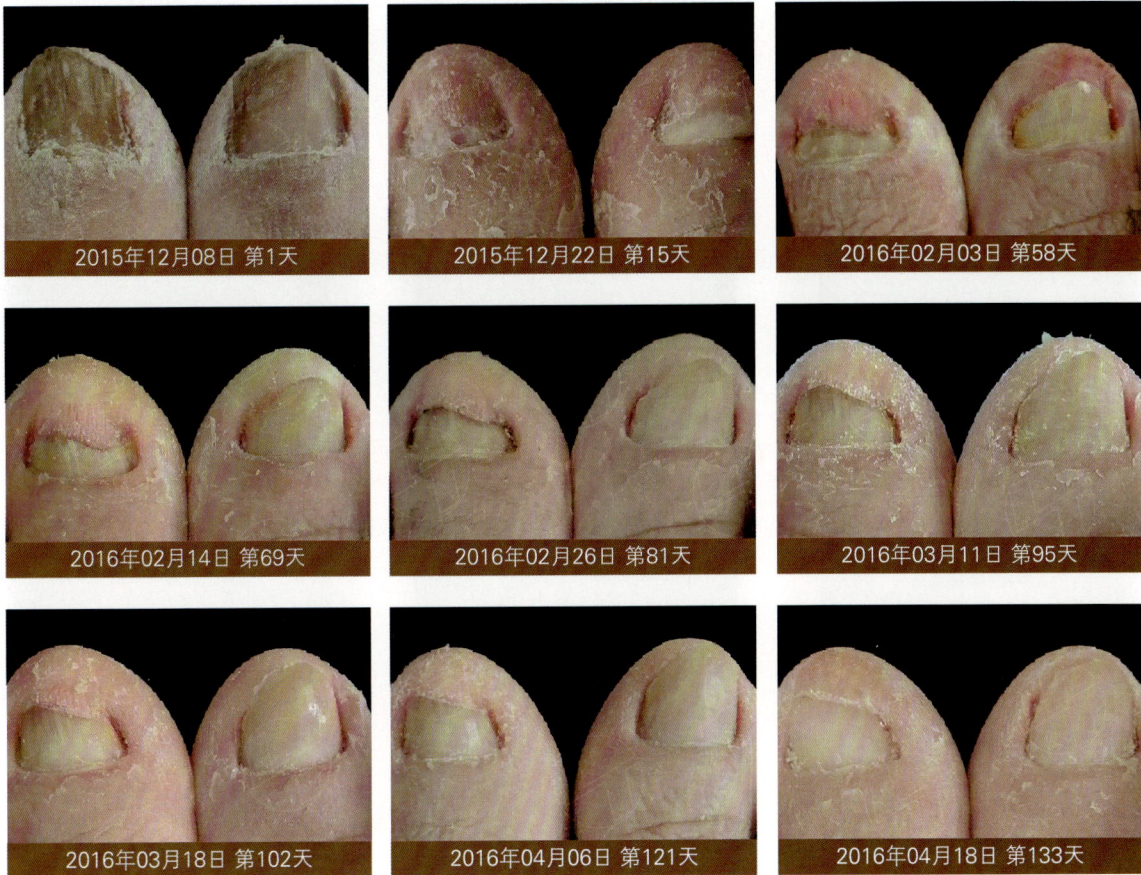

2015年12月08日 第1天

2015年12月22日 第15天

2016年02月03日 第58天

2016年02月14日 第69天

2016年02月26日 第81天

2016年03月11日 第95天

2016年03月18日 第102天

2016年04月06日 第121天

2016年04月18日 第133天

广东省广州市

姓名:吴女士　　性别:女　　年龄:50

　　2015年12月8日开始接受系统康复服务,其双脚踇趾被真菌感染,属于全营养不良型灰指甲。通过四个半月配合康复,于2016年4月18日长出健康甲板,完全康复。

本案例咨询服务人员:尹　淋

2016年03月05日 第1天　2016年03月09日 第5天　2016年03月12日 第8天

2016年03月28日 第24天　2016年04月07日 第34天　2016年04月27日 第54天

2016年05月09日 第66天　2016年06月17日 第105天　2016年08月12日 第161天

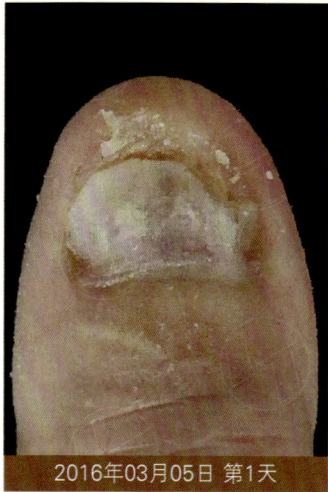

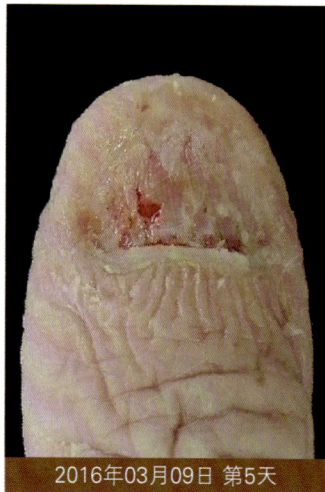

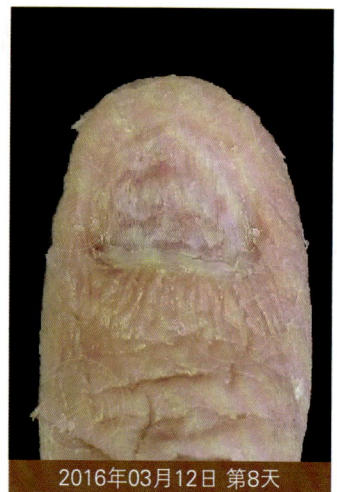

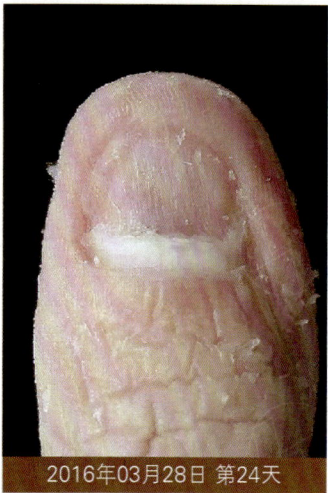

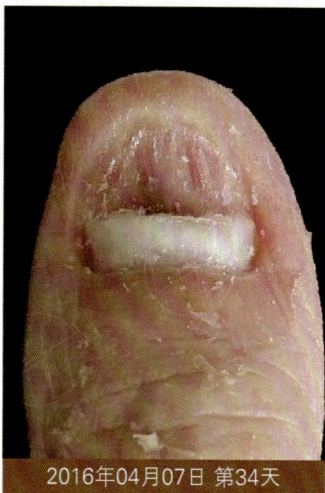

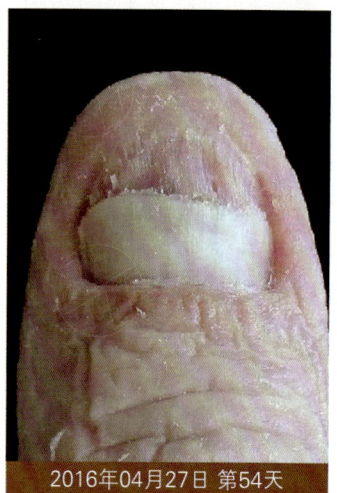

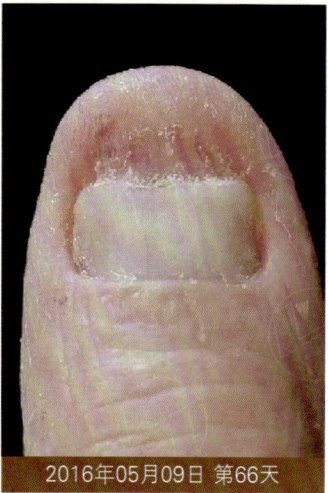

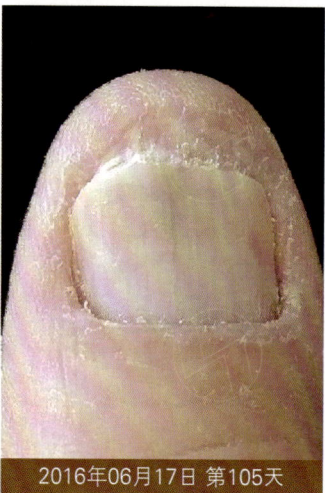

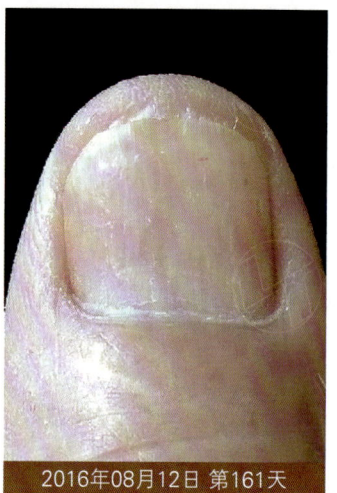

广东省珠海市

姓名：李先生　　性别：男　　年龄：62

　　2016年3月5日开始接受系统康复服务，其左手拇指被真菌感染，属于全营养不良型灰指甲。通过五个半月配合康复，于2016年8月12日长出健康甲板，完全康复。

本案例咨询服务人员：黄春霞

2015年12月27日 使用前

2015年12月29日 第3天

2016年01月03日 第8天

2016年01月10日 第15天

2016年01月24日 第29天

2016年04月03日 第99天

2016年04月30日 第126天

2016年05月15日 第141天

2016年06月05日 第162天

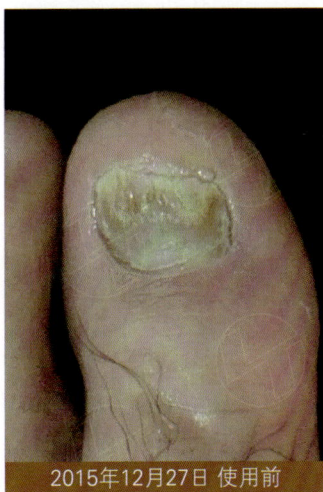

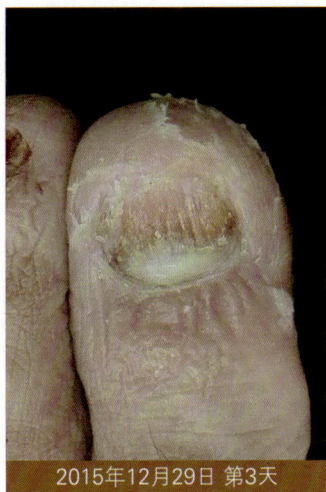

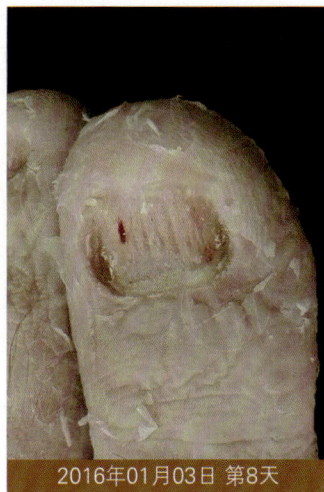

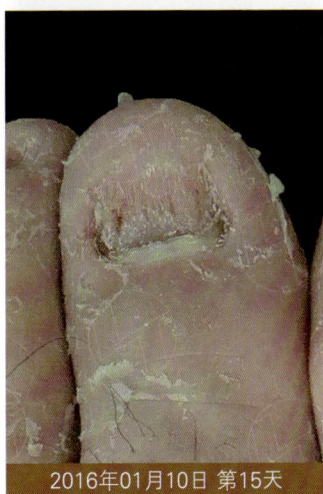

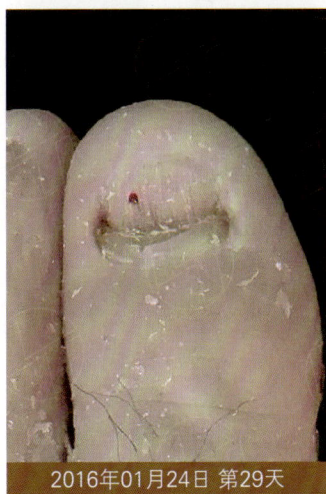

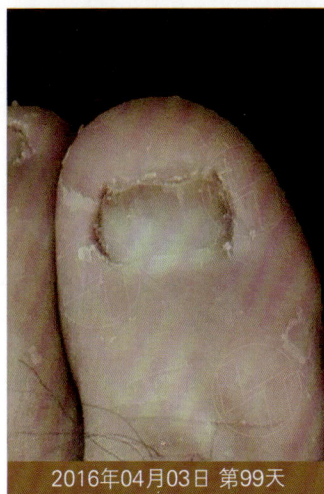

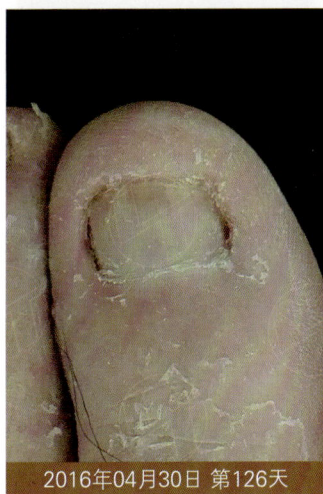

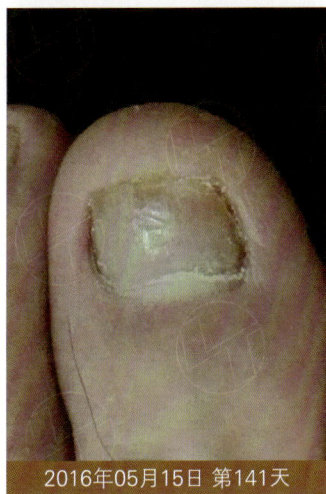

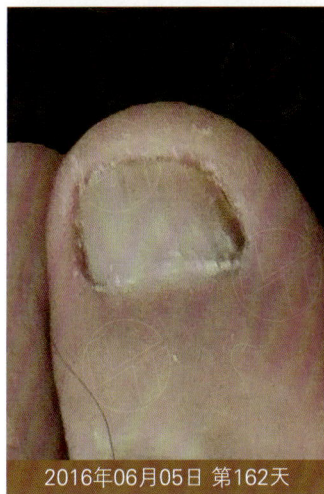

广东省深圳市

姓名：刘先生　　性别：男　　年龄：36

　　2015年12月27日开始接受系统康复服务，其左脚踇趾被真菌感染，属于全营养不良型灰指甲。通过五个半月配合康复，于2016年6月5日长出健康甲板，完全康复。

本案例咨询服务人员：李方华

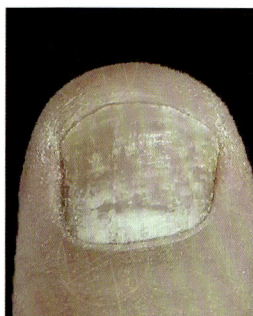

2015年10月25日 使用前　2015年10月28日 第4天　2015年11月01日 第8天　2015年11月04日 第11天

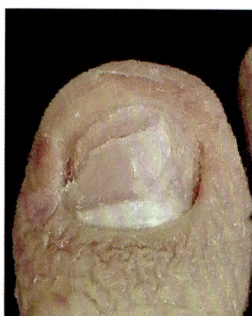

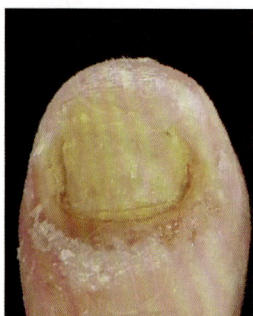

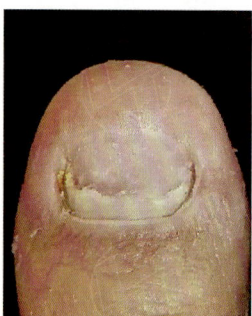

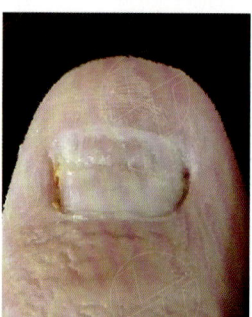

2015年11月07日 第14天　2015年11月23日 第30天　2015年11月28日 第35天　2015年12月01日 第38天

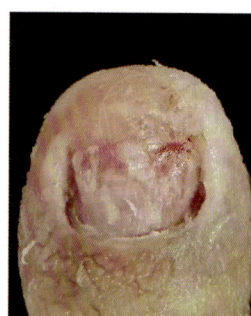

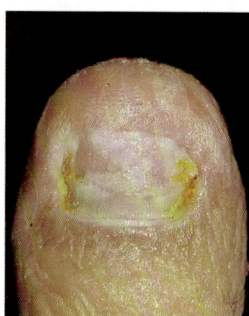

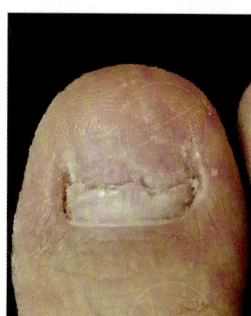

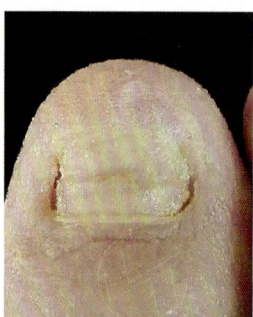

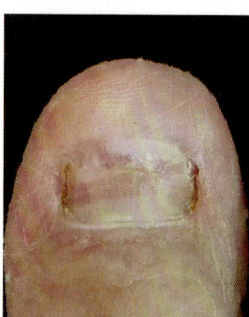

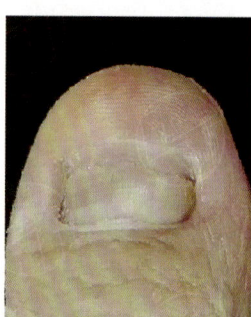

2015年12月04日 第41天　2015年12月11日 第48天　2015年12月18日 第55天　2015年12月25日 第62天

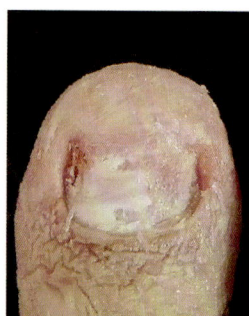

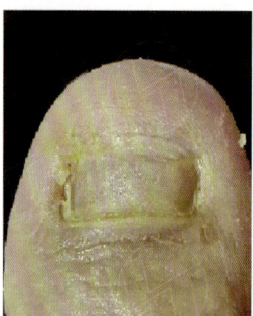

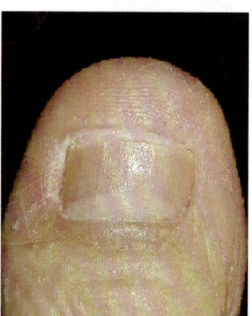

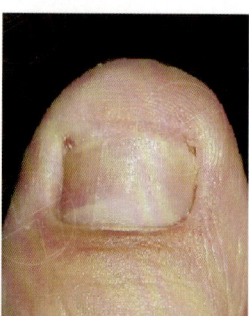

2016年01月10日 第78天　2016年01月31日 第99天　2016年02月21日 第120天　2016年04月24日 第183天

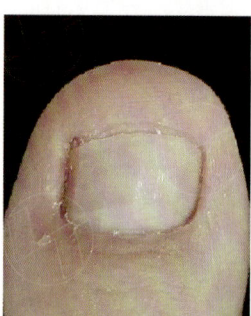

广东省深圳市

姓名：闵女士　　性别：女　　年龄：24

　　2015年10月25日开始接受系统康复服务，其右脚踇趾被真菌感染，属于全营养不良型灰指甲。通过六个月配合康复，于2016年4月24日长出健康甲板，完全康复。

本案例咨询服务人员：王彩梅

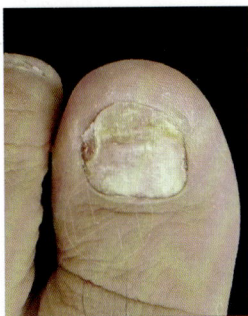

2015年10月25日 使用前
2015年10月28日 第4天
2015年11月01日 第8天
2015年11月04日 第11天
2015年11月23日 第30天
2015年11月28日 第35天
2015年12月11日 第48天
2015年12月18日 第55天
2016年01月03日 第71天
2016年01月10日 第78天
2016年01月23日 第91天
2016年01月31日 第99天
2016年02月21日 第120天
2016年02月28日 第127天
2016年03月19日 第147天
2016年04月24日 第183天

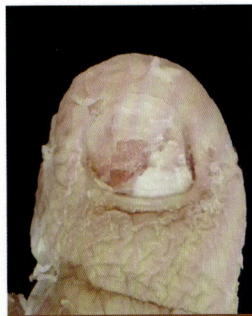

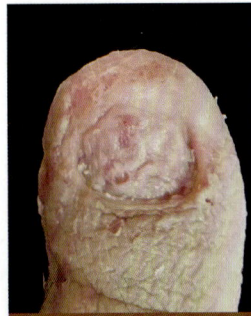

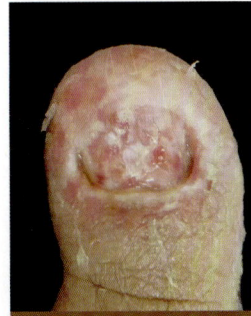

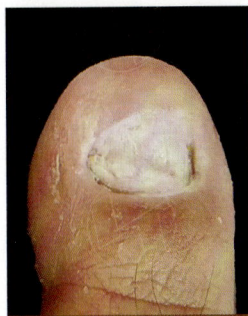

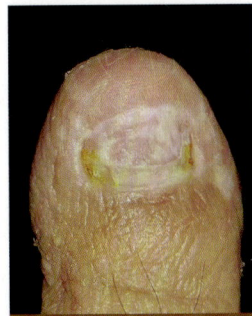

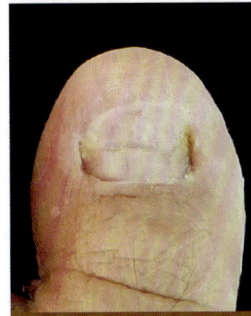

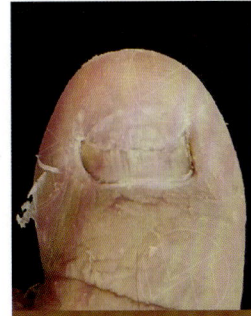

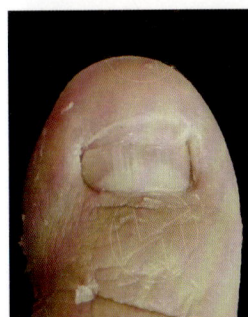

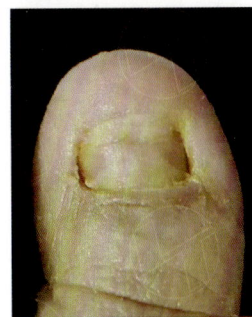

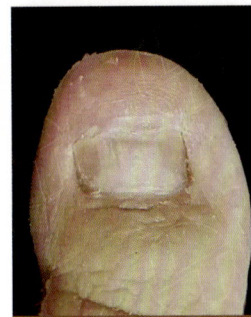

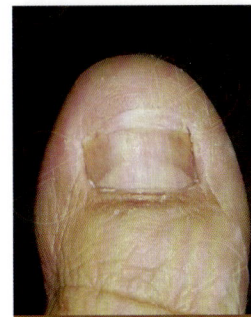

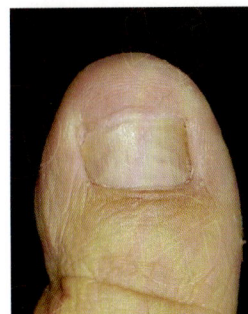

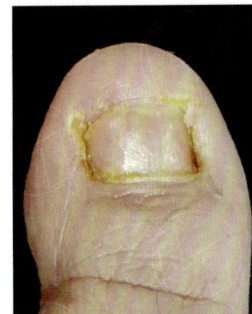

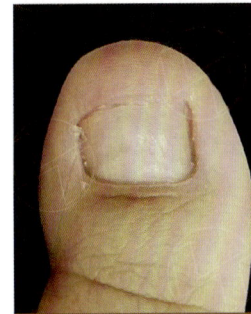

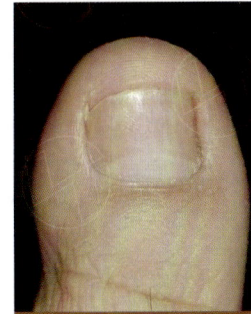

广东省深圳市

姓名：闵女士　　　性别：女　　　年龄：24

2015年10月25日开始接受系统康复服务，其左脚踇趾被真菌感染，属于全营养不良型灰指甲。通过六个月配合康复，于2016年4月24日长出健康甲板，完全康复。

本案例咨询服务人员：王彩梅

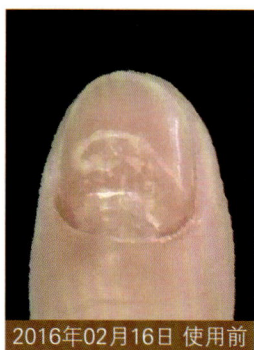

2016年02月16日 使用前	2016年03月07日 第21天	2016年03月12日 第26天	2016年04月03日 第48天
2016年04月22日 第67天	2016年04月29日 第74天	2016年05月13日 第88天	2016年05月20日 第95天
2016年05月27日 第102天	2016年06月03日 第109天	2016年06月24日 第130天	2016年08月24日 第191天

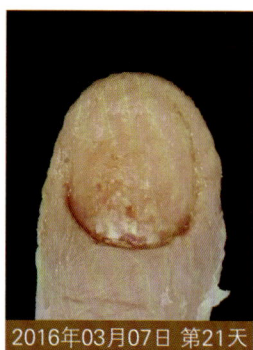

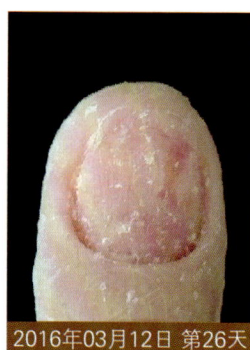

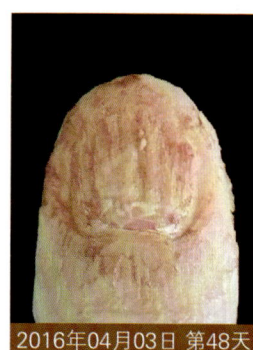

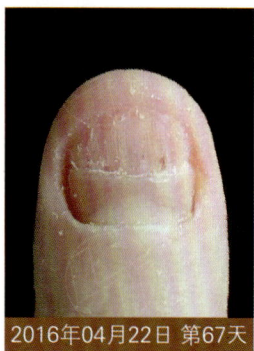

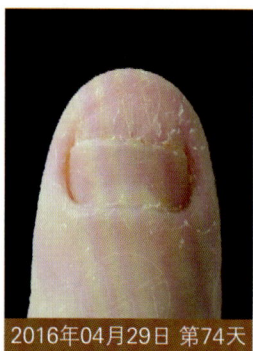

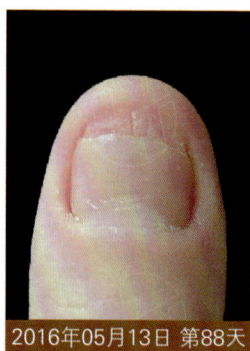

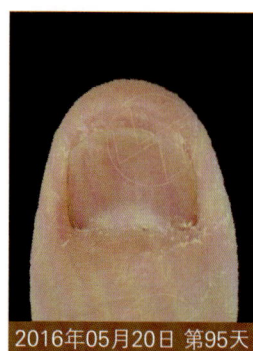

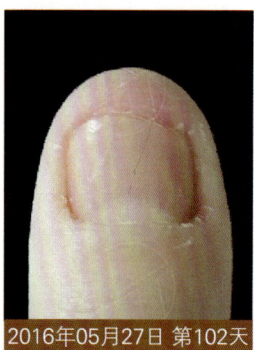

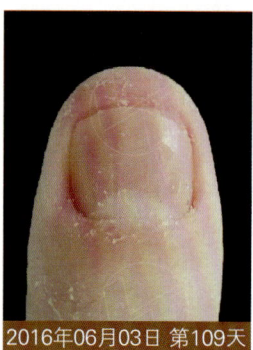

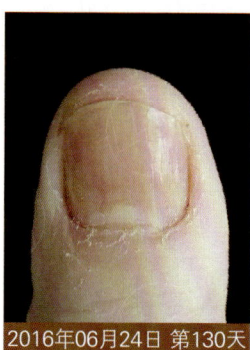

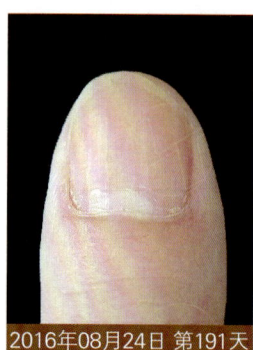

广东省广州市

姓名：李女士　　性别：女　　年龄：35

　　2016年2月16日开始接受系统康复服务，其左手拇指被真菌感染，属于全营养不良型灰指甲。通过六个半月配合康复，于2016年8月24日长出健康甲板，完全康复。

本案例咨询服务人员：何孝燕

2015年12月01日 第1天	2015年12月05日 第5天	2015年12月18日 第18天	2016年01月11日 第42天
2016年01月22日 第53天	2016年02月15日 第77天	2016年02月23日 第85天	2016年03月04日 第95天
2016年03月30日 第121天	2016年04月22日 第144天	2016年05月06日 第158天	2016年05月17日 第169天
2016年06月03日 第186天	2016年06月21日 第204天	2016年07月19日 第232天	2016年09月06日 第281天

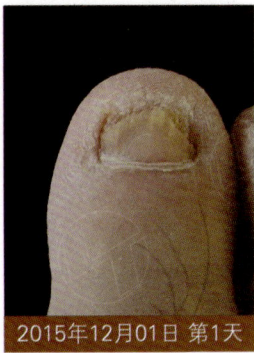

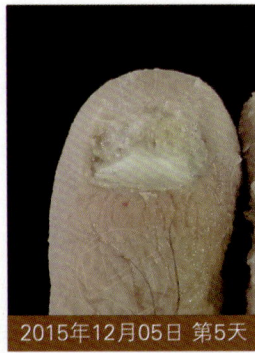

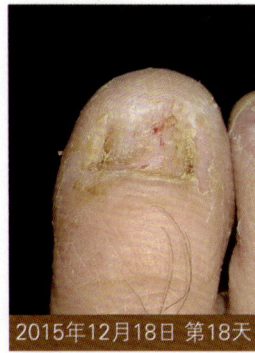

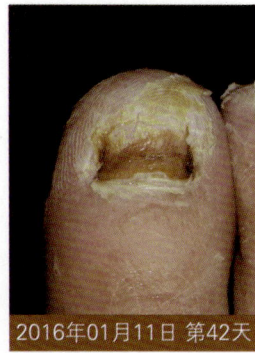

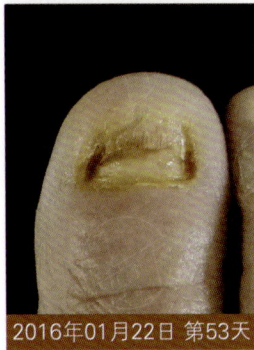

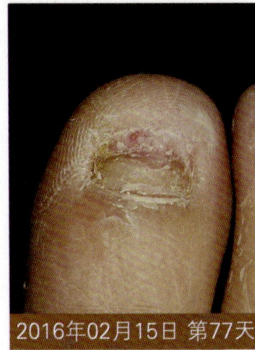

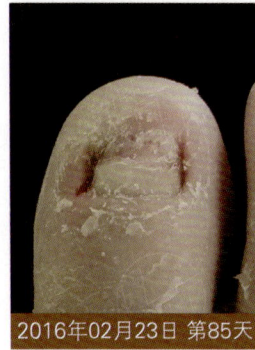

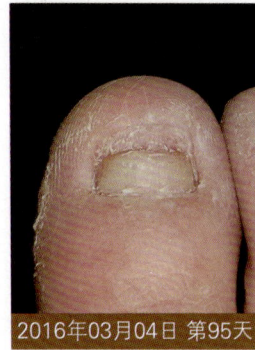

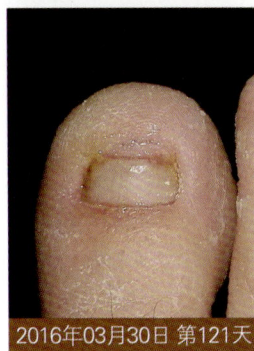

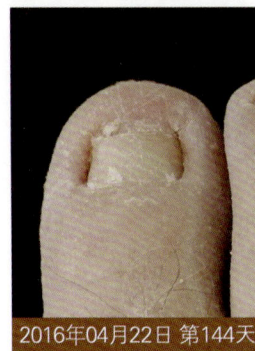

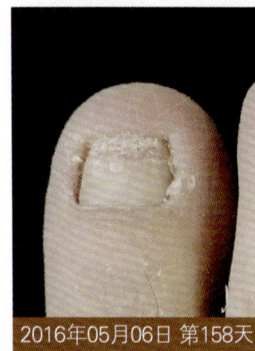

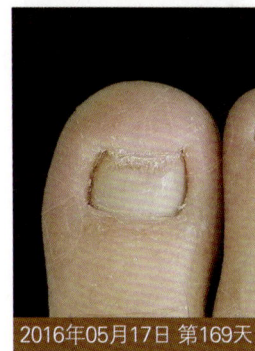

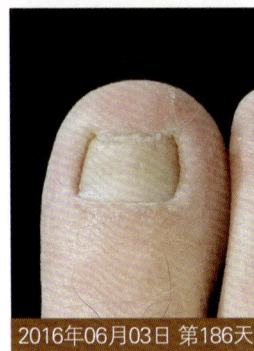

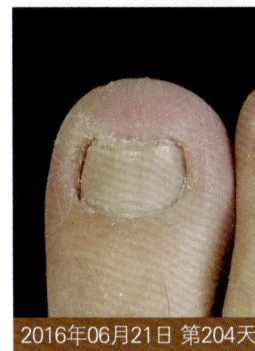

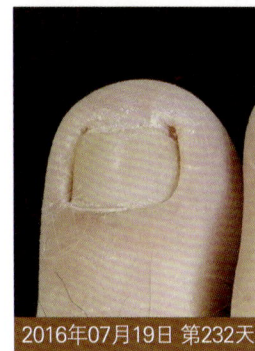

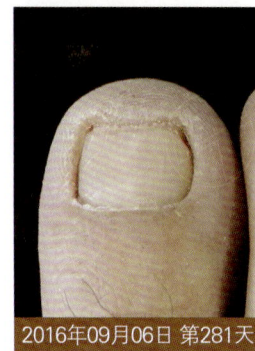

广东省广州市

姓名:曾先生　　性别:男　　年龄:40

2015年12月1日开始接受系统康复服务,其右脚跭趾被真菌感染,属于全营养不良型灰指甲。通过九个半月配合康复,于2016年9月6日长出健康甲板,完全康复。

本案例咨询服务人员:尹维风

2015年07月16日 第1天

2015年08月09日 第25天

2015年08月18日 第34天

2015年08月27日 第43天

2015年09月01日 第48天

2015年09月09日 第56天

2015年09月19日 第66天

2015年09月29日 第76天

2015年11月03日 第111天

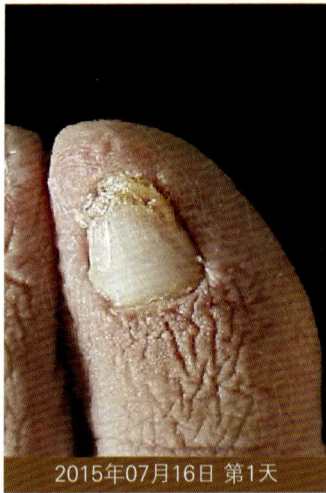

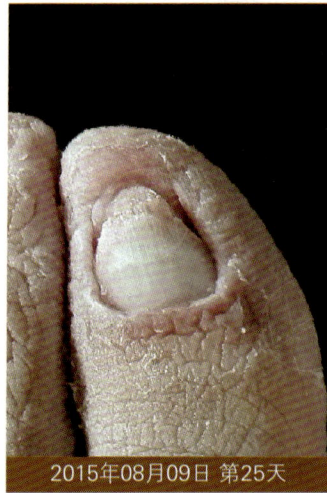

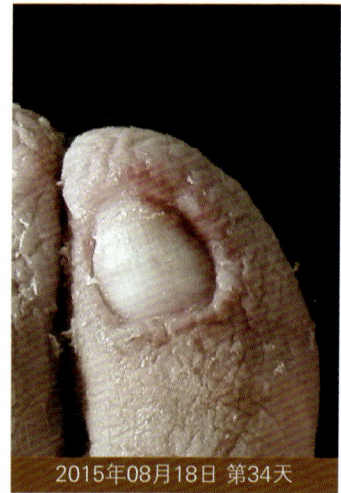

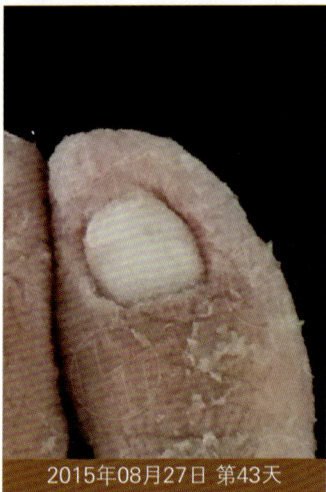

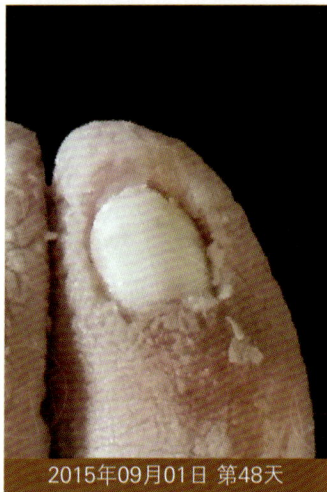

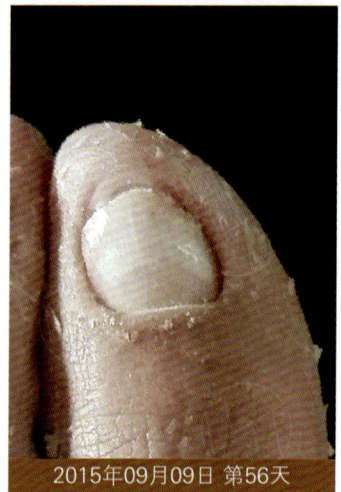

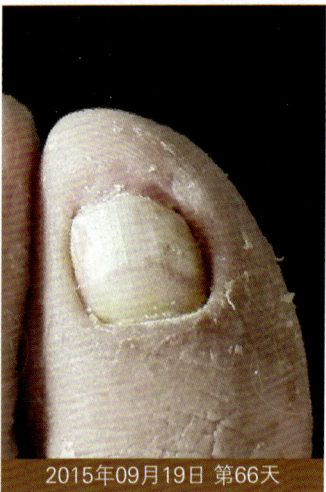

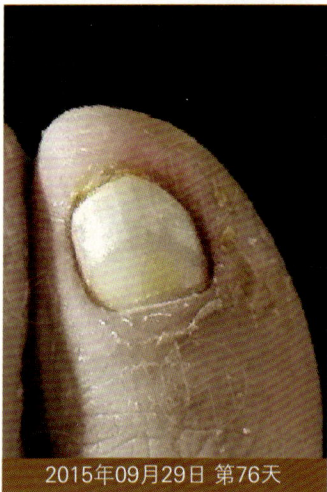

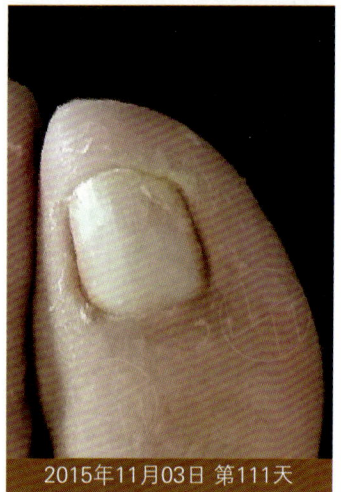

江苏省南京市

姓名：周女士　　性别：女　年龄：54

　　2015年7月16日开始接受系统康复服务，其左脚跗趾被真菌感染，属于全营养不良型灰指甲。通过四个月配合康复，于2015年11月3日长出健康甲板，完全康复。

本案例咨询服务人员：朱海英

2015年09月20日 第1天	2015年10月05日 第16天	2015年11月06日 第48天
2015年11月22日 第64天	2015年12月02日 第74天	2015年12月07日 第79天
2015年12月16日 第88天	2015年12月27日 第99天	2016年01月14日 第117天

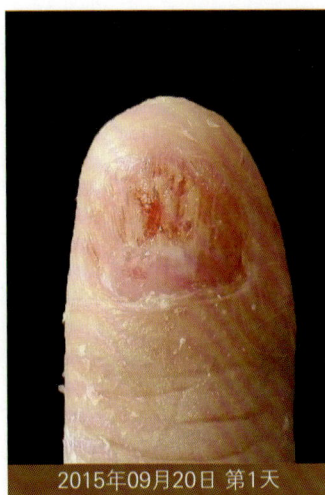

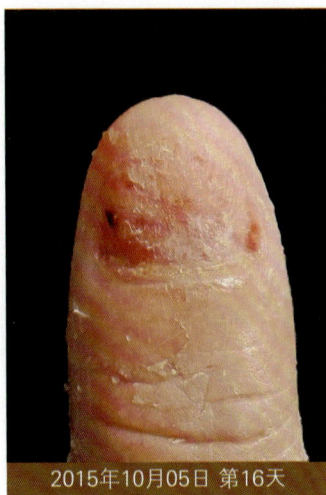

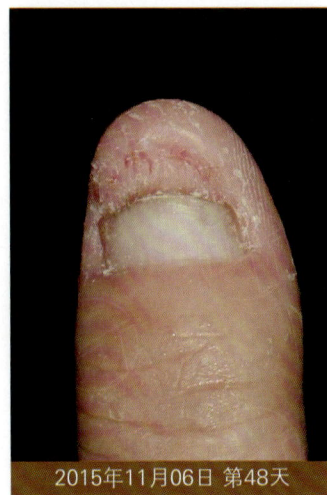

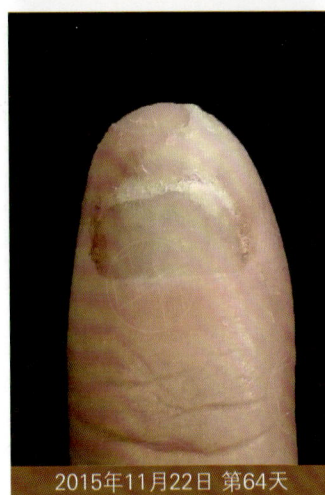

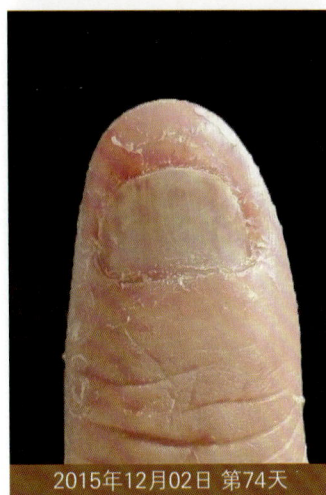

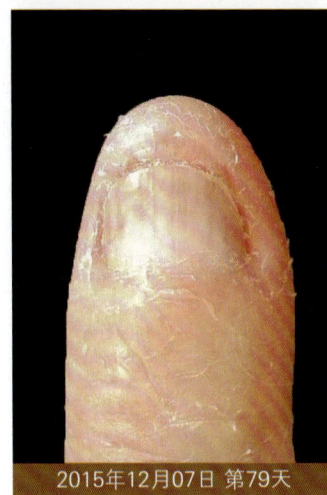

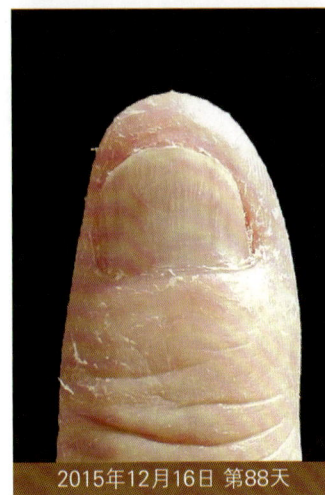

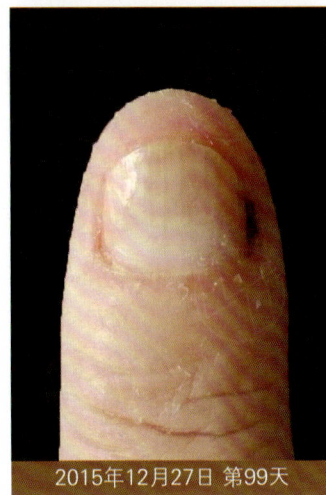

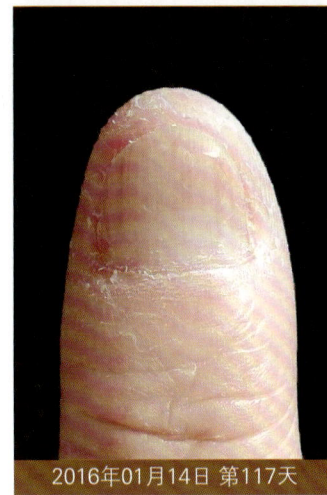

江苏省常州市

姓名：秦女士　　性别：女　　年龄：56

　　2015年9月20日开始接受系统康复服务，其左手拇指被真菌感染，属于全营养不良型灰指甲。通过四个月配合康复，于2016年1月14日长出健康甲板，完全康复。

本案例咨询服务人员：张琳林

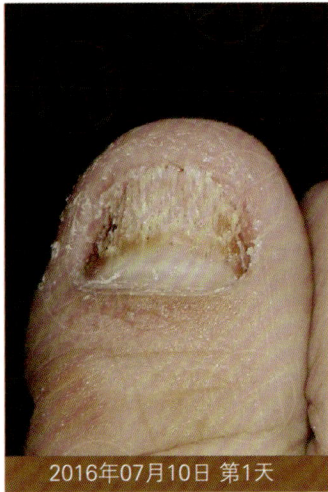

2016年07月10日 第1天

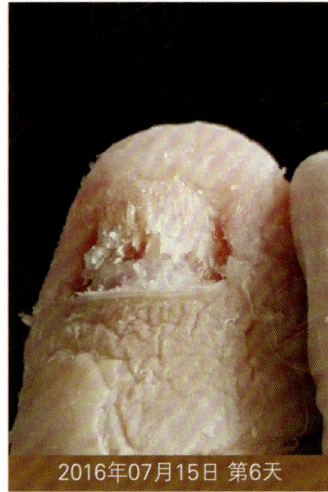

2016年07月15日 第6天

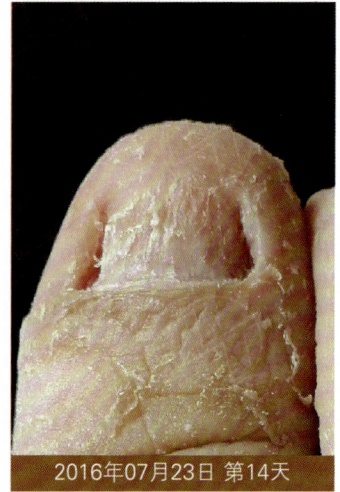

2016年07月23日 第14天

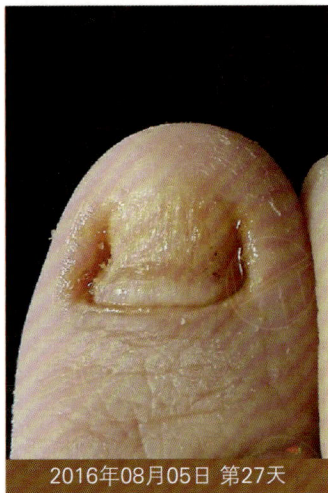

2016年08月05日 第27天

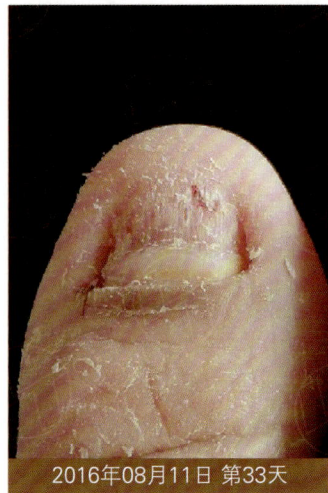

2016年08月11日 第33天

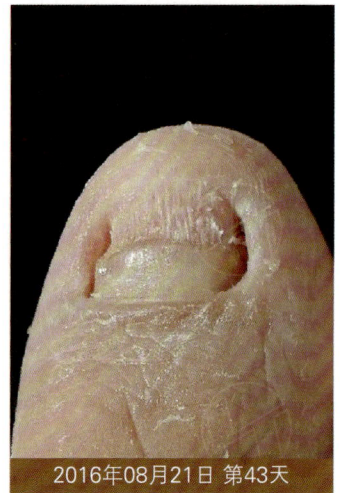

2016年08月21日 第43天

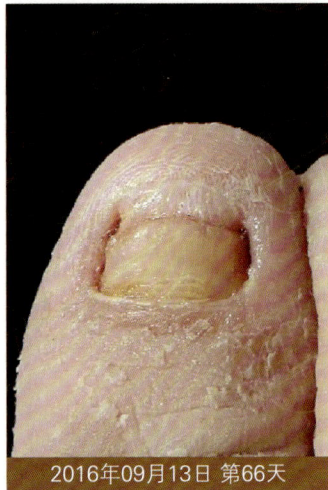

2016年09月13日 第66天

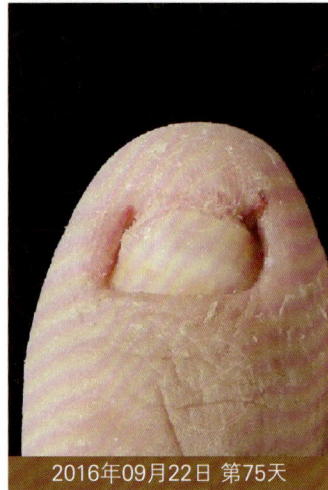

2016年09月22日 第75天

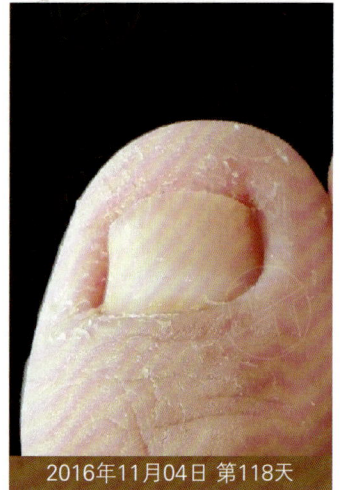

2016年11月04日 第118天

江苏省常州市

姓名：杨女士　　　性别：女　　　年龄：36

　　2016年7月10日开始接受系统康复服务，其右脚踇趾被真菌感染，属于全营养不良型灰指甲。通过四个月配合康复，于2016年11月4日长出健康甲板，完全康复。

本案例咨询服务人员：张琳林

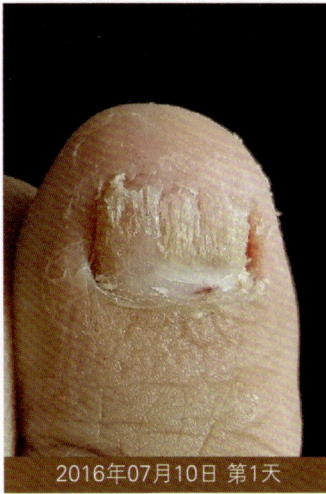

2016年07月10日 第1天

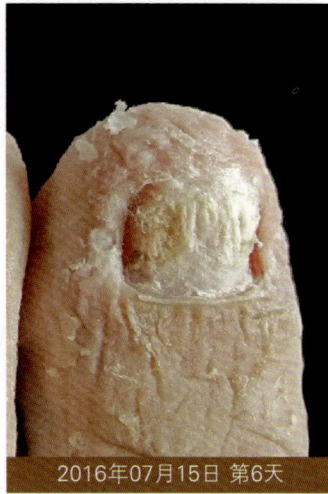

2016年07月15日 第6天

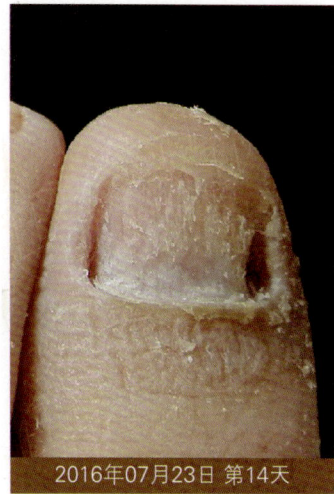

2016年07月23日 第14天

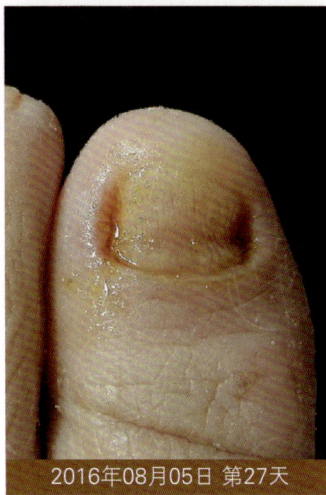

2016年08月05日 第27天

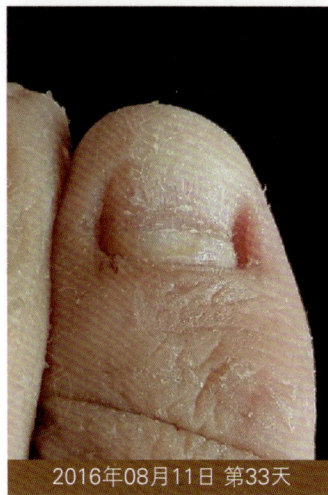

2016年08月11日 第33天

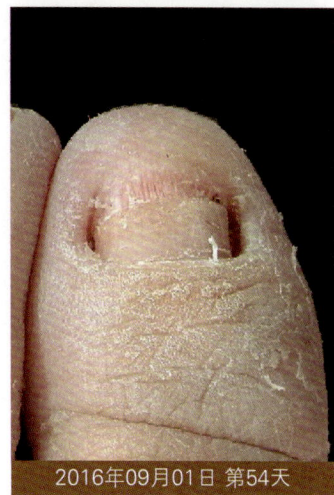

2016年09月01日 第54天

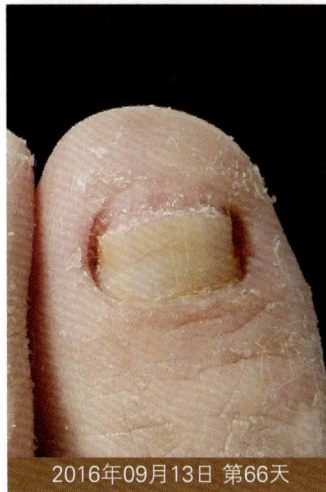

2016年09月13日 第66天

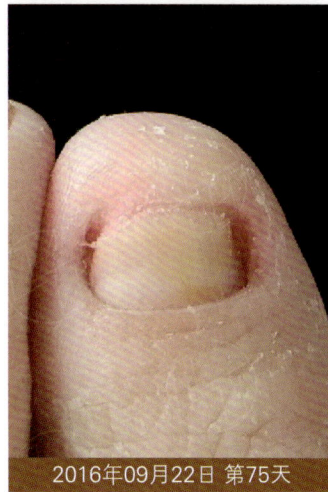

2016年09月22日 第75天

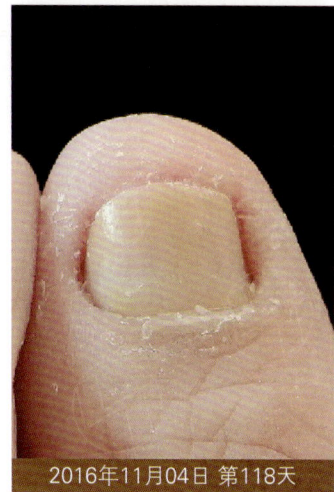

2016年11月04日 第118天

江苏省常州市

姓名:杨女士　　　性别:女　　年龄:36

　　2016年7月10日开始接受系统康复服务,其左脚蹈趾被真菌感染,属于全营养不良型灰指甲。通过四个月配合康复,于2016年11月4日长出健康甲板,完全康复。

本案例咨询服务人员:张琳林

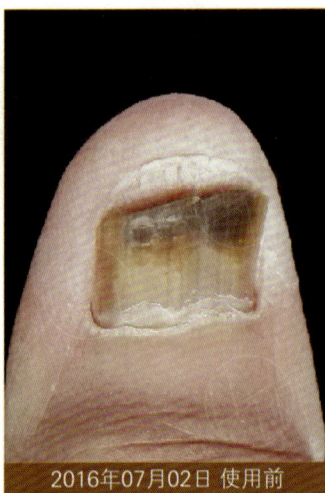

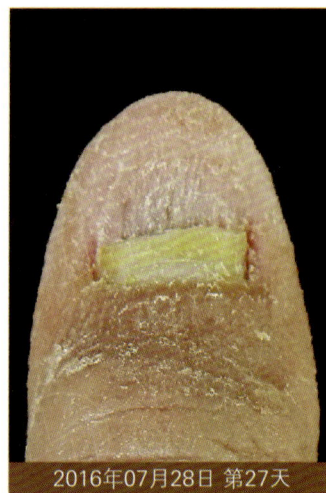

2016年07月02日 使用前	2016年07月10日 第9天	2016年07月28日 第27天
2016年08月09日 第39天	2016年08月20日 第50天	2016年08月31日 第61天
2016年09月19日 第80天	2016年10月04日 第95天	2016年10月29日 第120天

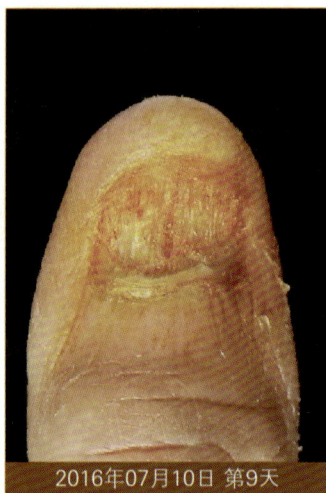

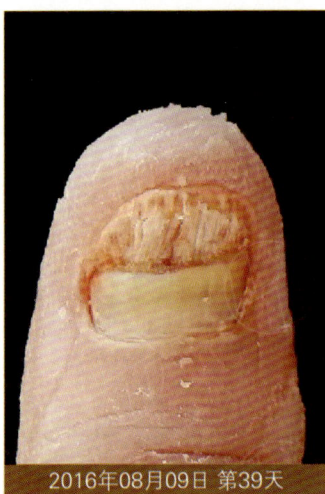

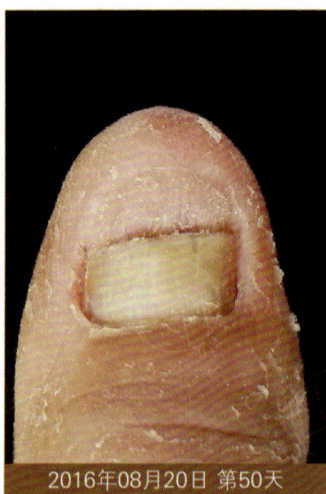

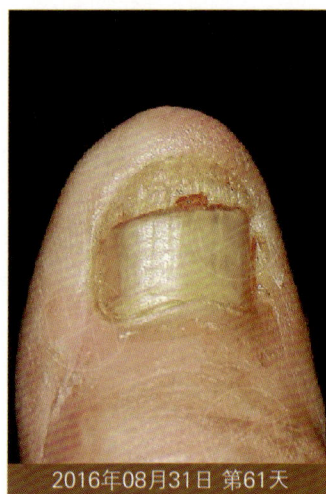

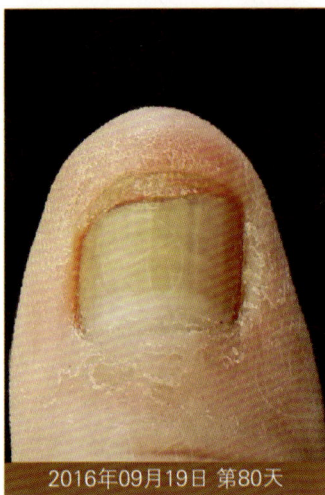

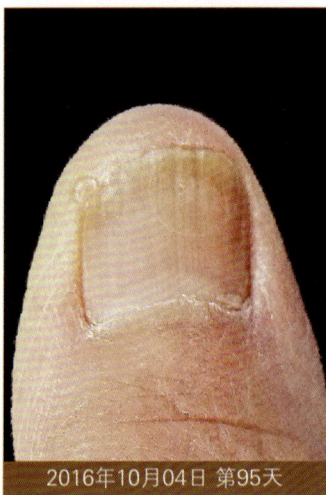

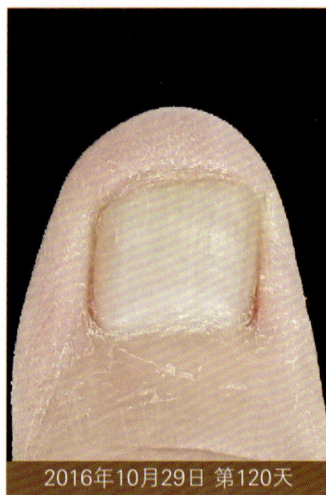

江苏省常州市

姓名：王女士　　　性别：女　　年龄：68

　　2016年7月2日开始接受系统康复服务，其右手拇指被真菌感染，属于全营养不良型灰指甲。通过四个月配合康复，于2016年10月29日长出健康甲板，完全康复。

本案例咨询服务人员：丁丽华

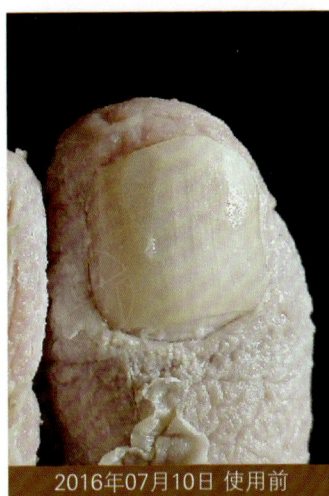

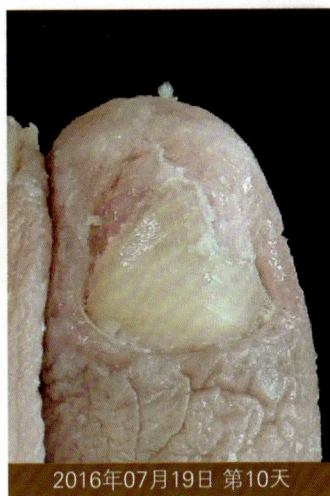

2016年07月10日 使用前	2016年07月19日 第10天	2016年07月27日 第18天
2016年08月03日 第25天	2016年08月09日 第31天	2016年08月27日 第49天
2016年09月25日 第78天	2016年10月24日 第107天	2016年11月07日 第121天

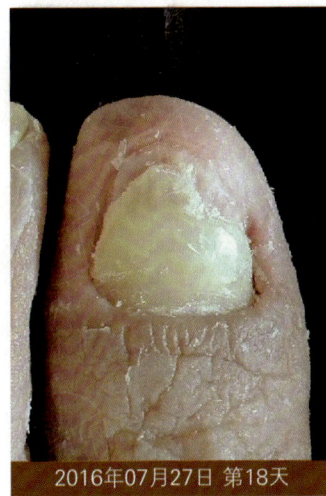

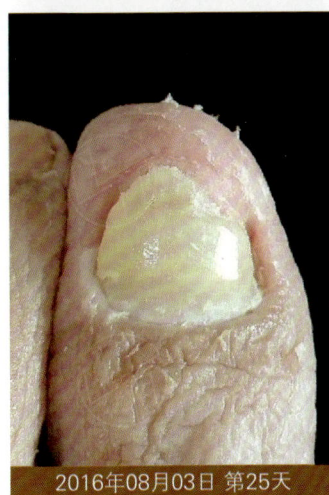

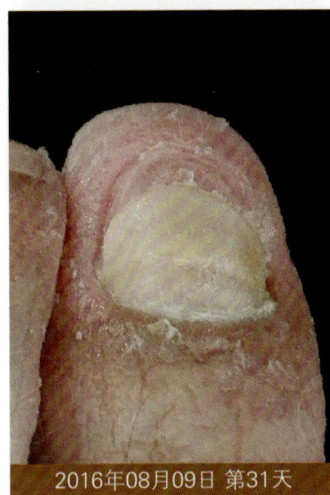

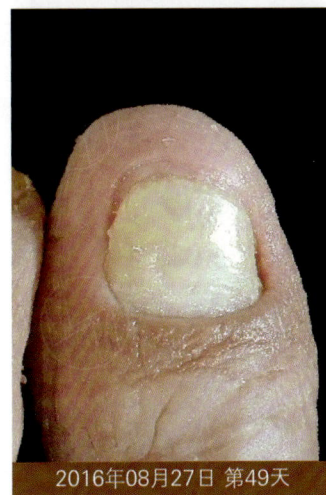

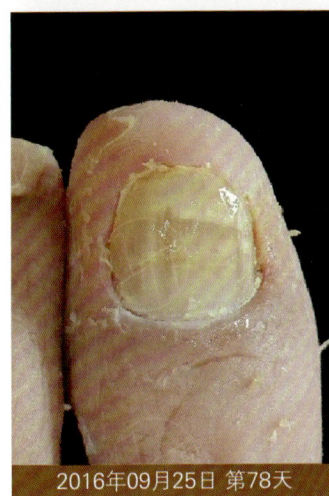

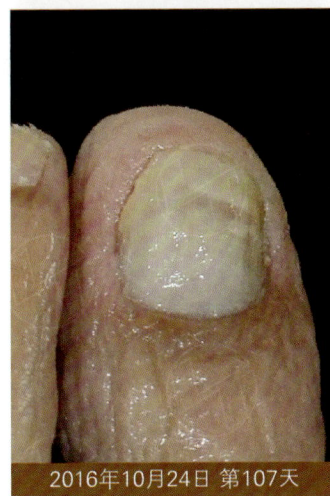

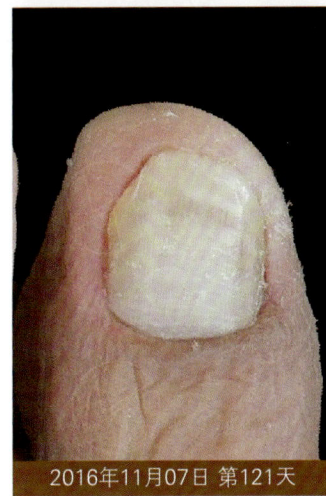

江苏省南京市

姓名：张女士　　性别：女　　年龄：71

　　2016年7月10日开始接受系统康复服务，其左脚蹬趾被真菌感染，属于全营养不良型灰指甲。通过四个月配合康复，于2016年11月7日长出健康甲板，完全康复。

本案例咨询服务人员：姜玲玲

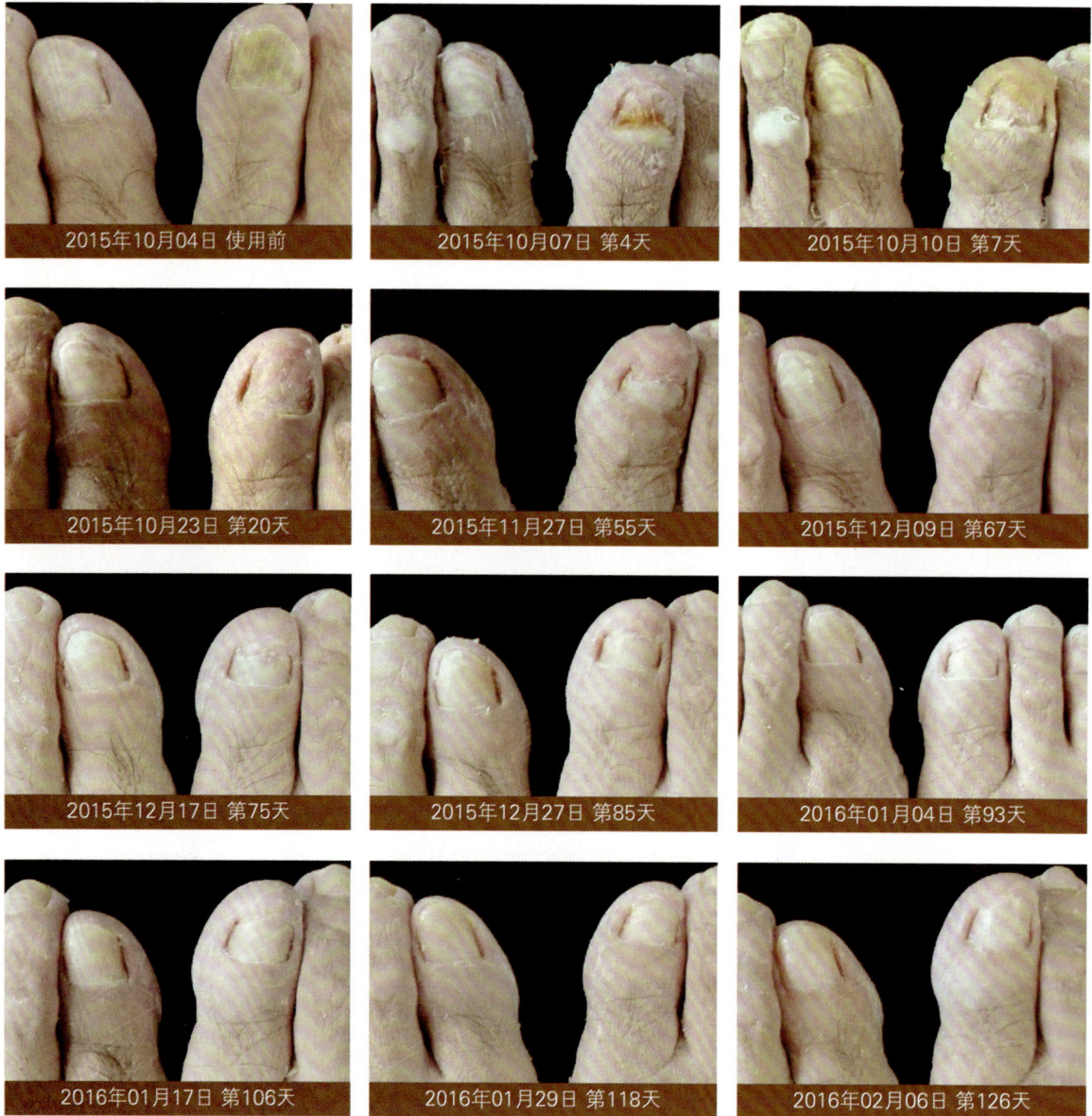

2015年10月04日 使用前

2015年10月07日 第4天

2015年10月10日 第7天

2015年10月23日 第20天

2015年11月27日 第55天

2015年12月09日 第67天

2015年12月17日 第75天

2015年12月27日 第85天

2016年01月04日 第93天

2016年01月17日 第106天

2016年01月29日 第118天

2016年02月06日 第126天

江苏省徐州市

姓名:张女士　　　性别:女　　年龄:60

2015年10月4日开始接受系统康复服务,其双脚踇趾被真菌感染,属于全营养不良型灰指甲。通过四个月配合康复,于2016年2月6日长出健康甲板,完全康复。

本案例咨询服务人员:孙 娜

2016年05月11日 第1天	2016年05月14日 第4天	2016年05月23日 第13天	2016年05月29日 第19天
2016年06月05日 第26天	2016年06月21日 第42天	2016年06月26日 第47天	2016年07月03日 第54天
2016年07月17日 第68天	2016年07月28日 第79天	2016年09月07日 第120天	2016年10月05日 第148天

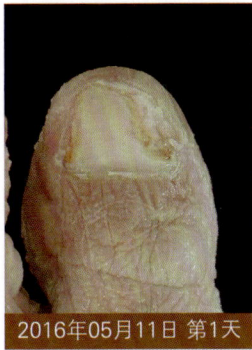

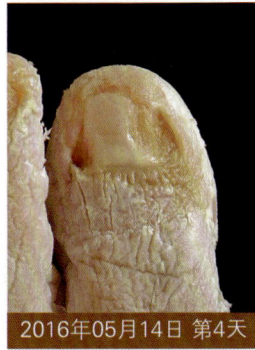

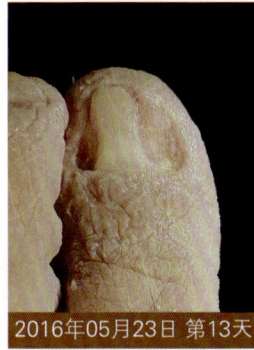

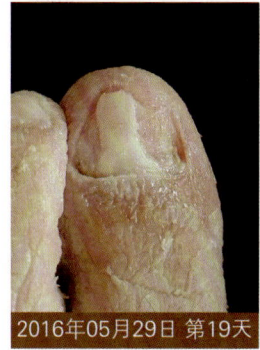

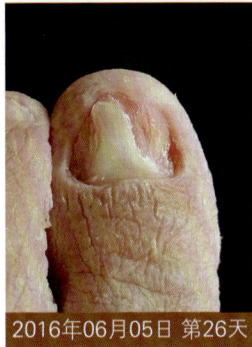

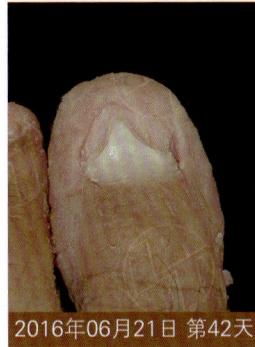

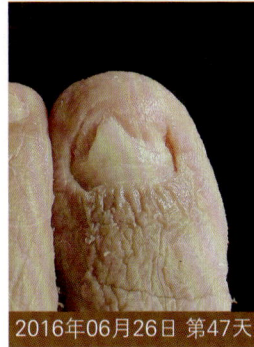

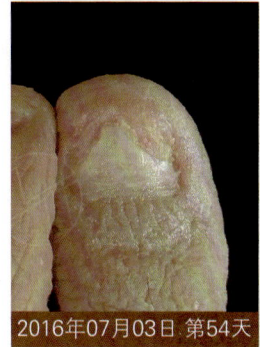

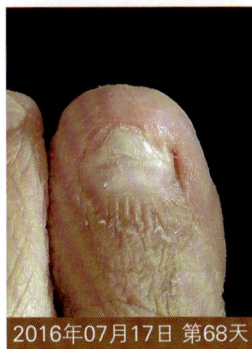

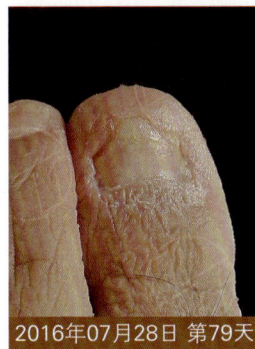

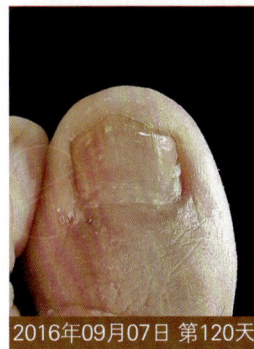

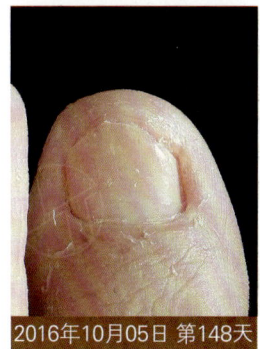

江苏省南京市

姓名：胡女士　　性别：女　　年龄：50

2016年5月11日开始接受系统康复服务，其左脚踇趾被真菌感染，属于全营养不良型灰指甲。通过五个月配合康复，于2016年10月5日长出健康甲板，完全康复。

本案例咨询服务人员：孙　静

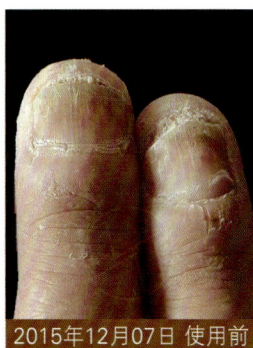

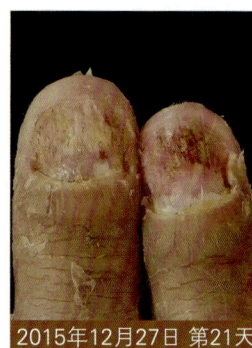

2015年12月07日 使用前	2015年12月14日 第8天	2015年12月23日 第17天	2015年12月27日 第21天
2016年01月13日 第38天	2016年01月18日 第43天	2016年02月04日 第60天	2016年02月14日 第70天
2016年02月27日 第83天	2016年04月08日 第124天	2016年04月15日 第131天	2016年06月11日 第188天

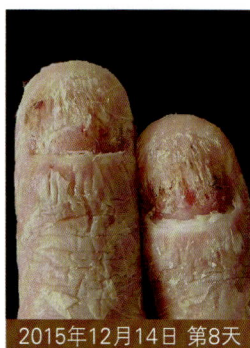

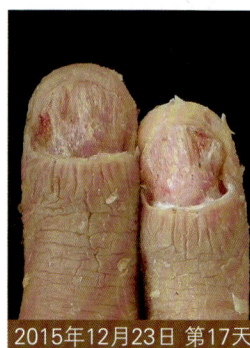

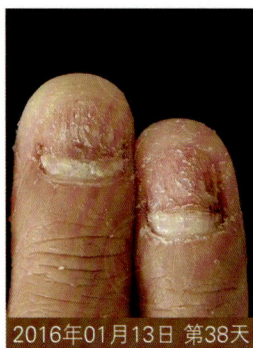

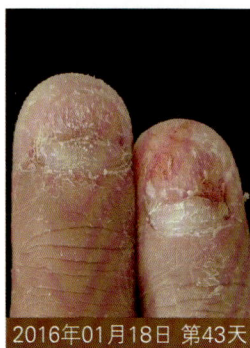

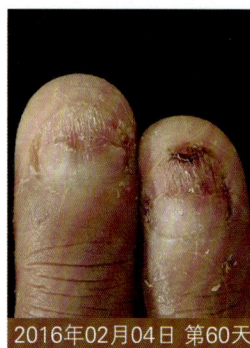

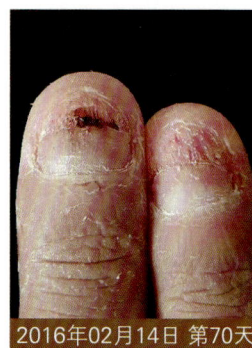

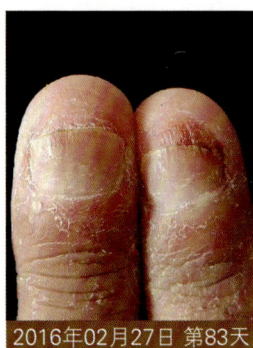

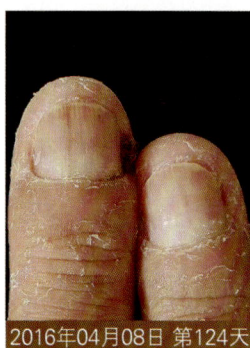

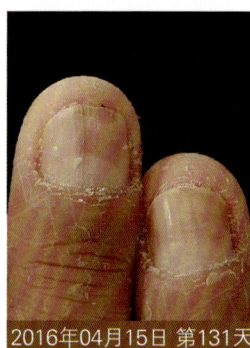

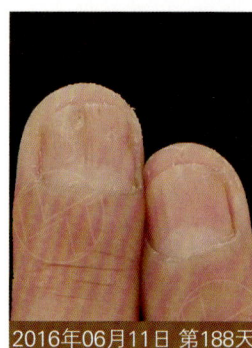

江苏省常州市

姓名：胡先生　　性别：男　　年龄：46

　　2015年12月7日开始接受系统康复服务，其右手中指、无名指被真菌感染，属于全营养不良型灰指甲。通过六个月配合康复，于2016年6月11日长出健康甲板，完全康复。

本案例咨询服务人员：张琳林

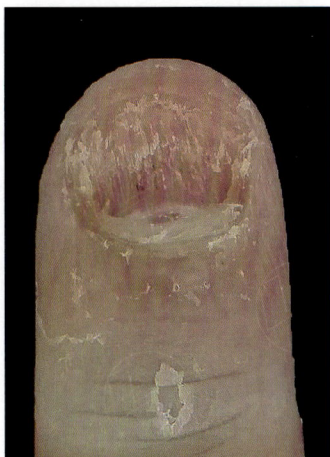

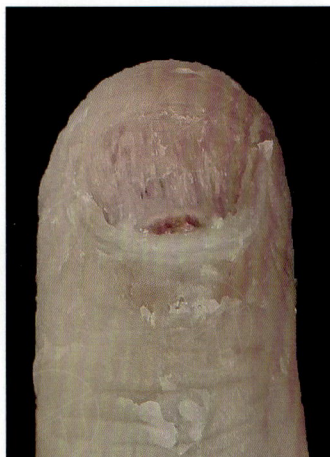

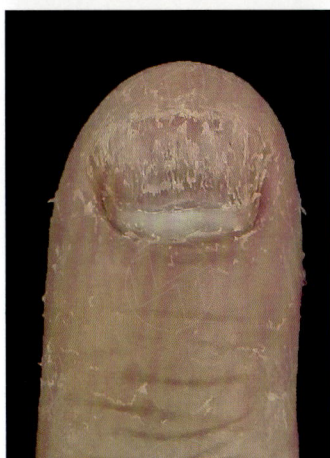

2016年03月16日 第1天	2016年03月18日 第3天	2016年04月02日 第18天
2016年04月10日 第26天	2016年04月23日 第39天	2016年05月01日 第47天
2016年05月11日 第57天	2016年05月17日 第63天	2016年05月27日 第73天

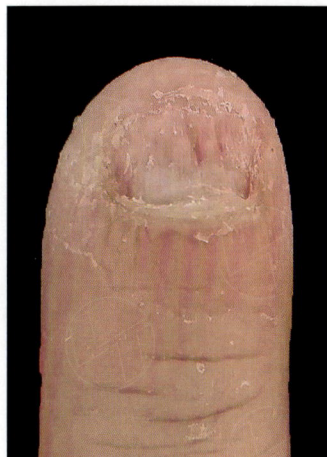

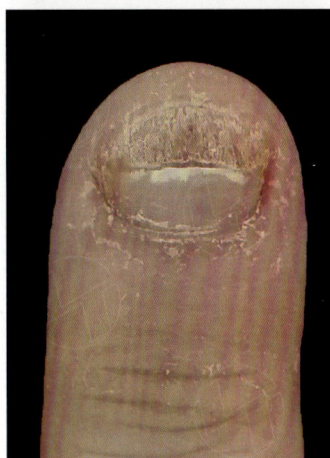

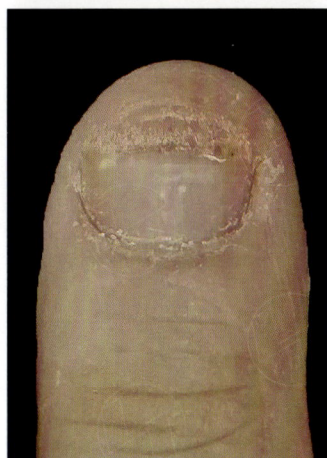

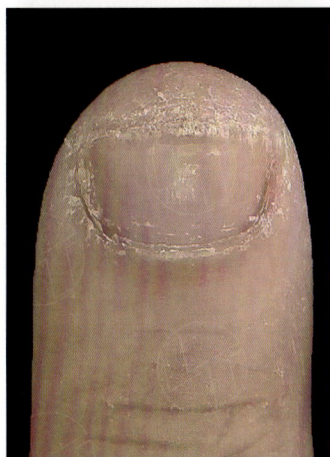

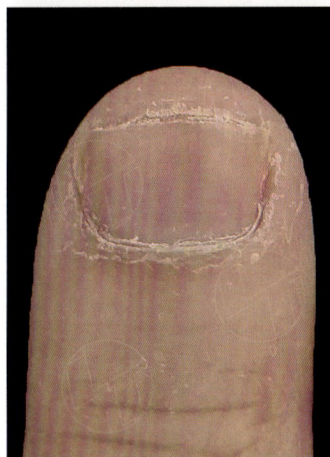

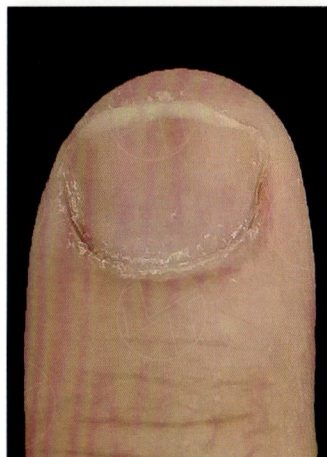

福建省厦门市

姓名：江女士　　性别：女　　年龄：33

　　2016年3月16日开始接受系统康复服务，其右手中指被真菌感染，属于全营养不良型灰指甲。通过两个半月配合康复，于2016年5月27日长出健康甲板，完全康复。

本案例咨询服务人员：赖 欣

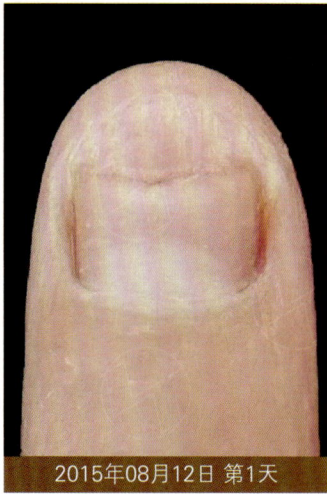

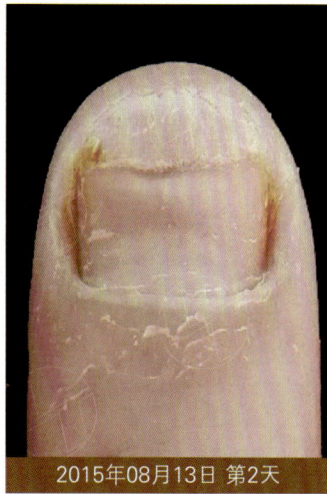

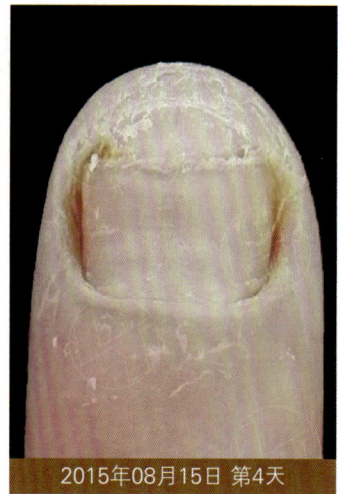

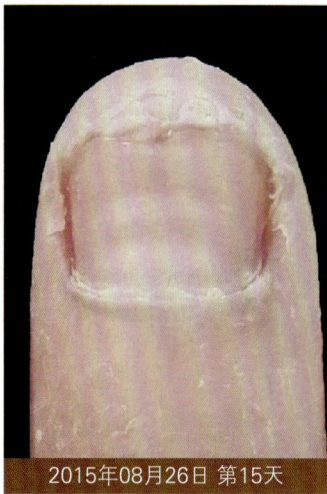

2015年08月12日 第1天	2015年08月13日 第2天	2015年08月15日 第4天
2015年08月26日 第15天	2015年09月09日 第29天	2015年09月10日 第30天
2015年09月18日 第38天	2015年10月08日 第58天	2015年11月08日 第89天

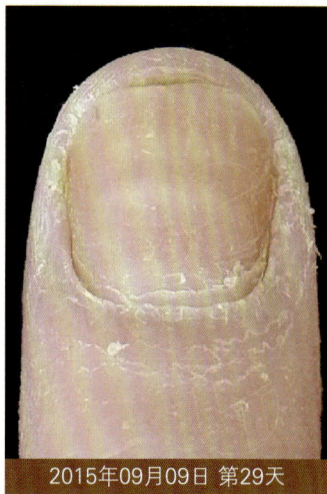

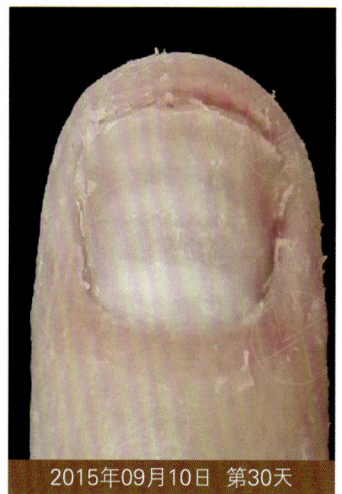

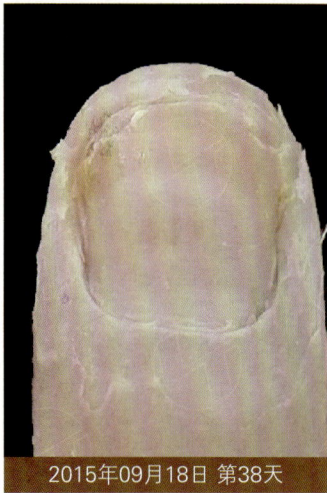

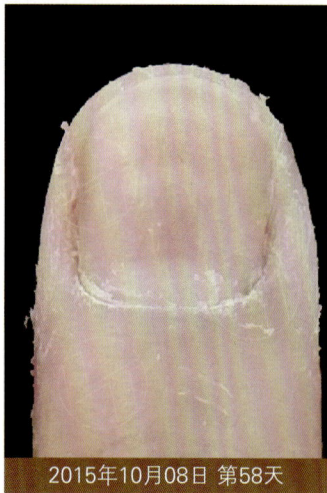

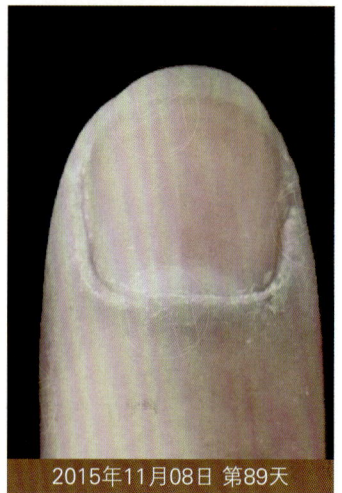

福建省福州市

姓名：程先生　　性别：男　　年龄：25

　　2015年8月12日开始接受系统康复服务，其左手中指被真菌感染，属于全营养不良型灰指甲。通过近三个月配合康复，于2015年11月8日长出健康甲板，完全康复。

本案例咨询服务人员：王桂霞

2015年11月21日 使用前	2015年12月07日 第17天	2015年12月15日 第25天	2015年12月27日 第37天
2016年01月03日 第44天	2016年01月06日 第47天	2016年01月16日 第57天	2016年01月30日 第71天
2016年02月04日 第76天	2016年02月16日 第88天	2016年03月20日 第121天	2016年05月15日 第177天

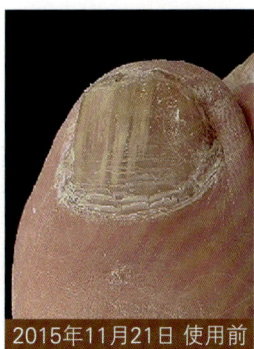

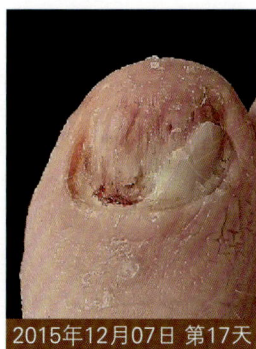

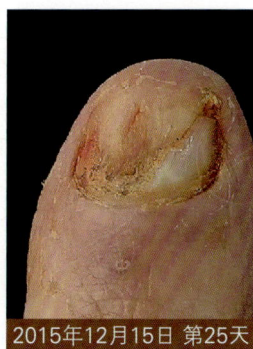

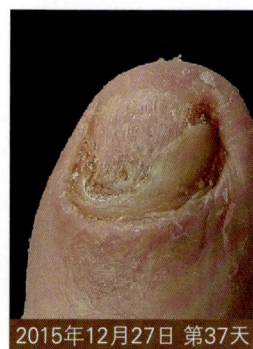

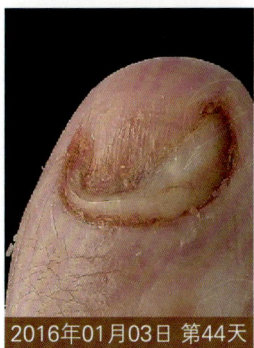

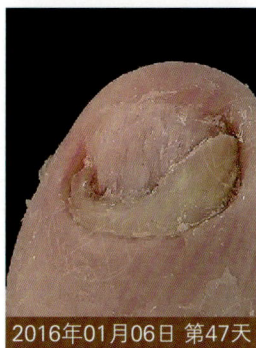

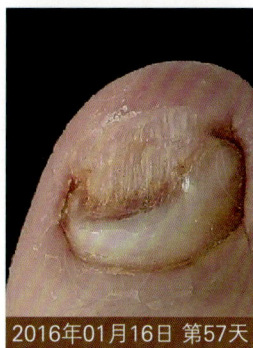

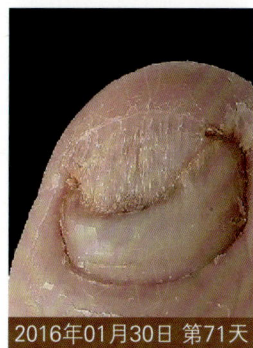

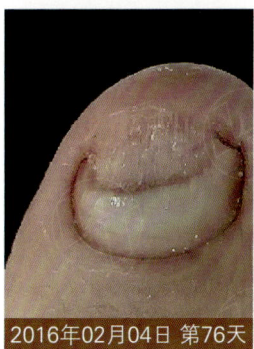

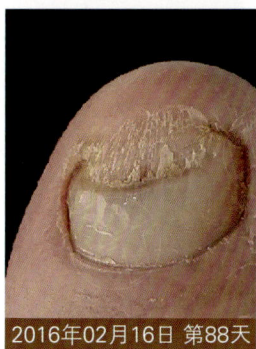

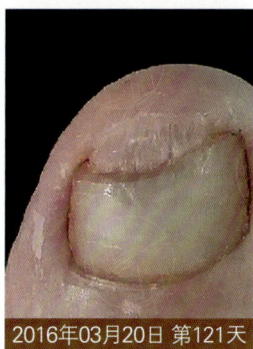

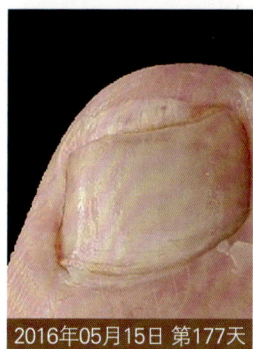

福建省邵武市

姓名：王女士　　性别：女　　年龄：48

　　2015年11月21日开始接受系统康复服务，其右脚踇趾被真菌感染，属于全营养不良型灰指甲。通过六个月配合康复，于2016年5月15日长出健康甲板，完全康复。

本案例咨询服务人员：陶加萍

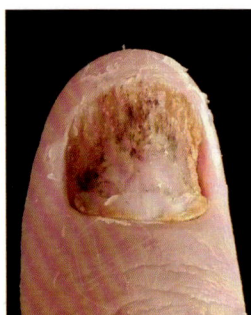

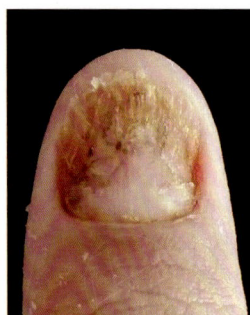

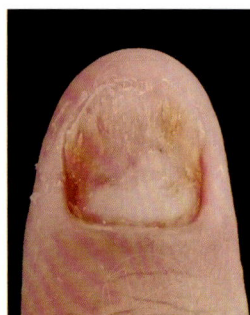

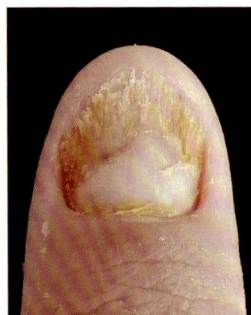

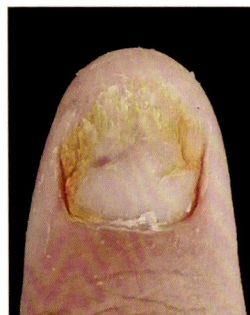

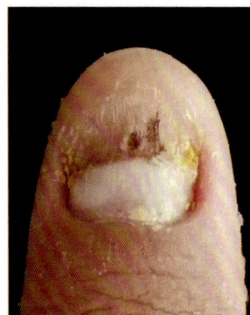

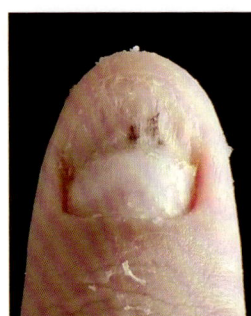

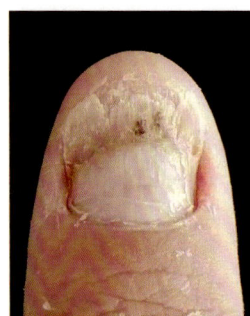

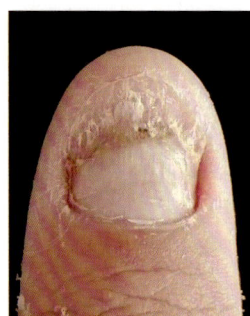

2015年08月07日 第1天	2015年08月11日 第5天	2015年08月13日 第7天	2015年08月15日 第9天
2015年08月18日 第12天	2015年08月19日 第13天	2015年08月24日 第18天	2015年08月25日 第19天
2015年08月26日 第20天	2015年08月30日 第24天	2015年08月31日 第25天	2015年09月05日 第30天
2015年09月12日 第37天	2015年09月19日 第44天	2015年10月04日 第59天	2016年02月04日 第182天

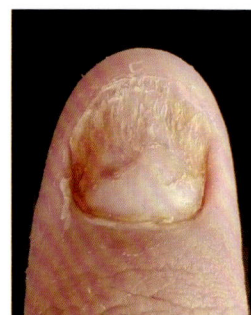

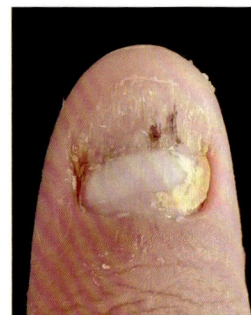

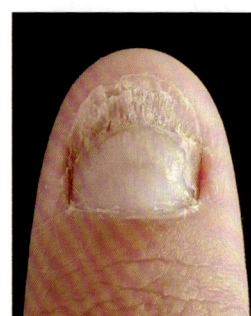

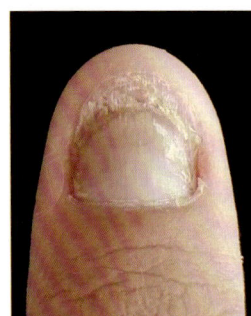

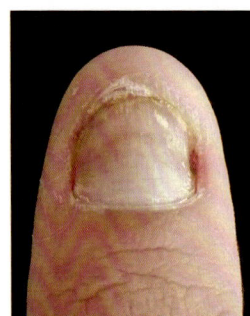

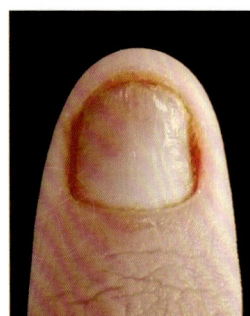

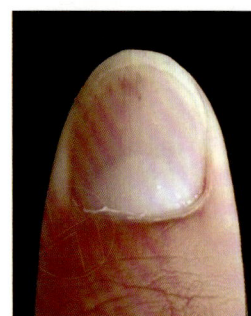

福建省沙县

姓名：盛先生　　性别：男　　年龄：14

　　2015年8月7日开始接受系统康复服务，其右手拇指被真菌感染，属于全营养不良型灰指甲。通过六个月配合康复，于2016年2月4日长出健康甲板，完全康复。

本案例咨询服务人员：蔡端娜

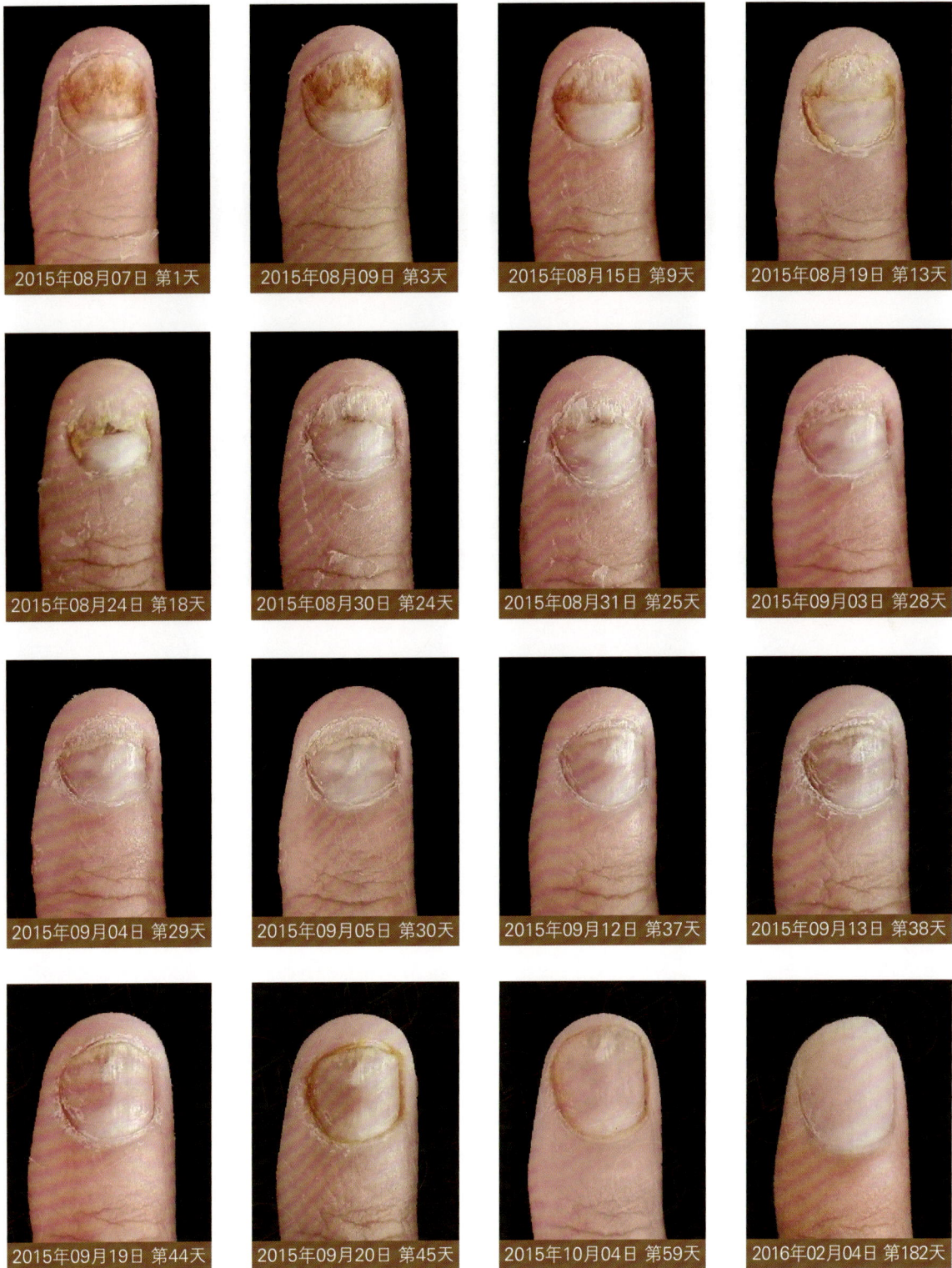

2015年08月07日 第1天

2015年08月09日 第3天

2015年08月15日 第9天

2015年08月19日 第13天

2015年08月24日 第18天

2015年08月30日 第24天

2015年08月31日 第25天

2015年09月03日 第28天

2015年09月04日 第29天

2015年09月05日 第30天

2015年09月12日 第37天

2015年09月13日 第38天

2015年09月19日 第44天

2015年09月20日 第45天

2015年10月04日 第59天

2016年02月04日 第182天

福建省沙县

姓名：盛先生　　性别：男　　年龄：14

2015年8月7日开始接受系统康复服务，其右手中指被真菌感染，属于全营养不良型灰指甲。
通过六个月配合康复，于2016年2月4日长出健康甲板，完全康复。

本案例咨询服务人员：蔡端娜

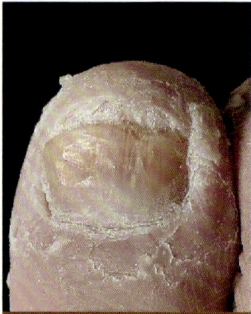

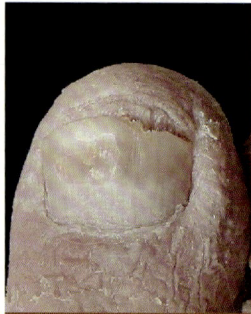

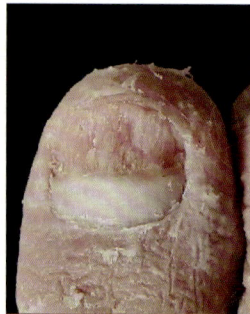

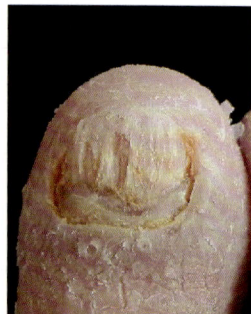

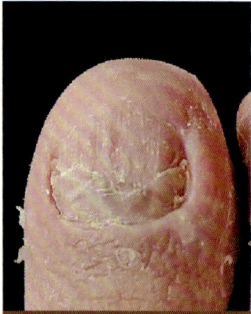

2015年10月08日 第1天	2015年10月10日 第3天	2015年10月11日 第4天	2015年10月16日 第9天
2015年10月23日 第16天	2015年11月10日 第34天	2015年11月17日 第41天	2015年11月23日 第47天
2015年12月10日 第64天	2015年12月18日 第72天	2015年12月31日 第85天	2016年01月06日 第91天
2016年01月26日 第111天	2016年03月07日 第152天	2016年03月11日 第156天	2016年04月07日 第183天

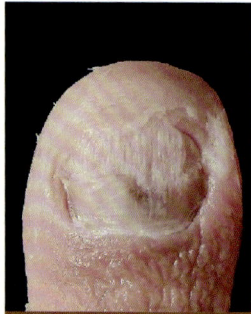

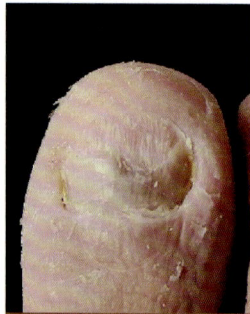

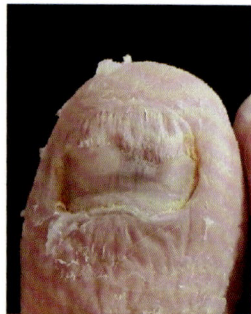

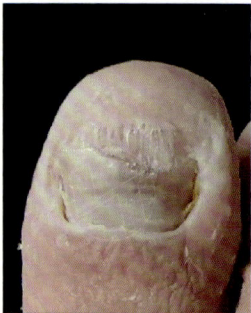

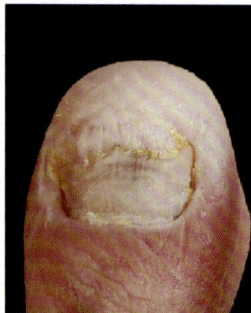

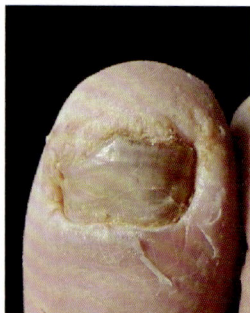

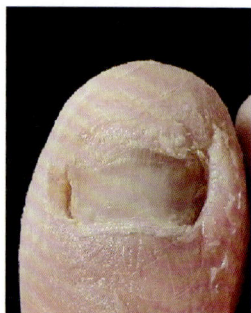

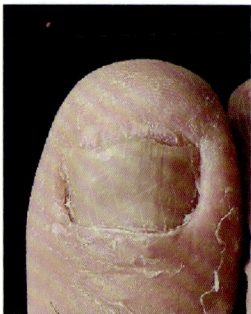

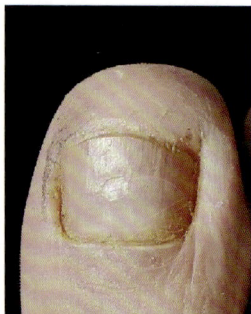

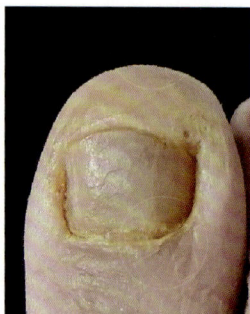

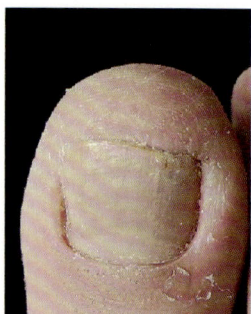

福建省三明市

姓名:杨女士　　性别:女　　年龄:50

　　2015年10月8日开始接受系统康复服务,其右脚踇趾被真菌感染,属于全营养不良型灰指甲。通过六个月配合康复,于2016年4月7日长出健康甲板,完全康复。

本案例咨询服务人员:王　滨

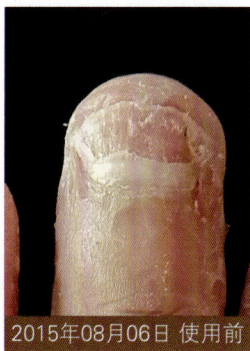

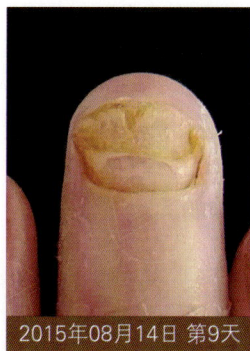

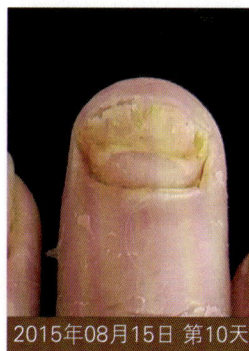

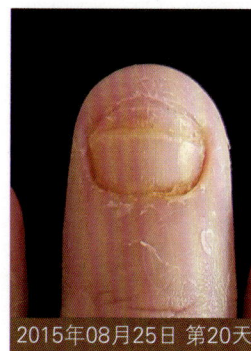

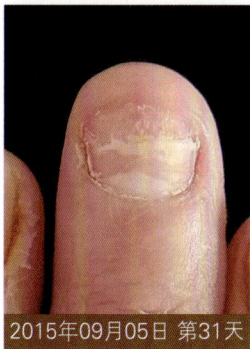

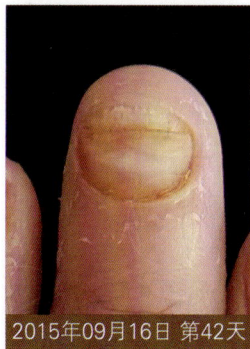

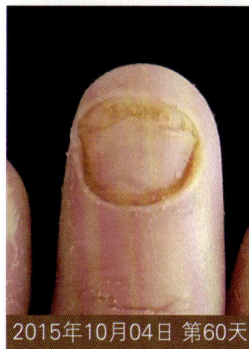

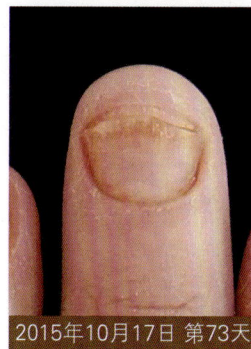

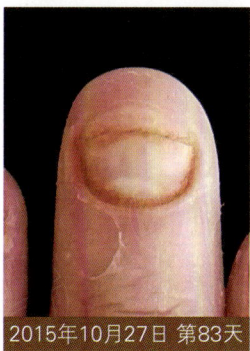

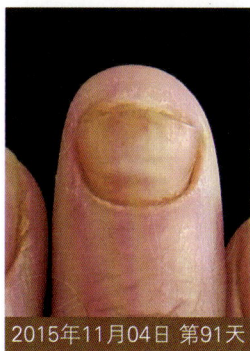

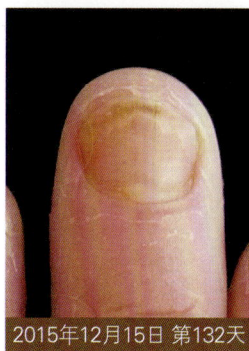

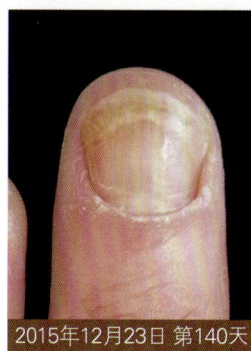

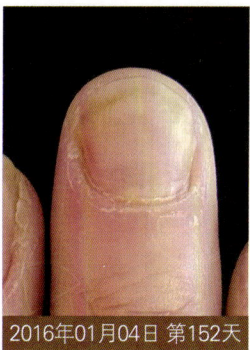

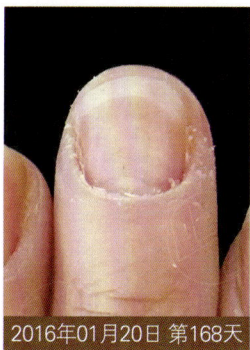

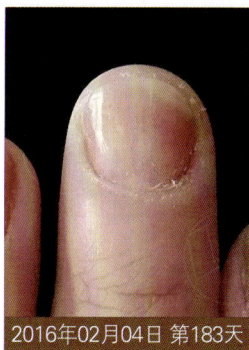

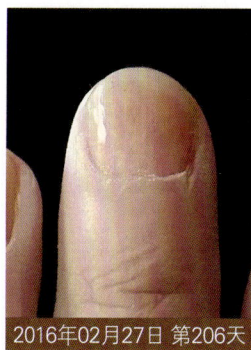

2015年08月06日 使用前　2015年08月14日 第9天　2015年08月15日 第10天　2015年08月25日 第20天

2015年09月05日 第31天　2015年09月16日 第42天　2015年10月04日 第60天　2015年10月17日 第73天

2015年10月27日 第83天　2015年11月04日 第91天　2015年12月15日 第132天　2015年12月23日 第140天

2016年01月04日 第152天　2016年01月20日 第168天　2016年02月04日 第183天　2016年02月27日 第206天

福建省沙县

姓名：陈女士　　性别：女　　年龄：40

　　2015年8月6日开始接受系统康复服务，其左手中指被真菌感染，属于全营养不良型灰指甲。通过七个月配合康复，于2016年2月27日长出健康甲板，完全康复。

本案例咨询服务人员：蔡端娜

2015年08月08日 第1天	2015年08月12日 第5天	2015年09月05日 第29天	2015年09月12日 第36天
2015年09月26日 第50天	2015年10月17日 第71天	2015年10月24日 第78天	2015年11月28日 第113天
2015年12月22日 第137天	2016年01月13日 第159天	2016年02月15日 第192天	2016年03月01日 第207天
2016年03月04日 第210天	2016年03月29日 第235天	2016年04月05日 第242天	2016年04月11日 第248天

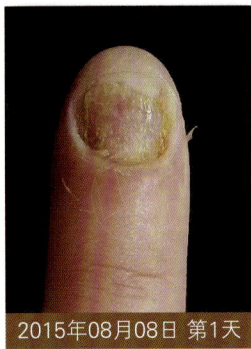

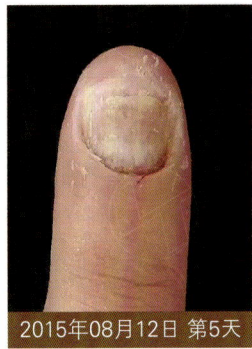

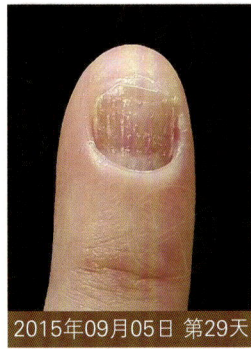

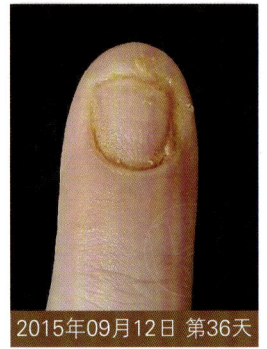

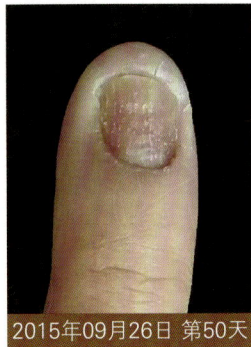

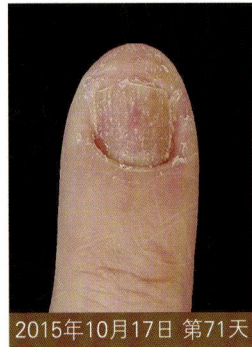

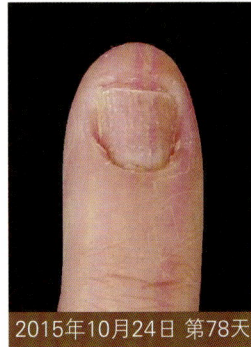

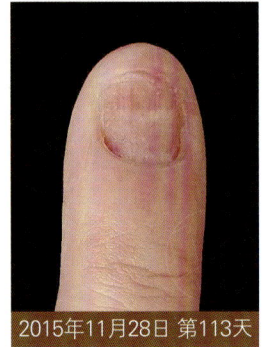

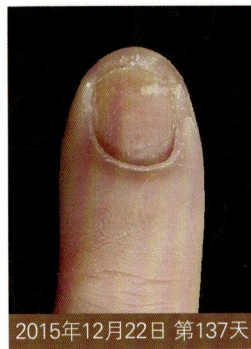

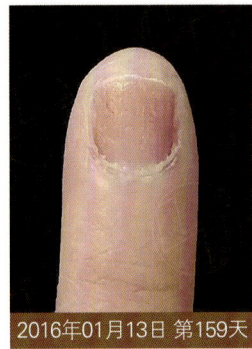

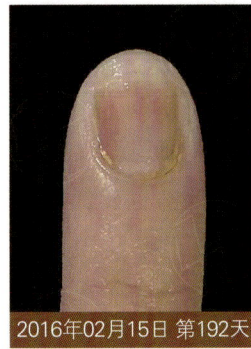

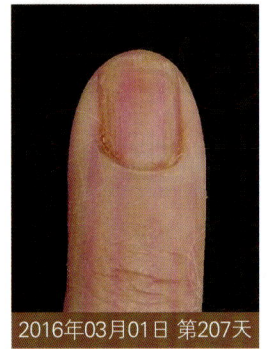

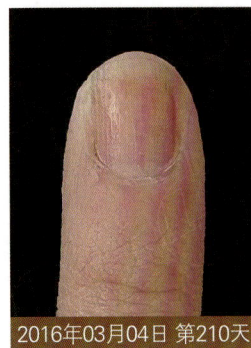

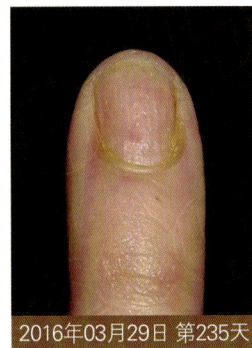

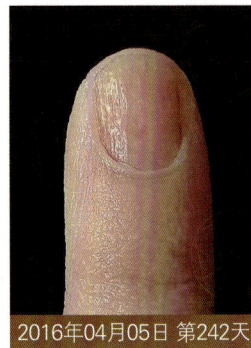

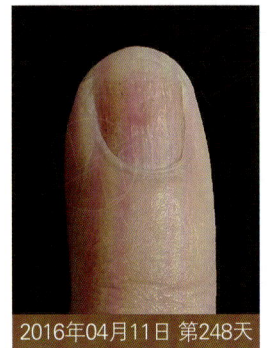

福建省三明市

姓名:陈女士　　性别:女　　年龄:32

　　2015年8月8日开始接受系统康复服务,其右手小指被真菌感染,属于全营养不良型灰指甲。通过八个月配合康复,于2016年4月11日长出健康甲板,完全康复。

本案例咨询服务人员:王　滨

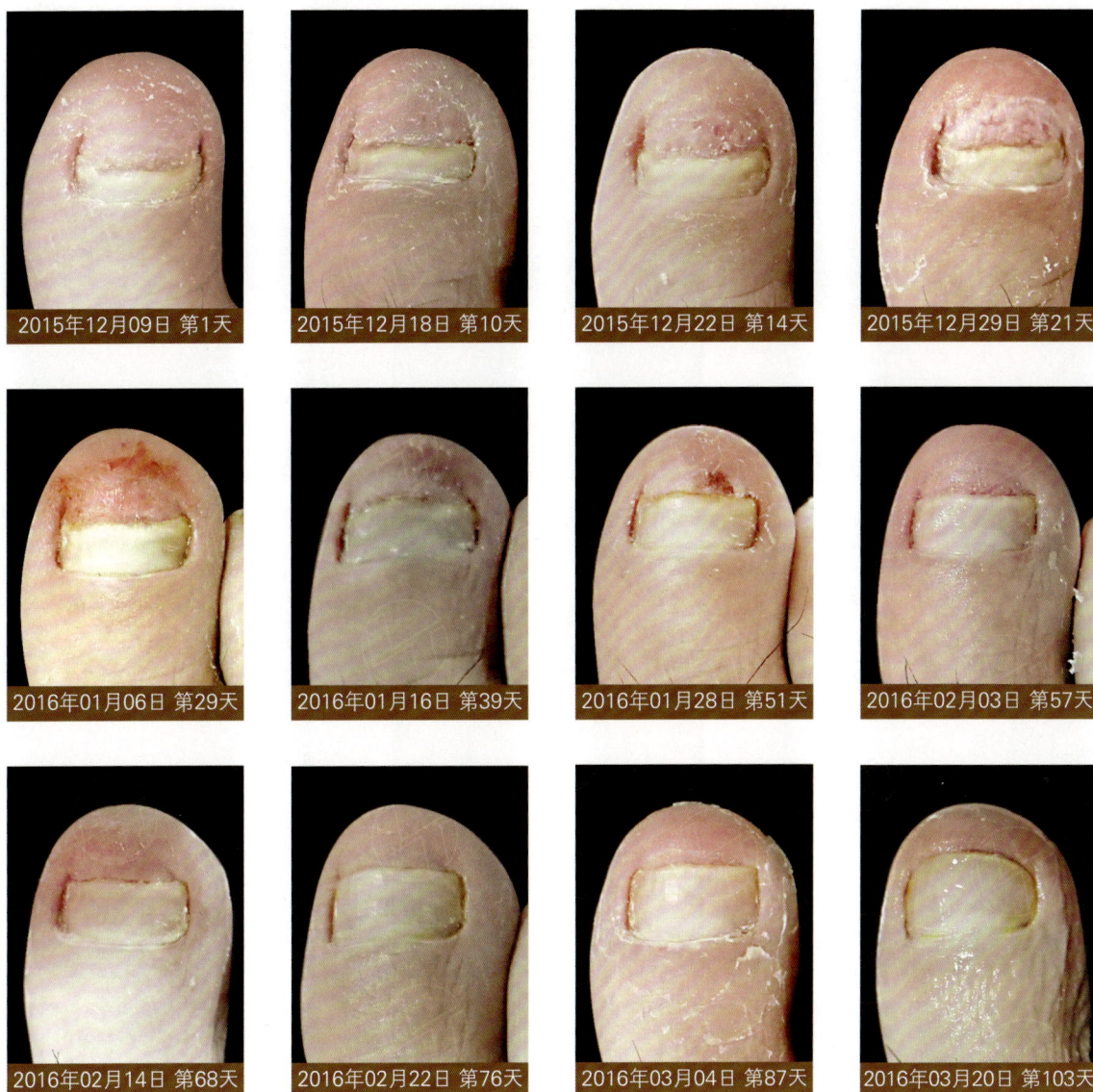

2015年12月09日 第1天 | 2015年12月18日 第10天 | 2015年12月22日 第14天 | 2015年12月29日 第21天

2016年01月06日 第29天 | 2016年01月16日 第39天 | 2016年01月28日 第51天 | 2016年02月03日 第57天

2016年02月14日 第68天 | 2016年02月22日 第76天 | 2016年03月04日 第87天 | 2016年03月20日 第103天

四川省崇州市

姓名：秦先生　　　性别：男　　　年龄：60

　　2015年12月9日开始接受系统康复服务，其右脚踇趾被真菌感染，属于全营养不良型灰指甲。通过三个半月配合康复，于2016年3月20日长出健康甲板，完全康复。

本案例咨询服务人员：龚利清

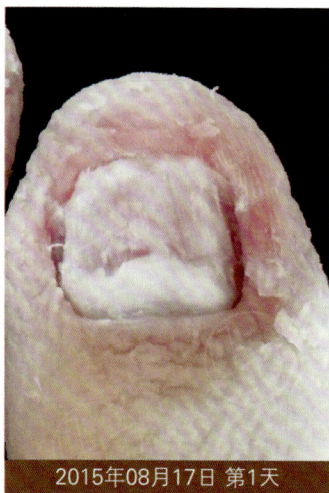

2015年08月17日 第1天　　2015年08月27日 第11天　　2015年09月07日 第22天

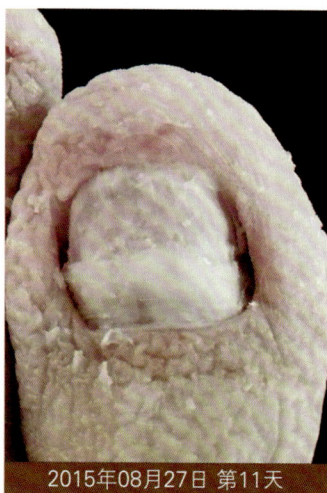

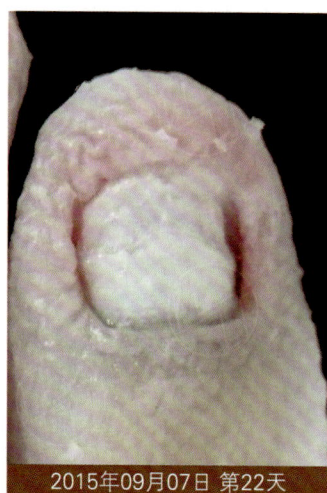

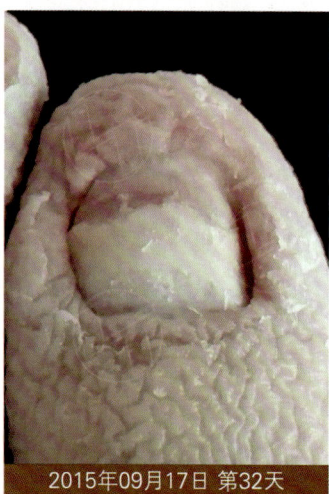

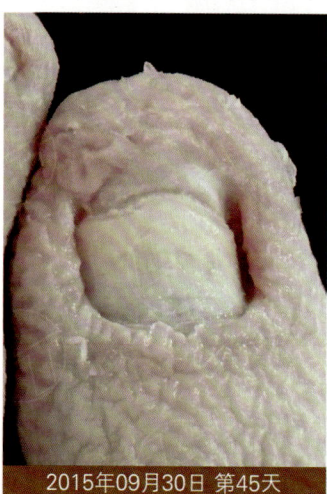

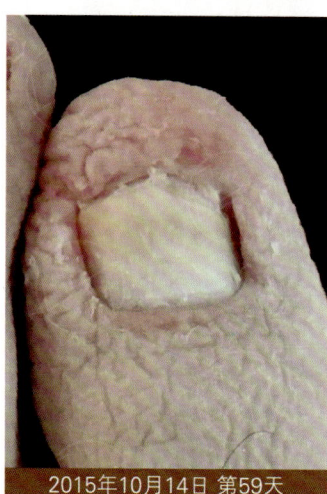

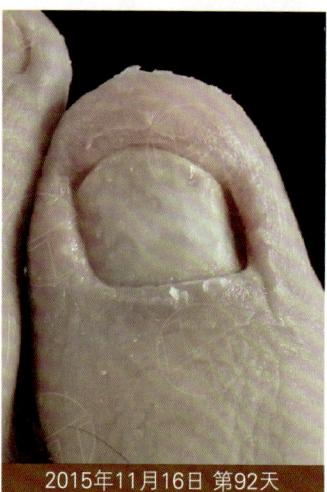

2015年09月17日 第32天　　2015年09月30日 第45天　　2015年10月14日 第59天

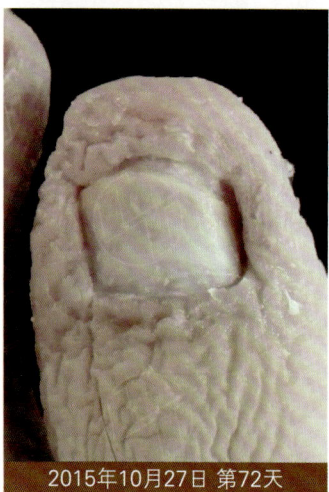

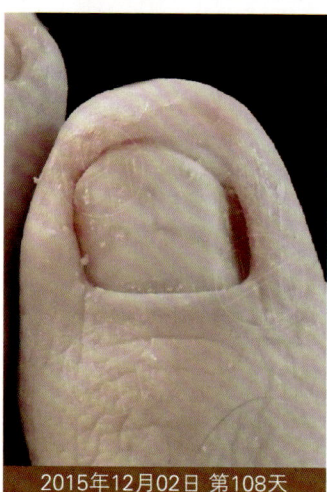

2015年10月27日 第72天　　2015年11月16日 第92天　　2015年12月02日 第108天

四川省绵阳市

姓名：彭先生　　　性别：男　　年龄：36

　　2015年8月17日开始接受系统康复服务，其左脚蹈趾被真菌感染，属于全营养不良型灰指甲。通过三个半月配合康复，于2015年12月2日长出健康甲板，完全康复。

本案例咨询服务人员：夏　静

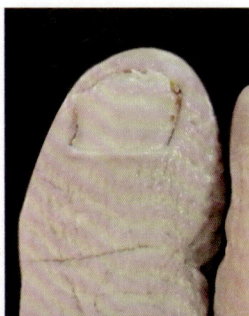

2015年11月20日 第1天 | 2015年11月23日 第4天 | 2015年12月10日 第21天 | 2015年12月22日 第33天

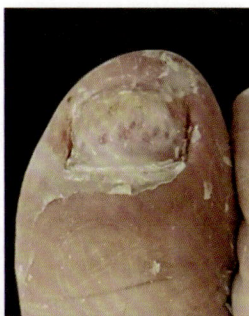

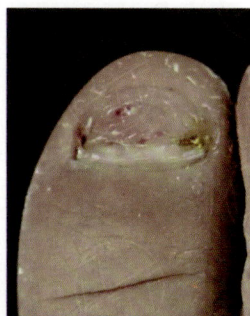

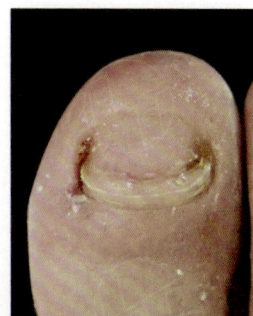

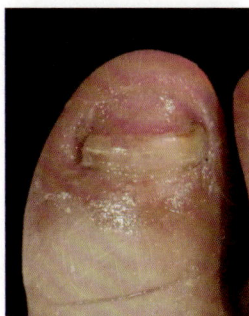

2016年01月03日 第45天 | 2016年01月17日 第59天 | 2016年01月31日 第73天 | 2016年02月05日 第78天

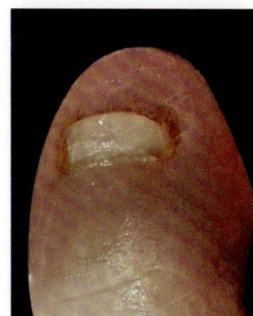

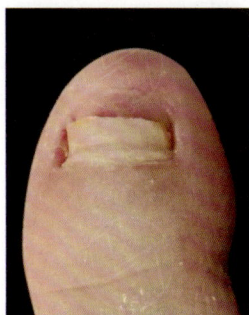

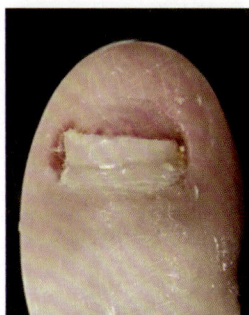

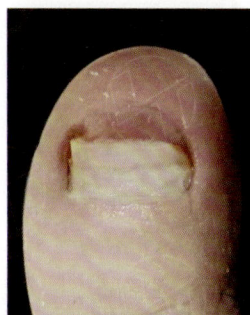

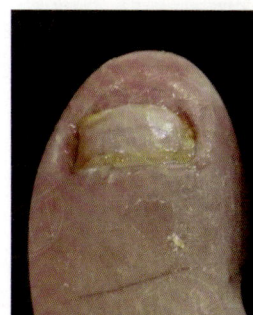

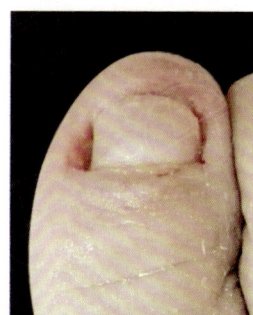

2016年02月17日 第90天 | 2016年02月25日 第98天 | 2016年03月05日 第107天 | 2016年03月12日 第114天

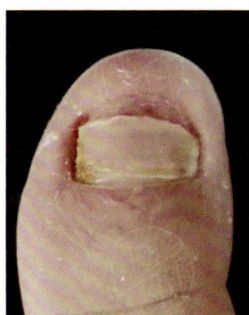

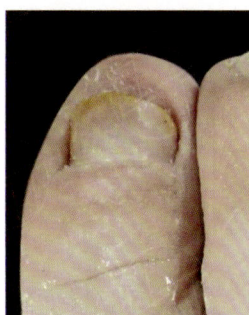

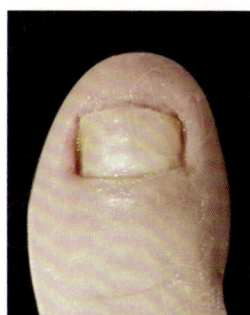

2016年03月19日 第121天 | 2016年03月29日 第131天 | 2016年04月05日 第138天 | 2016年04月12日 第145天

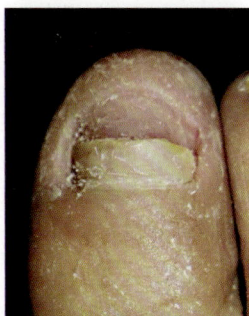

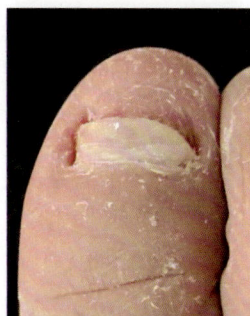

四川省崇州市

姓名:郑女士   性别:女   年龄:44

　　2015年11月20日开始接受系统康复服务,其右脚踇趾被真菌感染,属于全营养不良型灰指甲。通过五个月配合康复,于2016年4月12日长出健康甲板,完全康复。

本案例咨询服务人员:龚利清

2015年08月19日 第1天	2015年08月29日 第11天	2015年09月11日 第24天	2015年09月21日 第34天
2015年10月04日 第47天	2015年10月14日 第57天	2015年10月24日 第67天	2015年11月09日 第83天
2015年11月23日 第97天	2015年12月06日 第110天	2015年12月19日 第123天	2016年01月24日 第159天

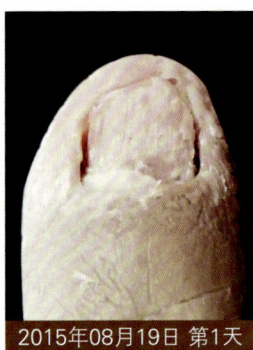

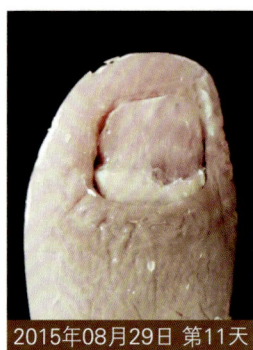

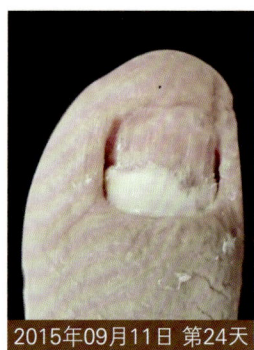

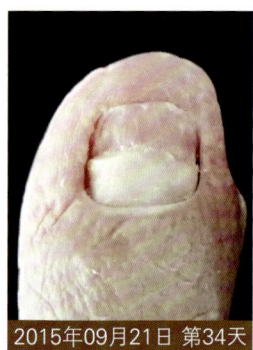

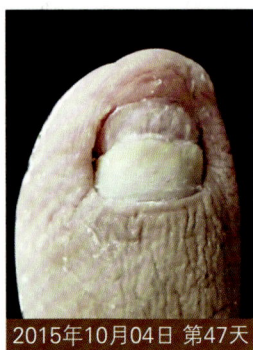

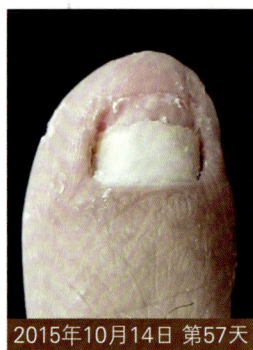

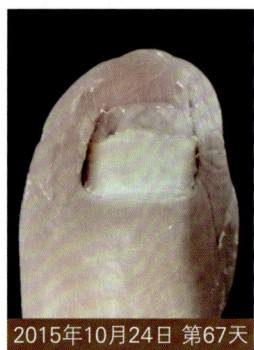

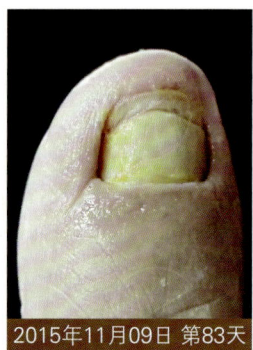

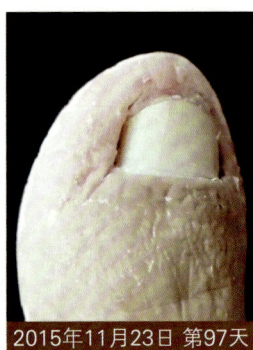

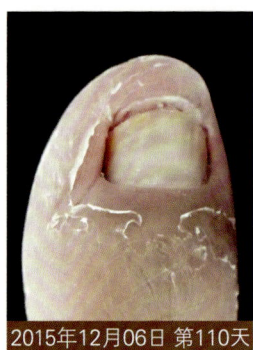

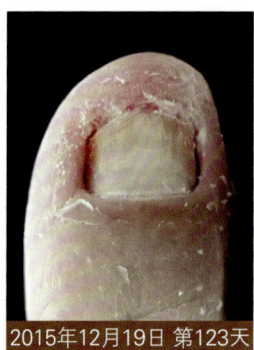

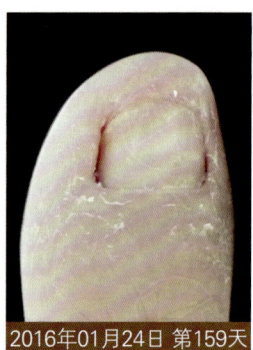

四川省绵阳市

姓名：姜先生　　　性别：男　　年龄：60

　　2015年8月19日开始接受系统康复服务，其右脚踇趾被真菌感染，属于全营养不良型灰指甲。通过五个月配合康复，于2016年1月24日长出健康甲板，完全康复。

本案例咨询服务人员：夏　静

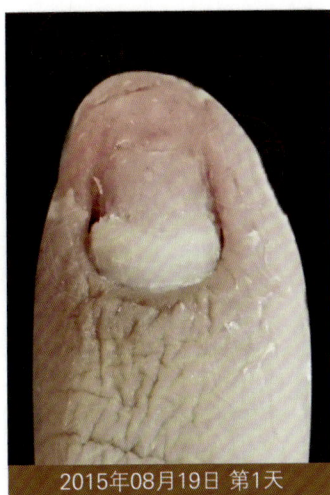

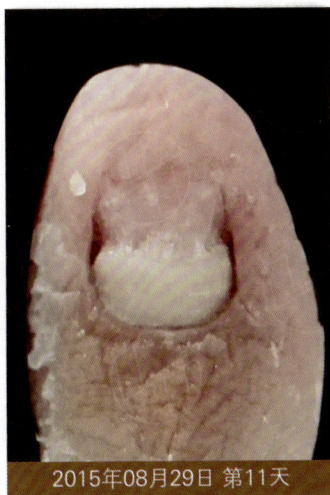

2015年08月19日 第1天	2015年08月29日 第11天	2015年09月11日 第24天
2015年09月21日 第34天	2015年10月05日 第48天	2015年10月17日 第60天
2015年11月04日 第78天	2015年11月28日 第102天	2016年01月29日 第164天

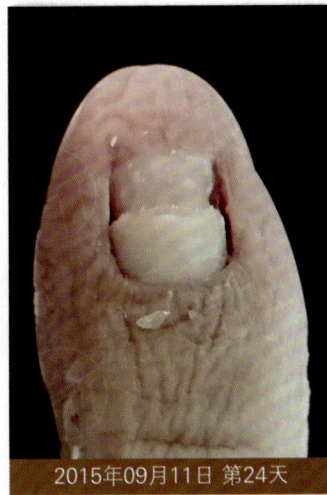

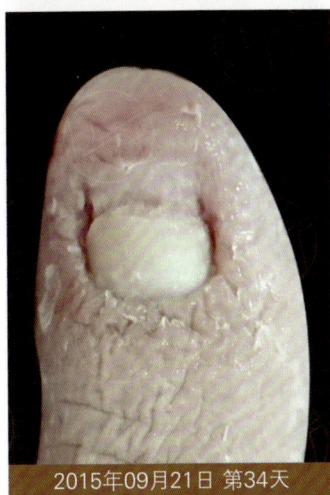

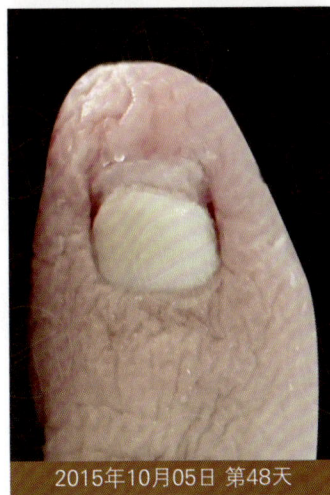

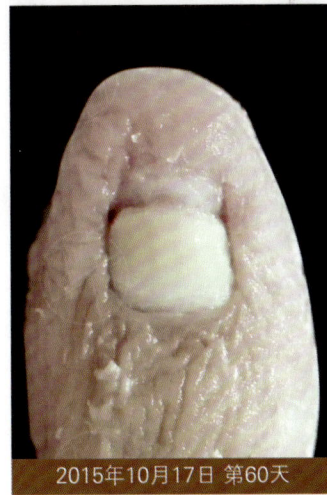

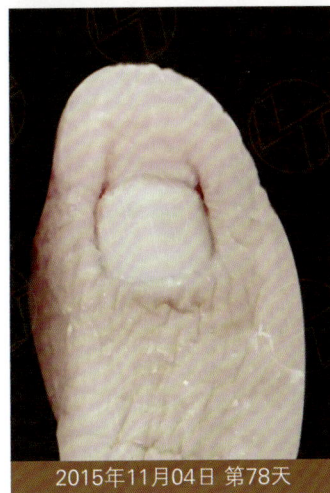

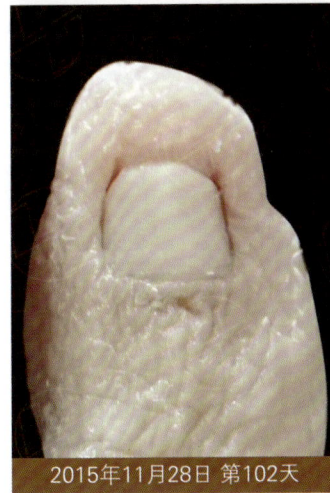

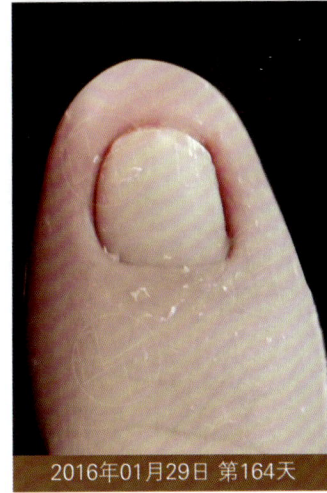

四川省绵阳市

姓名：郭女士　　　性别：女　　年龄：29

　　2015年8月19日开始接受系统康复服务，其左脚跺趾被真菌感染，属于全营养不良型灰指甲。通过五个半月配合康复，于2016年1月29日长出健康甲板，完全康复。

本案例咨询服务人员：夏　静

2016年02月25日 第1天	2016年02月26日 第2天	2016年02月29日 第5天	2016年03月21日 第26天
2016年03月31日 第36天	2016年04月11日 第47天	2016年04月20日 第56天	2016年04月28日 第64天
2016年05月09日 第75天	2016年05月20日 第86天	2016年06月11日 第108天	2016年06月18日 第115天
2016年06月27日 第124天	2016年07月12日 第139天	2016年08月03日 第161天	2016年08月25日 第183天

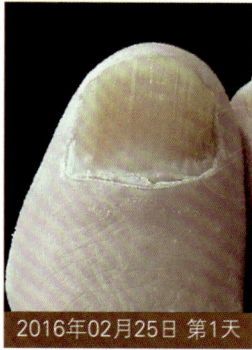

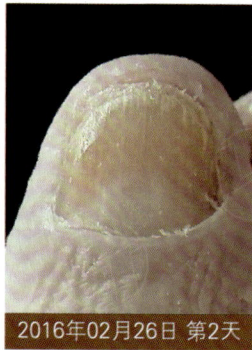

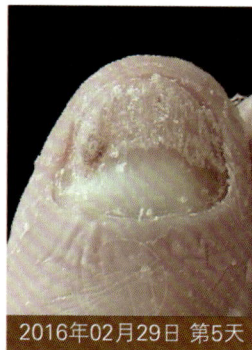

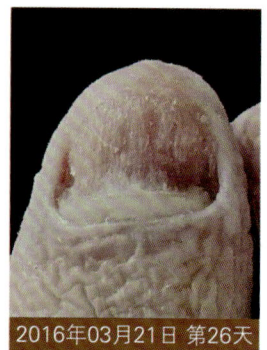

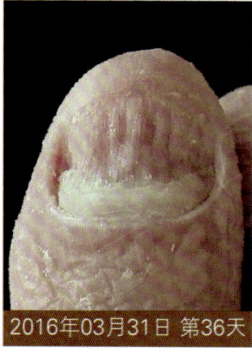

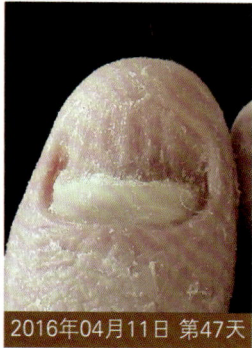

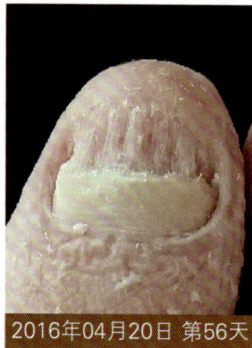

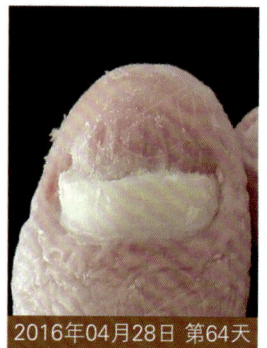

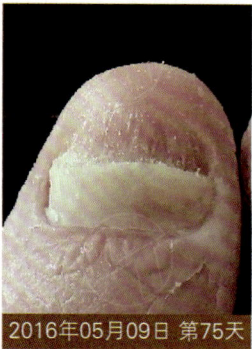

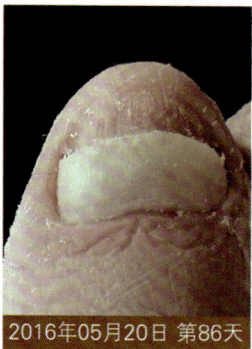

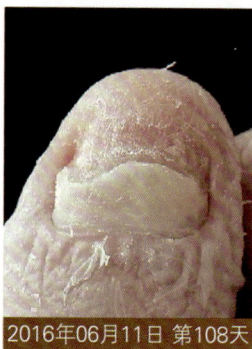

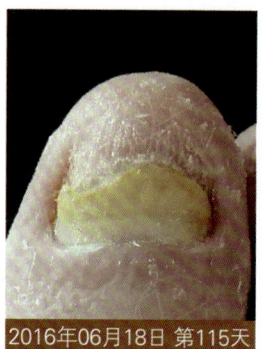

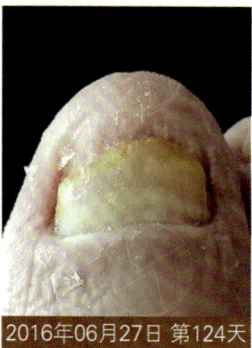

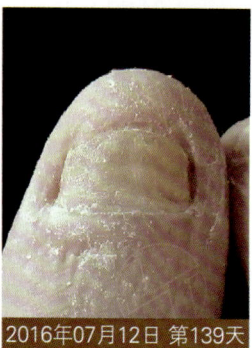

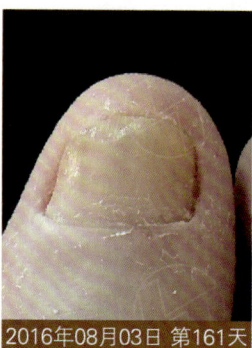

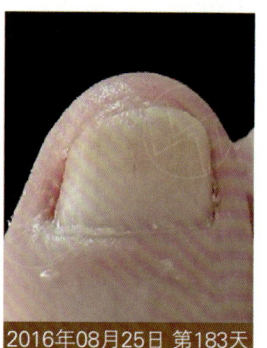

四川省绵阳市

姓名：高先生　　　性别：男　　　年龄：46

　　2016年2月25日开始接受系统康复服务，其右脚踇趾被真菌感染，属于全营养不良型灰指甲。通过六个月配合康复，于2016年8月25日长出健康甲板，完全康复。

本案例咨询服务人员：夏　静

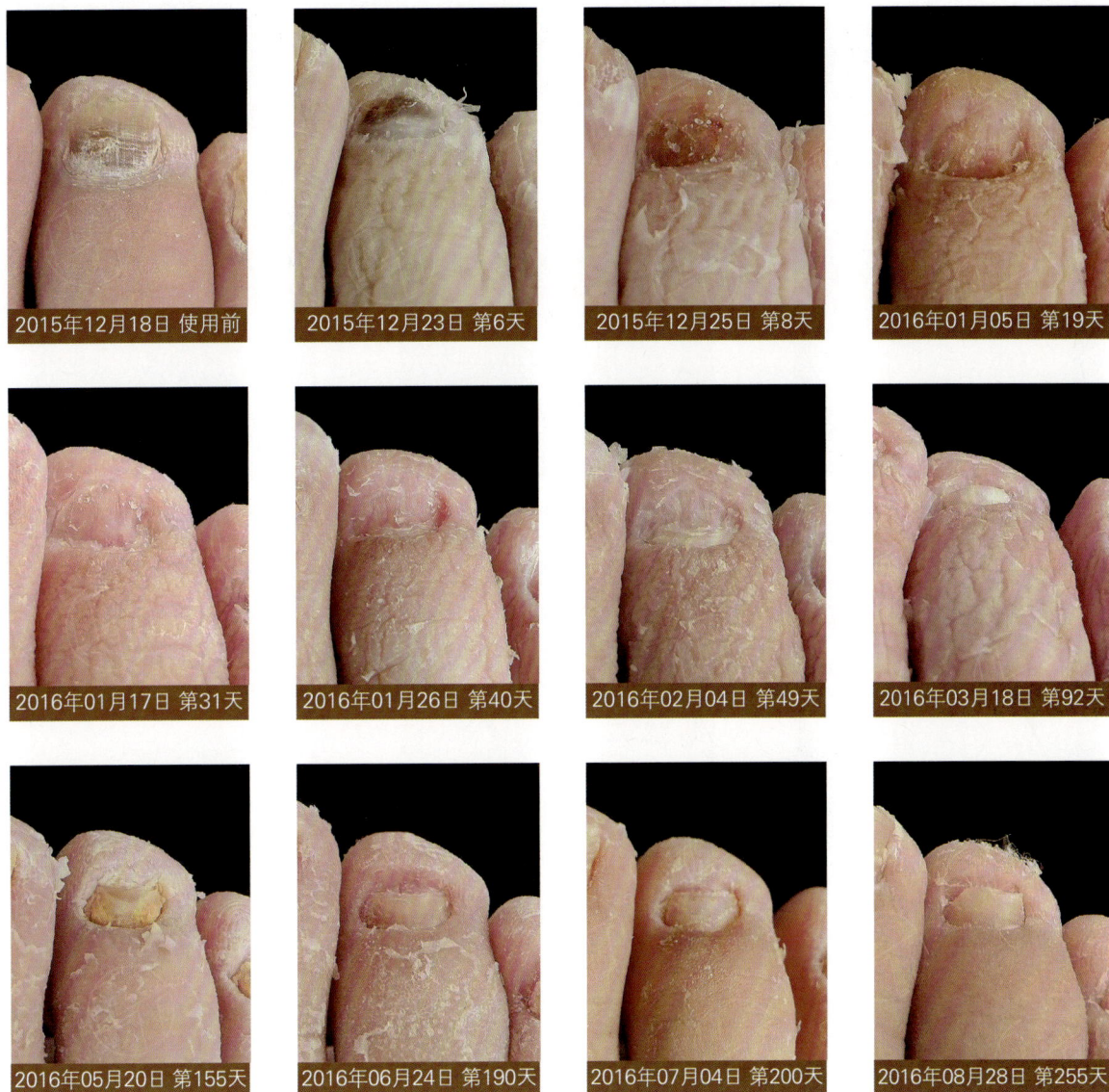

2015年12月18日 使用前	2015年12月23日 第6天	2015年12月25日 第8天	2016年01月05日 第19天
2016年01月17日 第31天	2016年01月26日 第40天	2016年02月04日 第49天	2016年03月18日 第92天
2016年05月20日 第155天	2016年06月24日 第190天	2016年07月04日 第200天	2016年08月28日 第255天

四川省广汉市

姓名:张女士   性别:女   年龄:50

　　2015年12月18日开始接受系统康复服务,其右脚无名趾被真菌感染,属于全营养不良型灰指甲。通过八个半月配合康复,于2016年8月28日长出健康甲板,完全康复。

本案例咨询服务人员：杨　阳

2015年09月15日 使用前

2015年10月19日 第35天

2015年12月02日 第79天

2015年12月22日 第99天

2016年02月04日 第143天

2016年02月24日 第163天

2016年04月14日 第213天

2016年06月02日 第262天

2016年07月16日 第306天

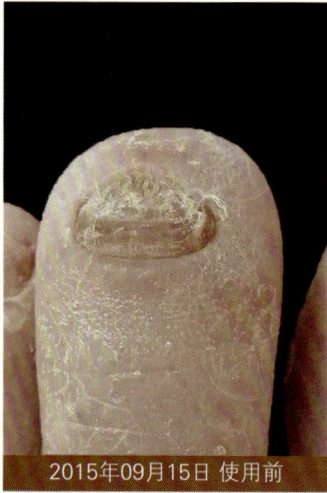

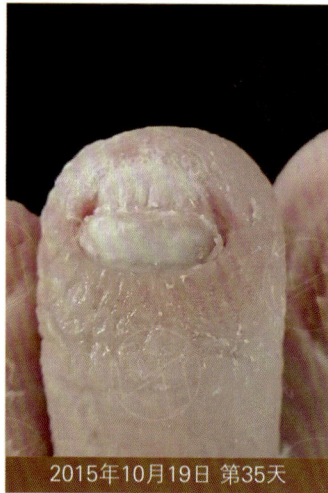

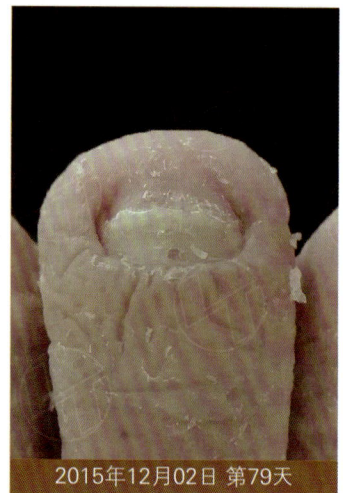

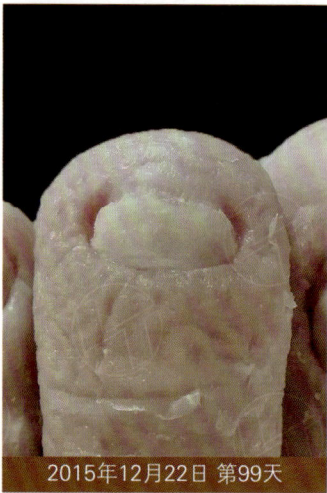

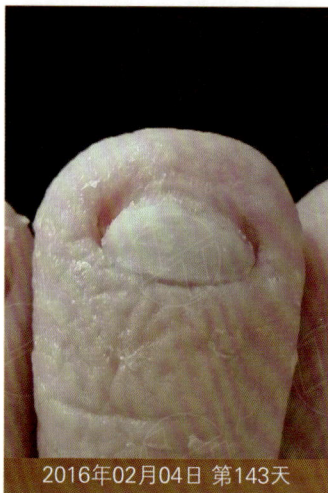

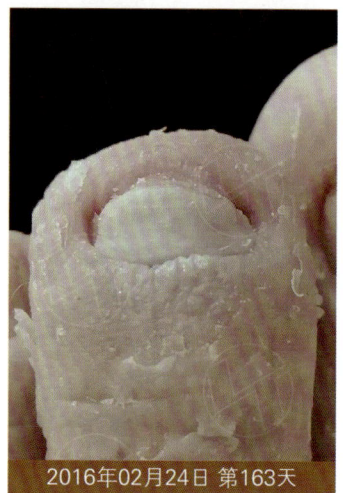

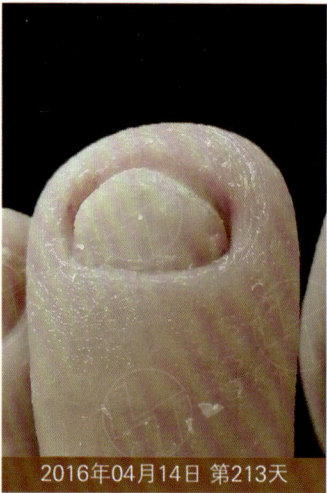

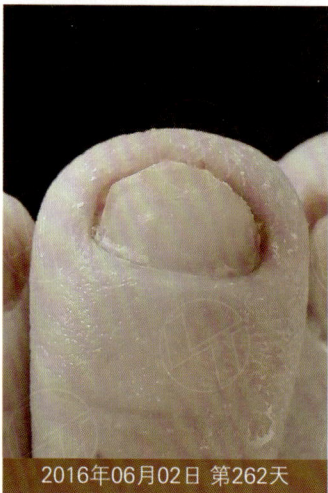

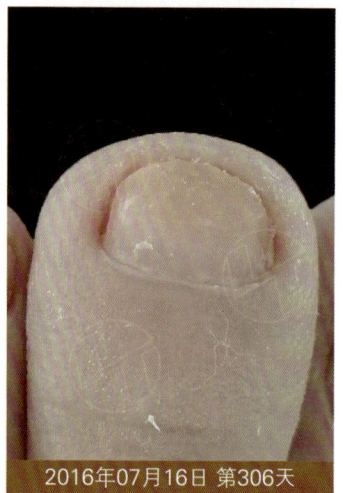

四川省绵阳市

姓名：李先生　　性别：男　　年龄：68

　　2015年9月15日开始接受系统康复服务，其左脚食趾被真菌感染，属于全营养不良型灰指甲。通过一年配合康复，于2016年7月16日长出健康甲板，完全康复。

本案例咨询服务人员：夏　静

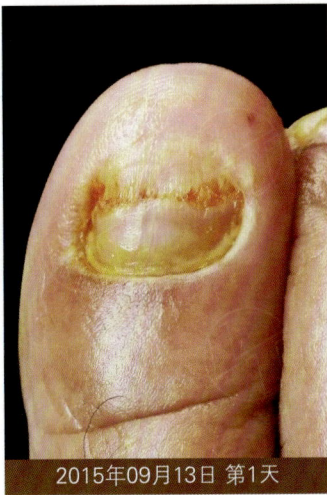	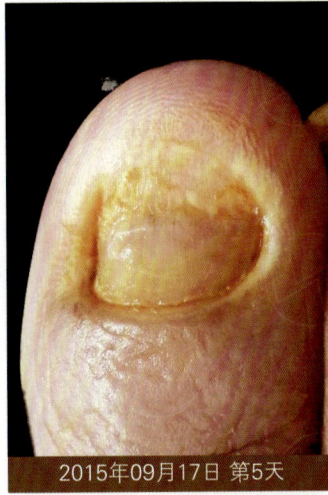	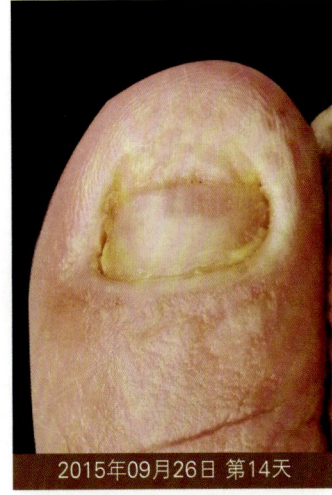
2015年09月13日 第1天	2015年09月17日 第5天	2015年09月26日 第14天
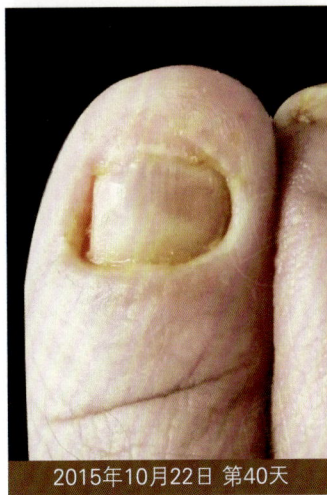	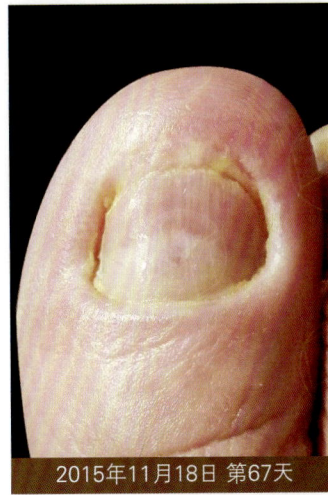	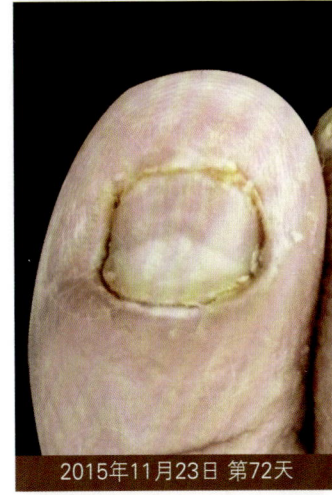
2015年10月22日 第40天	2015年11月18日 第67天	2015年11月23日 第72天
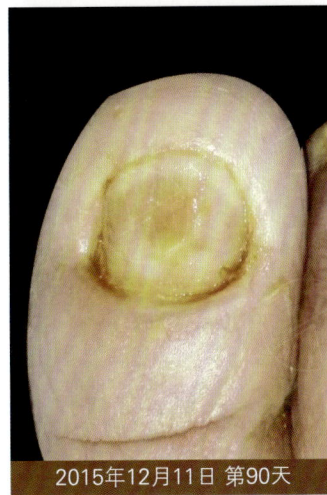	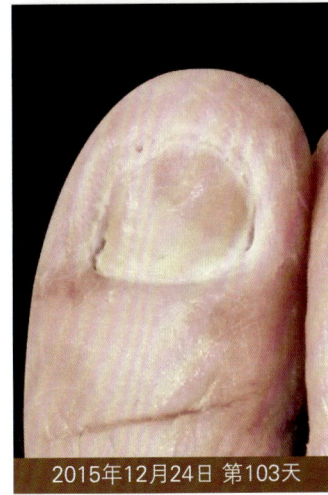	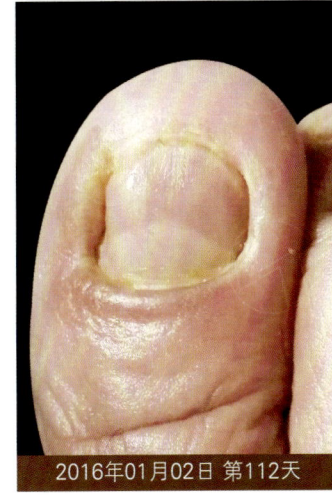
2015年12月11日 第90天	2015年12月24日 第103天	2016年01月02日 第112天

天津市汉沽区

姓名：李女士　　　性别：女　　　年龄：52

　　2015年9月13日开始接受系统康复服务，其右脚踇趾被真菌感染，属于全营养不良型灰指甲。通过四个月配合康复，于2016年1月2日长出健康甲板，完全康复。

本案例咨询服务人员：李秀凤

2016年06月06日 使用前

2016年06月08日 第3天

2016年06月15日 第10天

2016年06月30日 第25天

2016年07月11日 第36天

2016年08月09日 第65天

2016年08月29日 第85天

2016年09月30日 第117天

2016年10月08日 第125天

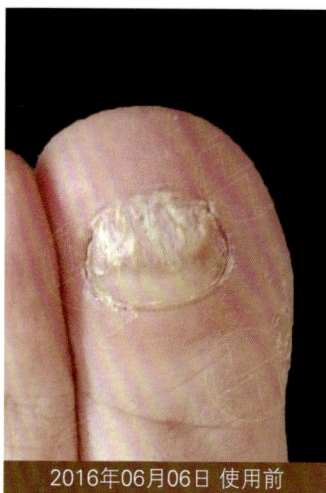

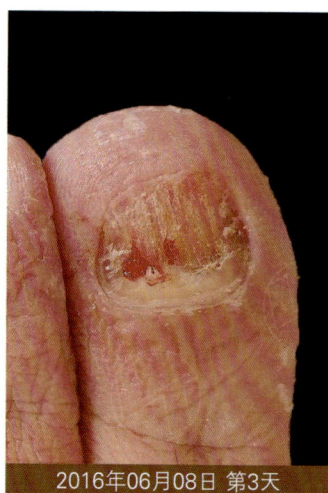

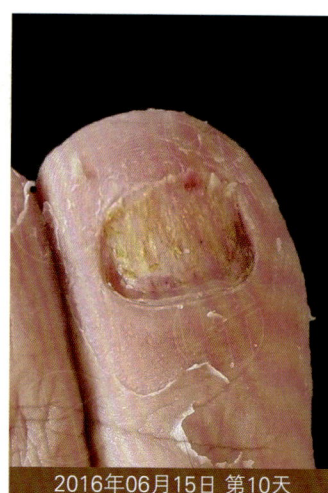

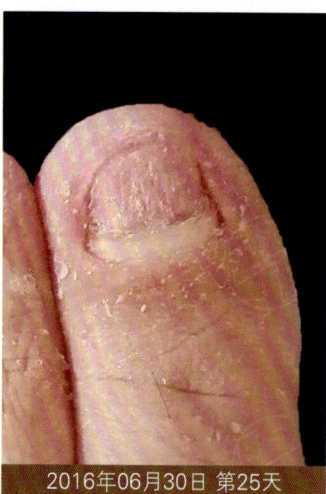

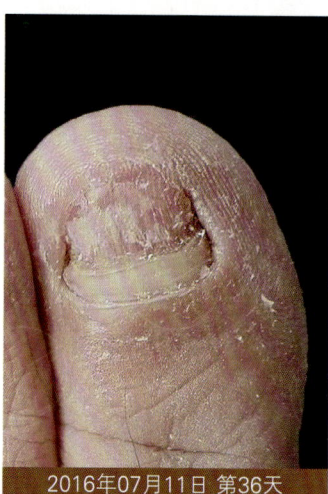

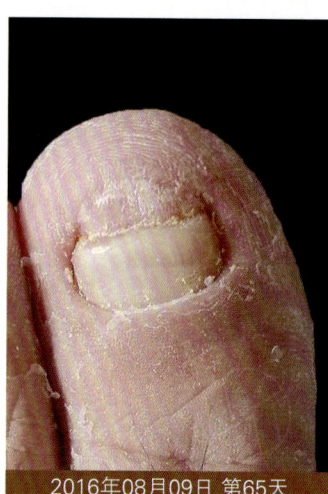

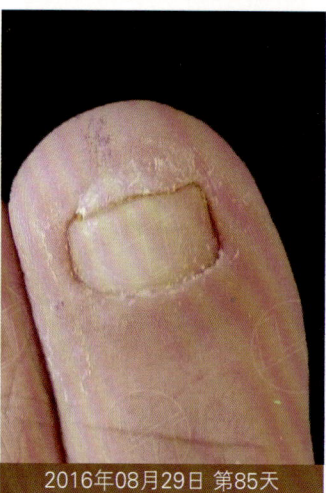

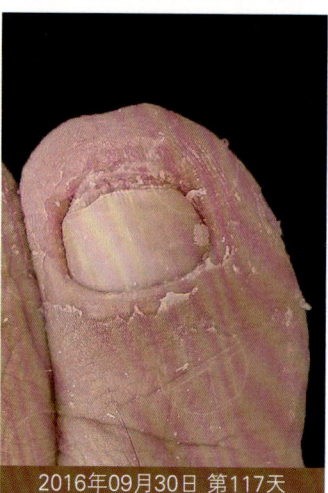

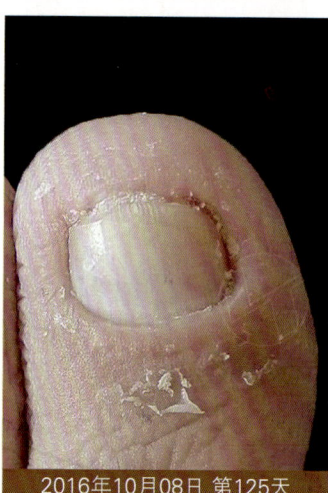

天津市津南区

姓名：高女士　　性别：女　　年龄：39

　　2016年6月6日开始接受系统康复服务，其左脚踇趾被真菌感染，属于全营养不良型灰指甲。通过四个月配合康复，于2016年10月8日长出健康甲板，完全康复。

本案例咨询服务人员：徐　腾

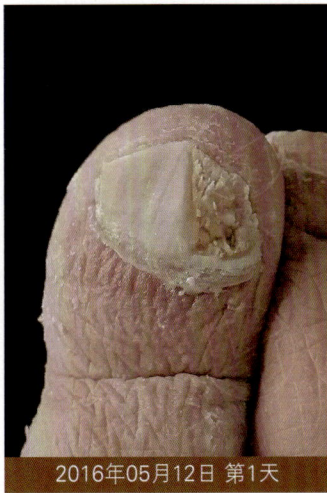

2016年05月12日 第1天

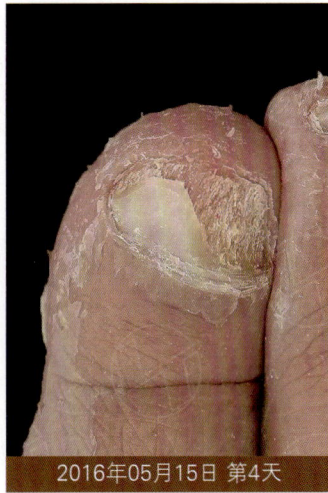

2016年05月15日 第4天

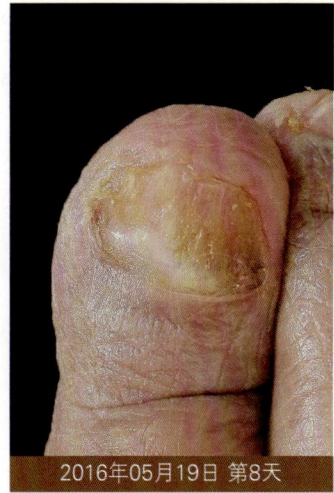

2016年05月19日 第8天

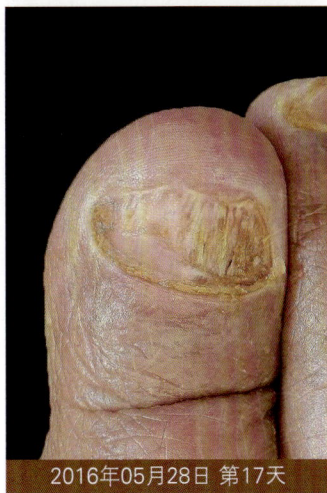

2016年05月28日 第17天

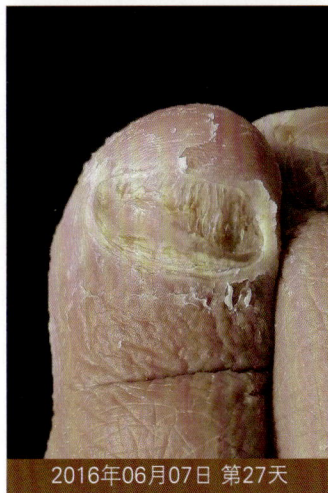

2016年06月07日 第27天

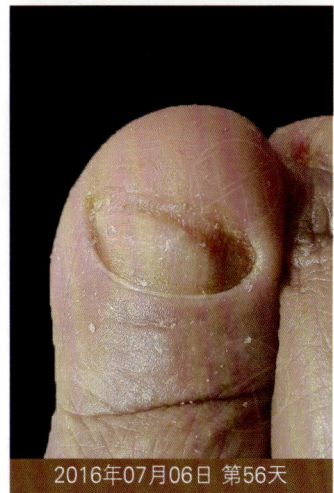

2016年07月06日 第56天

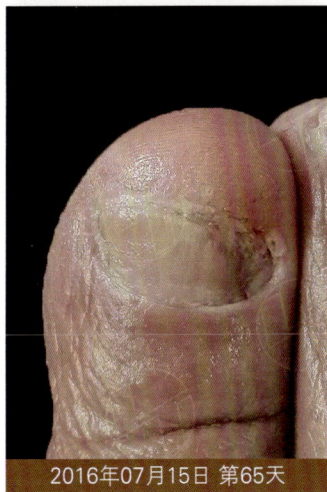

2016年07月15日 第65天

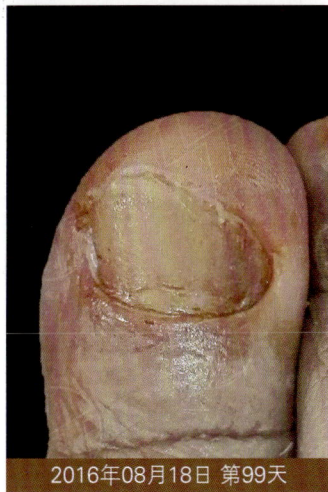

2016年08月18日 第99天

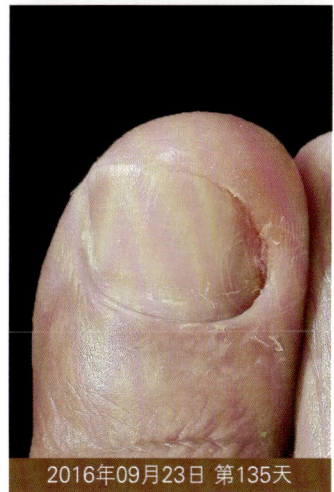

2016年09月23日 第135天

天津市汉沽区

姓名:孟女士　　性别:女　　年龄:57

　　2016年5月12日开始接受系统康复服务,其右脚蹓趾被真菌感染,属于全营养不良型灰指甲。通过四个半月配合康复,于2016年9月23日长出健康甲板,完全康复。

本案例咨询服务人员:李秀凤

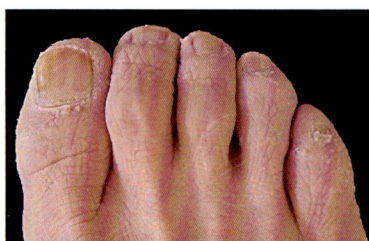

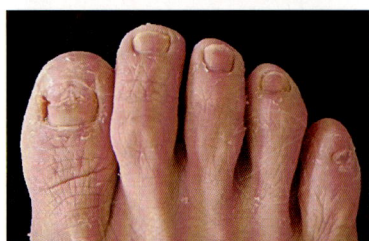

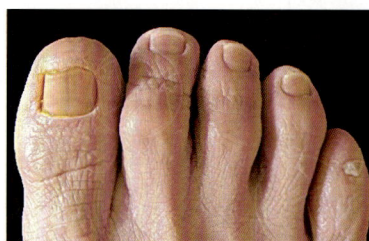

2016年03月07日 第1天	2016年03月11日 第5天	2016年04月01日 第26天
2016年04月09日 第34天	2016年04月18日 第43天	2016年04月26日 第51天
2016年05月06日 第61天	2016年05月14日 第69天	2016年05月25日 第80天
2016年06月16日 第102天	2016年06月24日 第110天	2016年07月07日 第123天
2016年07月14日 第130天	2016年07月22日 第138天	2016年07月31日 第147天

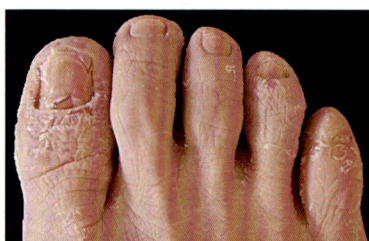

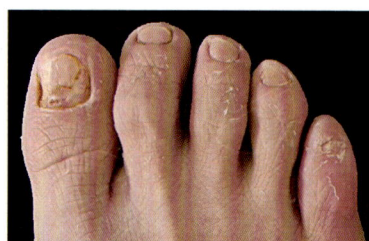

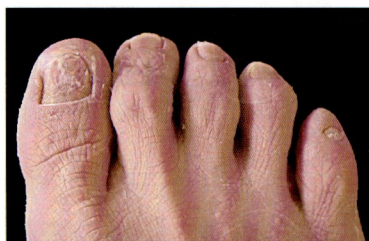

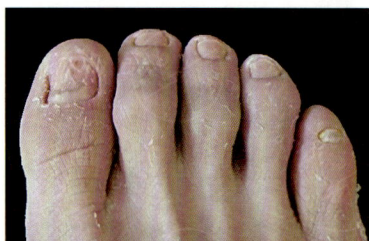

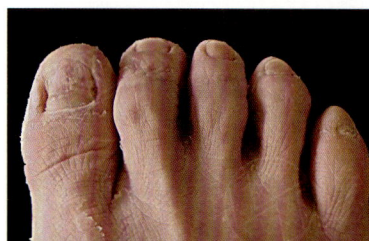

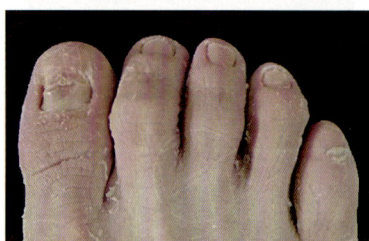

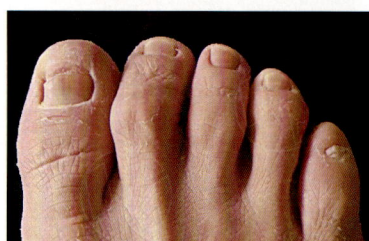

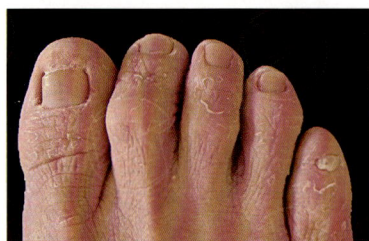

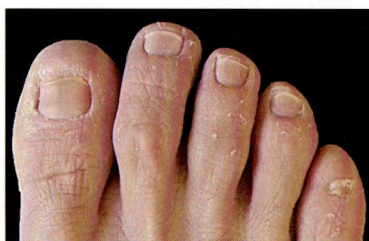

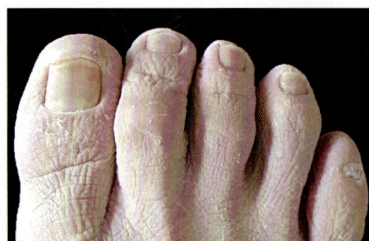

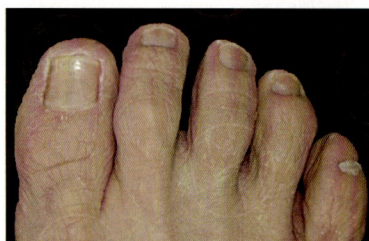

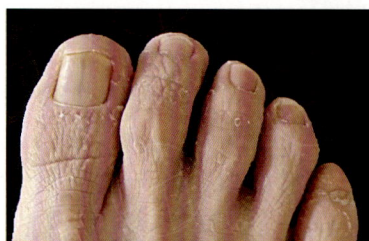

天津市津南区

姓名：王女士　　性别：女　　年龄：55

　　2016年3月7日开始接受系统康复服务，其右脚除无名趾外全部趾甲被真菌感染，属于全营养不良型灰指甲。通过五个月配合康复，于2016年7月31日长出健康甲板，完全康复。

本案例咨询服务人员：徐 腾

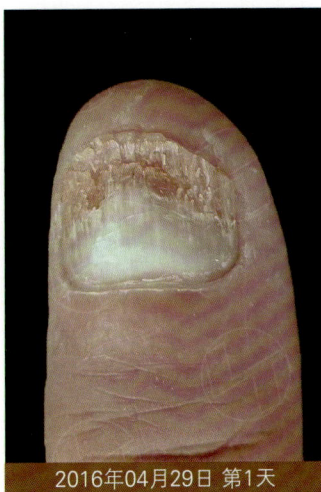

2016年04月29日 第1天　　2016年05月02日 第4天　　2016年05月03日 第5天

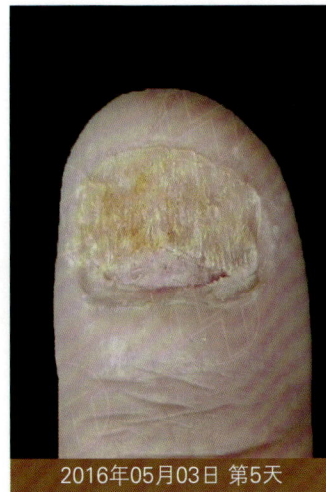

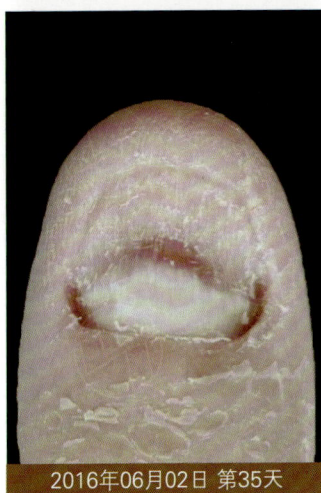

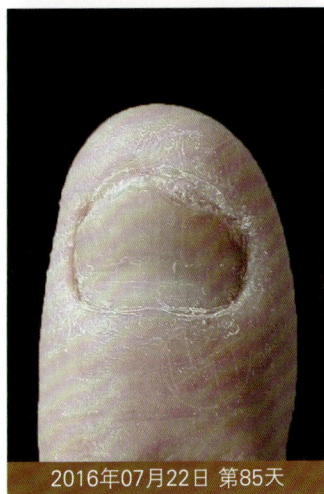

2016年06月02日 第35天　　2016年06月12日 第45天　　2016年06月25日 第58天

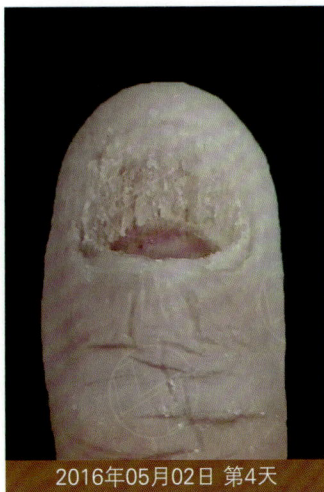

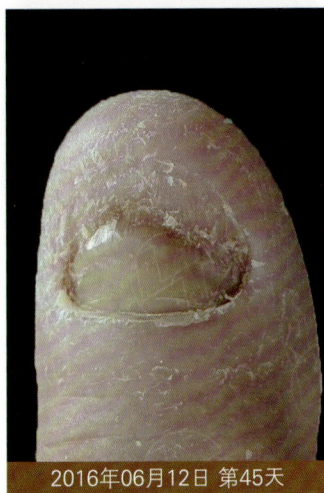

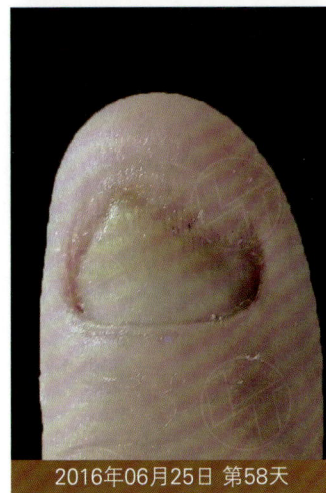

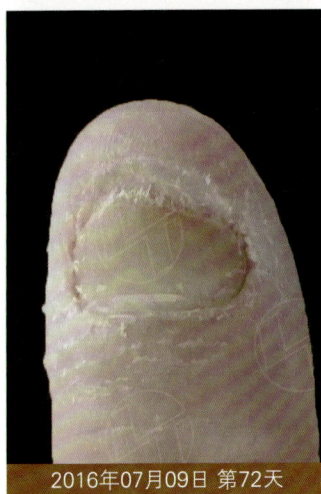

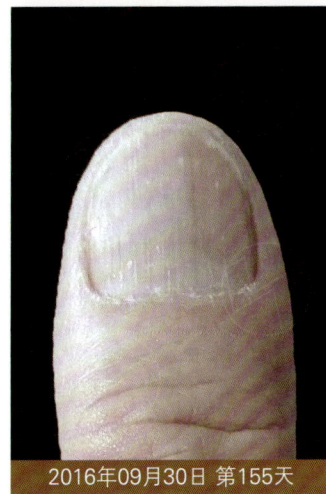

2016年07月09日 第72天　　2016年07月22日 第85天　　2016年09月30日 第155天

天津市河西区

姓名:夏先生　　性别:男　　年龄:75

　　2016年4月29日开始接受系统康复服务,其左手拇指被真菌感染,属于全营养不良型灰指甲。通过五个月配合康复,于2016年9月30日长出健康甲板,完全康复。

本案例咨询服务人员：沈文静

2016年03月02日 第1天

2016年03月07日 第6天

2016年03月12日 第11天

2016年03月31日 第30天

2016年04月16日 第46天

2016年05月02日 第62天

2016年06月05日 第96天

2016年06月18日 第109天

2016年08月13日 第165天

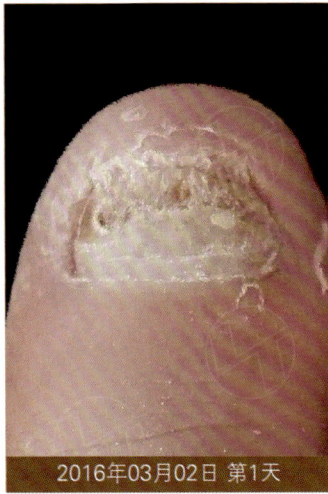

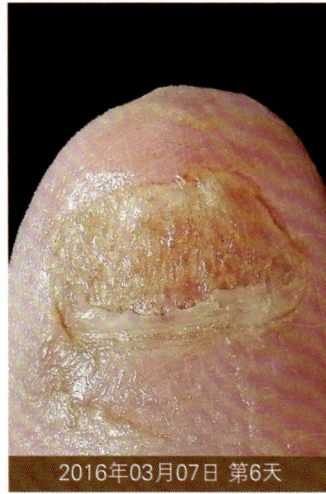

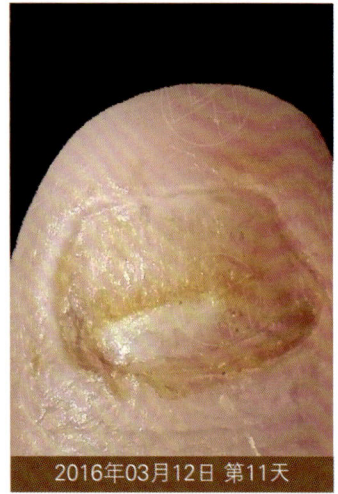

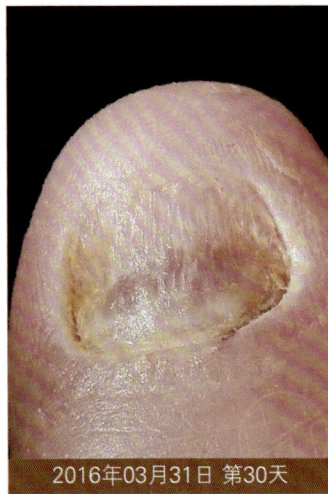

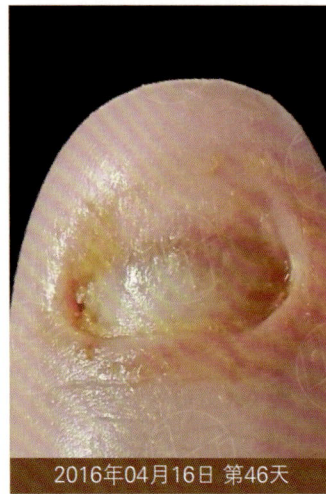

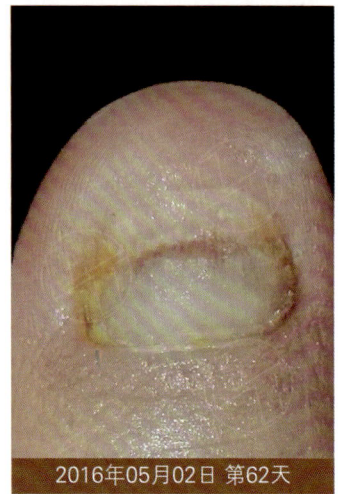

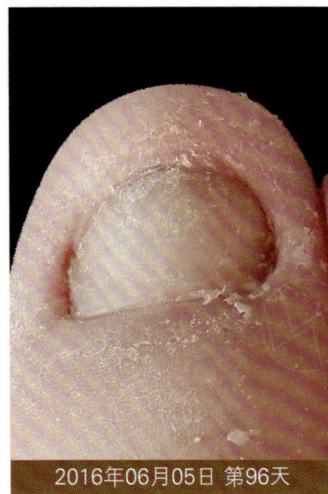

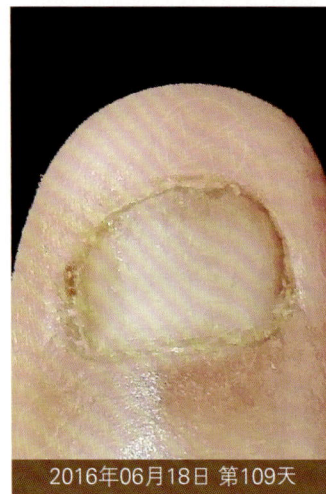

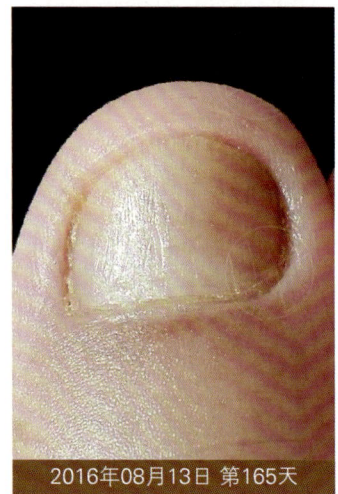

天津市汉沽区

姓名:张女士   性别:女   年龄:40

　　2016年3月2日开始接受系统康复服务,其右脚踇趾被真菌感染,属于全营养不良型灰指甲。通过五个半月配合康复,于2016年8月13日长出健康甲板,完全康复。

本案例咨询服务人员:李秀凤

2016年04月14日 使用前

2016年04月21日 第8天

2016年04月29日 第16天

2016年05月19日 第36天

2016年06月09日 第57天

2016年06月30日 第78天

2016年07月14日 第92天

2016年07月28日 第106天

2016年09月25日 第165天

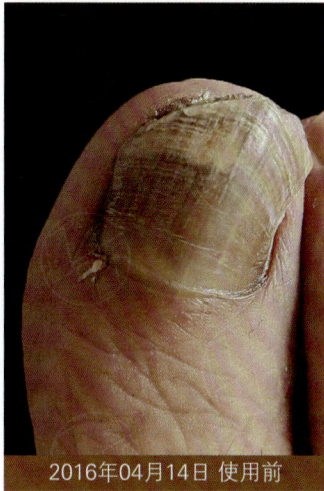

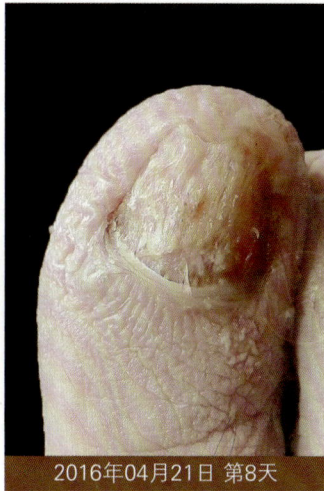

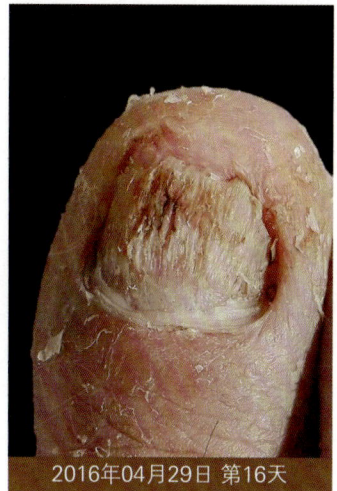

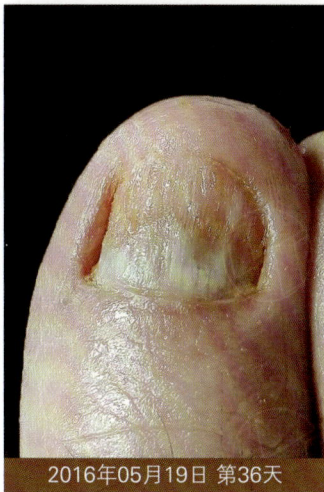

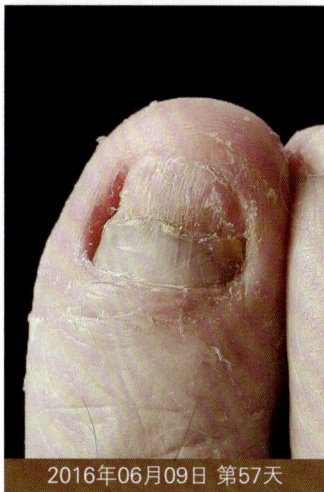

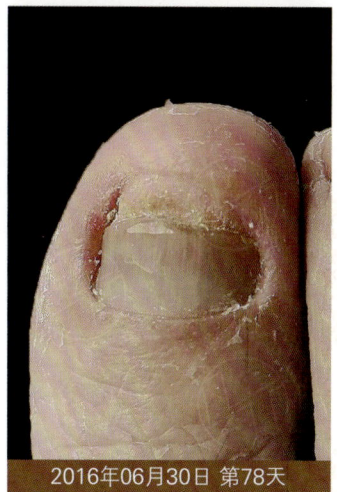

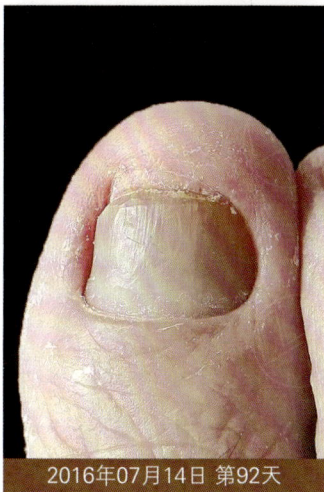

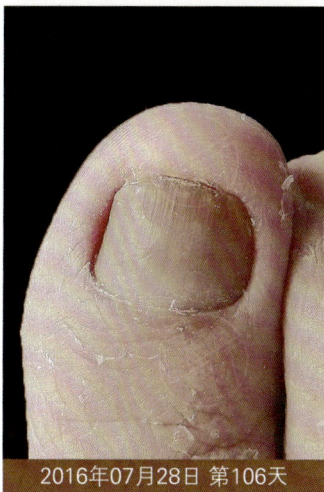

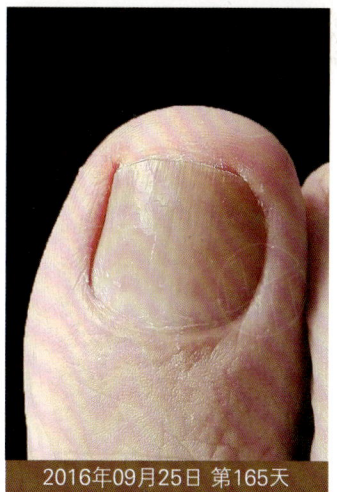

天津市南开区

姓名：黄女士　　　性别；女　　年龄·67

2016年4月14日开始接受系统康复服务，其右脚踇趾被真菌感染，属于全营养不良型灰指甲。通过五个半月配合康复，于2016年9月25日长出健康甲板，完全康复。

本案例咨询服务人员：王　华

2016年02月27日 第1天

2016年03月07日 第10天

2016年03月26日 第29天

2016年04月28日 第62天

2016年05月08日 第72天

2016年06月17日 第112天

2016年06月30日 第125天

2016年07月10日 第135天

2016年08月16日 第172天

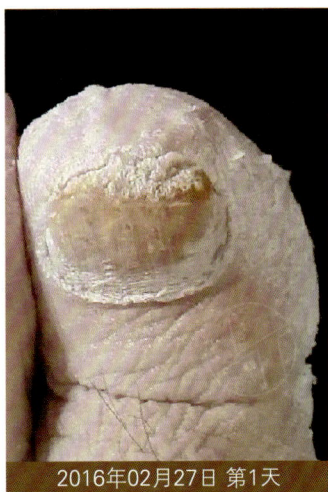

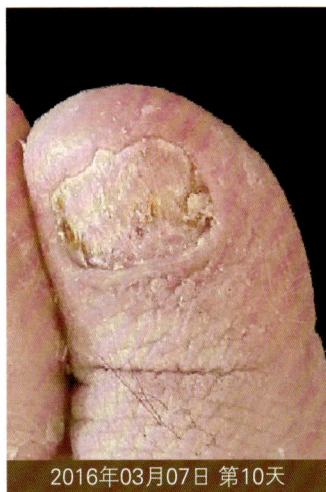

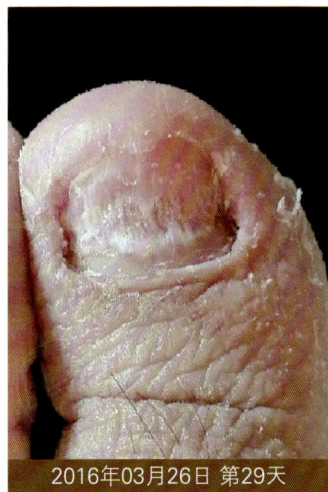

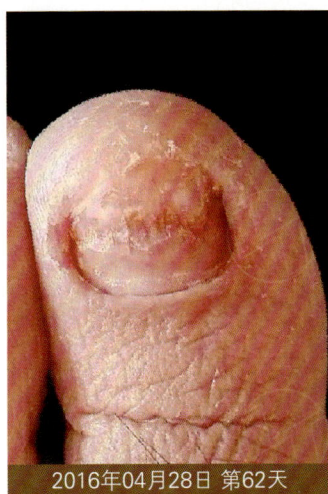

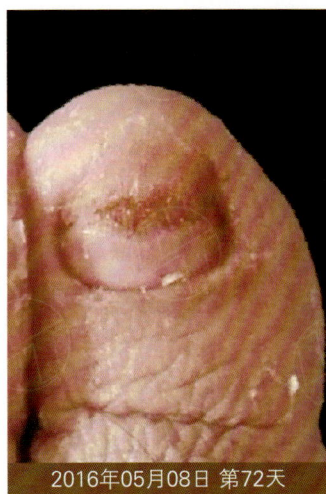

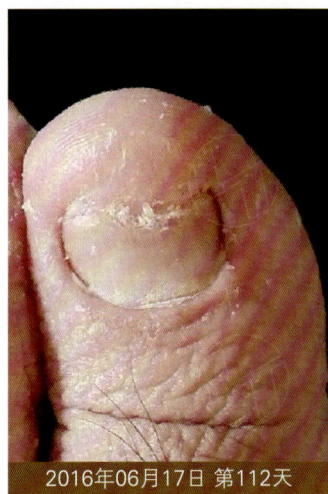

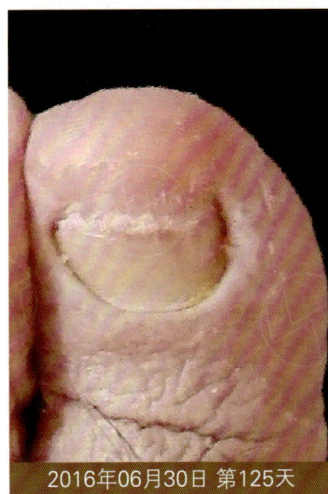

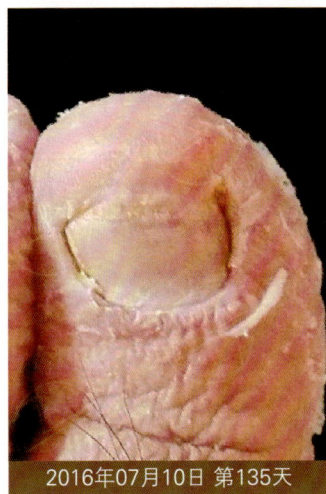

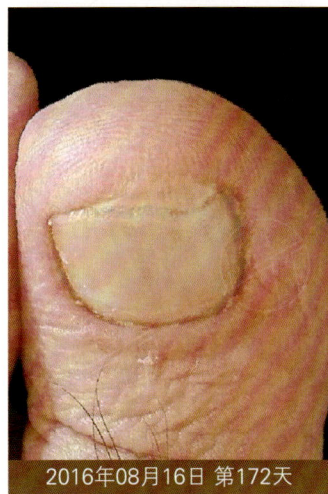

天津市津南区

姓名：宋女士　　　性别：女　　　年龄：48

　　2016年2月27日开始接受系统康复服务，其左脚蹈趾被真菌感染，属于全营养不良型灰指甲。通过六个月配合康复，于2016年8月16日长出健康甲板，完全康复。

本案例咨询服务人员：徐　腾

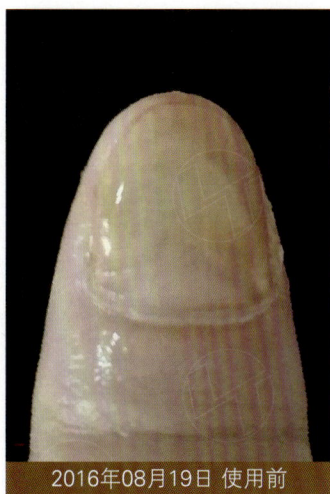

2016年08月19日 使用前	2016年08月20日 第2天	2016年08月25日 第7天
2016年08月31日 第13天	2016年09月12日 第25天	2016年09月20日 第33天
2016年09月26日 第39天	2016年10月15日 第58天	2016年11月10日 第84天

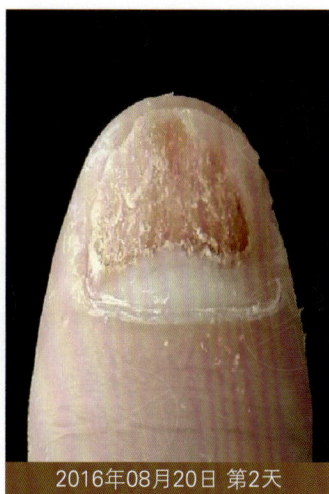

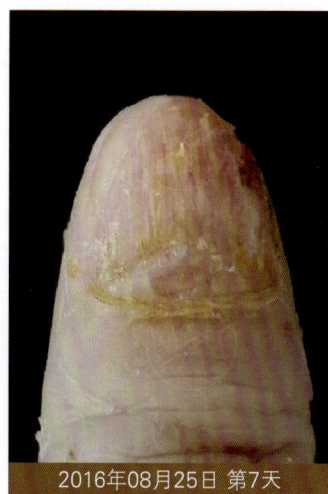

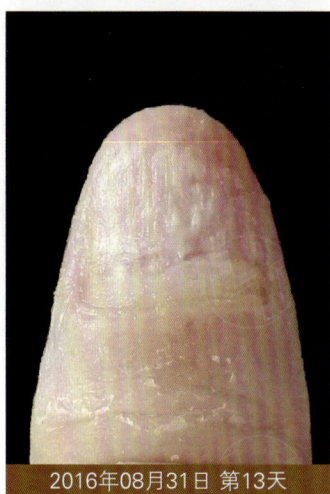

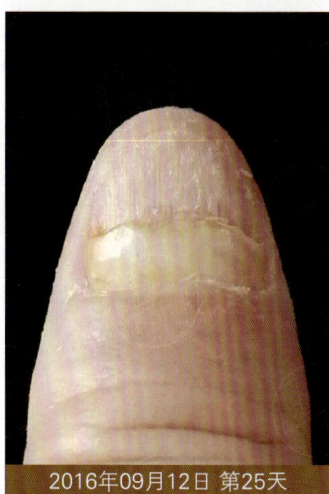

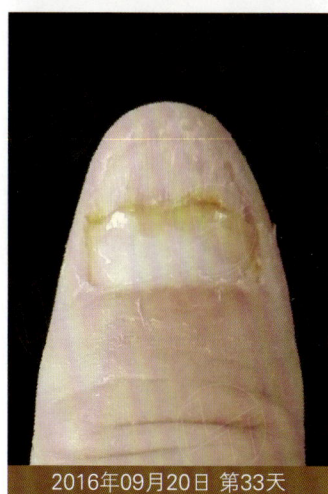

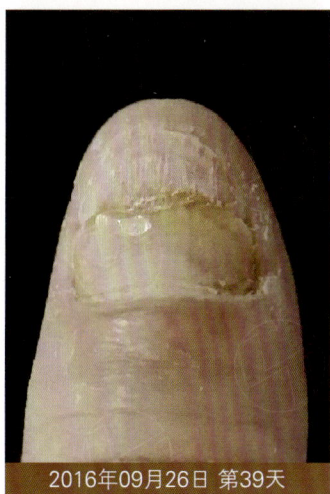

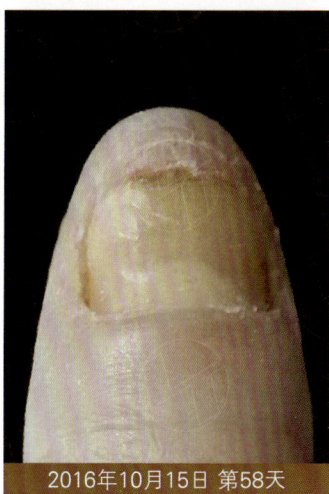

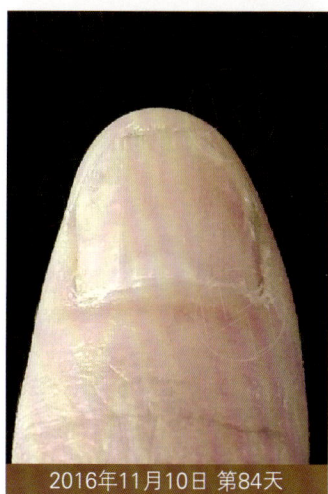

河北省正定县

姓名：张女士　　性别：女　　年龄：46

2016年8月19日开始接受系统康复服务，其左手拇指被真菌感染，属于全营养不良型灰指甲。通过三个月配合康复，于2016年11月10日长出健康甲板，完全康复。

本案例咨询服务人员：韩会艳

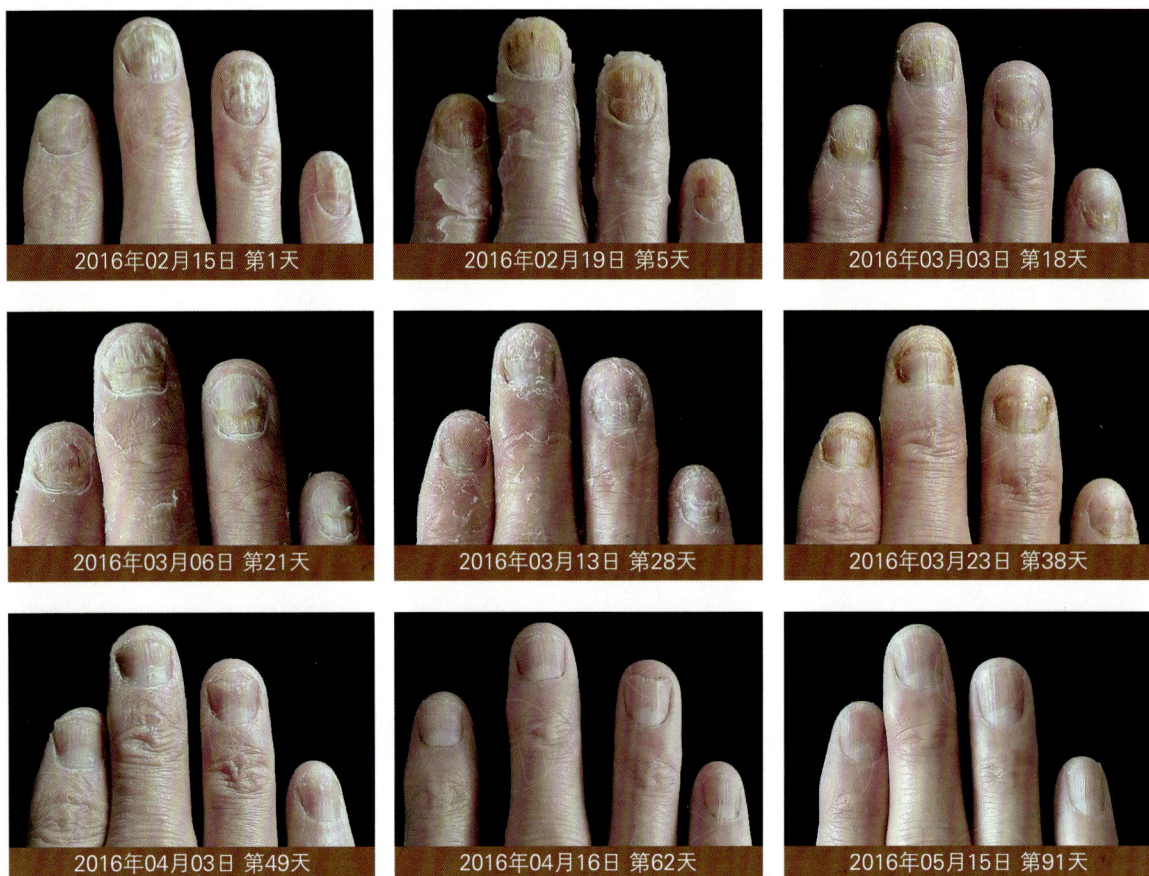

2016年02月15日 第1天　　2016年02月19日 第5天　　2016年03月03日 第18天

2016年03月06日 第21天　　2016年03月13日 第28天　　2016年03月23日 第38天

2016年04月03日 第49天　　2016年04月16日 第62天　　2016年05月15日 第91天

河北省石家庄市

姓名：杨先生　　　性别：男　　　年龄：54

　　2016年2月15日开始接受系统康复服务，其右手除拇指外全部指甲被真菌感染，属于全营养不良型灰指甲。通过三个月配合康复，于2016年5月15日长出健康甲板，完全康复。

本案例咨询服务人员：马慧英

2016年05月13日 第1天	2016年05月15日 第3天	2016年05月24日 第12天
2016年06月01日 第20天	2016年06月17日 第36天	2016年06月25日 第44天
2016年07月14日 第63天	2016年08月02日 第82天	2016年09月24日 第135天

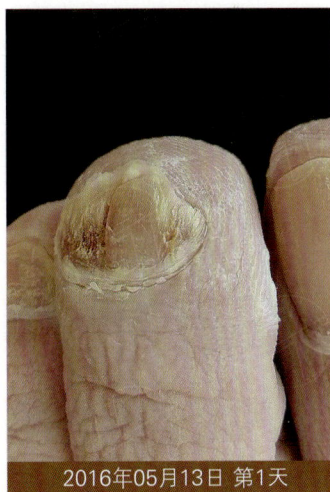

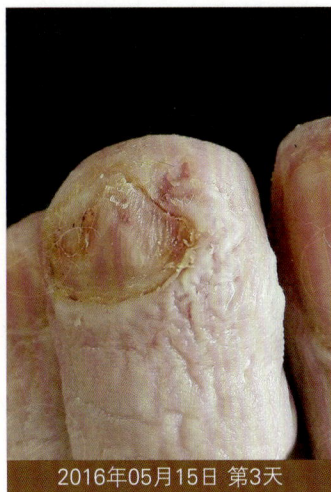

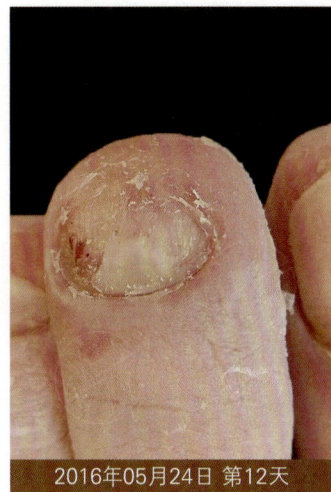

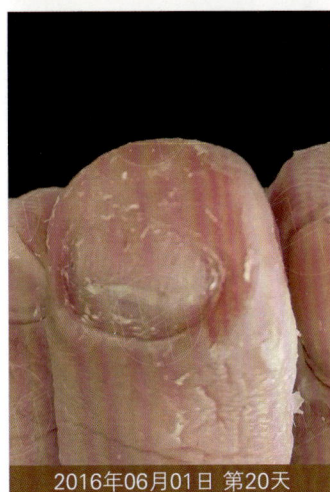

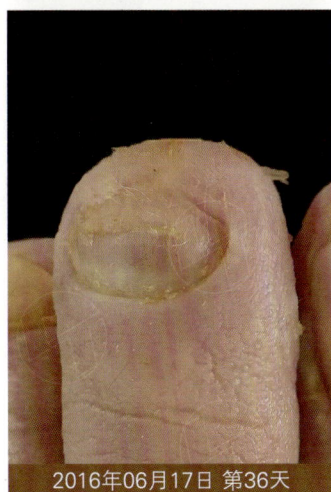

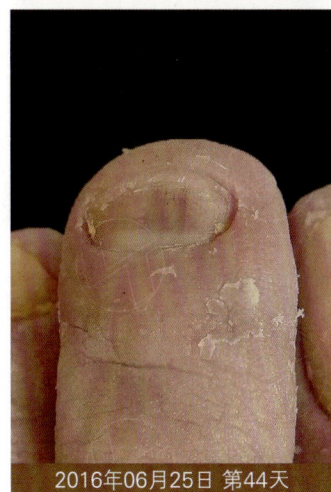

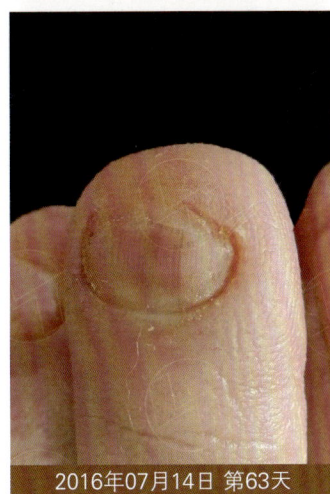

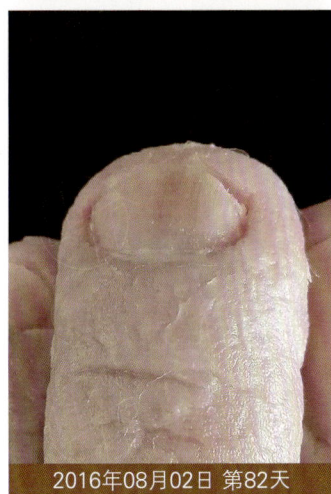

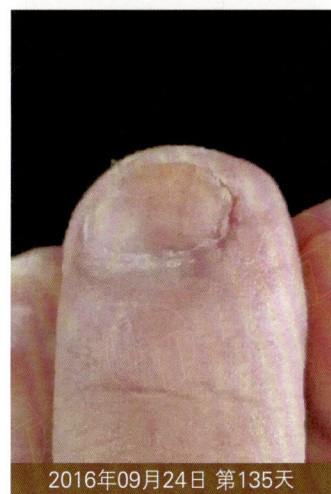

河北省秦皇岛市

姓名：李女士　　性别：女　　年龄：43

　　2016年5月13日开始接受系统康复服务，其左脚食趾被真菌感染，属于全营养不良型灰指甲。通过四个半月配合康复，于2016年9月24日长出健康甲板，完全康复。

本案例咨询服务人员：蔡丽娜

2015年09月02日 第1天

2015年09月13日 第12天

2015年10月11日 第40天

2015年10月25日 第54天

2015年11月01日 第61天

2015年11月22日 第82天

2015年11月29日 第89天

2015年12月05日 第95天

2015年12月20日 第110天

2015年12月27日 第117天

2016年01月24日 第145天

2016年02月05日 第157天

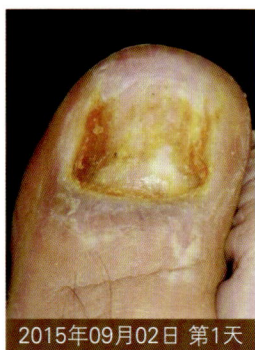

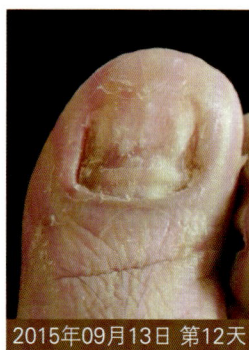

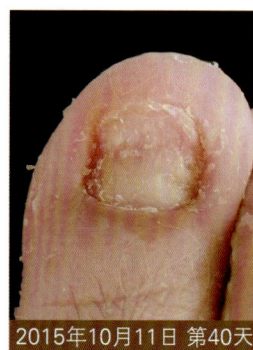

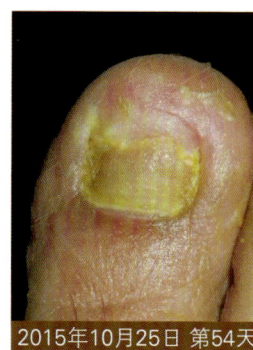

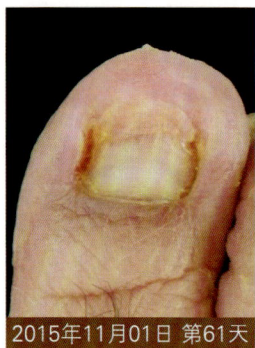

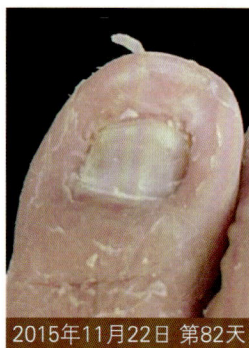

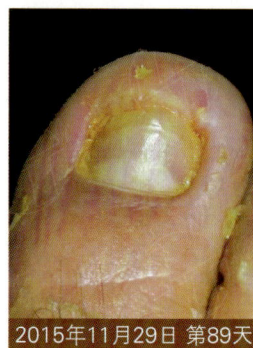

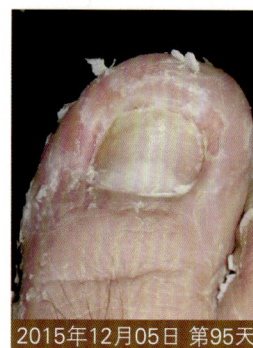

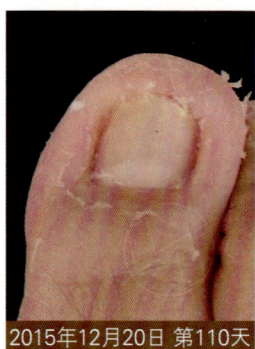

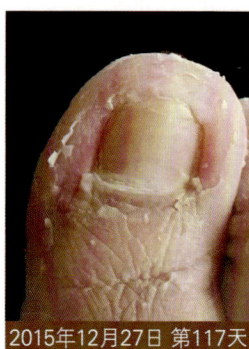

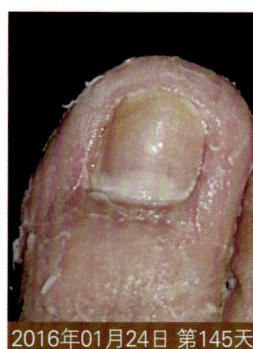

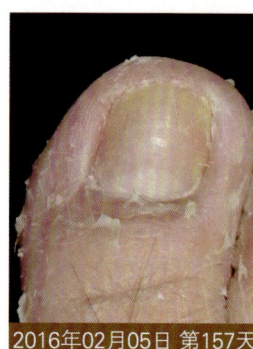

河北省廊坊市

姓名：李女士　　性别：女　　年龄：33

　　2015年9月2日开始接受系统康复服务，其右脚蹈趾被真菌感染，属于全营养不良型灰指甲。通过五个月配合康复，于2016年2月5日长出健康甲板，完全康复。

本案例咨询服务人员：李兰如

2015年10月18日 第1天	2015年10月22日 第5天	2015年11月06日 第20天	2015年11月13日 第27天
2015年11月20日 第34天	2015年12月09日 第53天	2015年12月16日 第60天	2015年12月23日 第67天
2015年12月30日 第74天	2016年01月11日 第86天	2016年01月15日 第90天	2016年01月19日 第94天
2016年01月27日 第102天	2016年02月28日 第134天	2016年03月27日 第162天	2016年04月18日 第184天

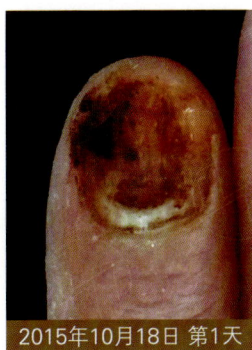

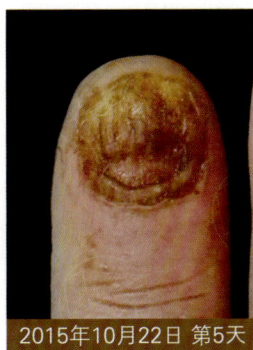

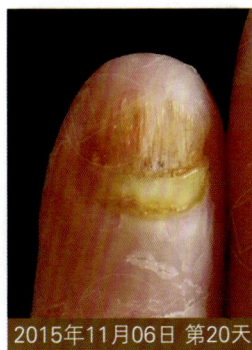

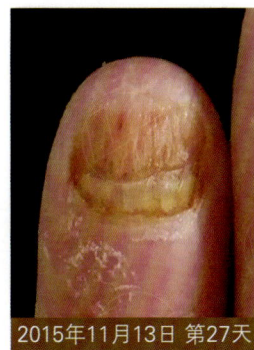

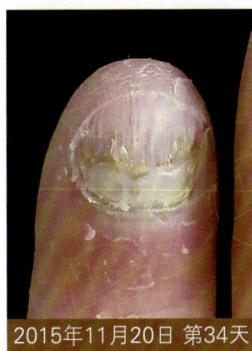

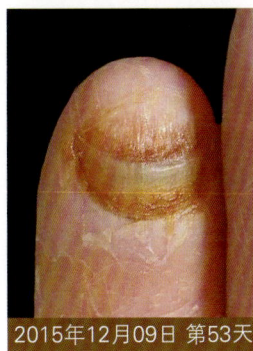

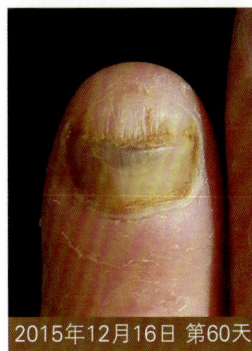

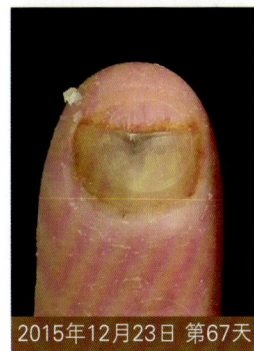

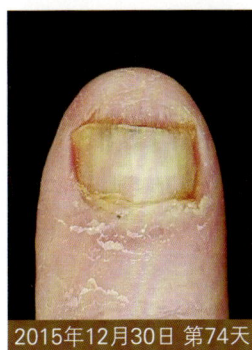

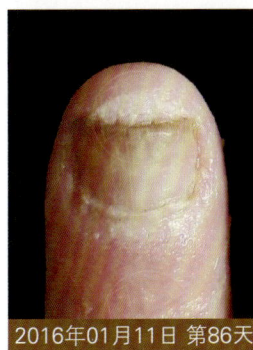

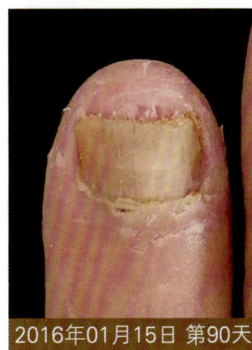

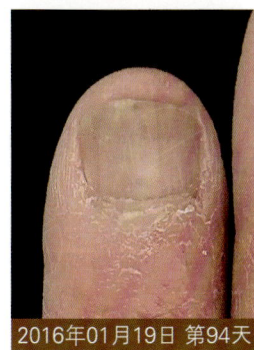

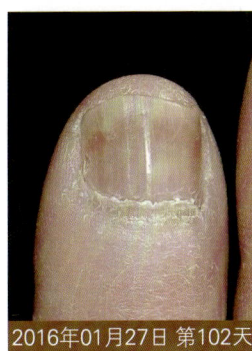

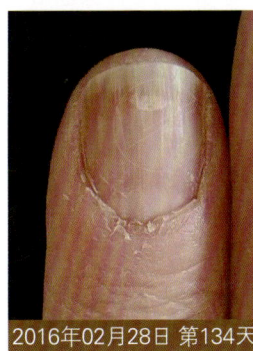

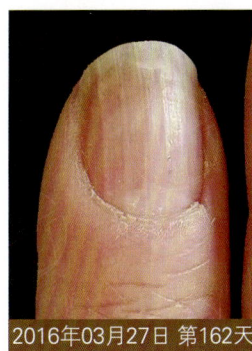

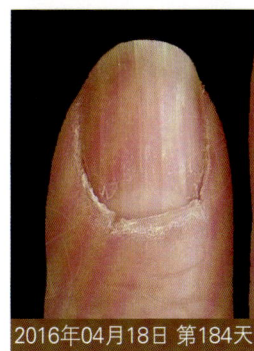

河北省新乐市

姓名：范女士　　性别：女　　年龄：43

　　2015年10月18日开始接受系统康复服务，其右手食指被真菌感染，属于全营养不良型灰指甲。通过六个月配合康复，于2016年4月18日长出健康甲板，完全康复。

本案例咨询服务人员：杨丽霞

2015年10月15日 第1天	2015年10月17日 第3天	2015年10月26日 第12天	2015年11月08日 第25天
2015年11月26日 第43天	2015年12月17日 第64天	2016年01月13日 第91天	2016年01月18日 第96天
2016年02月26日 第135天	2016年03月11日 第149天	2016年03月25日 第163天	2016年04月08日 第177天
2016年05月06日 第205天	2016年05月20日 第219天	2016年06月03日 第233天	2016年08月20日 第311天

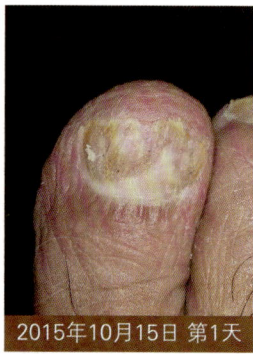

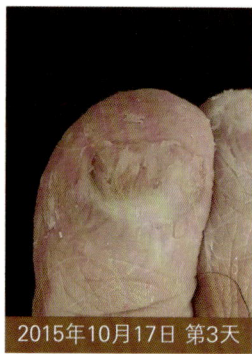

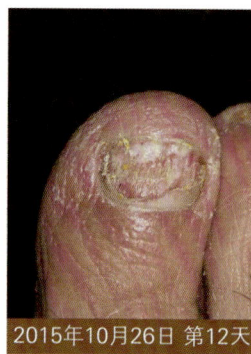

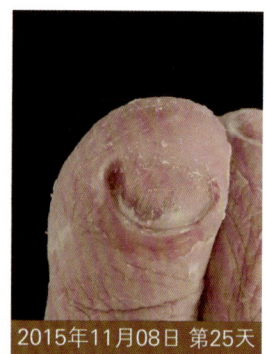

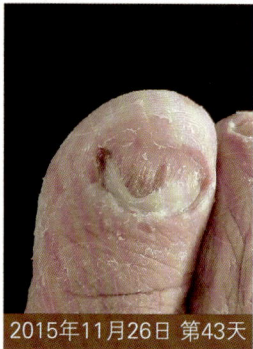

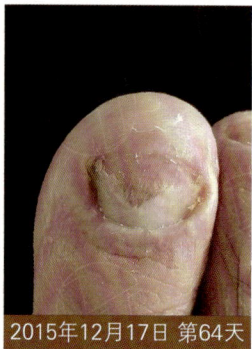

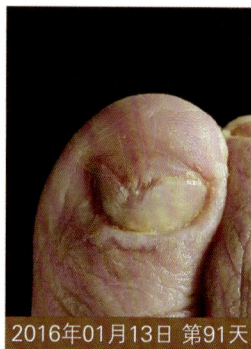

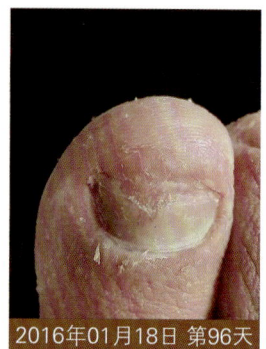

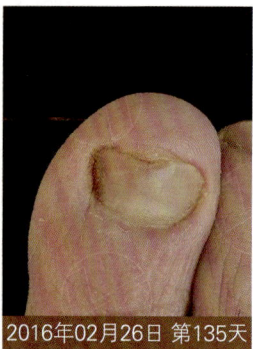

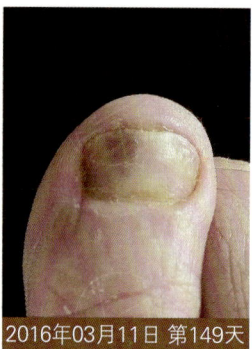

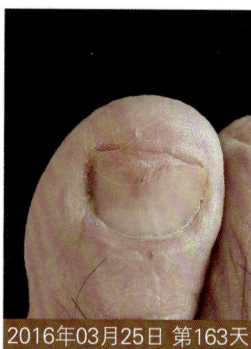

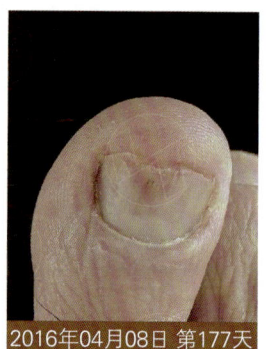

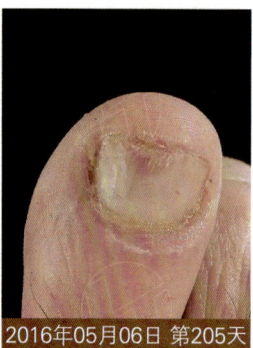

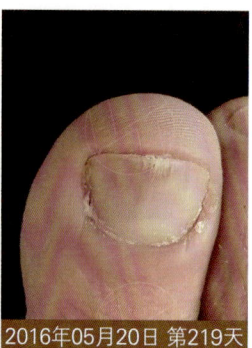

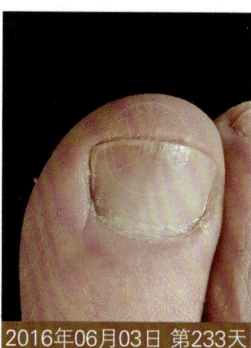

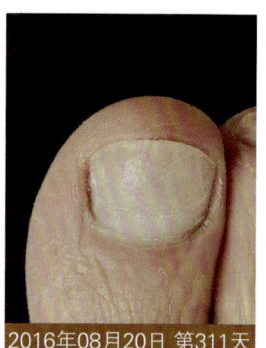

河北省秦皇岛市

姓名：高先生　　性别：男　　年龄：65

　　2015年10月15日开始接受系统康复服务，其右脚踇趾被真菌感染，属于全营养不良型灰指甲。通过十个半月配合康复，于2016年8月20日长出健康甲板，完全康复。

本案例咨询服务人员：蔡丽娜

2015年10月15日 第1天 | 2015年10月19日 第5天 | 2015年10月26日 第12天 | 2015年11月19日 第36天

2015年11月26日 第43天 | 2015年12月17日 第64天 | 2016年01月13日 第91天 | 2016年01月18日 第96天

2016年02月14日 第123天 | 2016年02月26日 第135天 | 2016年03月25日 第163天 | 2016年04月08日 第177天

2016年04月22日 第191天 | 2016年05月20日 第219天 | 2016年06月03日 第233天 | 2016年08月20日 第311天

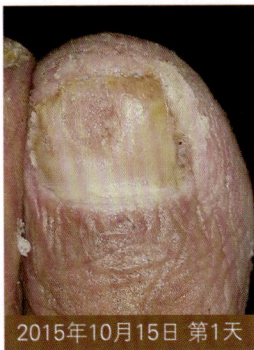

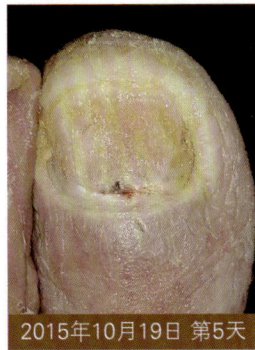

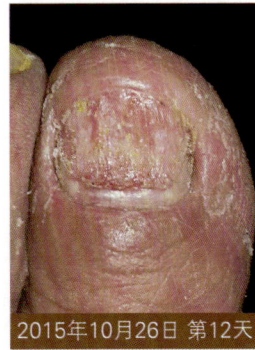

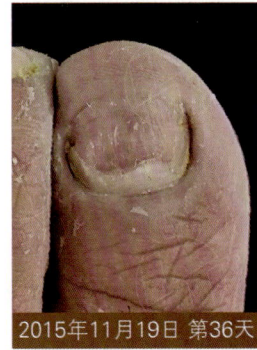

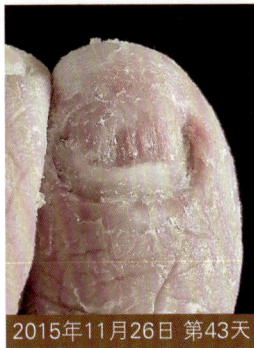

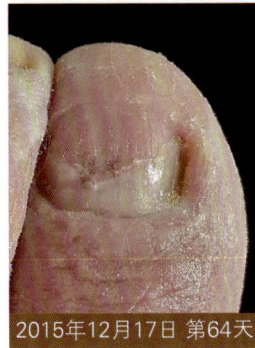

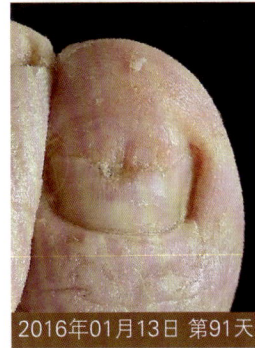

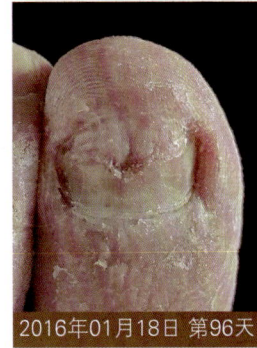

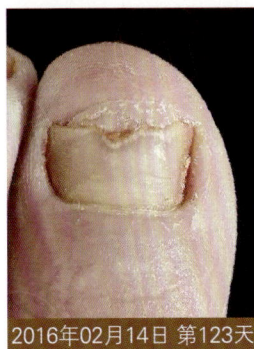

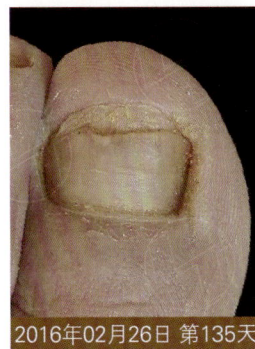

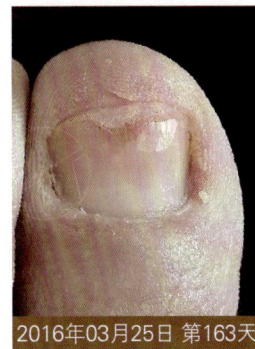

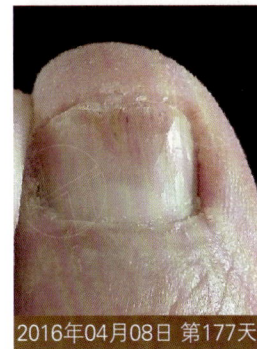

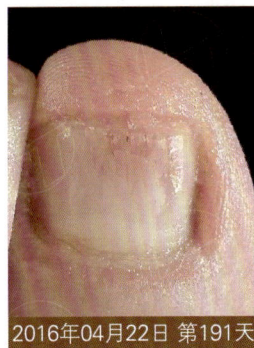

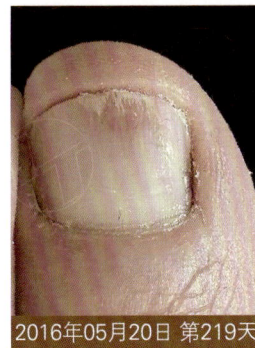

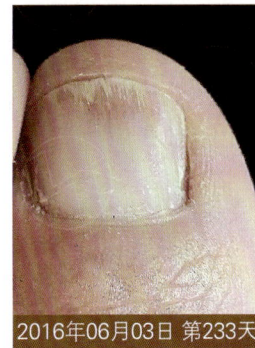

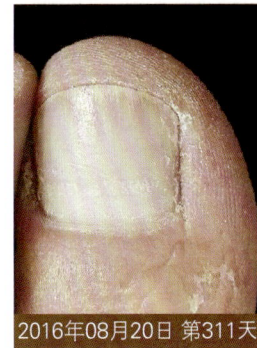

河北省秦皇岛市

姓名：高先生　　性别：男　　年龄：40

　　2015年10月15日开始接受系统康复服务，其左脚蹋趾被真菌感染，属于全营养不良型灰指甲。通过十个半月配合康复，于2016年8月20日长出健康甲板，完全康复。

本案例咨询服务人员：蔡丽娜

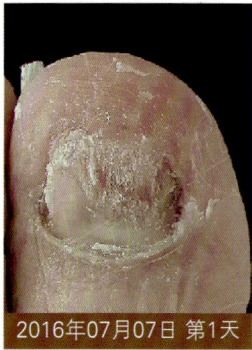

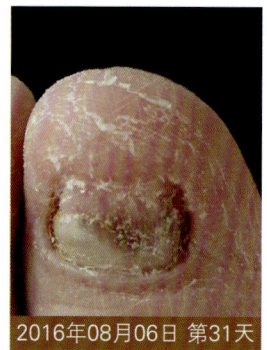

2016年07月07日 第1天	2016年07月23日 第17天	2016年07月29日 第23天	2016年08月06日 第31天
2016年08月28日 第53天	2016年09月01日 第57天	2016年09月11日 第67天	2016年09月17日 第73天
2016年09月29日 第85天	2016年10月06日 第92天	2016年10月13日 第99天	2016年10月28日 第114天

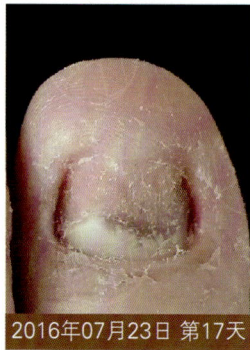

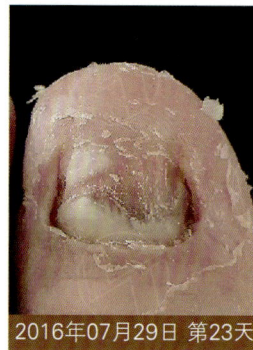

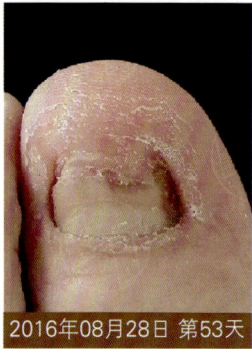

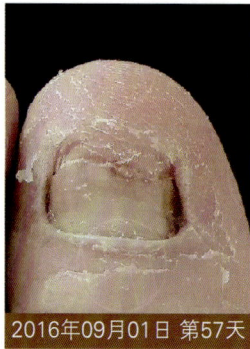

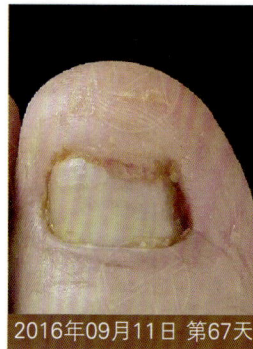

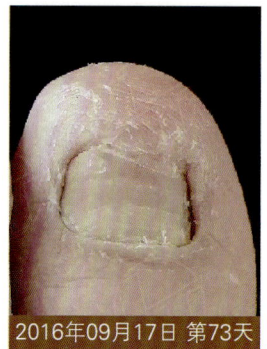

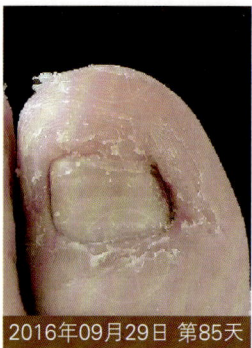

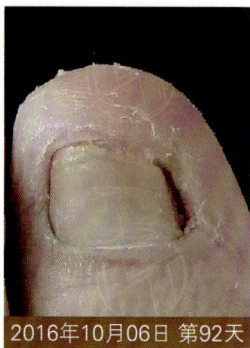

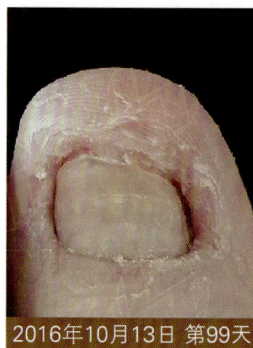

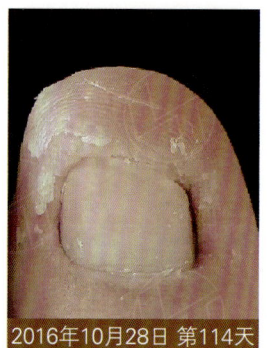

湖南省郴州市

姓名:何先生　　性别:男　年龄:42

　　2016年7月7日开始接受系统康复服务,其左脚踇趾被真菌感染,属于全营养不良型灰指甲。通过四个月配合康复,于2016年10月28日长出健康甲板,完全康复。

本案例咨询服务人员:欧阳细娥

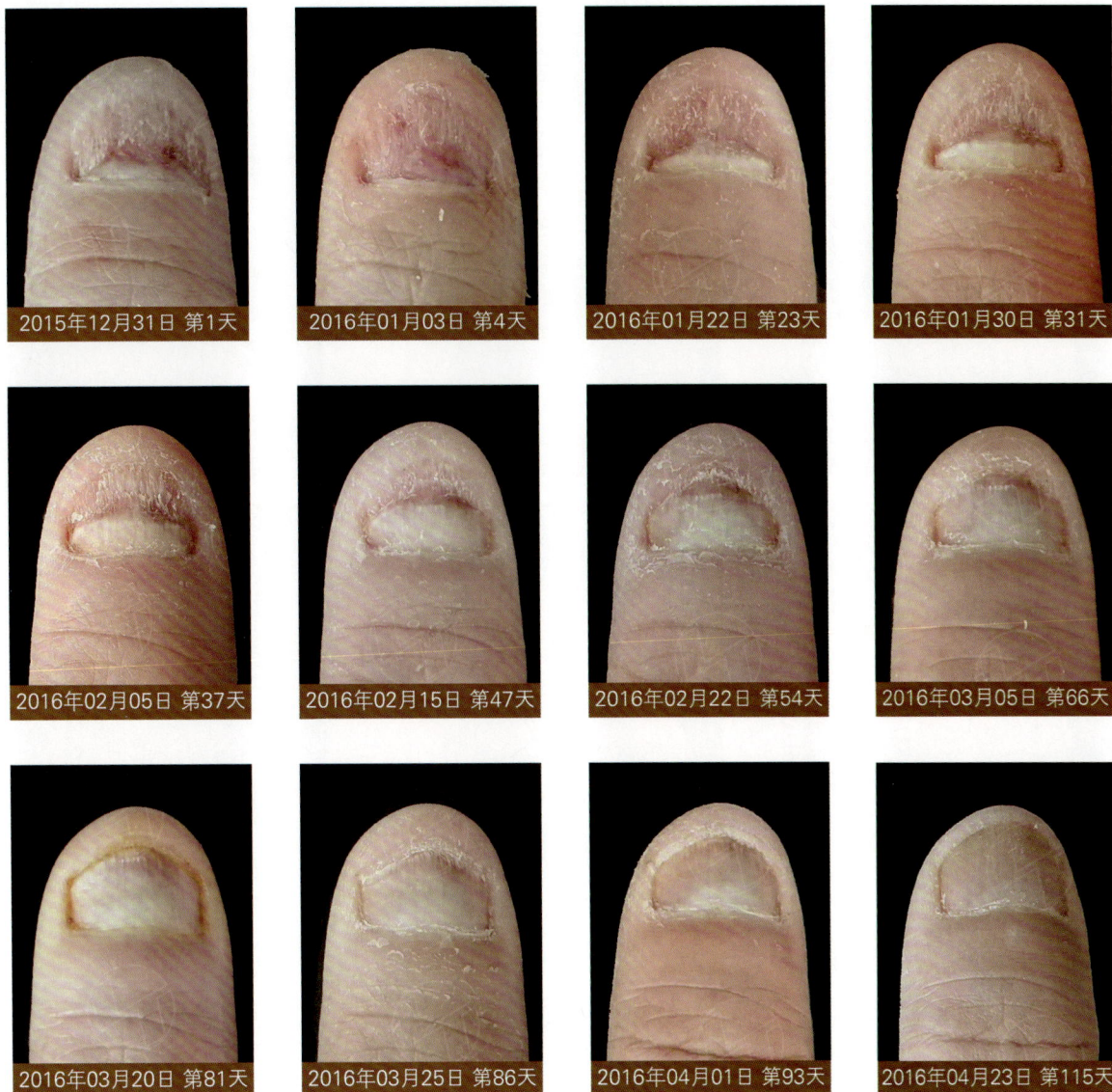

2015年12月31日 第1天	2016年01月03日 第4天	2016年01月22日 第23天	2016年01月30日 第31天
2016年02月05日 第37天	2016年02月15日 第47天	2016年02月22日 第54天	2016年03月05日 第66天
2016年03月20日 第81天	2016年03月25日 第86天	2016年04月01日 第93天	2016年04月23日 第115天

湖南省郴州市

姓名：骆先生　　性别：男　　年龄：50

　　2015年12月31日开始接受系统康复服务，其左手拇指被真菌感染，属于全营养不良型灰指甲。通过四个月配合康复，于2016年4月23日长出健康甲板，完全康复。

本案例咨询服务人员：胡　丽

2016年05月19日 第1天	2016年05月21日 第3天	2016年05月24日 第6天
2016年06月03日 第16天	2016年06月15日 第28天	2016年06月28日 第41天
2016年07月11日 第54天	2016年08月11日 第85天	2016年09月12日 第117天

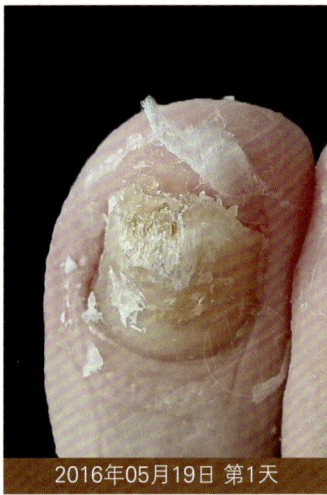

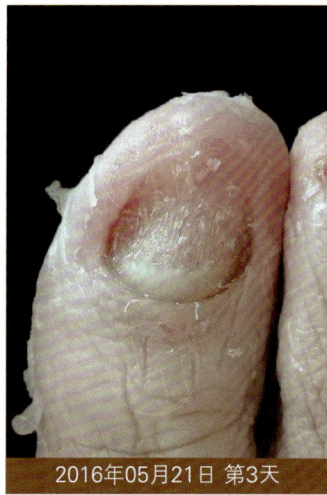

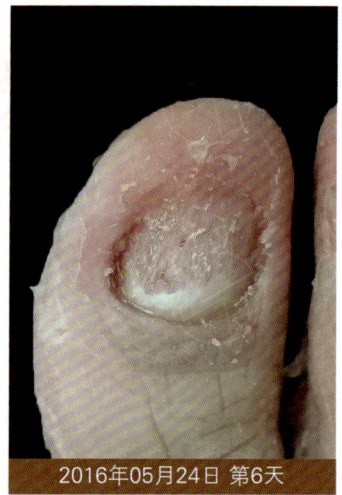

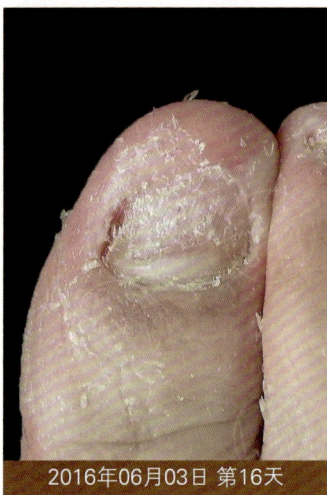

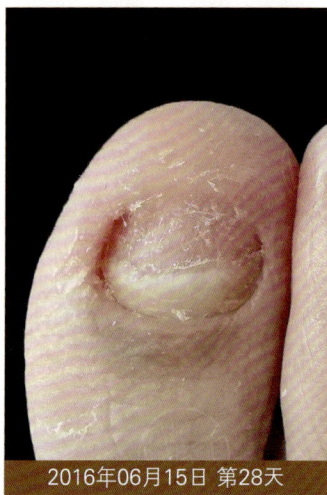

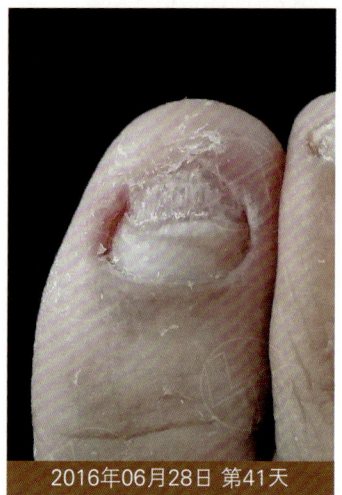

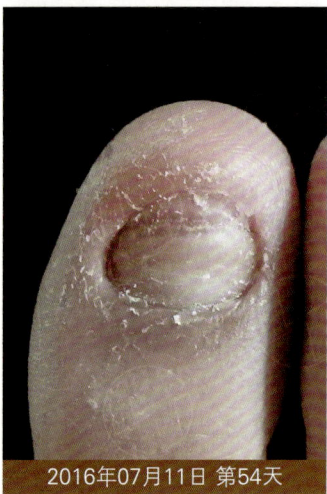

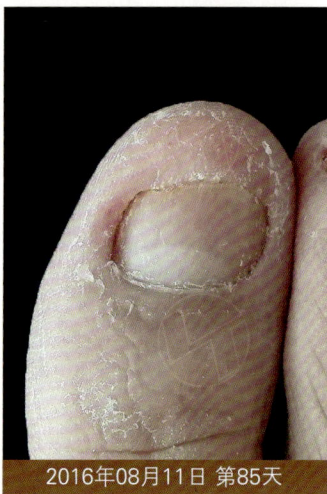

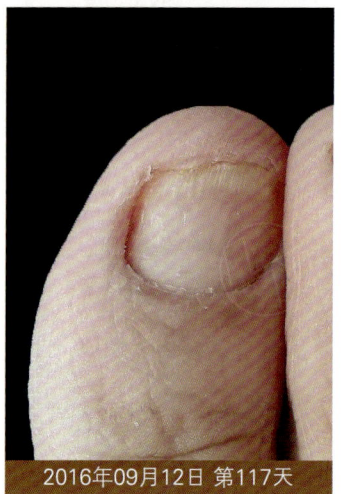

湖南省郴州市

姓名:肖女士　　　性别:女　　年龄:40

　　2016年5月19日开始接受系统康复服务,其右脚踇趾被真菌感染,属于全营养不良型灰指甲。通过四个月配合康复,于2016年9月12日长出健康甲板,完全康复。

本案例咨询服务人员:胡　丽

2016年07月03日 第1天	2016年07月04日 第2天	2016年07月08日 第6天	2016年07月13日 第11天
2016年07月19日 第17天	2016年07月24日 第22天	2016年08月06日 第35天	2016年08月13日 第42天
2016年08月20日 第49天	2016年09月11日 第71天	2016年10月16日 第106天	2016年10月30日 第120天

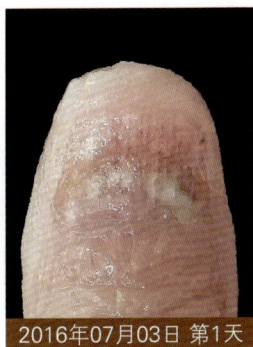

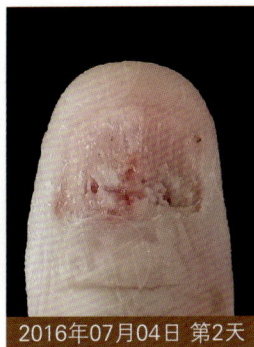

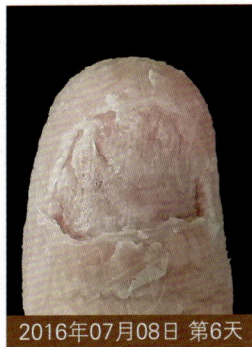

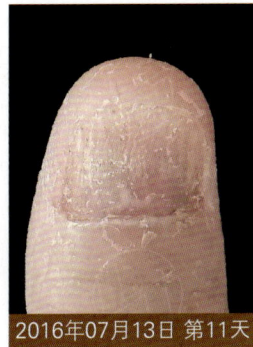

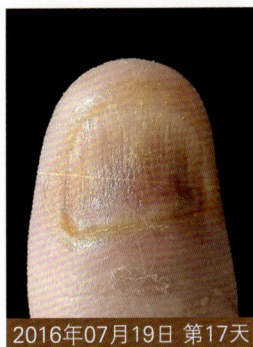

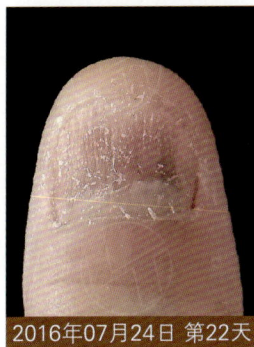

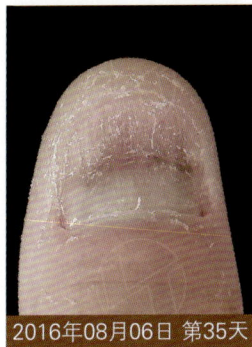

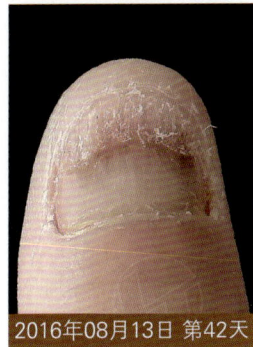

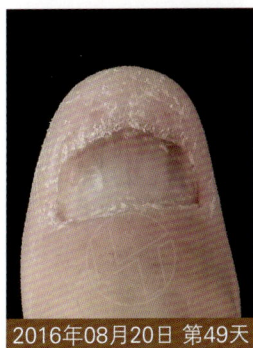

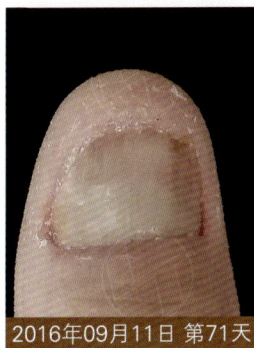

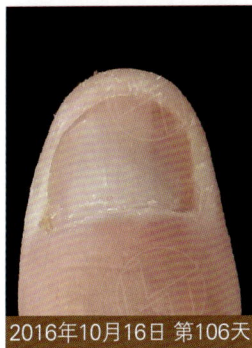

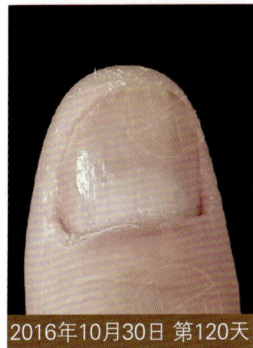

湖南省郴州市

姓名：胡先生　　性别：男　　年龄：44

　　2016年7月3日开始接受系统康复服务，其右手拇指被真菌感染，属于全营养不良型灰指甲。通过四个月配合康复，于2016年10月30日长出健康甲板，完全康复。

本案例咨询服务人员：胡 丽

2015年12月11日 使用前	2015年12月13日 第3天	2015年12月18日 第8天	2015年12月31日 第21天
2016年01月05日 第26天	2016年02月03日 第55天	2016年02月26日 第78天	2016年03月04日 第85天
2016年03月12日 第93天	2016年03月21日 第102天	2016年04月06日 第118天	2016年04月12日 第124天

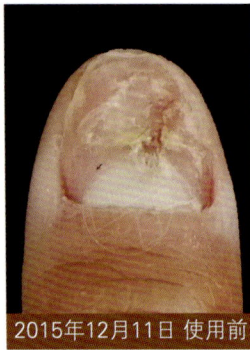

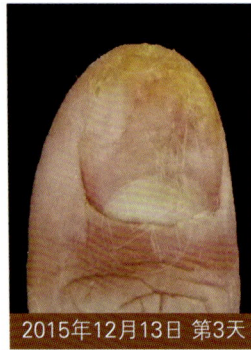

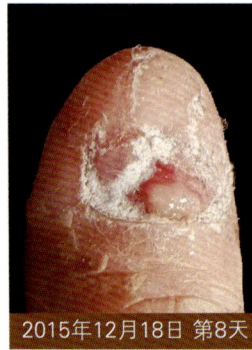

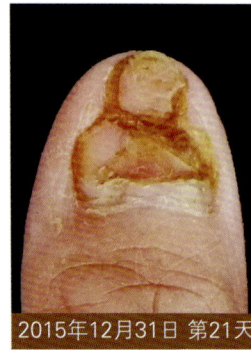

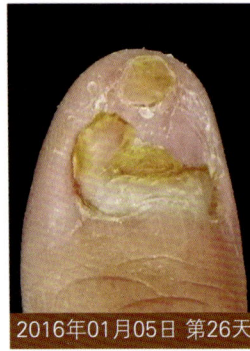

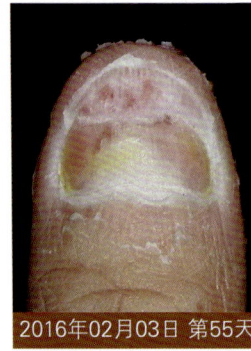

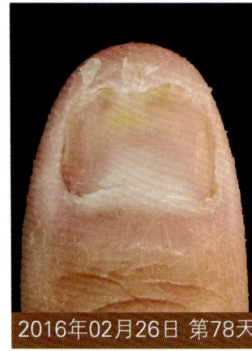

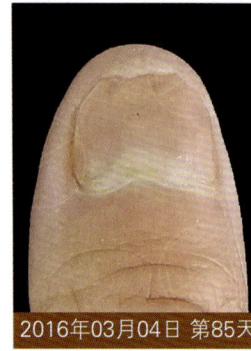

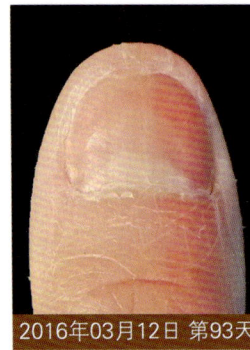

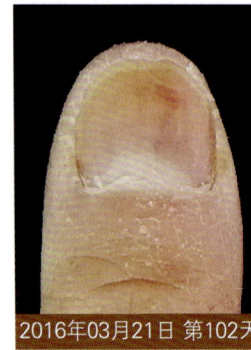

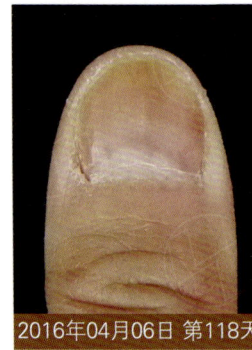

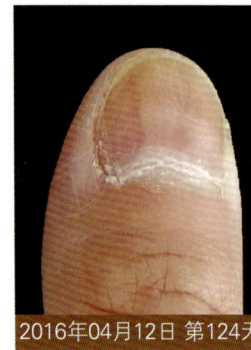

湖南省永州市

姓名：郭女士　　性别：女　年龄：26

　　2015年12月11日开始接受系统康复服务，其左手拇指被真菌感染，属于全营养不良型灰指甲。通过四个月配合康复，于2016年4月12日长出健康甲板，完全康复。

本案例咨询服务人员：汪时华

2016年04月20日 第1天 ｜ 2016年04月21日 第2天 ｜ 2016年05月06日 第17天 ｜ 2016年05月12日 第23天

2016年05月18日 第29天 ｜ 2016年06月07日 第49天 ｜ 2016年06月23日 第65天 ｜ 2016年07月10日 第82天

2016年08月17日 第120天 ｜ 2016年08月30日 第133天 ｜ 2016年09月07日 第141天 ｜ 2016年10月15日 第179天

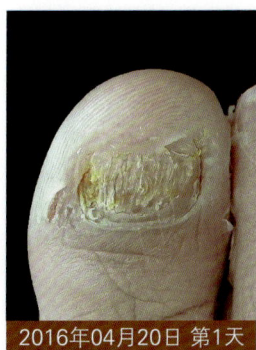

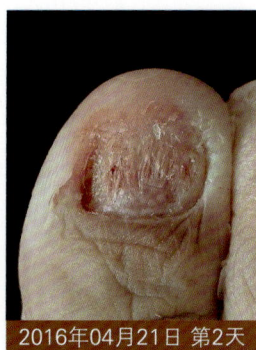

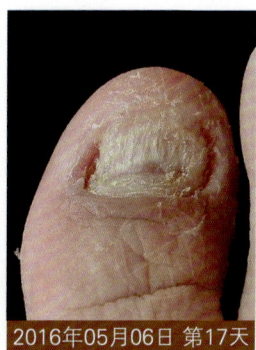

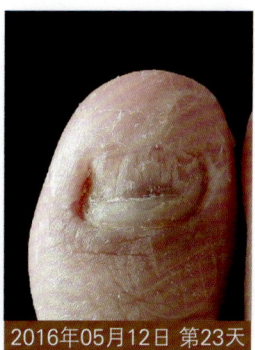

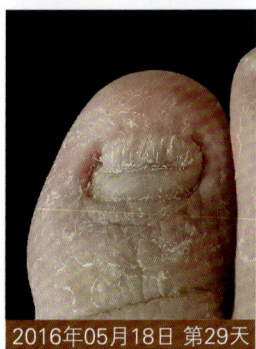

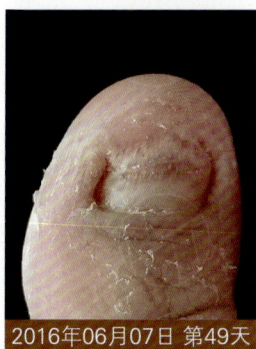

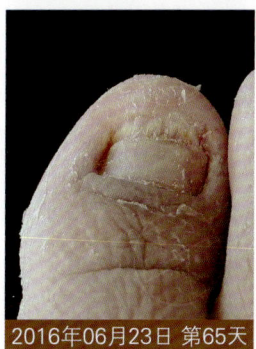

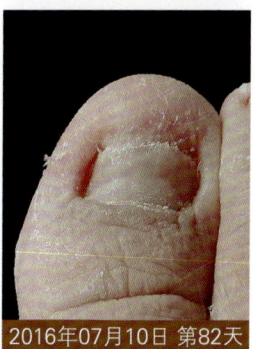

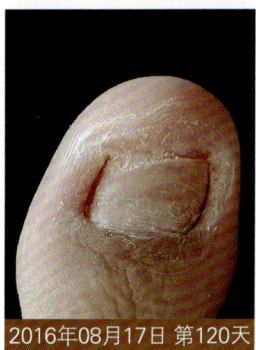

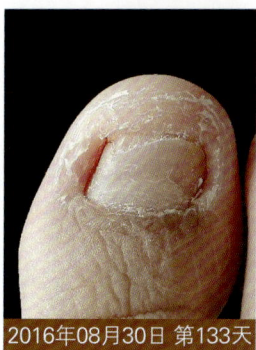

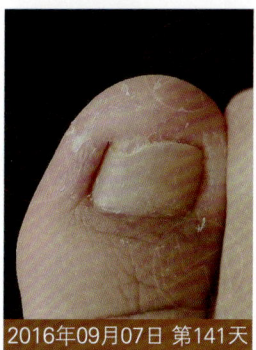

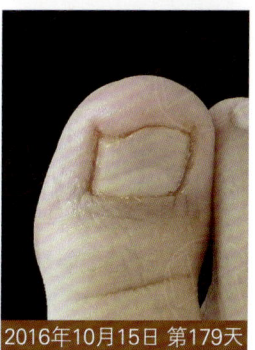

湖南省郴州市

姓名：彭女士　　性别：女　　年龄：27

2016年4月20日开始接受系统康复服务，其右脚跗趾被真菌感染，属于全营养不良型灰指甲。通过六个月配合康复，于2016年10月15日长出健康甲板，完全康复。

本案例咨询服务人员：欧阳细娥

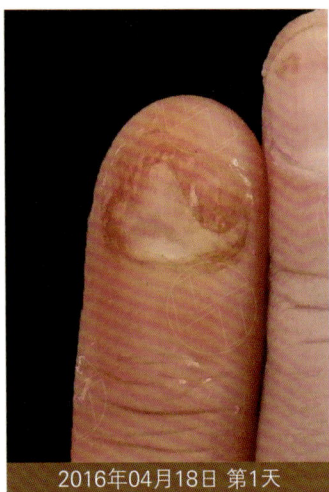

2016年04月18日 第1天

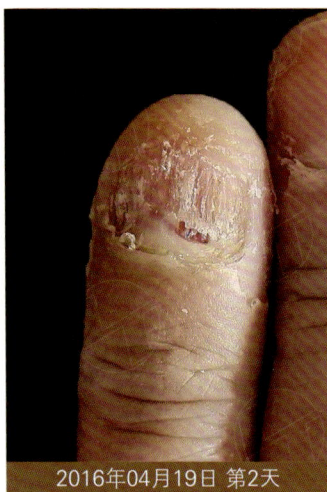

2016年04月19日 第2天

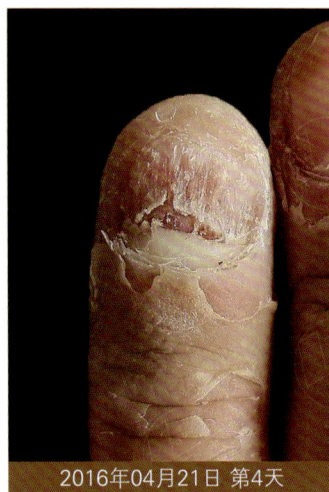

2016年04月21日 第4天

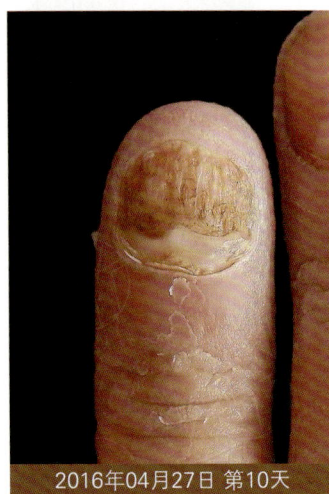

2016年04月27日 第10天

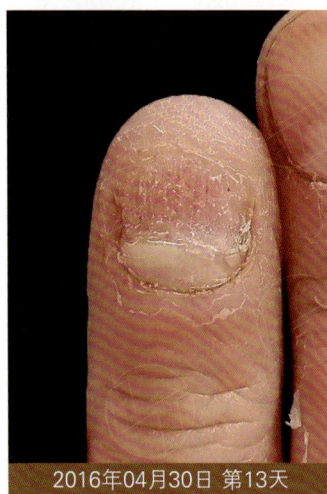

2016年04月30日 第13天

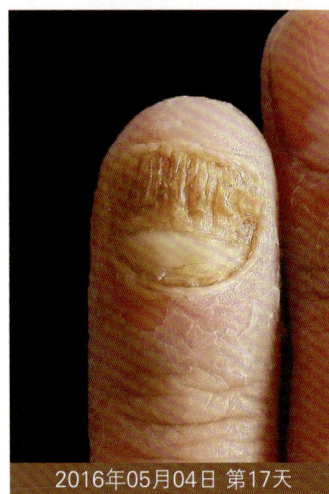

2016年05月04日 第17天

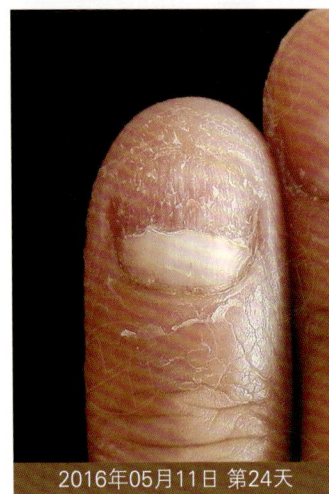

2016年05月11日 第24天

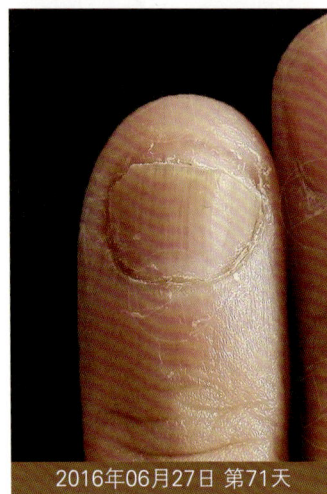

2016年06月27日 第71天

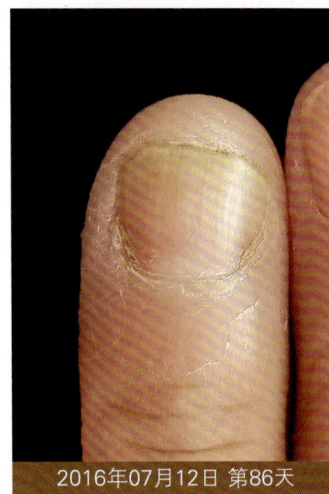

2016年07月12日 第86天

贵州省贵阳市

姓名:王女士　　性别:女　年龄:50

　　2016年4月18日开始接受系统康复服务,其左手无名指被真菌感染,属于全营养不良型灰指甲。通过三个月配合康复,于2016年7月12日长出健康甲板,完全康复。

本案例咨询服务人员: 张　琼

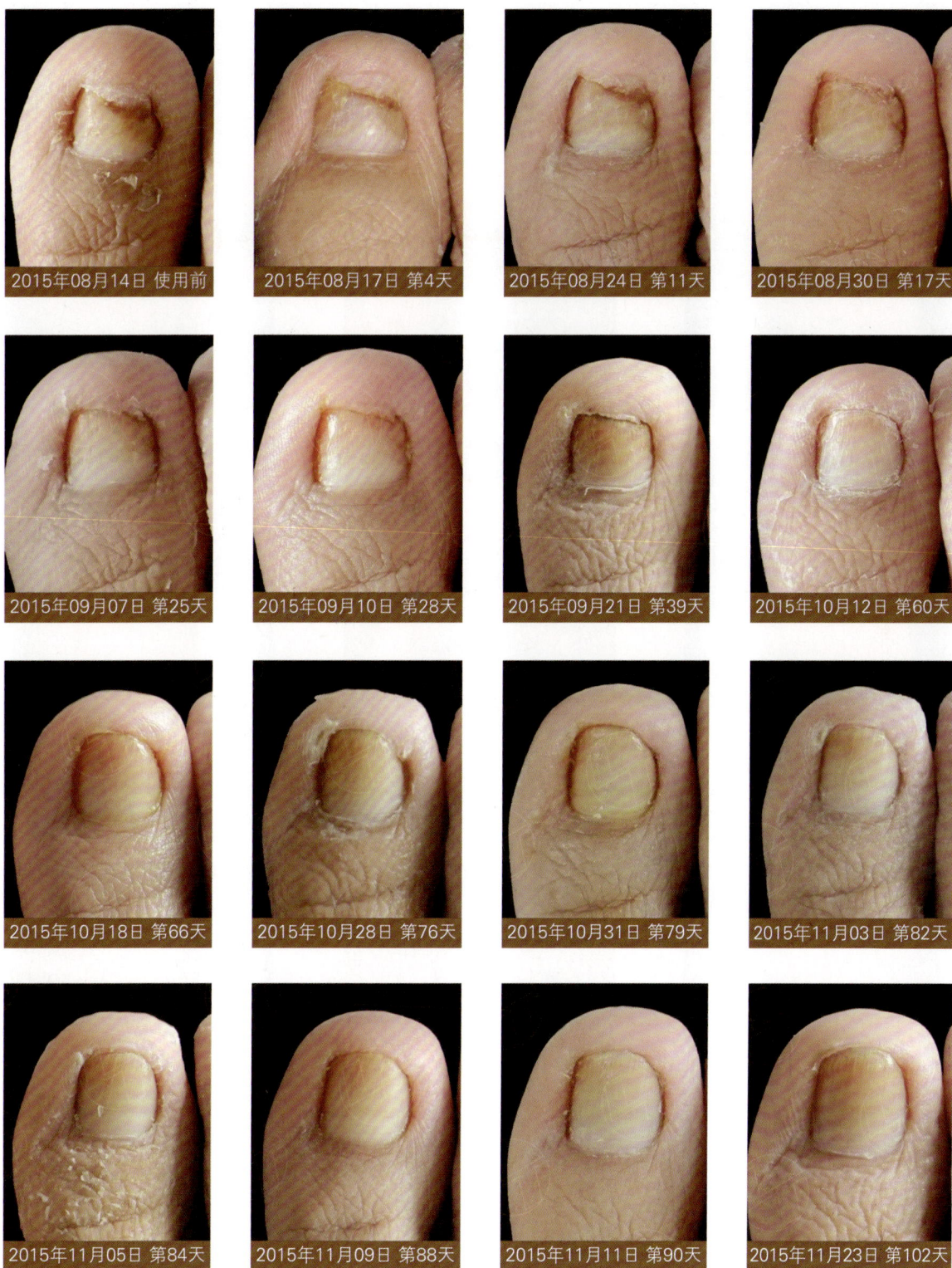

2015年08月14日 使用前	2015年08月17日 第4天	2015年08月24日 第11天	2015年08月30日 第17天
2015年09月07日 第25天	2015年09月10日 第28天	2015年09月21日 第39天	2015年10月12日 第60天
2015年10月18日 第66天	2015年10月28日 第76天	2015年10月31日 第79天	2015年11月03日 第82天
2015年11月05日 第84天	2015年11月09日 第88天	2015年11月11日 第90天	2015年11月23日 第102天

贵州省贵阳市

姓名：张女士　　性别：女　　年龄：43

　　2015年8月14日开始接受系统康复服务，其右脚踇趾被真菌感染，属于全营养不良型灰指甲。通过三个半月配合康复，于2015年11月23日长出健康甲板，完全康复。

本案例咨询服务人员：姜　萍

2015年08月25日 使用前

2015年08月26日 第2天

2015年08月29日 第5天

2015年09月14日 第21天

2015年10月11日 第48天

2015年12月11日 第109天

2015年12月22日 第120天

2016年01月03日 第132天

2016年02月18日 第178天

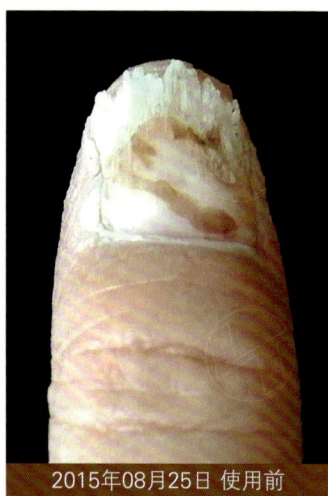

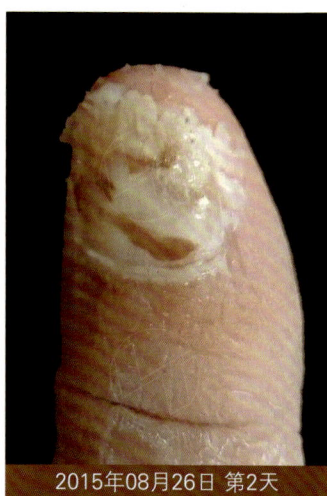

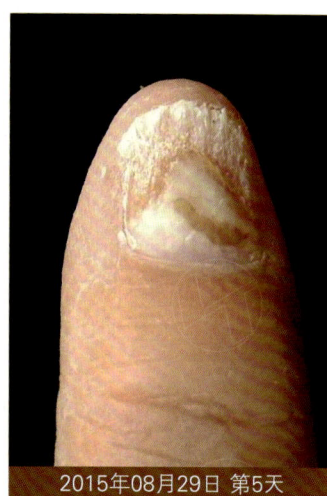

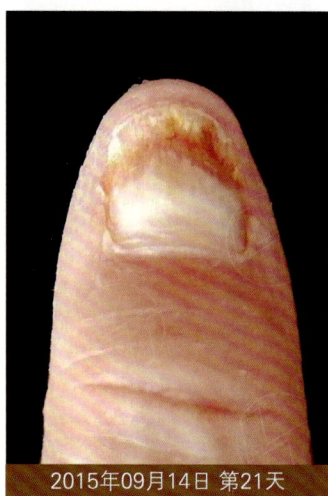

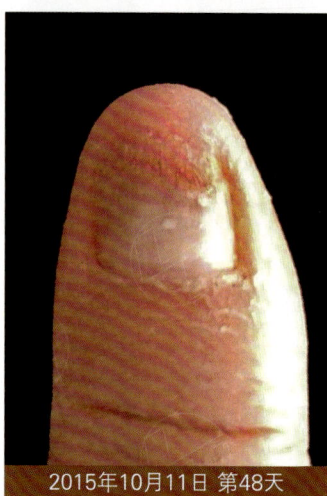

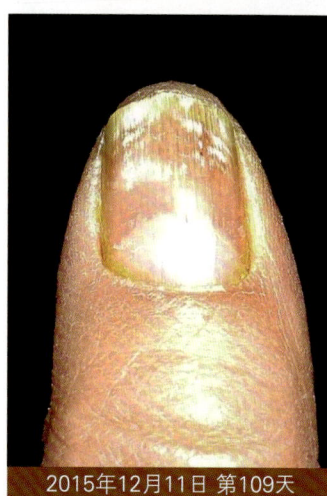

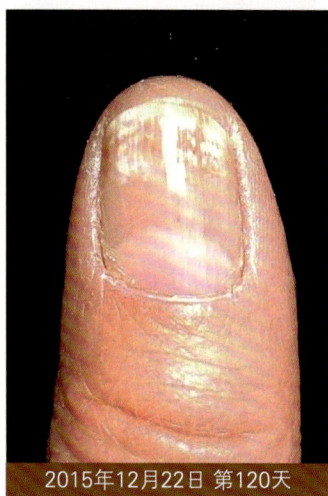

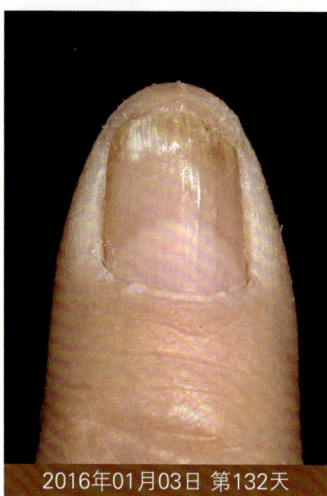

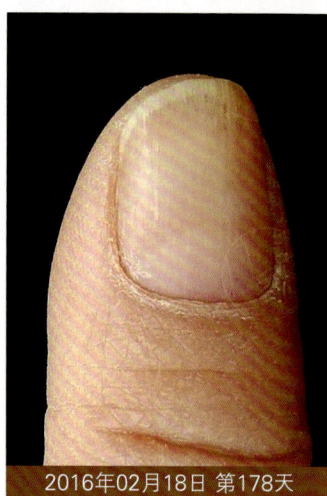

贵州省贵阳市

姓名：宋女士　　　性别：女　　年龄：52

　　2015年8月25日开始接受系统康复服务，其左手拇指被真菌感染，属于全营养不良型灰指甲。通过六个月配合康复，于2016年2月18日长出健康甲板，完全康复。

本案例咨询服务人员：杜秀琴

2016年01月07日 第1天	2016年01月10日 第4天	2016年01月18日 第12天	2016年01月25日 第19天
2016年01月30日 第24天	2016年02月05日 第30天	2016年02月15日 第40天	2016年02月18日 第43天
2016年02月28日 第53天	2016年03月06日 第60天	2016年04月02日 第87天	2016年04月17日 第102天
2016年05月08日 第123天	2016年06月25日 第171天	2016年07月02日 第178天	2016年07月30日 第206天

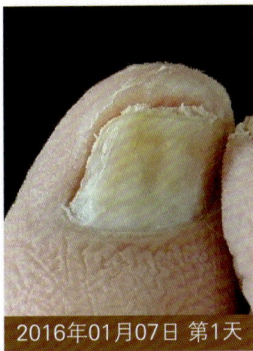

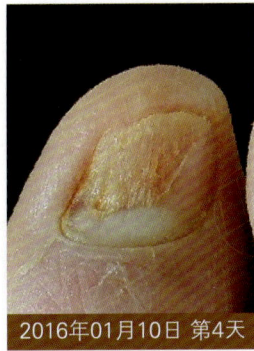

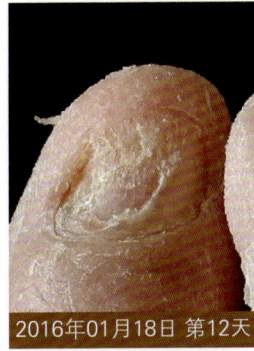

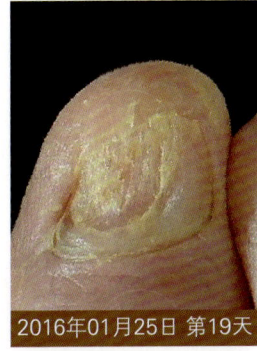

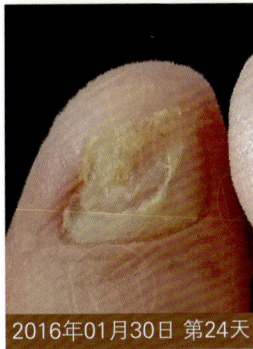

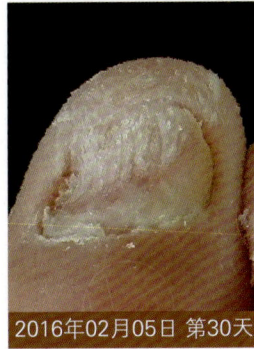

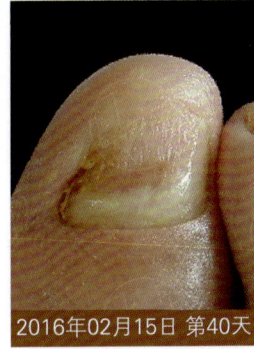

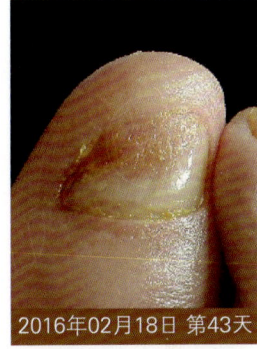

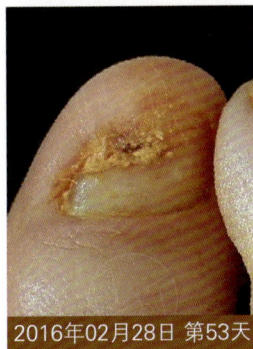

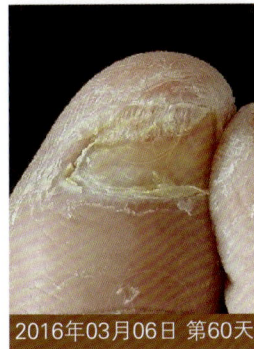

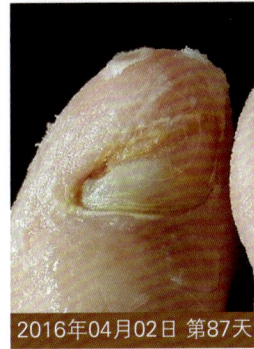

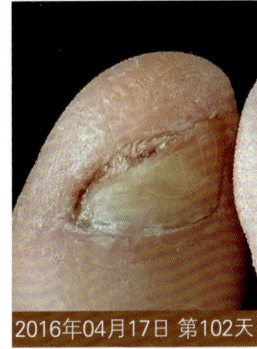

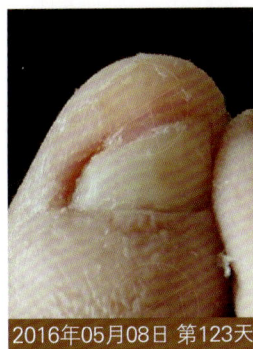

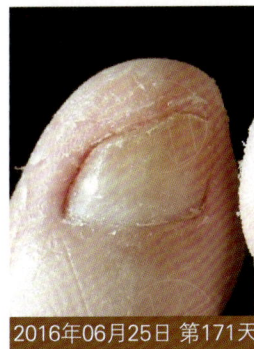

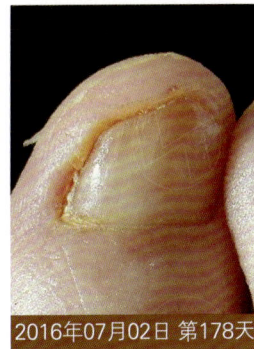

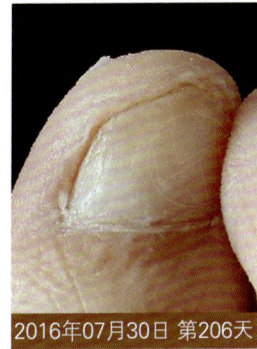

贵州省贵阳市

姓名:樊女士　　　性别:女　　年龄:60

　　2016年1月7日开始接受系统康复服务,其右脚踇趾被真菌感染,属于全营养不良型灰指甲。通过七个月配合康复,于2016年7月30日长出健康甲板,完全康复。

本案例咨询服务人员:姜　萍

2015年08月25日 第1天　2015年08月31日 第7天　2015年09月21日 第28天　2015年10月07日 第44天

2015年11月08日 第76天　2015年11月28日 第96天　2015年12月20日 第118天　2016年01月07日 第136天

2016年01月24日 第153天　2016年02月15日 第175天　2016年02月21日 第181天　2016年03月11日 第200天

2016年03月17日 第206天　2016年04月05日 第225天　2016年04月24日 第244天　2016年05月07日 第257天

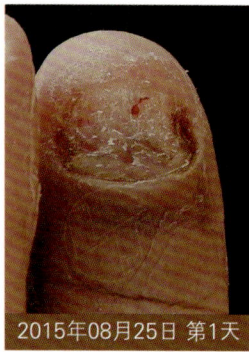

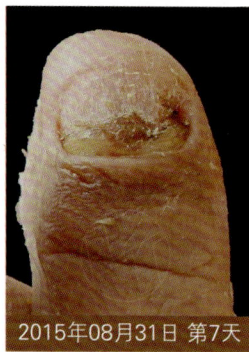

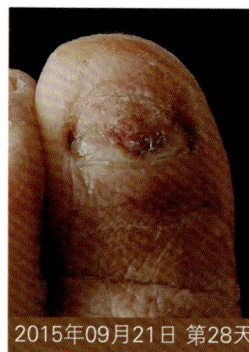

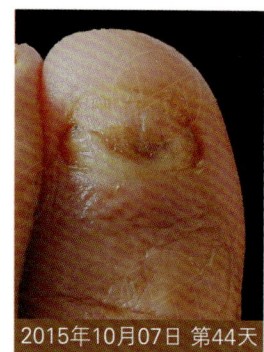

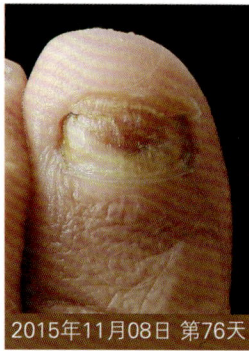

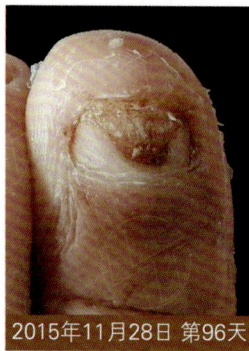

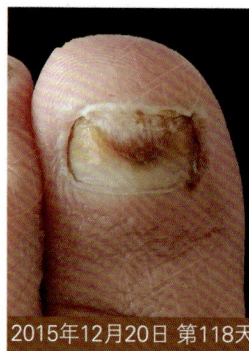

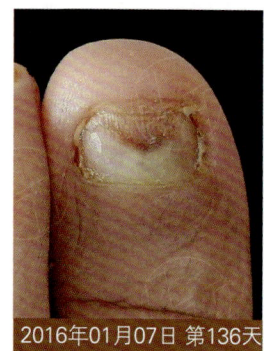

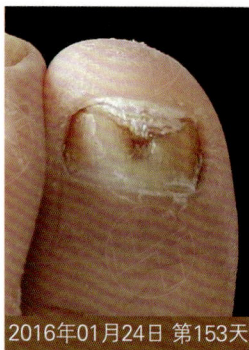

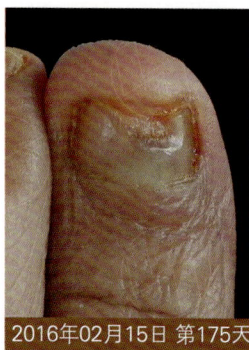

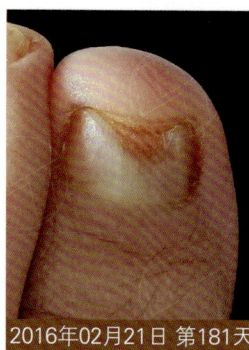

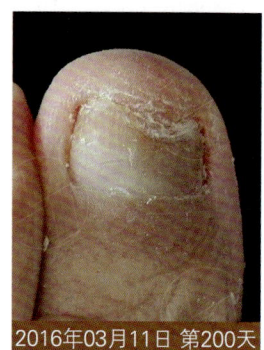

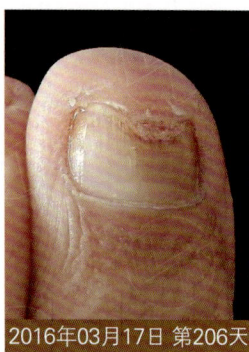

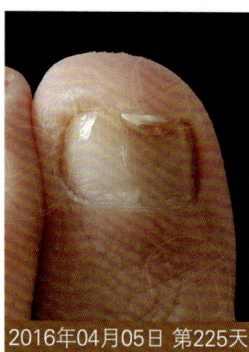

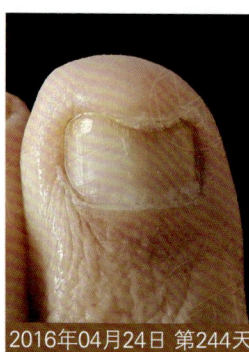

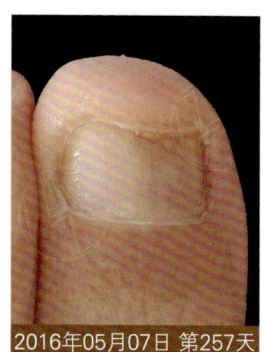

贵州省贵阳市

姓名：汪女士　　性别：女　　年龄：70

　　2015年8月25日开始接受系统康复服务，其左脚踇趾被真菌感染，属于全营养不良型灰指甲。通过八个半月配合康复，于2016年5月7日长出健康甲板，完全康复。

本案例咨询服务人员：姜　萍

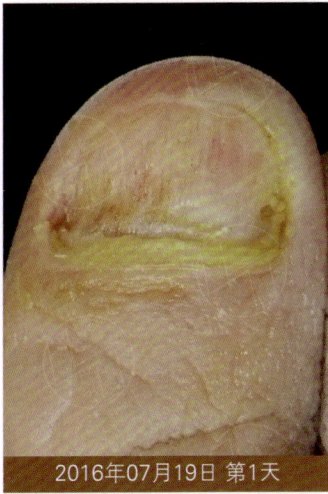

2016年07月19日 第1天

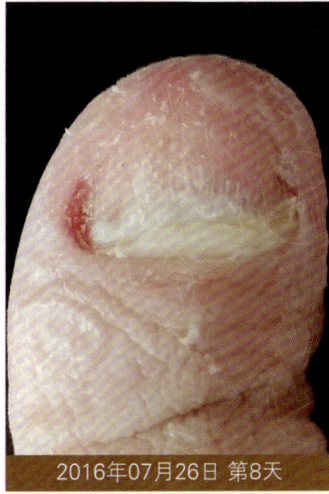

2016年07月26日 第8天

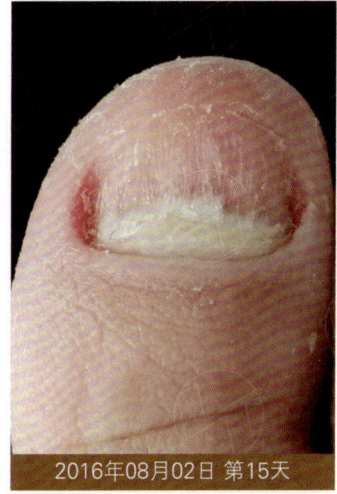

2016年08月02日 第15天

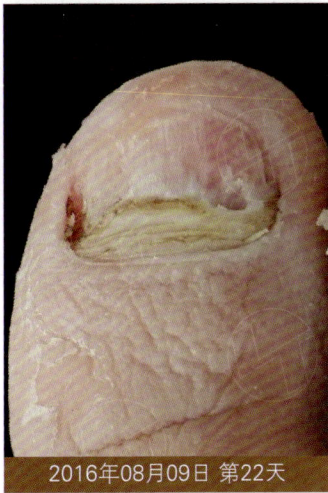

2016年08月09日 第22天

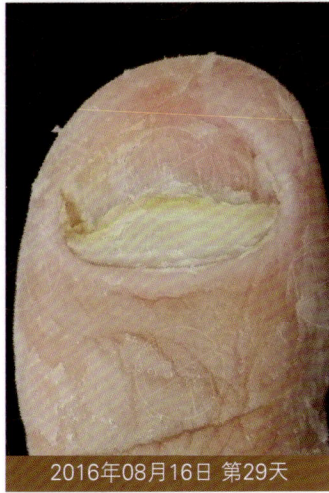

2016年08月16日 第29天

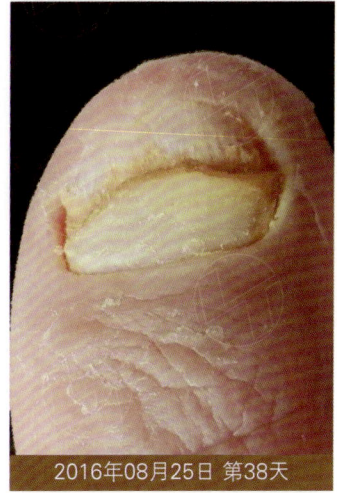

2016年08月25日 第38天

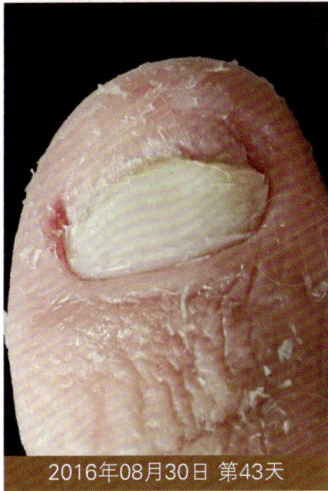

2016年08月30日 第43天

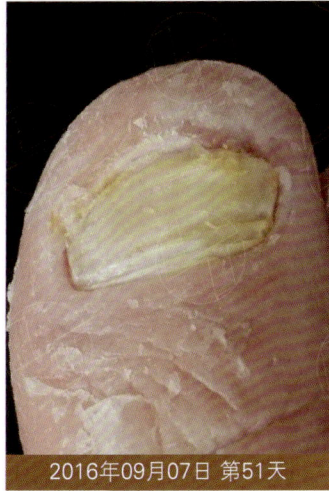

2016年09月07日 第51天

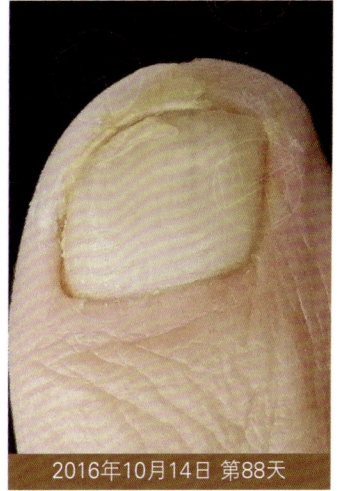

2016年10月14日 第88天

河南省驻马店市

姓名:白女士　　性别:女　　年龄:60

　　2016年7月19日开始接受系统康复服务,其右脚跴趾被真菌感染,属于全营养不良型灰指甲。通过三个月配合康复,于2016年10月14日长出健康甲板,完全康复。

本案例咨询服务人员:陈慧敏

2016年07月05日 使用前

2016年07月12日 第8天

2016年07月26日 第22天

2016年08月02日 第29天

2016年08月09日 第36天

2016年08月16日 第43天

2016年08月25日 第52天

2016年09月07日 第65天

2016年10月14日 第102天

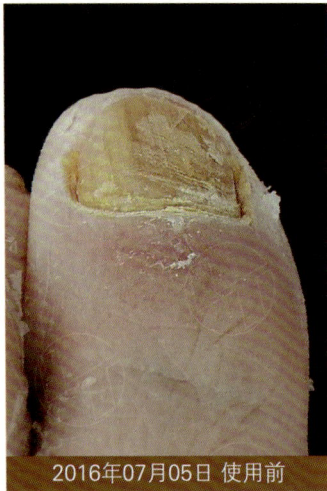

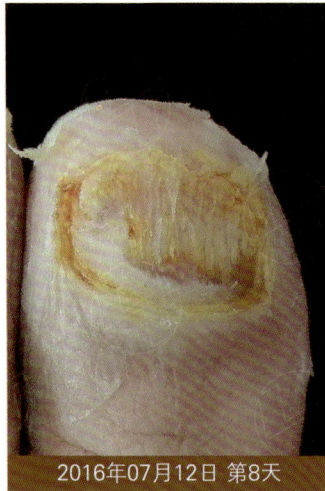

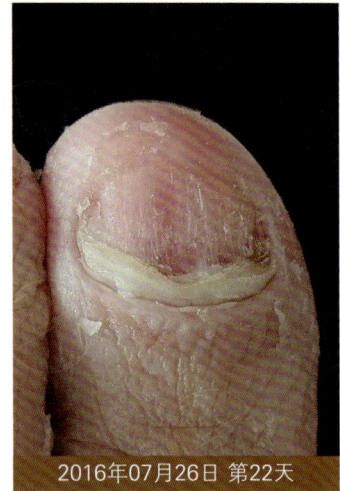

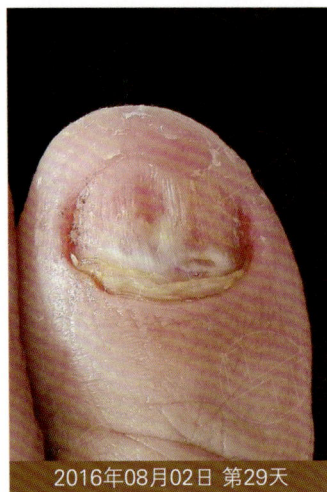

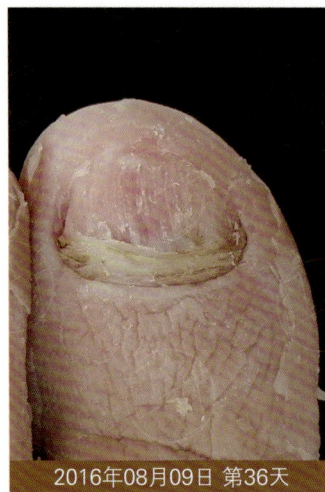

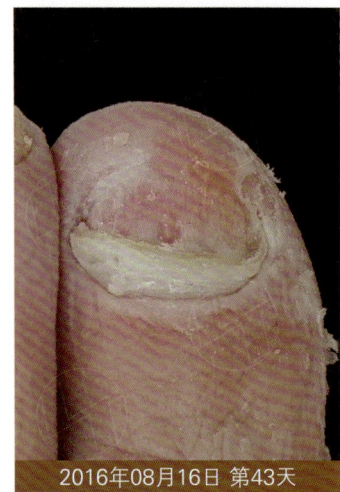

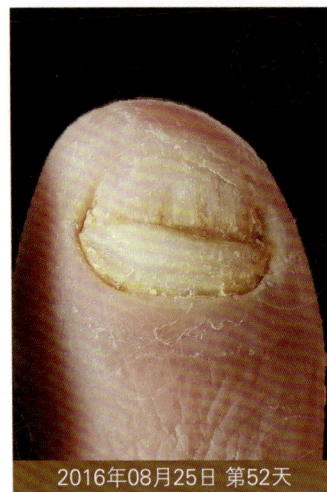

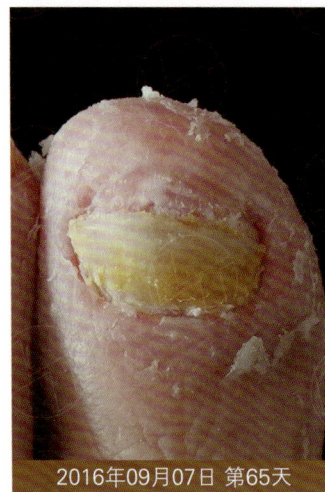

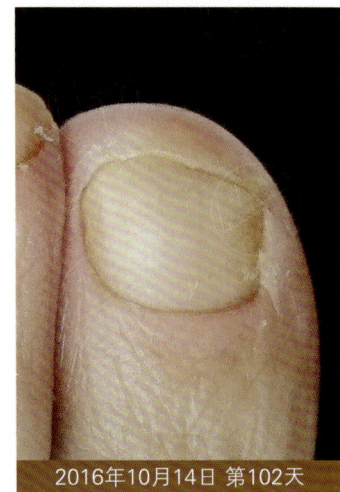

河南省驻马店市

姓名：白女士　　　性别：女　　年龄：60

　　2016年7月5日开始接受系统康复服务，其左脚蹈趾被真菌感染，属于全营养不良型灰指甲。通过三个半月配合康复，于2016年10月14日长出健康甲板，完全康复。

本案例咨询服务人员：陈慧敏

Cure onychomycosis　Case color image

2016年07月09日 使用前	2016年07月23日 第15天	2016年08月02日 第25天
2016年08月09日 第32天	2016年08月26日 第49天	2016年09月02日 第56天
2016年09月09日 第63天	2016年10月10日 第94天	2016年10月25日 第109天

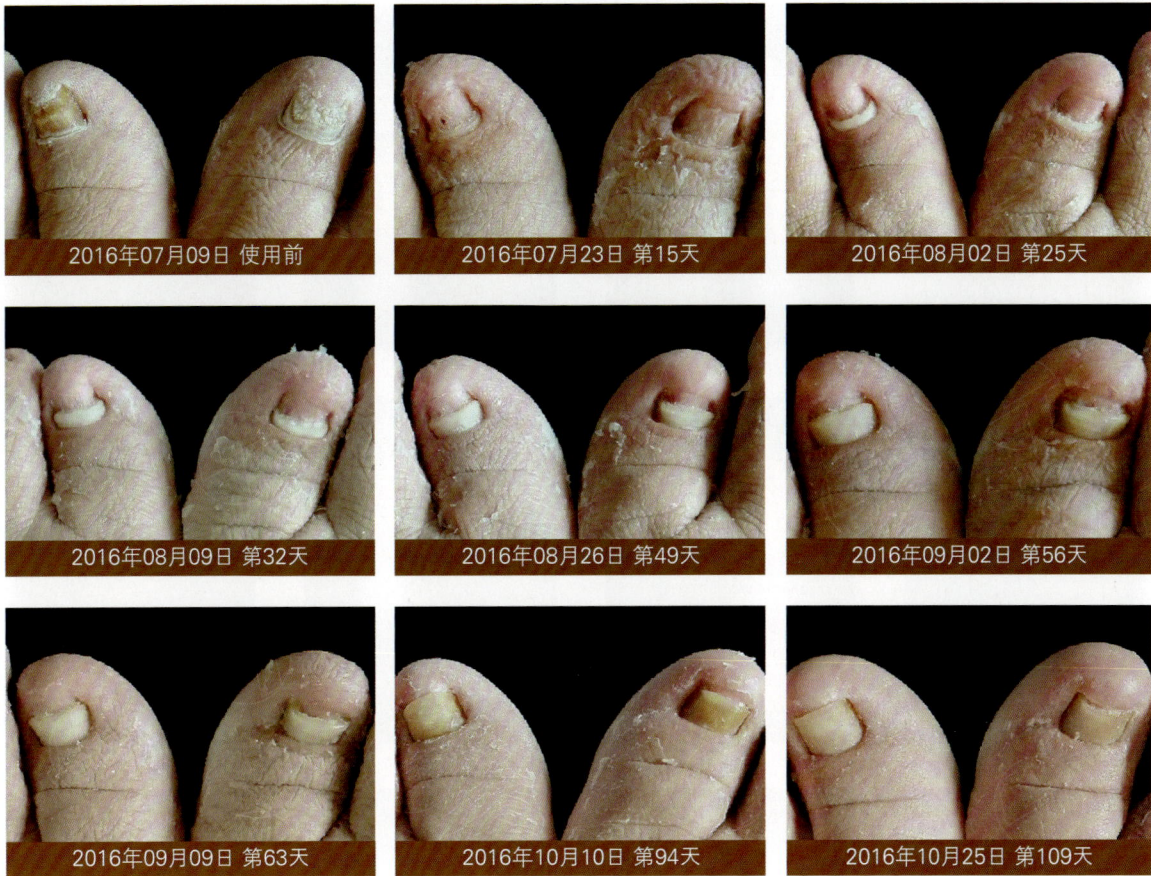

河南省漯河市

姓名:王女士   性别:女   年龄:40

　　2016年7月9日开始接受系统康复服务,其双脚姆趾被真菌感染,属于全营养不良型灰指甲。通过三个半月配合康复,于2016年10月25日长出健康甲板,完全康复。

本案例咨询服务人员：王淑月

2016年07月05日 第1天 · 2016年07月15日 第11天 · 2016年07月25日 第21天 · 2016年08月09日 第36天

2016年08月22日 第49天 · 2016年08月29日 第56天 · 2016年09月06日 第64天 · 2016年09月19日 第77天

2016年09月27日 第85天 · 2016年10月11日 第99天 · 2016年10月17日 第105天 · 2016年11月05日 第124天

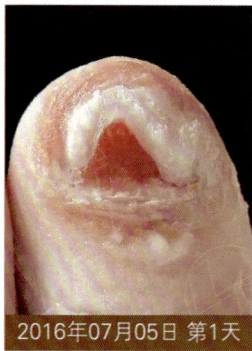

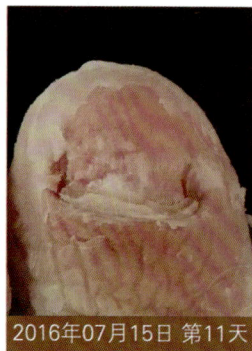

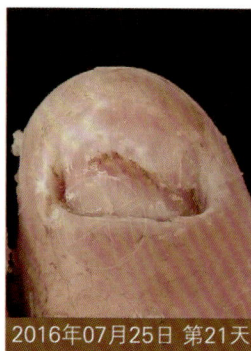

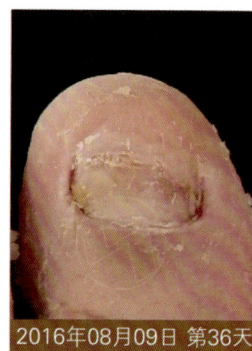

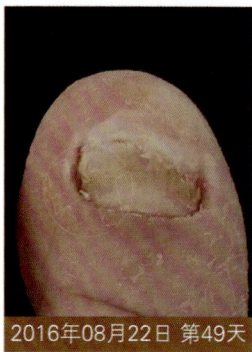

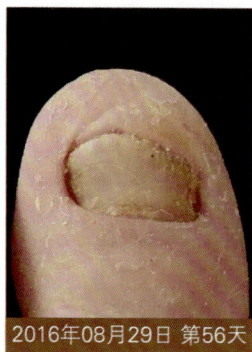

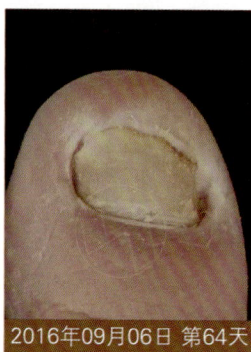

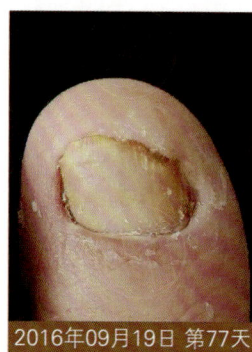

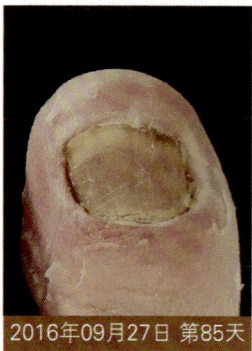

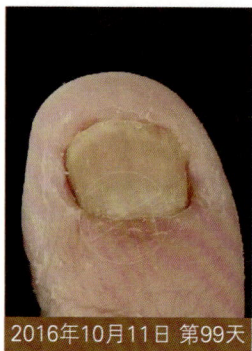

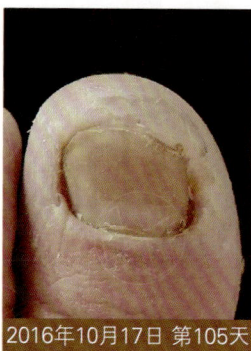

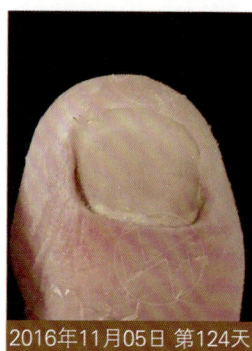

河南省南阳市

姓名：刘女士　　性别：女　　年龄：38

2016年7月5日开始接受系统康复服务，其左脚踇趾被真菌感染，属于全营养不良型灰指甲。通过四个月配合康复，于2016年11月5日长出健康甲板，完全康复。

本案例咨询服务人员：王淑月

2016年04月17日 第1天	2016年04月23日 第7天	2016年05月04日 第18天
2016年05月18日 第32天	2016年05月30日 第44天	2016年06月16日 第61天
2016年06月22日 第67天	2016年06月28日 第73天	2016年07月10日 第85天

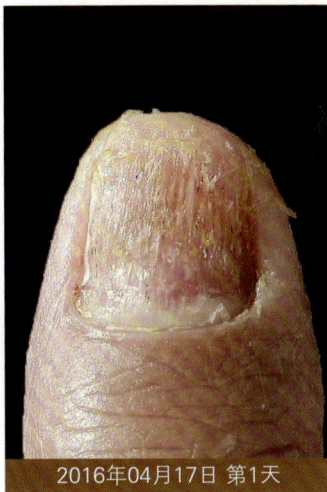

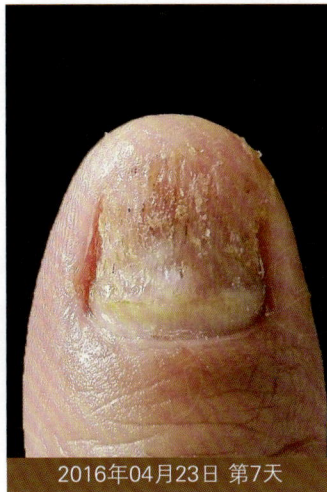

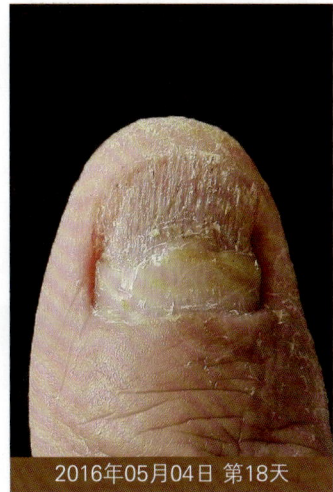

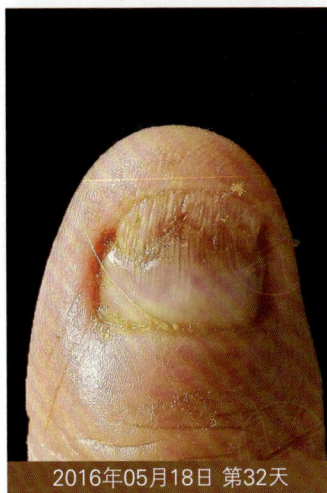

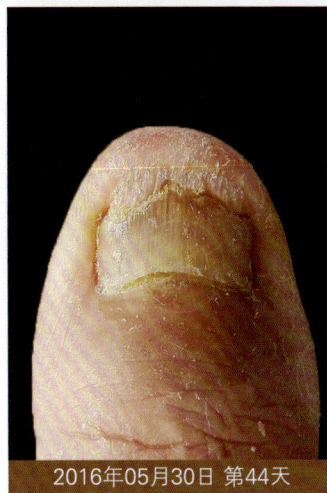

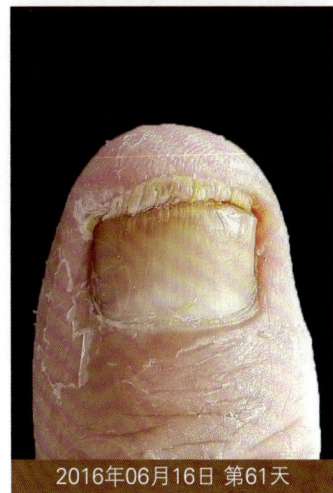

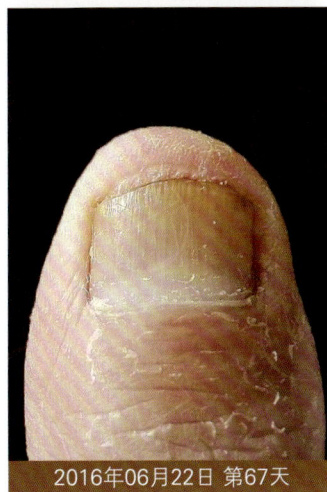

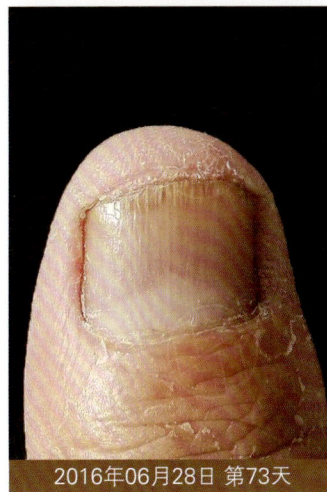

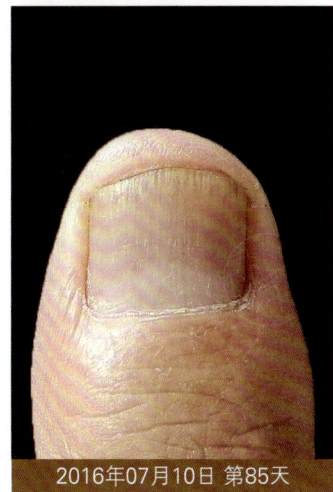

山东省德州市

姓名：隋先生　　　　性别：男　　年龄：38

　　2016年4月17日开始接受系统康复服务，其右手拇指被真菌感染，属于全营养不良型灰指甲。通过三个月配合康复，于2016年7月10日长出健康甲板，完全康复。

本案例咨询服务人员：杨丽华

2016年04月22日 使用前	2016年04月27日 第6天	2016年05月06日 第15天
2016年05月22日 第31天	2016年05月30日 第39天	2016年06月07日 第47天
2016年06月27日 第67天	2016年07月08日 第78天	2016年08月28日 第129天

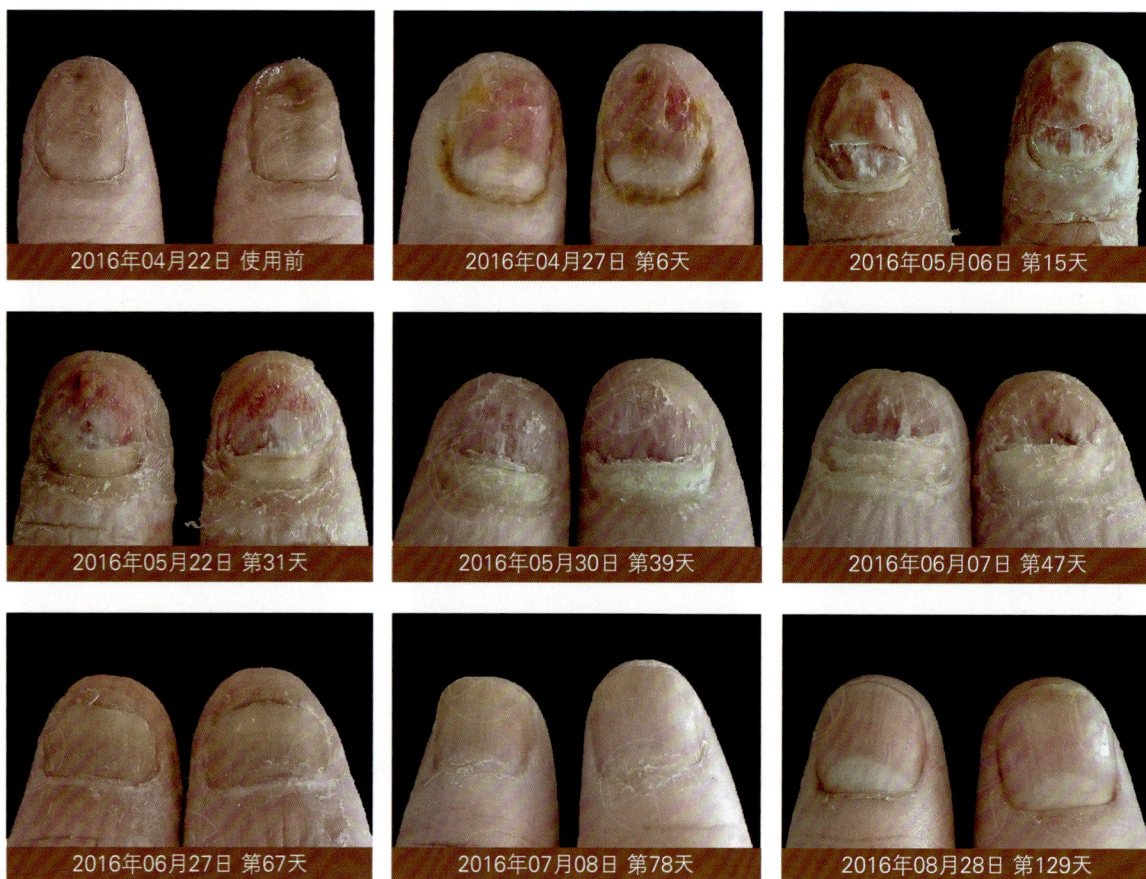

山东省淄博市

姓名：向先生　　性别：男　　年龄：35

　　2016年4月22日开始接受系统康复服务，其双手拇指被真菌感染，属于全营养不良型灰指甲。通过四个月配合康复，于2016年8月28日长出健康甲板，完全康复。

本案例咨询服务人员：窦文英

2016年04月08日 第1天	2016年04月10日 第3天	2016年04月29日 第22天
2016年05月13日 第36天	2016年05月20日 第43天	2016年05月28日 第51天
2016年06月18日 第72天	2016年07月25日 第109天	2016年08月17日 第132天

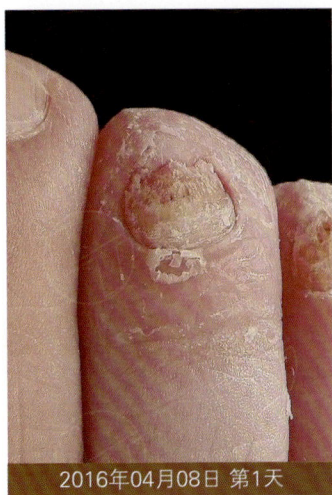

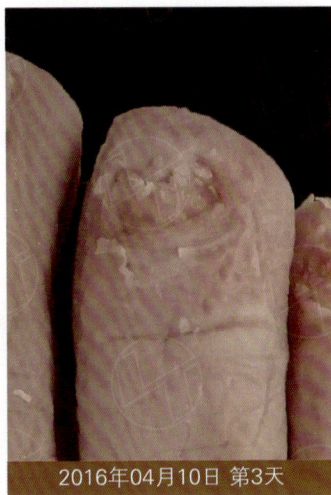

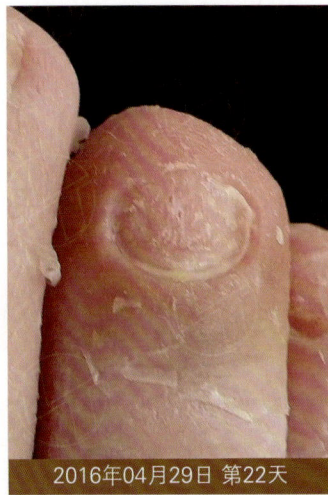

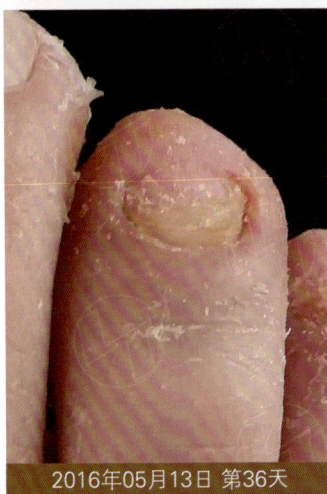

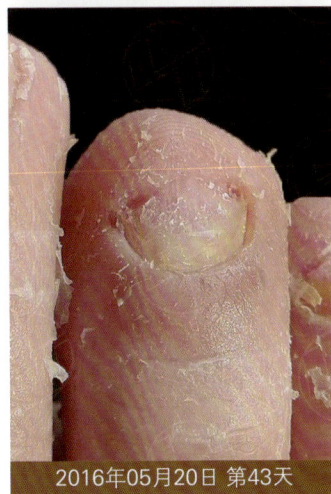

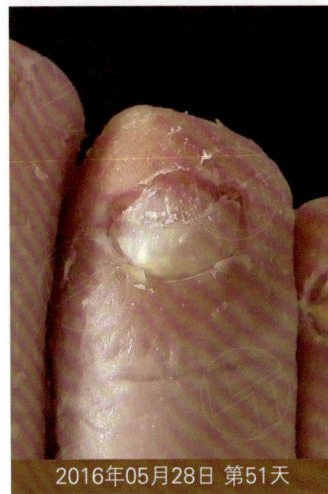

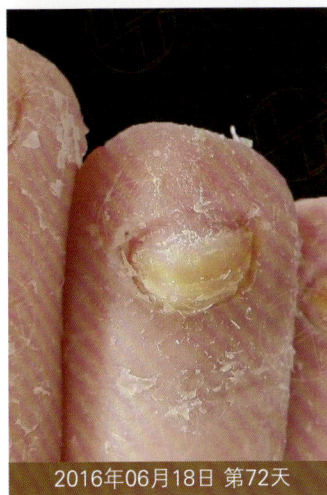

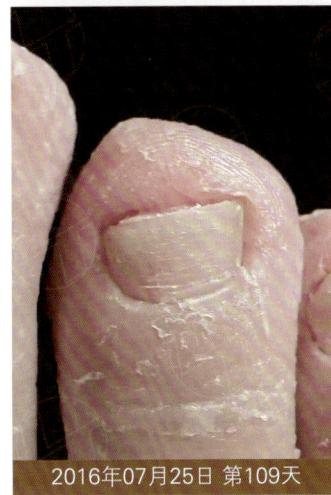

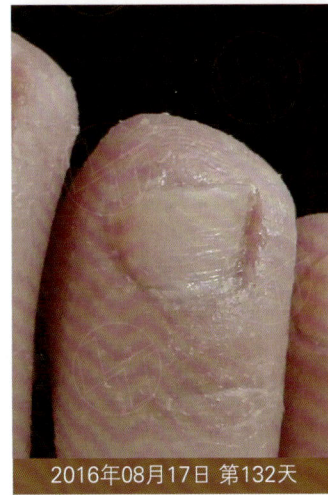

山东省安丘市

姓名：崔女士　　性别：女　　年龄：39

　　2016年4月8日开始接受系统康复服务，其右脚中趾被真菌感染，属于全营养不良型灰指甲。通过四个半月配合康复，于2016年8月17日长出健康甲板，完全康复。

本案例咨询服务人员：张金玲

2016年03月22日 第1天	2016年03月31日 第10天	2016年04月08日 第18天	2016年04月13日 第23天
2016年05月05日 第45天	2016年05月13日 第53天	2016年05月25日 第65天	2016年06月03日 第74天
2016年06月16日 第87天	2016年06月29日 第100天	2016年07月20日 第121天	2016年08月10日 第142天

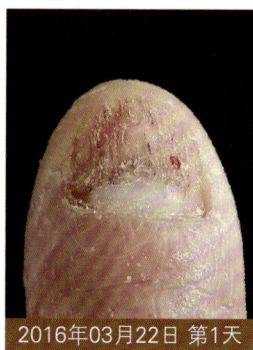

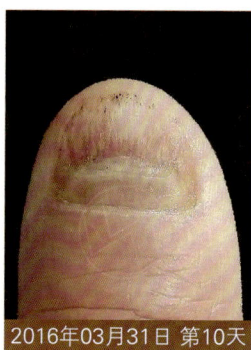

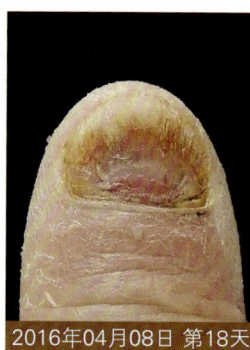

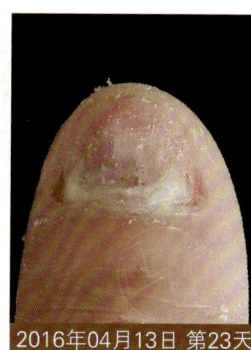

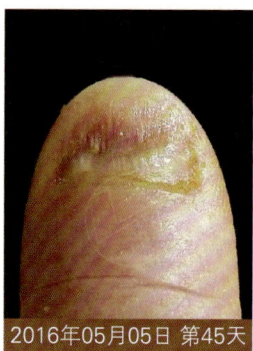

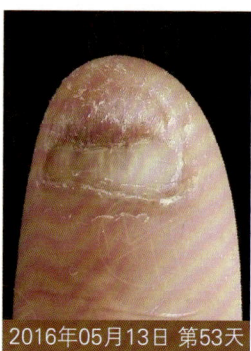

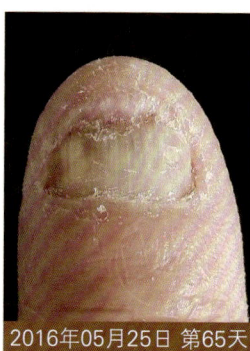

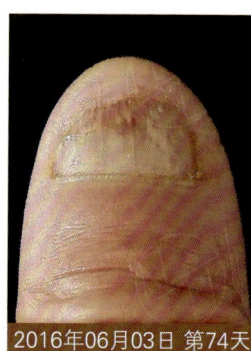

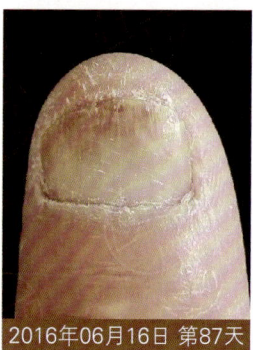

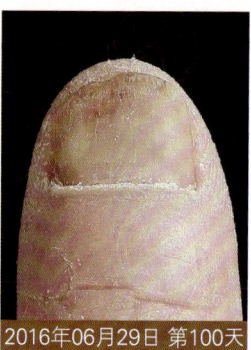

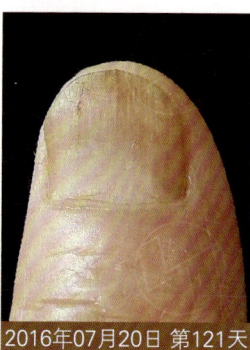

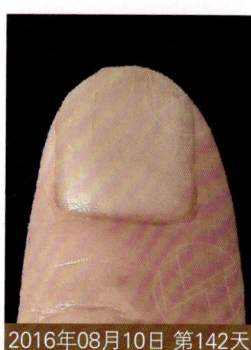

重庆市南岸区

姓名：胡女士　　性别：女　　年龄：72

　　2016年3月22日开始接受系统康复服务，其左手拇指被真菌感染，属于全营养不良型灰指甲。通过五个月配合康复，于2016年8月10日长出健康甲板，完全康复。

本案例咨询服务人员：罗沛娟

2015年11月29日 第1天　2015年12月05日 第7天　2015年12月19日 第21天　2015年12月26日 第28天

2016年01月04日 第37天　2016年01月09日 第42天　2016年01月18日 第51天　2016年01月25日 第58天

2016年02月02日 第66天　2016年02月15日 第79天　2016年02月27日 第91天　2016年04月24日 第148天

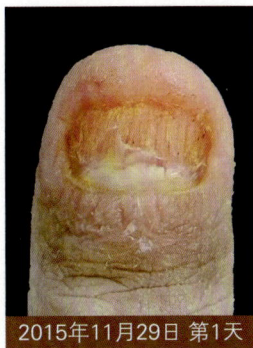

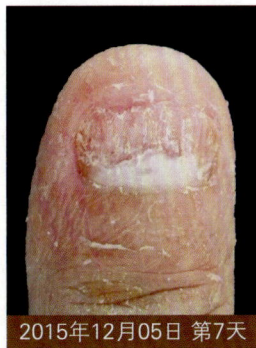

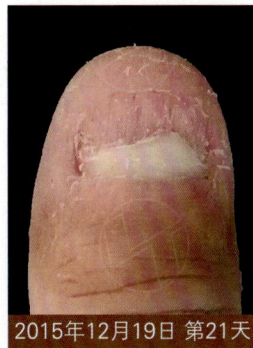

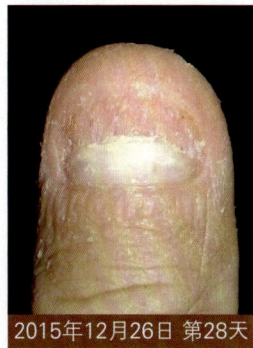

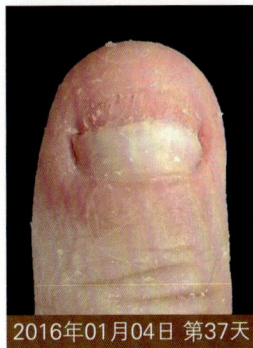

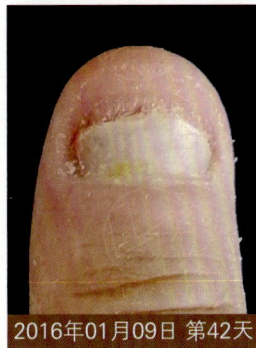

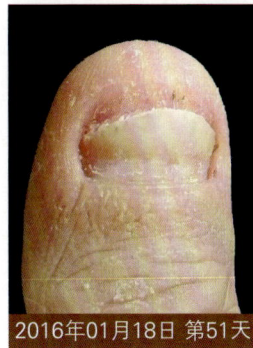

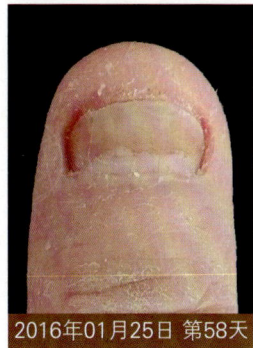

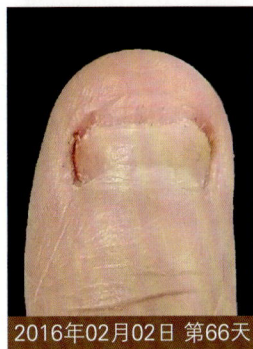

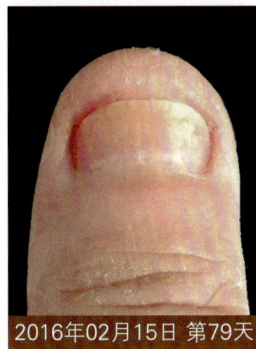

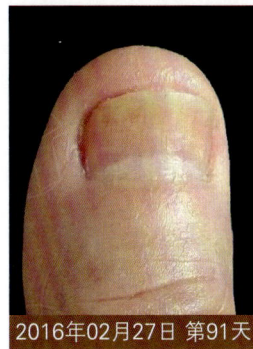

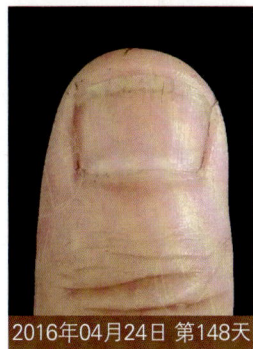

重庆市渝中区

姓名：莫先生　　性别：男　年龄：59

　　2015年11月29日开始接受系统康复服务，其右手拇指被真菌感染，属于全营养不良型灰指甲。通过五个月配合康复，于2016年4月24日长出健康甲板，完全康复。

本案例咨询服务人员：周建芬

2015年12月29日 第1天	2016年01月04日 第7天	2016年01月09日 第12天	2016年01月18日 第21天
2016年01月26日 第29天	2016年02月14日 第48天	2016年03月03日 第66天	2016年03月22日 第85天
2016年04月22日 第116天	2016年05月23日 第147天	2016年06月05日 第160天	2016年07月18日 第203天
2016年07月24日 第209天	2016年07月31日 第216天	2016年08月21日 第237天	2016年09月04日 第251天

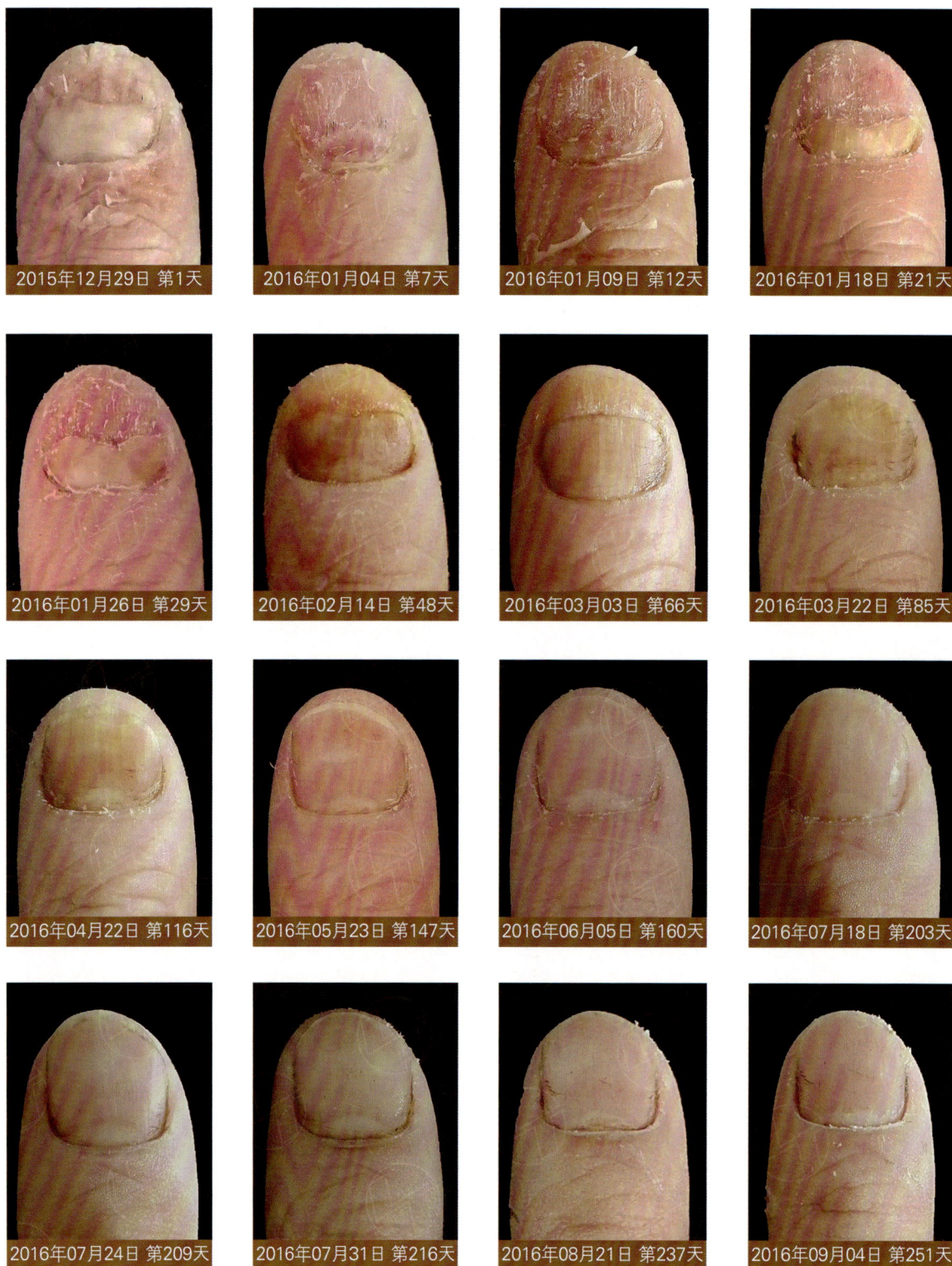

重庆市涪陵区

姓名：彭先生　　性别：男　　年龄：43

　　2015年12月29日开始接受系统康复服务，其左手中指被真菌感染，属于全营养不良型灰指甲。通过八个半月配合康复，于2016年9月4日长出健康甲板，完全康复。

本案例咨询服务人员：谭　洪

2015年10月10日 第1天	2015年10月18日 第9天	2015年10月25日 第16天
2015年11月01日 第23天	2015年11月09日 第31天	2015年12月02日 第54天
2015年12月09日 第61天	2015年12月16日 第68天	2016年01月11日 第94天

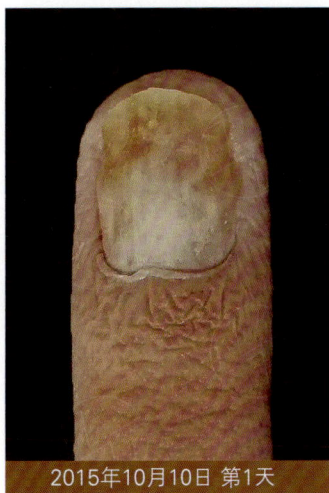

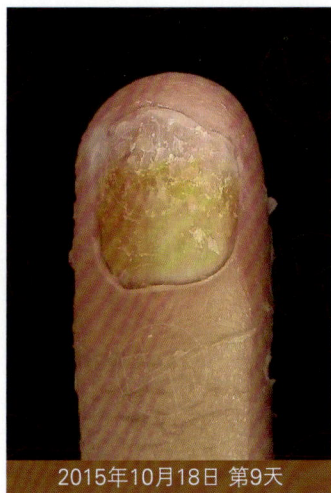

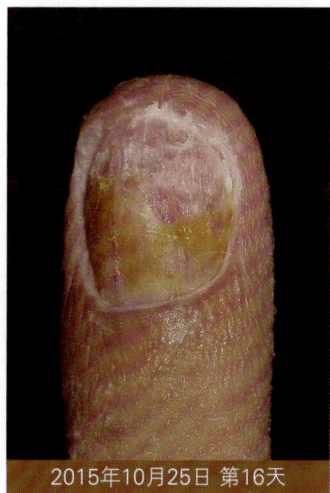

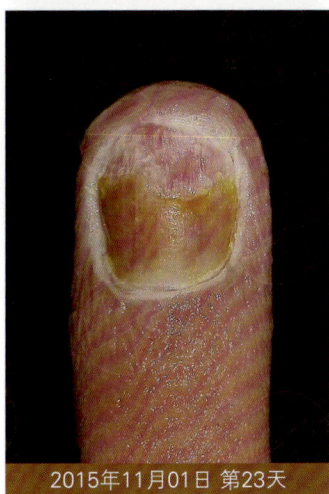

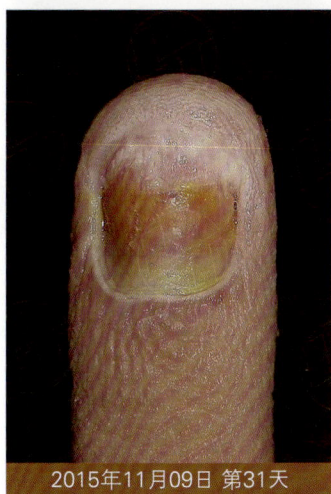

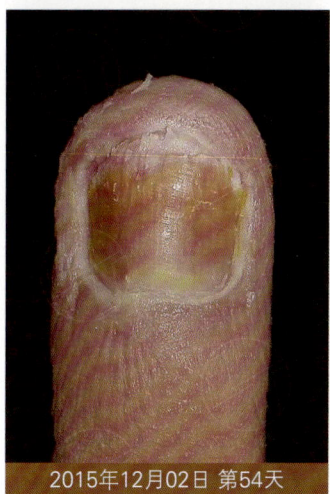

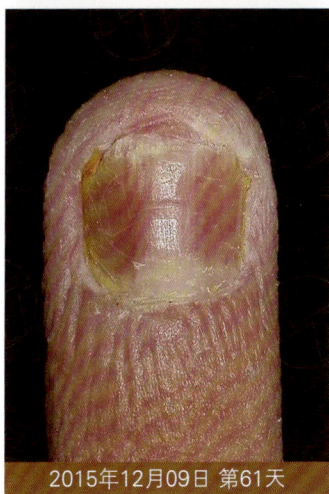

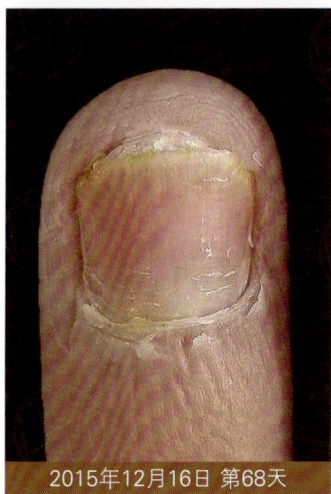

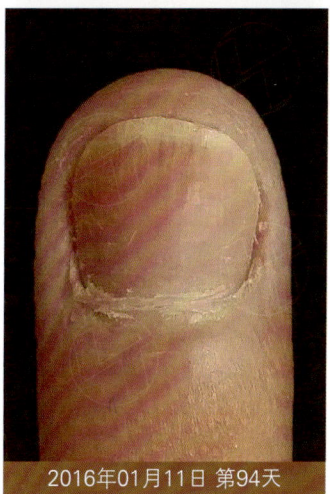

广西省宾阳县

姓名：韦先生　性别·男　年龄：18

　　2015年10月10日开始接受系统康复服务，其左手无名指被真菌感染，属于全营养不良型灰指甲。通过三个月配合康复，于2016年1月11日长出健康甲板，完全康复。

　　　　　　　　　　　　　　　　　　　　　　　　　　本案例咨询服务人员：方　惠

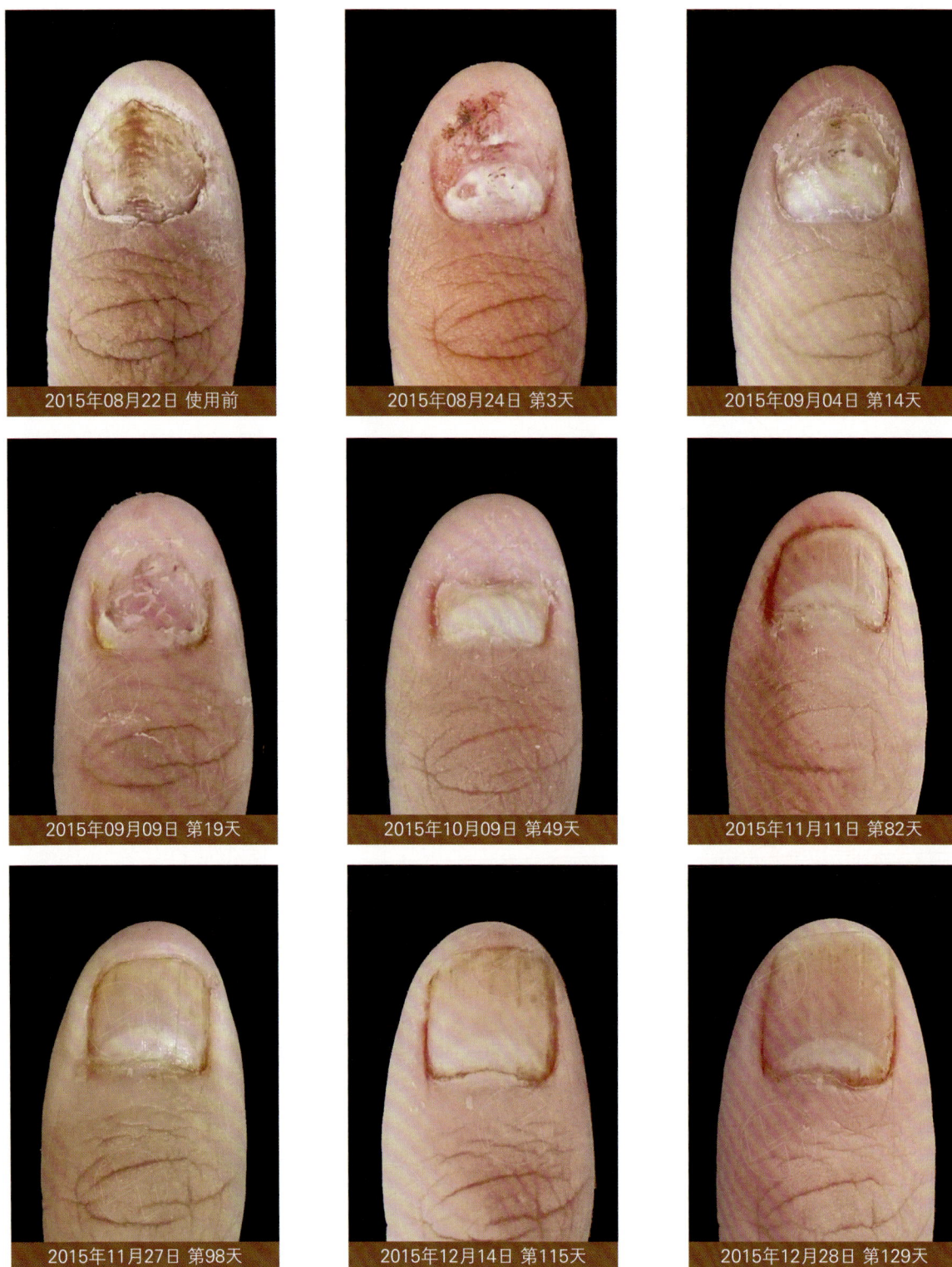

2015年08月22日 使用前

2015年08月24日 第3天

2015年09月04日 第14天

2015年09月09日 第19天

2015年10月09日 第49天

2015年11月11日 第82天

2015年11月27日 第98天

2015年12月14日 第115天

2015年12月28日 第129天

广西省钦州市

姓名：庞先生　　性别：男　　年龄：15

　　2015年8月22日开始接受系统康复服务，其右手拇指被真菌感染，属于全营养不良型灰指甲。通过四个月配合康复，于2015年12月28日长出健康甲板，完全康复。

本案例咨询服务人员：彭晓苹

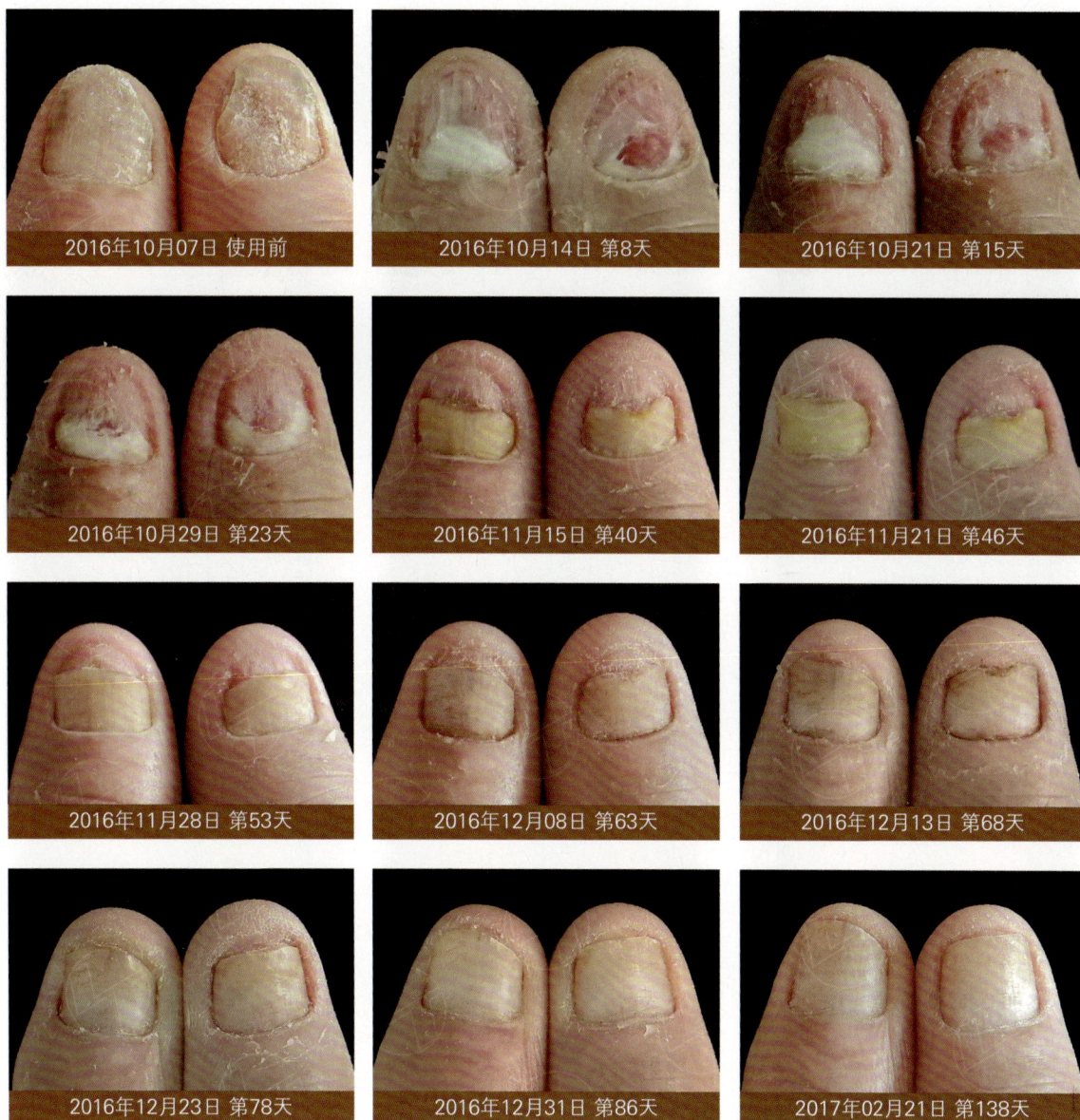

2016年10月07日 使用前	2016年10月14日 第8天	2016年10月21日 第15天
2016年10月29日 第23天	2016年11月15日 第40天	2016年11月21日 第46天
2016年11月28日 第53天	2016年12月08日 第63天	2016年12月13日 第68天
2016年12月23日 第78天	2016年12月31日 第86天	2017年02月21日 第138天

湖北省宜昌市

姓名：蔡先生　　性别：男　　年龄：62

　　2016年10月7日开始接受系统康复服务，其双手拇指被真菌感染，属于全营养不良型灰指甲。通过四个半月配合康复，于2017年2月21日长出健康甲板，完全康复。

本案例咨询服务人员：刘建峡

2016年03月29日 第1天

2016年03月30日 第2天

2016年04月18日 第21天

2016年04月24日 第27天

2016年05月15日 第48天

2016年05月27日 第60天

2016年06月27日 第91天

2016年07月27日 第121天

2016年10月04日 第190天

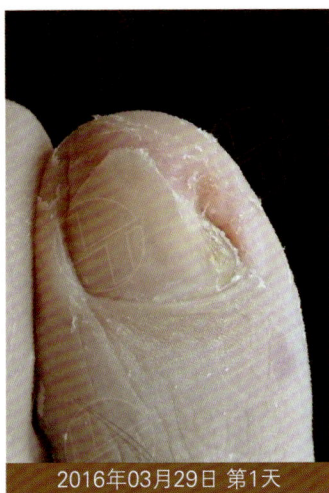

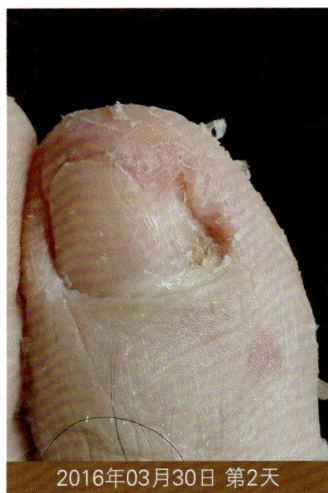

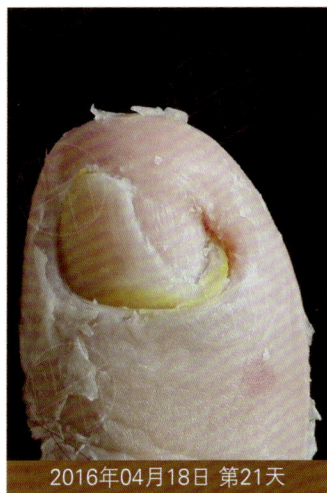

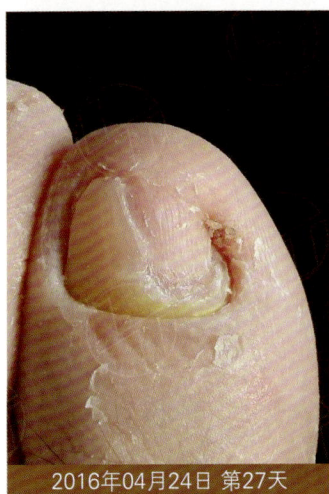

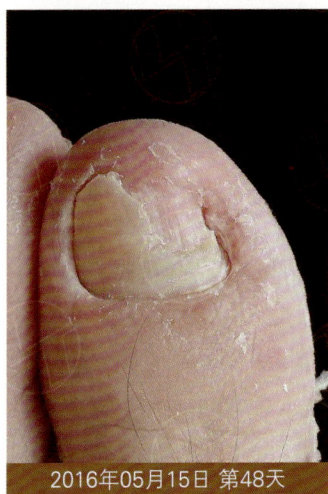

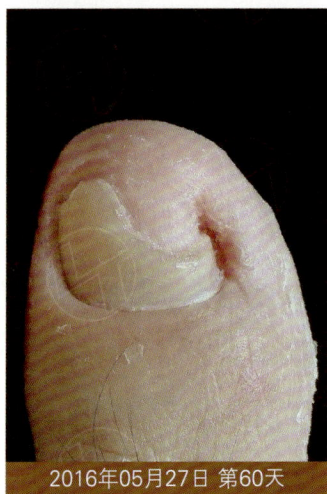

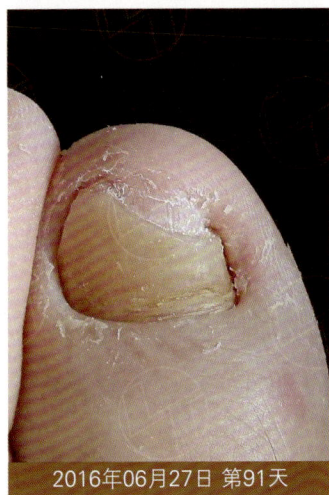

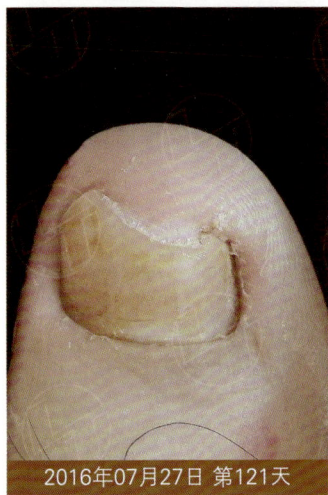

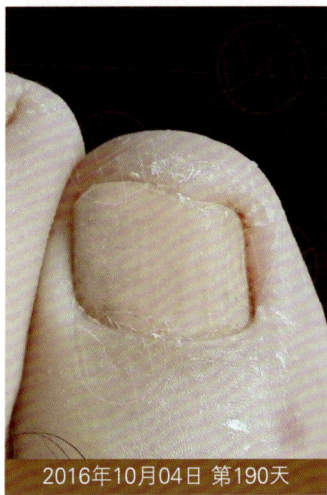

湖北省宜昌市

姓名：王女士　　性别：女　　年龄：45

　　2016年3月29日开始接受系统康复服务，其左脚踇趾被真菌感染，属于全营养不良型灰指甲。通过六个月配合康复，于2016年10月4日长出健康甲板，完全康复。

本案例咨询服务人员：徐进利

2015年08月25日 第1天	2015年08月31日 第7天	2015年09月05日 第12天	2015年09月09日 第16天
2015年09月13日 第20天	2015年09月19日 第26天	2015年09月26日 第33天	2015年10月04日 第41天
2015年10月07日 第44天	2015年10月12日 第49天	2015年10月17日 第54天	2015年10月20日 第57天
2015年10月25日 第62天	2015年11月08日 第76天	2016年01月04日 第133天	2016年01月24日 第153天

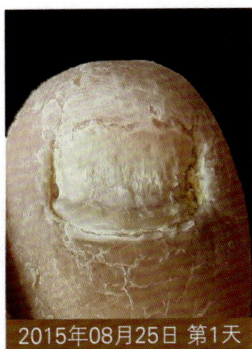

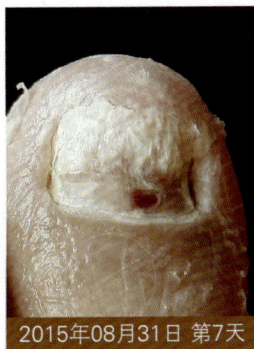

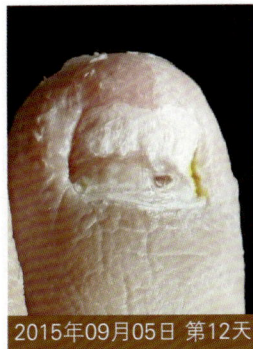

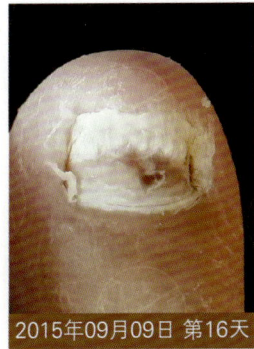

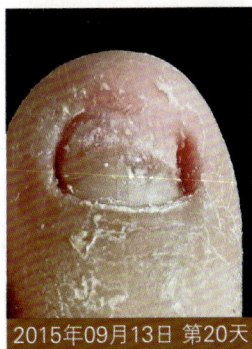

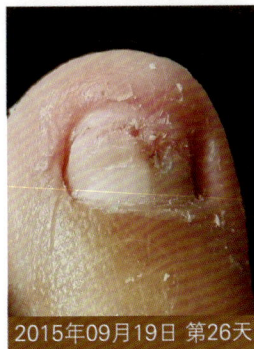

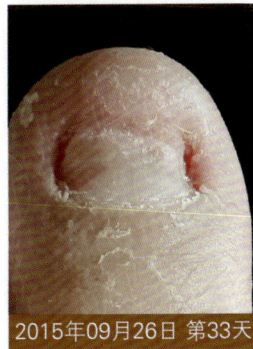

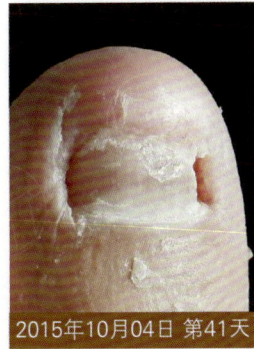

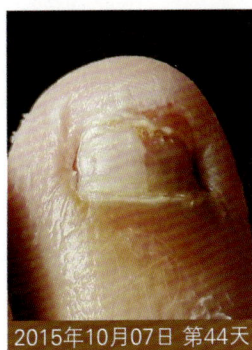

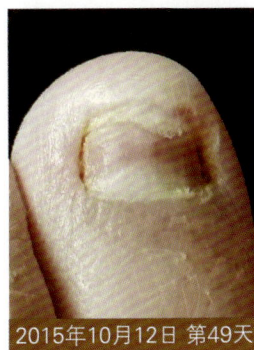

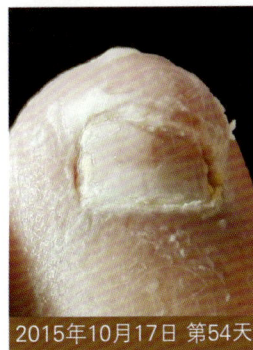

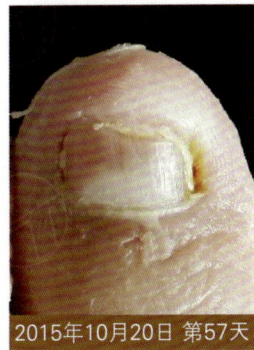

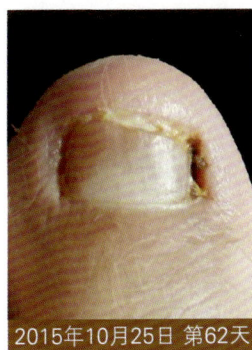

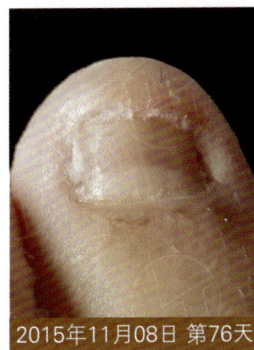

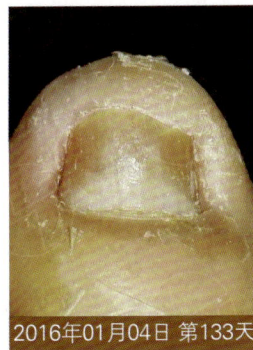

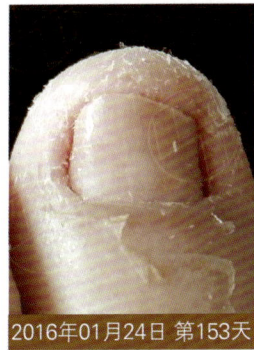

上海市杨浦区

姓名：张女士　　性别：女　　年龄：42

　　2015年8月25日开始接受系统康复服务，其左脚踇趾被真菌感染，属于全营养不良型灰指甲。通过五个月配合康复，于2016年1月24日长出健康甲板，完全康复。

本案例咨询服务人员：夏赛梅

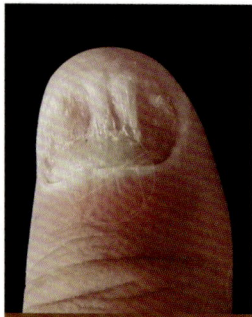

2015年11月17日 第1天	2015年12月01日 第15天	2015年12月28日 第42天	2016年01月09日 第54天
2016年01月22日 第67天	2016年02月05日 第81天	2016年02月15日 第91天	2016年02月21日 第97天
2016年03月06日 第111天	2016年03月13日 第118天	2016年03月28日 第133天	2016年04月19日 第155天

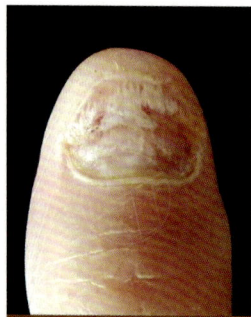

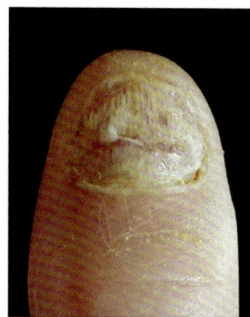

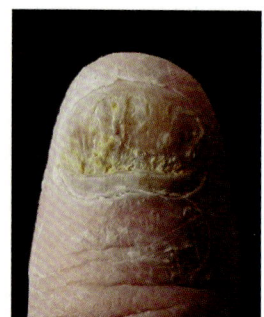

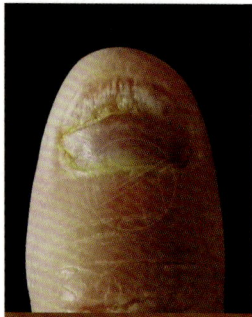

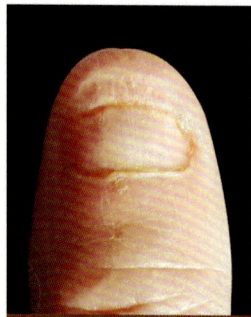

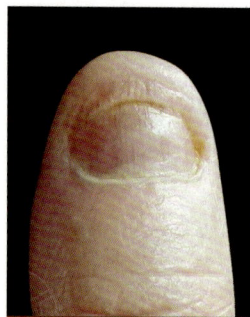

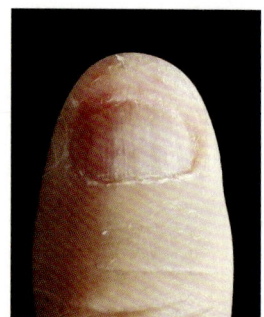

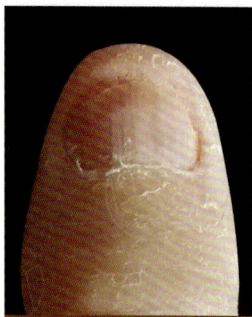

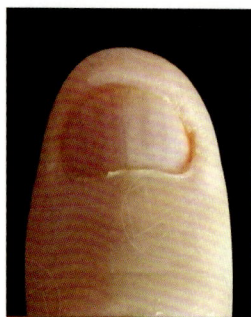

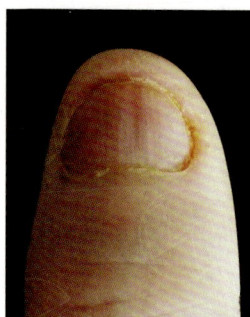

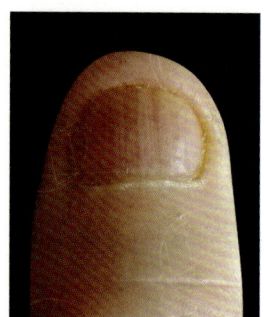

上海市杨浦区

姓名：陈先生　　性别：男　　年龄：71

　　2015年11月17日开始接受系统康复服务，其右手拇指被真菌感染，属于全营养不良型灰指甲。通过五个月配合康复，于2016年4月19日长出健康甲板，完全康复。

本案例咨询服务人员：夏赛梅

2016年03月23日 第1天	2016年03月25日 第3天	2016年04月28日 第37天
2016年05月05日 第44天	2016年05月14日 第53天	2016年05月29日 第68天
2016年06月08日 第78天	2016年07月25日 第125天	2016年09月09日 第171天

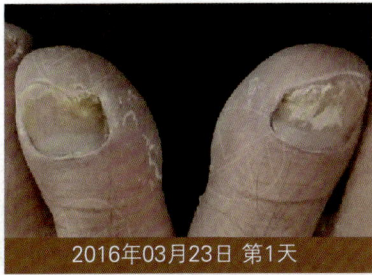

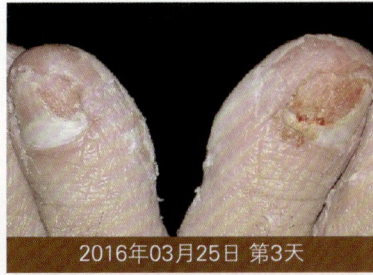

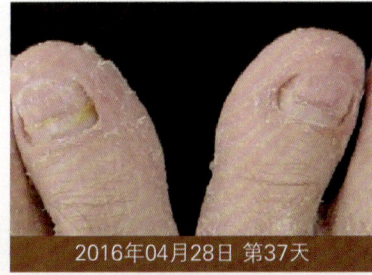

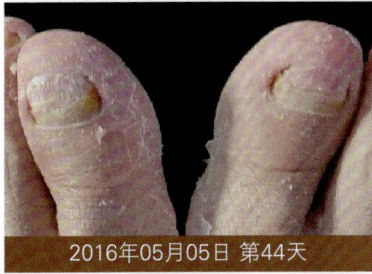

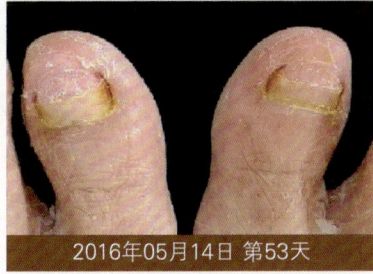

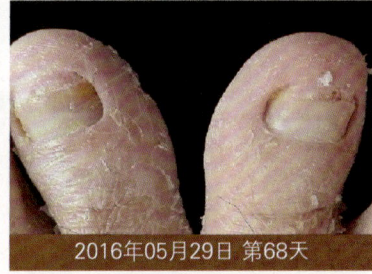

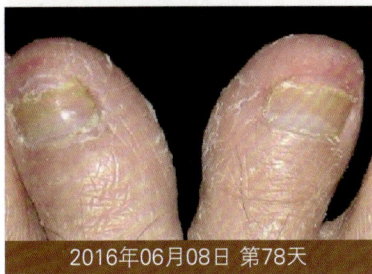

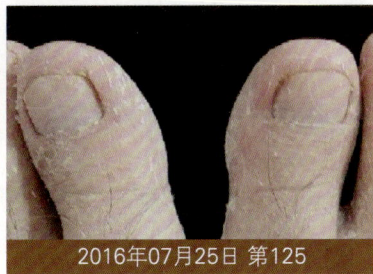

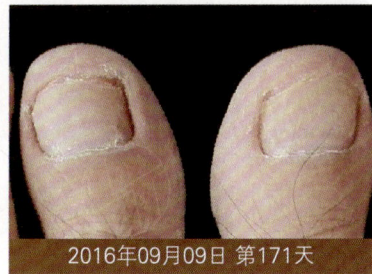

浙江省宁波市

姓名：汪先生　　性别：男　　年龄：40

　　2016年3月23日开始接受系统康复服务，其双脚踇趾被真菌感染，属于全营养不良型灰指甲。通过六个月配合康复，于2016年9月9日长出健康甲板，完全康复。

本案例咨询服务人员：陈　美

2015年10月19日 第1天	2015年11月07日 第20天	2015年11月28日 第41天	2015年12月06日 第49天
2015年12月13日 第56天	2015年12月20日 第63天	2016年01月09日 第83天	2016年02月16日 第121天
2016年03月06日 第140天	2016年03月28日 第162天	2016年05月15日 第210天	2016年10月30日 第378天

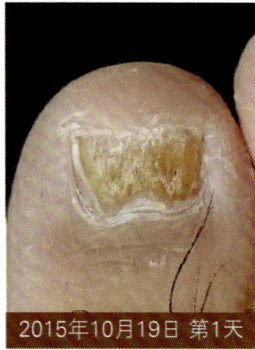

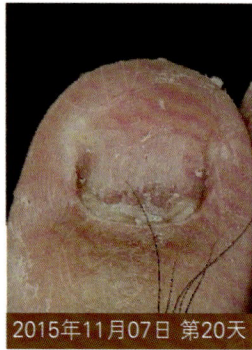

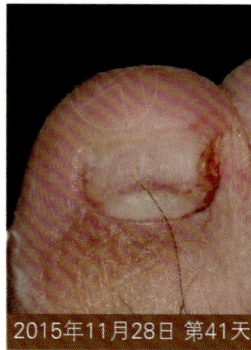

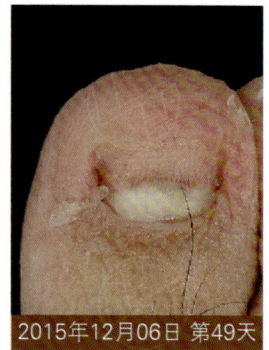

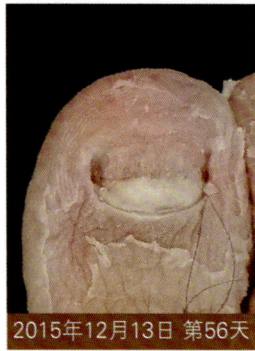

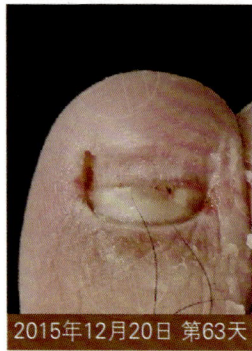

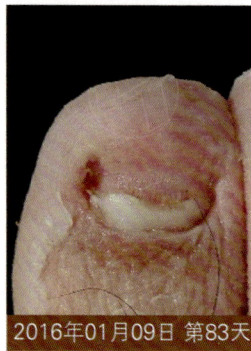

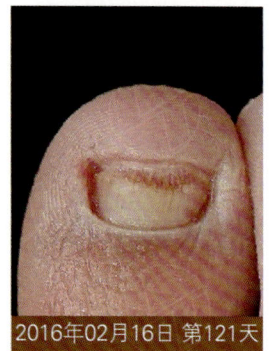

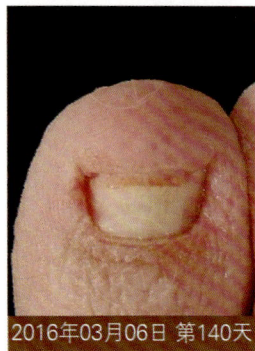

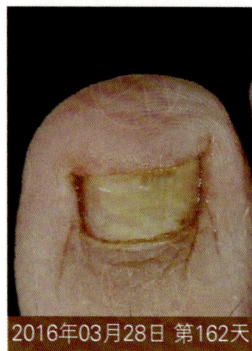

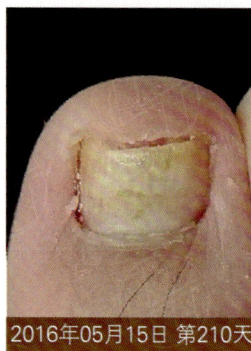

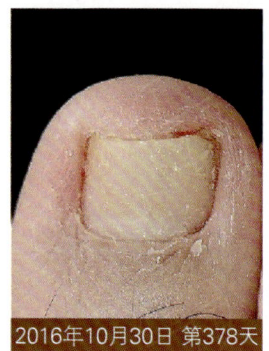

浙江省义乌市

姓名：龚先生　　性别：男　　年龄：25

　　2015年10月19日开始接受系统康复服务，其右脚踇趾被真菌感染，属于全营养不良型灰指甲。通过一年配合康复，于2016年10月30日长出健康甲板，完全康复。

本案例咨询服务人员：刘　芳

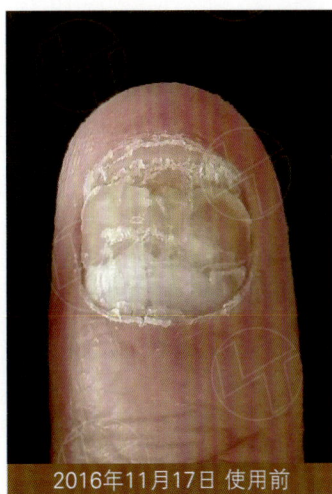

2016年11月17日 使用前	2016年11月29日 第13天	2016年12月06日 第20天
2016年12月13日 第27天	2016年12月22日 第36天	2016年12月29日 第43天
2017年01月12日 第57天	2017年01月26日 第71天	2017年02月13日 第89天

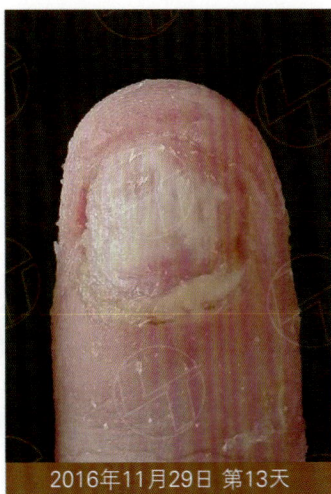

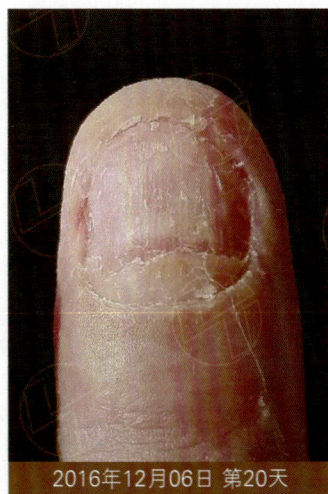

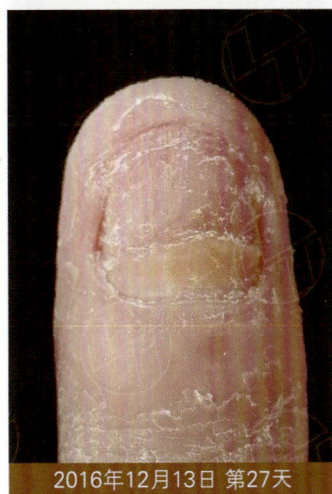

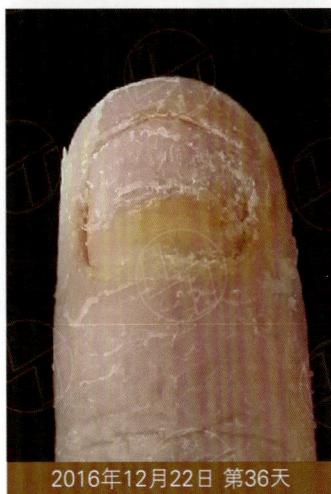

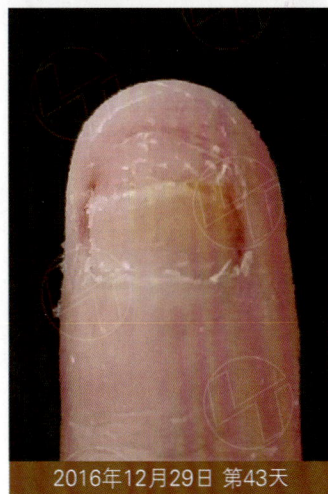

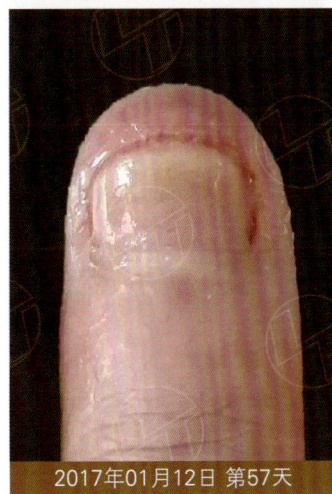

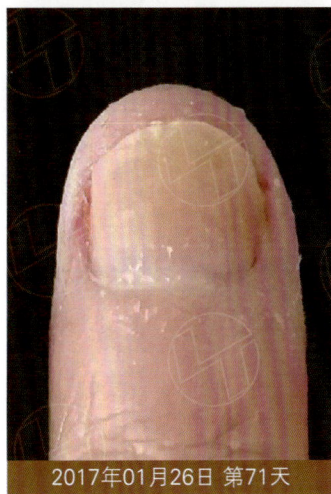

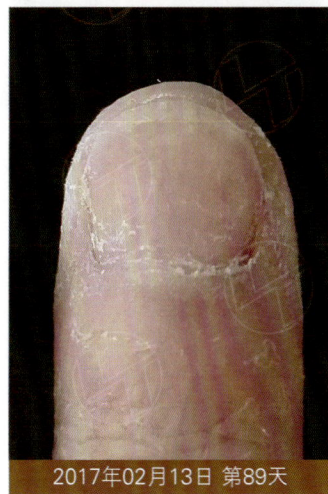

吉林省白山市

姓名：郭先生　　性别：男　　年龄：28

　　2016年11月17日开始接受系统康复服务，其左手中指被真菌感染，属于全营养不良型灰指甲。通过三个月配合康复，于2017年2月13日长出健康甲板，完全康复。

本案例咨询服务人员：郑鹏云

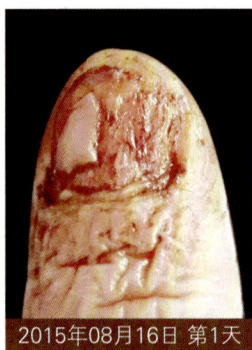

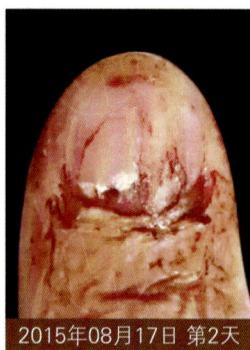

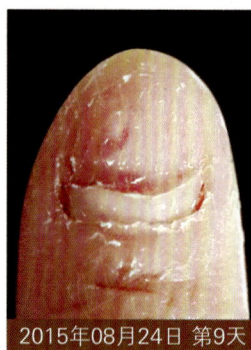

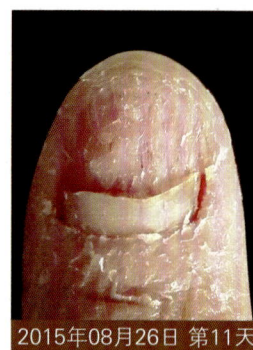

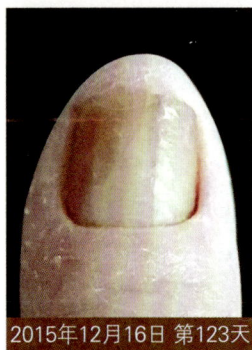

2015年08月16日 第1天	2015年08月17日 第2天	2015年08月24日 第9天	2015年08月26日 第11天
2015年09月06日 第22天	2015年11月23日 第100天	2015年12月04日 第111天	2015年12月06日 第113天
2015年12月16日 第123天	2016年01月08日 第146天	2016年01月15日 第153天	2016年01月23日 第161天
2016年01月30日 第168天	2016年02月17日 第186天	2016年02月28日 第197天	2016年03月12日 第210天

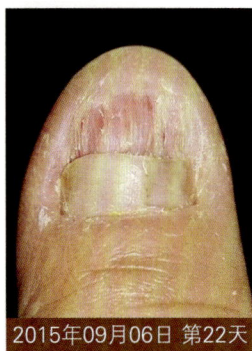

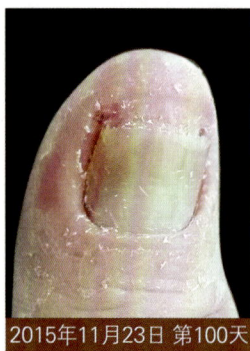

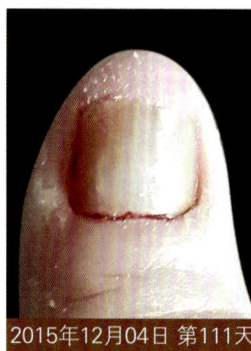

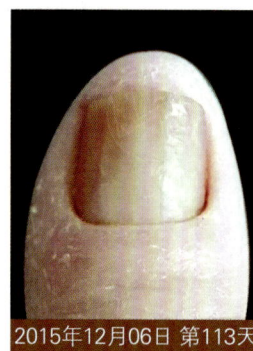

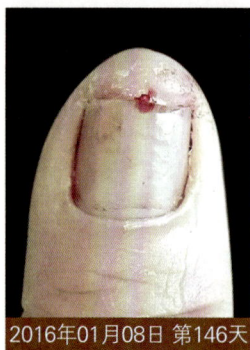

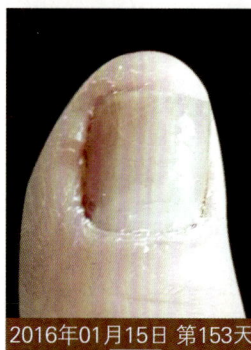

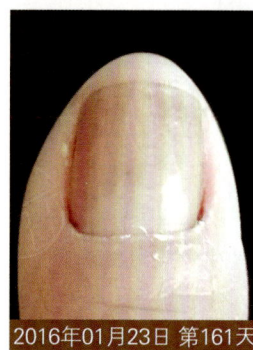

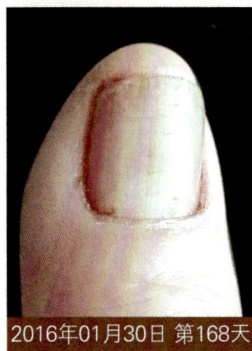

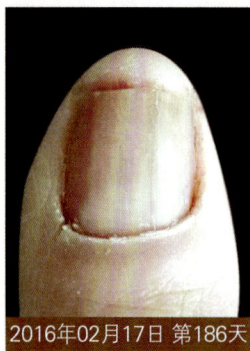

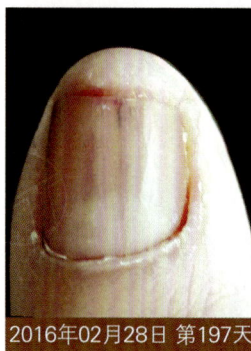

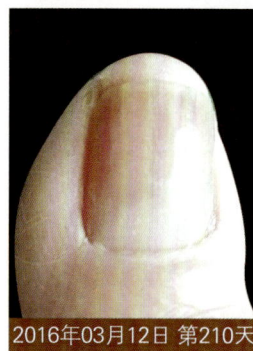

云南省昆明市

姓名：裴女士　　　性别：女　　　年龄：68

　　2015年8月16日开始接受系统康复服务，其右手拇指被真菌感染，属于全营养不良型灰指甲。通过七个月配合康复，于2016年3月12日长出健康甲板，完全康复。

本案例咨询服务人员：杨春芬

2015年12月28日 使用前	2015年12月29日 第2天	2015年12月31日 第4天	2016年01月08日 第12天
2016年02月05日 第40天	2016年02月14日 第49天	2016年03月08日 第72天	2016年03月17日 第81天
2016年04月11日 第106天	2016年05月31日 第156天	2016年06月16日 第172天	2016年07月25日 第211天

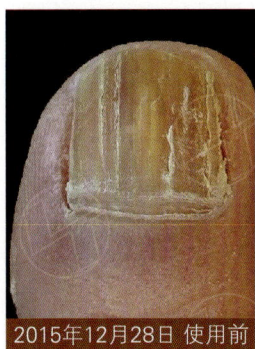

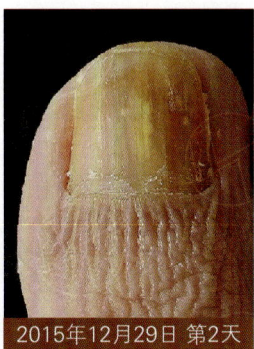

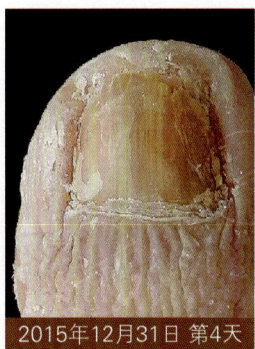

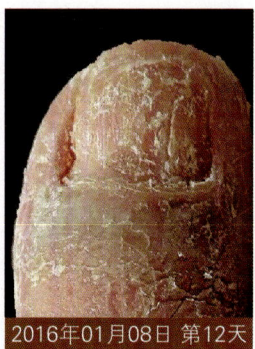

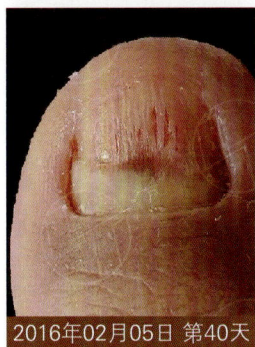

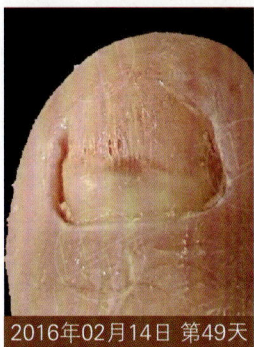

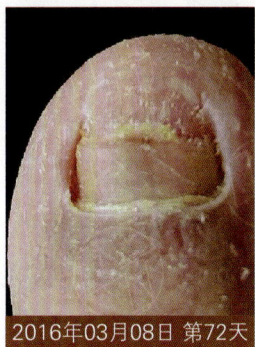

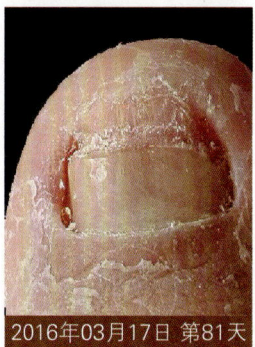

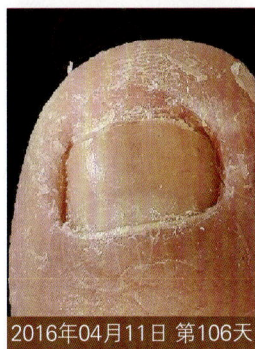

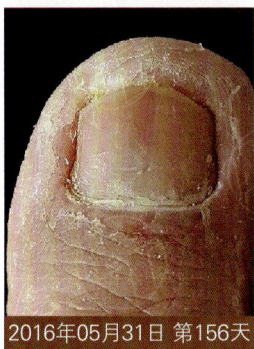

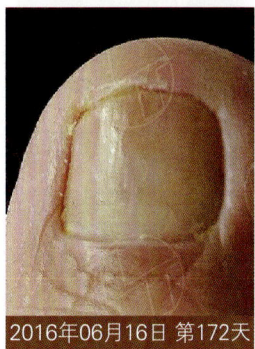

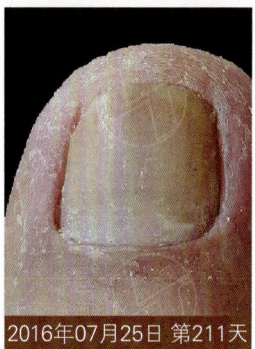

黑龙江省鸡东县

姓名：郭女士　　性别：女　　年龄：40

　　2015年12月28日开始接受系统康复服务，其右脚蹈趾被真菌感染，属于全营养不良型灰指甲。通过七个月配合康复，于2016年7月25日长出健康甲板，完全康复。

本案例咨询服务人员：吕丽清

2016年01月09日 第1天

2016年01月23日 第15天

2016年01月30日 第22天

2016年03月06日 第58天

2016年04月02日 第85天

2016年04月30日 第113天

2016年05月15日 第128天

2016年06月04日 第148天

2016年07月02日 第176天

2016年07月24日 第198天

2016年08月28日 第233天

2016年09月25日 第261天

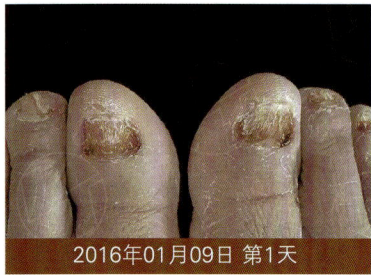

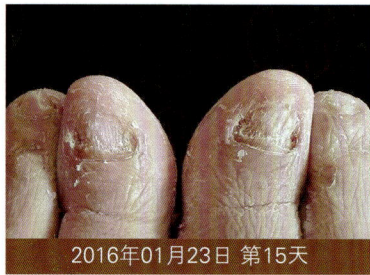

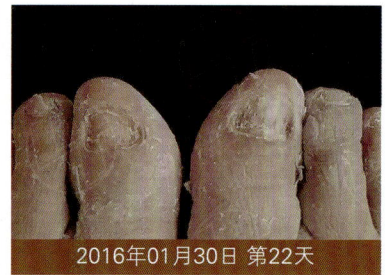

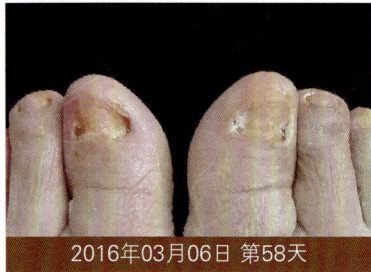

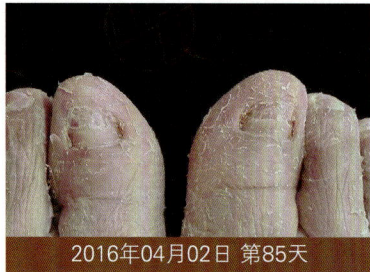

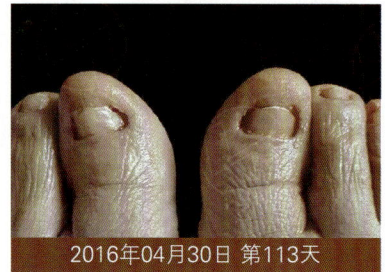

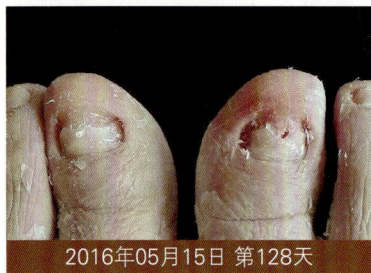

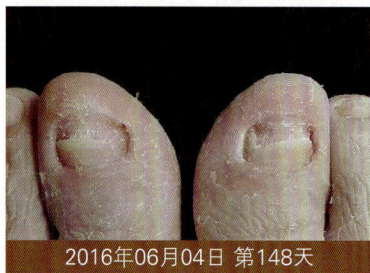

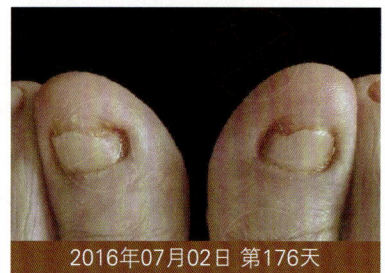

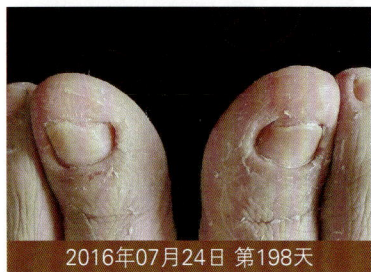

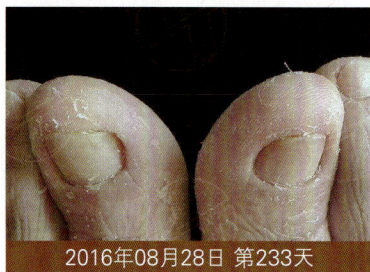

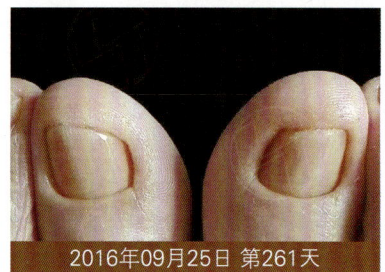

辽宁省大连市

姓名：刘女士　　　性别：女　　年龄：45

　　2016年1月9日开始接受系统康复服务，其双脚踇趾被真菌感染，属于全营养不良型灰指甲。通过九个月配合康复，于2016年9月25日长出健康甲板，完全康复。

本案例咨询服务人员：李　霞

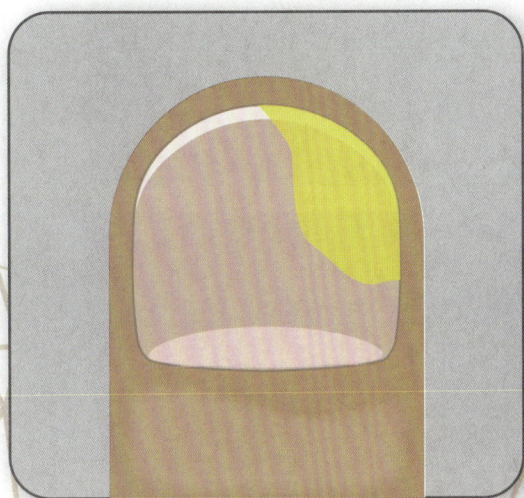

远端侧位型

2015年10月06日 使用前

2015年10月31日 第26天

2015年11月05日 第31天

2015年11月12日 第38天

2015年11月19日 第45天

2015年11月26日 第52天

2015年12月17日 第73天

2015年12月31日 第87天

2016年01月07日 第94天

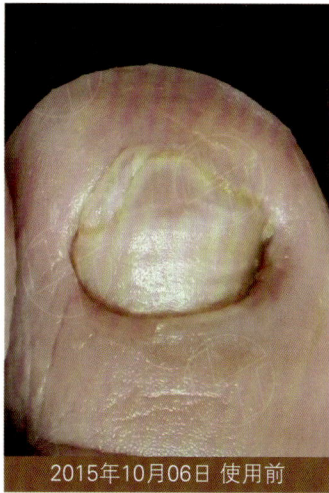

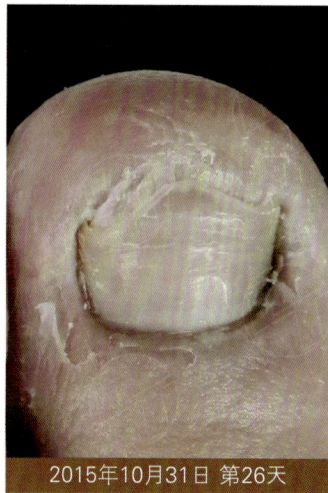

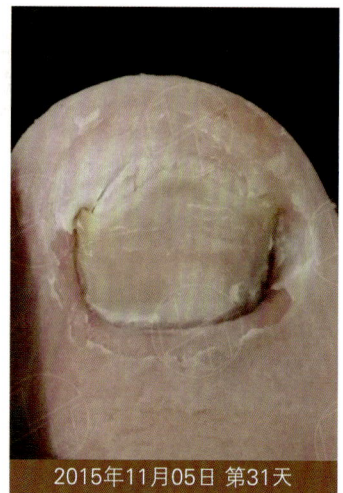

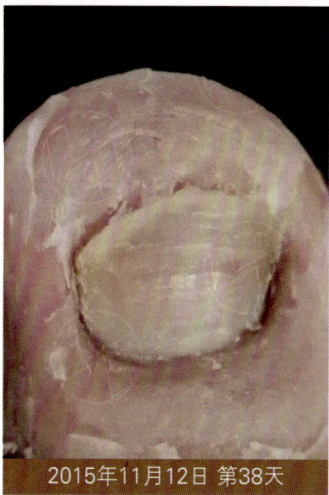

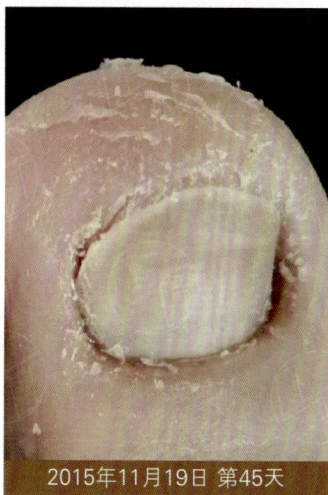

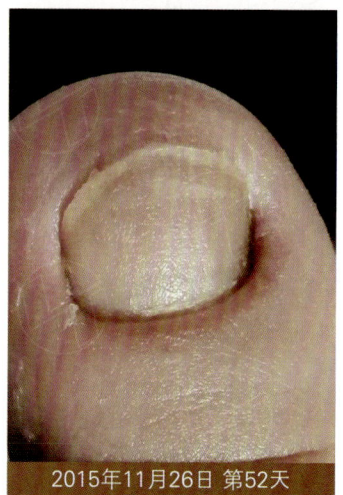

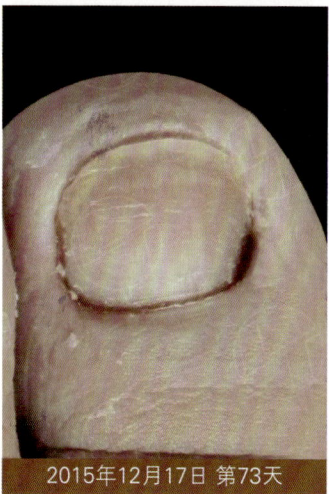

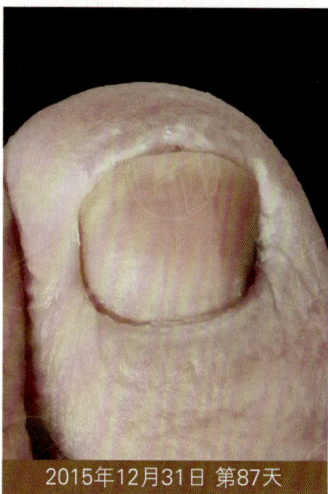

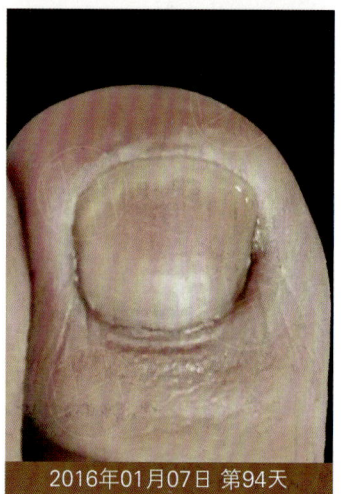

陕西省宝鸡市

姓名：孙女士　　性别：女　　年龄：60

　　2015年10月6日开始接受系统康复服务，其左脚踇趾被真菌感染，属于远端侧位型灰指甲。通过三个月配合康复，于2016年1月7日长出健康甲板，完全康复。

本案例咨询服务人员：郑媚娜

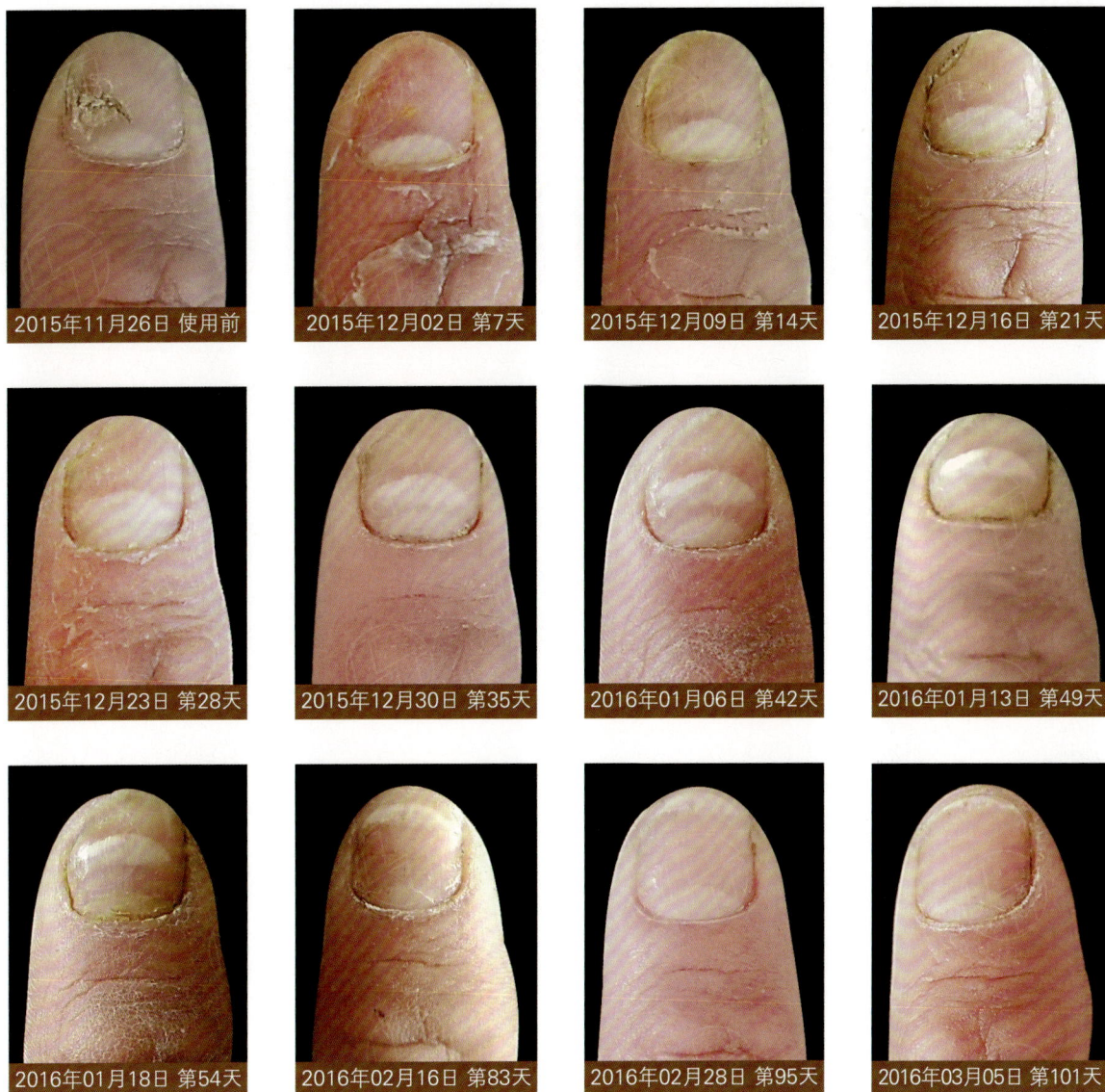

2015年11月26日 使用前	2015年12月02日 第7天	2015年12月09日 第14天	2015年12月16日 第21天
2015年12月23日 第28天	2015年12月30日 第35天	2016年01月06日 第42天	2016年01月13日 第49天
2016年01月18日 第54天	2016年02月16日 第83天	2016年02月28日 第95天	2016年03月05日 第101天

陕西省户县

姓名：朱女士　　性别：女　　年龄：33

　　2015年11月26日开始接受系统康复服务，其右手拇指被真菌感染，属于远端侧位型灰指甲。通过三个半月配合康复，于2016年3月5日长出健康甲板，完全康复。

本案例咨询服务人员：石　燕

2016年03月21日 使用前 | 2016年03月23日 第3天 | 2016年03月26日 第6天 | 2016年04月03日 第14天

2016年04月11日 第22天 | 2016年04月25日 第36天 | 2016年05月06日 第47天 | 2016年05月11日 第52天

2016年05月18日 第59天 | 2016年05月27日 第68天 | 2016年06月26日 第98天 | 2016年07月08日 第110天

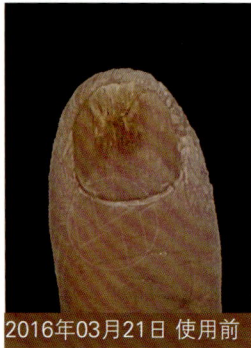

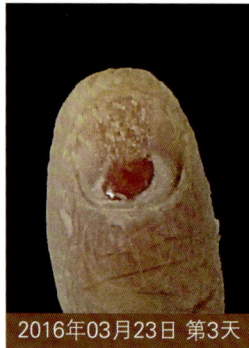

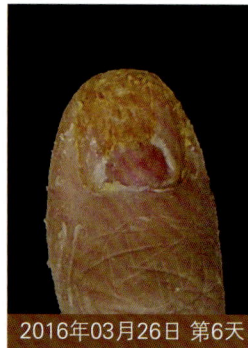

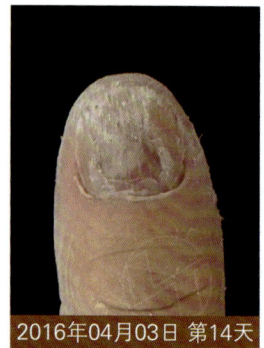

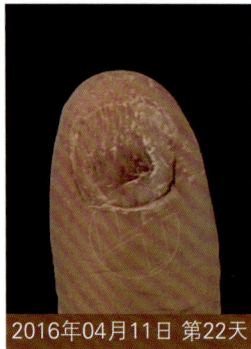

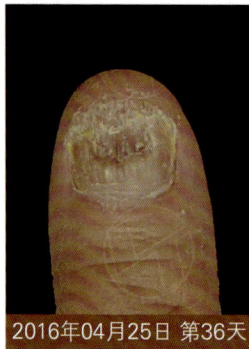

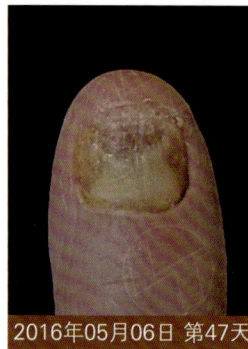

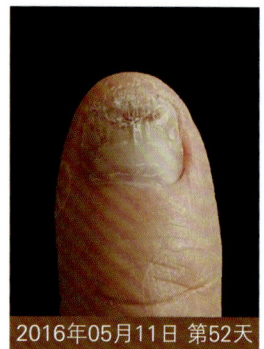

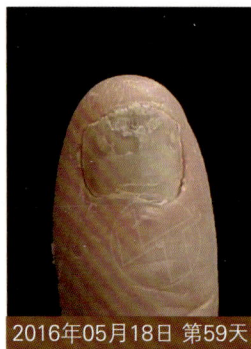

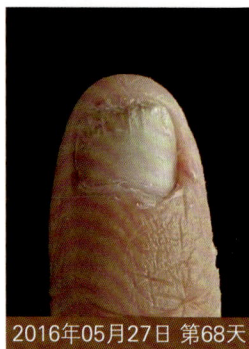

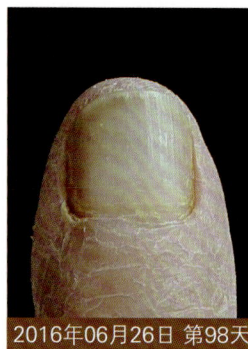

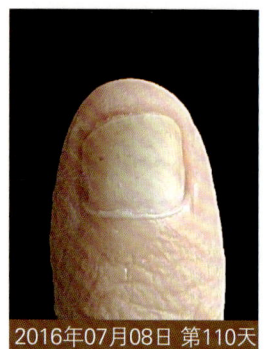

陕西省西安市

姓名:陈女士　　性别:女　　年龄:59

　　2016年3月21日开始接受系统康复服务,其右手拇指被真菌感染,属于远端侧位型灰指甲。通过三个半月配合康复,于2016年7月8日长出健康甲板,完全康复。

本案例咨询服务人员:侯　敏

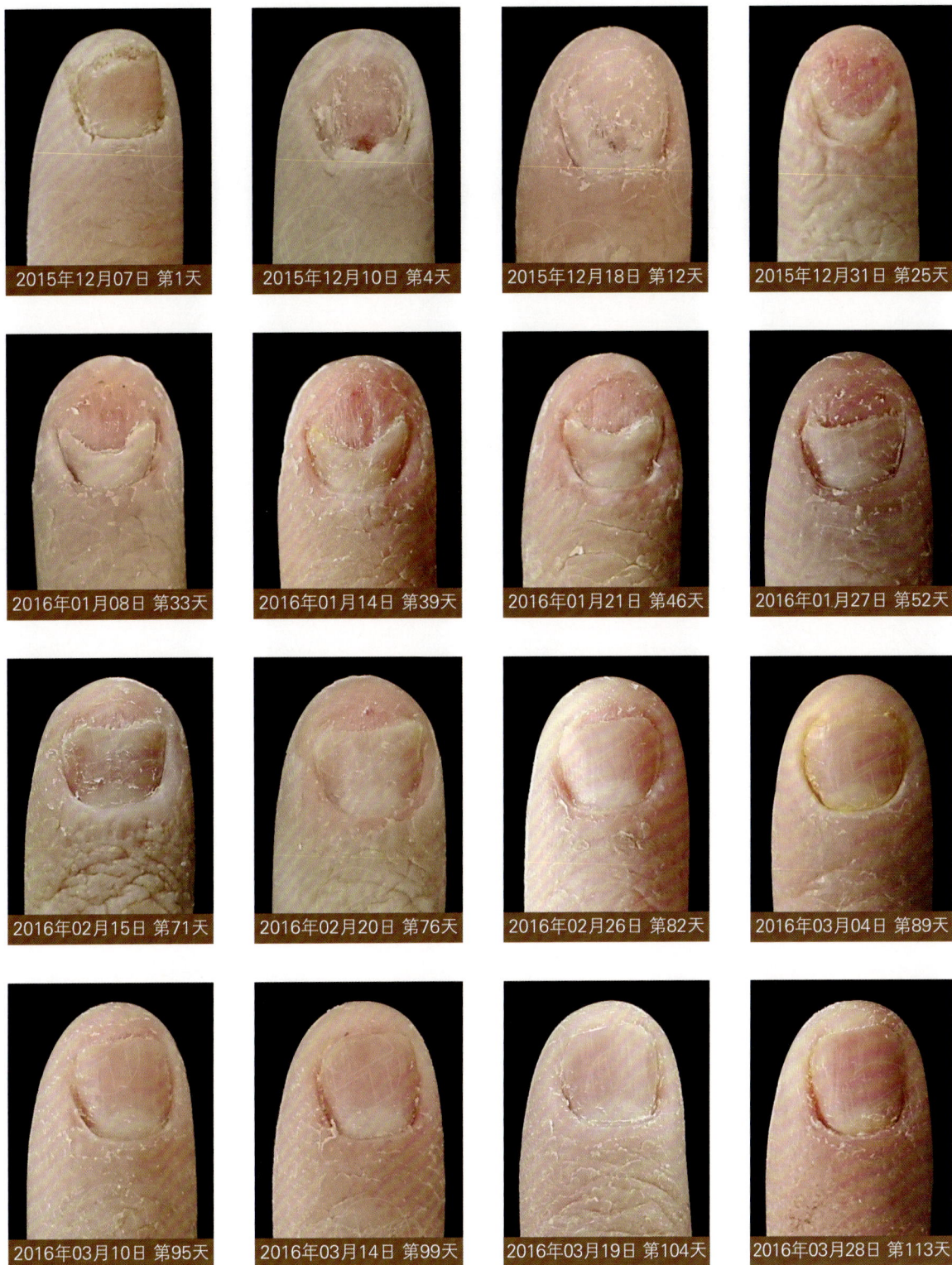

2015年12月07日 第1天 | 2015年12月10日 第4天 | 2015年12月18日 第12天 | 2015年12月31日 第25天

2016年01月08日 第33天 | 2016年01月14日 第39天 | 2016年01月21日 第46天 | 2016年01月27日 第52天

2016年02月15日 第71天 | 2016年02月20日 第76天 | 2016年02月26日 第82天 | 2016年03月04日 第89天

2016年03月10日 第95天 | 2016年03月14日 第99天 | 2016年03月19日 第104天 | 2016年03月28日 第113天

陕西省西安市

姓名：卫先生　　性别：男　　年龄：43

　　2015年12月7日开始接受系统康复服务，其右手食指被真菌感染，属于远端侧位型灰指甲。通过四个月配合康复，于2016年3月28日长出健康甲板，完全康复。

本案例咨询服务人员：李　敏

2016年07月09日 第1天	2016年07月10日 第2天	2016年07月13日 第5天	2016年07月21日 第13天
2016年07月30日 第22天	2016年08月10日 第33天	2016年08月19日 第42天	2016年08月25日 第48天
2016年09月05日 第59天	2016年09月13日 第67天	2016年09月26日 第80天	2016年10月13日 第97天
2016年11月02日 第117天	2016年11月06日 第121天	2016年11月12日 第127天	2016年11月14日 第129天

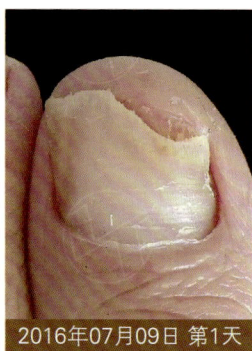

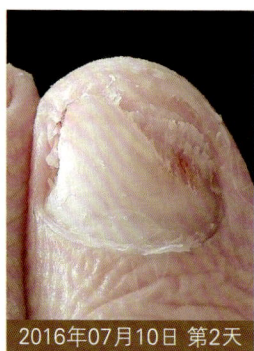

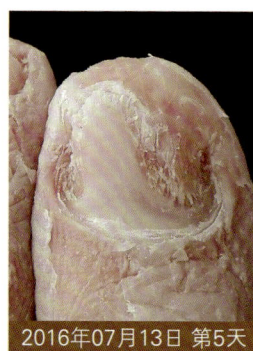

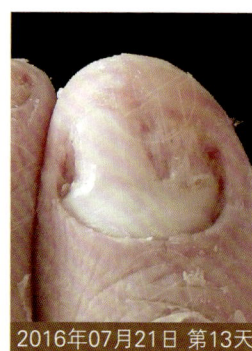

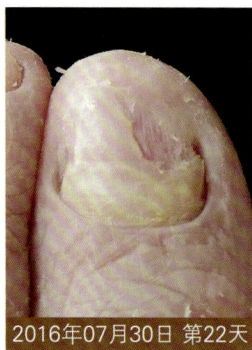

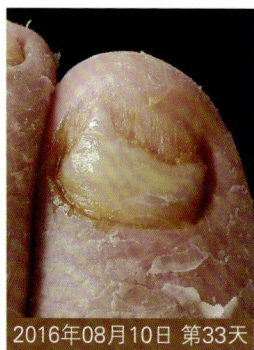

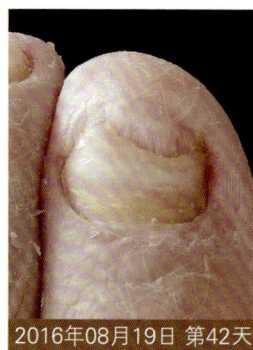

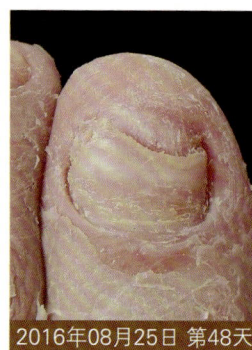

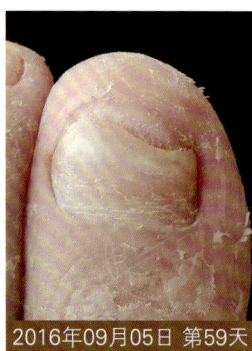

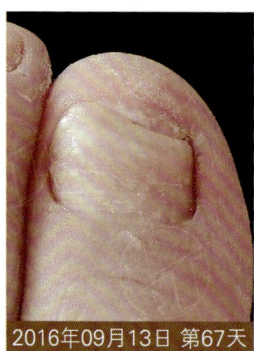

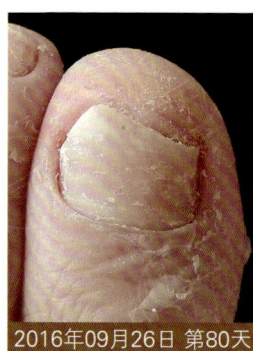

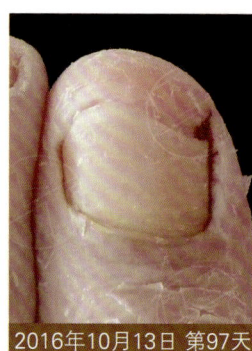

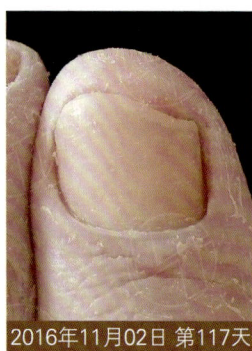

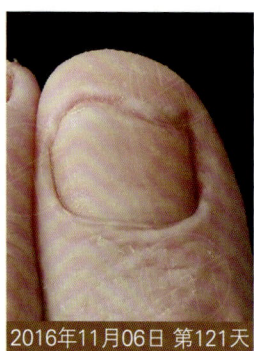

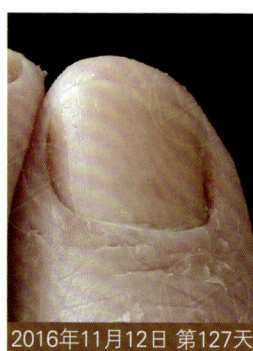

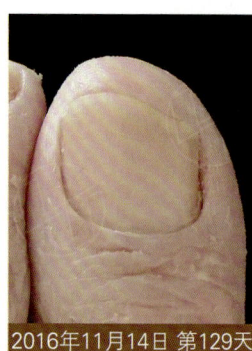

陕西省安康市

姓名：董女士　　性别：女　　年龄：27

　　2016年7月9日开始接受系统康复服务，其左脚拇趾被真菌感染，属于远端侧位型灰指甲。通过四个月配合康复，于2016年11月14日长出健康甲板，完全康复。

本案例咨询服务人员：李　敏

2015年08月01日 使用前	2015年08月09日 第9天	2015年08月12日 第12天
2015年08月17日 第17天	2015年08月25日 第25天	2015年08月28日 第28天
2015年09月13日 第44天	2015年09月26日 第57天	2015年12月13日 第135天

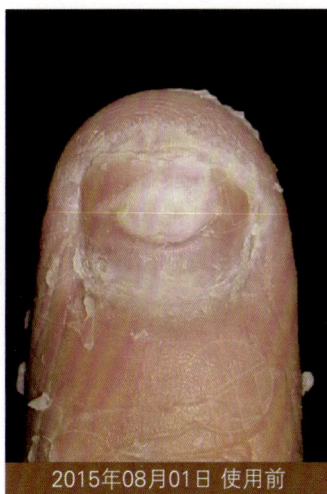

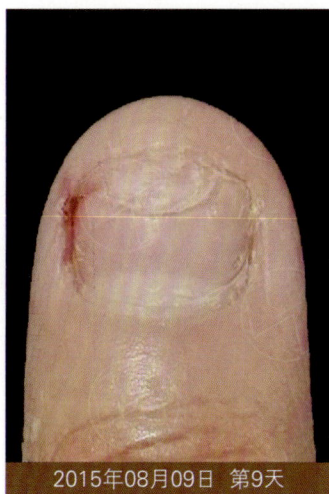

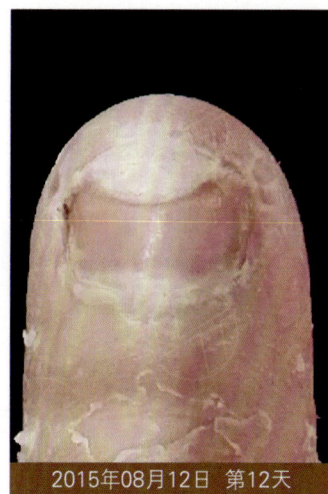

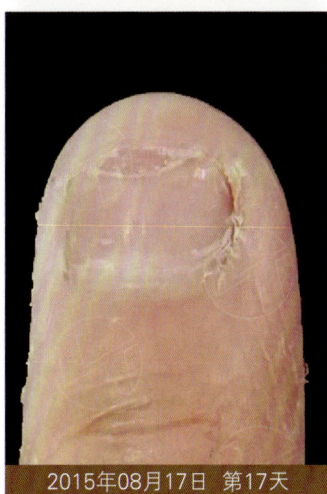

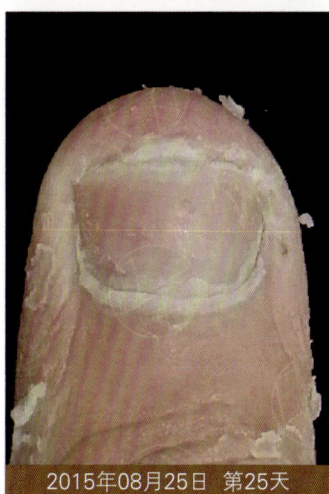

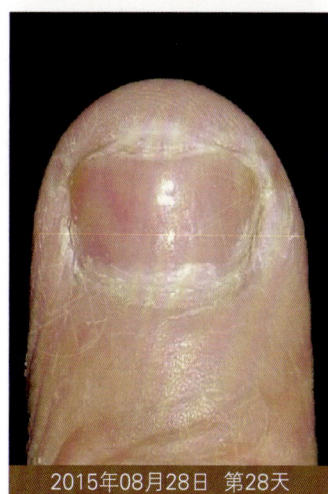

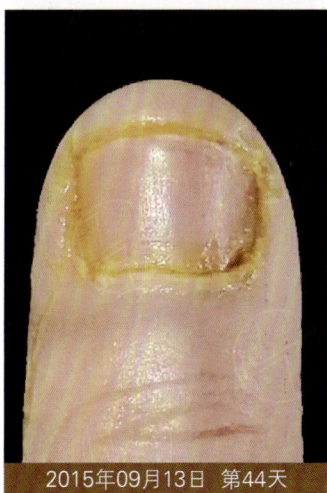

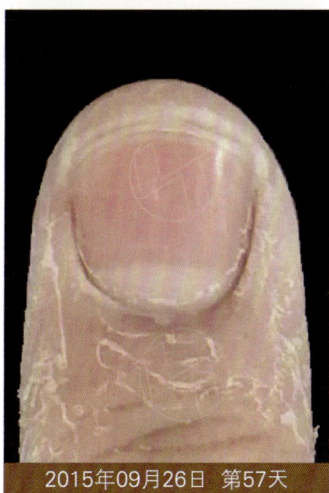

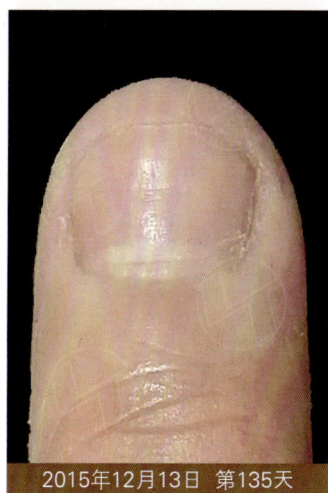

陕西省礼泉县

姓名：曹先生　　性别：男　　年龄：13

2015年8月1日开始接受系统康复服务，其左手中指被真菌感染，属于远端侧位型灰指甲。通过四个半月配合康复，于2015年12月13日长出健康甲板，完全康复。

本案例咨询服务人员：杨凤娜

2015年11月21日 使用前

2015年12月02日 第12天

2015年12月08日 第18天

2015年12月17日 第27天

2015年12月31日 第41天

2016年01月08日 第49天

2016年01月18日 第59天

2016年02月14日 第86天

2016年04月11日 第143天

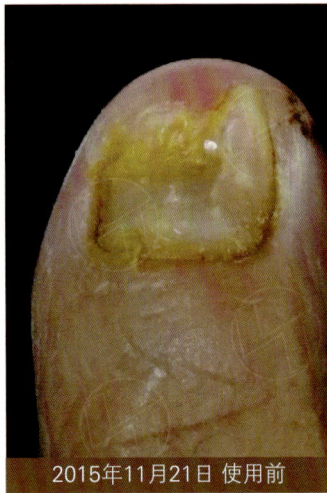

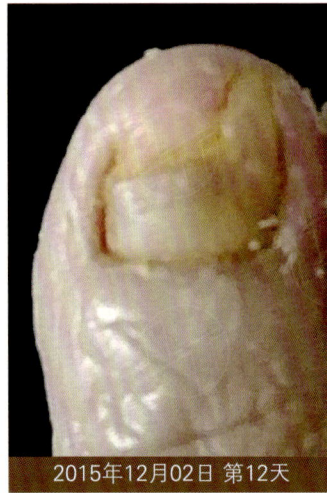

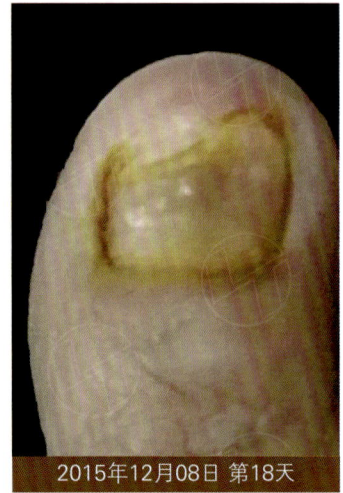

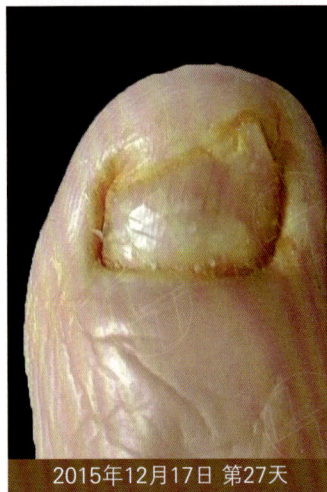

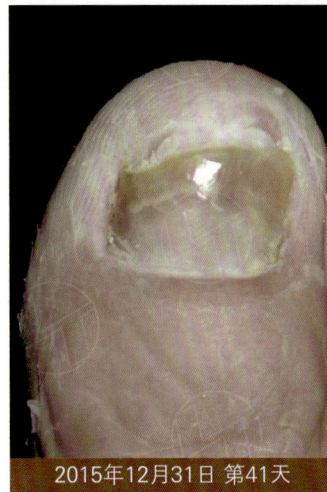

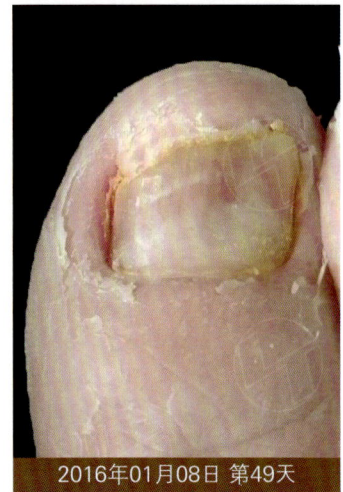

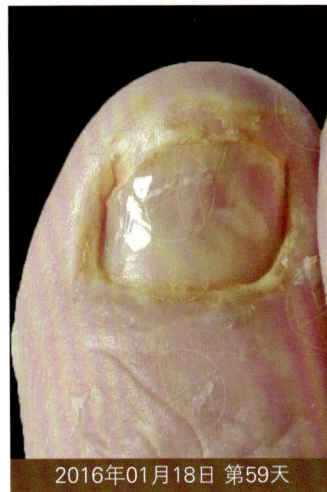

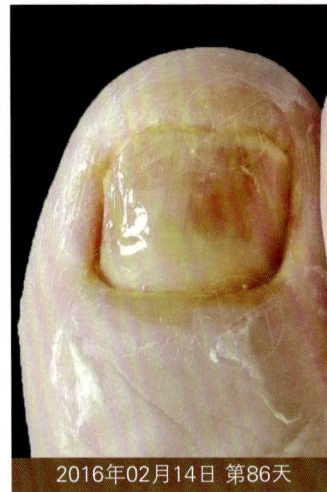

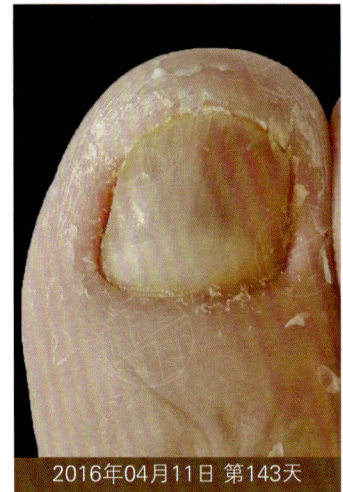

陕西省西安市

姓名:答女士　　性别:女　　年龄:53

　　2015年11月21日开始接受系统康复服务,其右脚踇趾被真菌感染,属于远端侧位型灰指甲。通过五个月配合康复,于2016年4月11日长出健康甲板,完全康复。

本案例咨询服务人员:孟巧慧

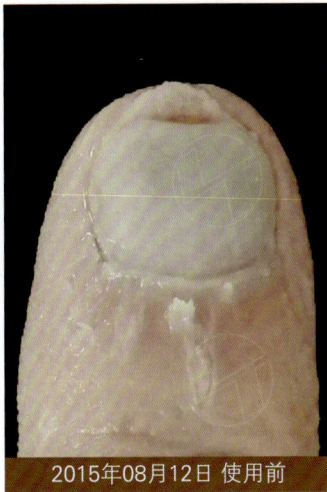

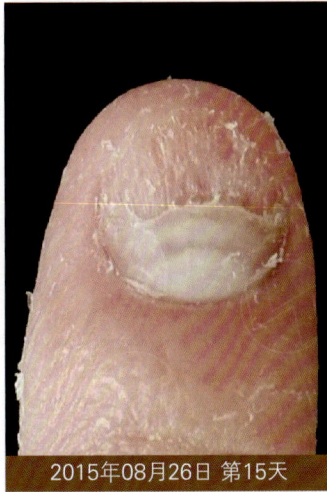

2015年08月12日 使用前	2015年08月26日 第15天	2015年10月06日 第56天
2015年11月05日 第86天	2015年11月19日 第100天	2015年11月26日 第107天
2015年12月23日 第134天	2015年12月31日 第142天	2016年01月07日 第149天

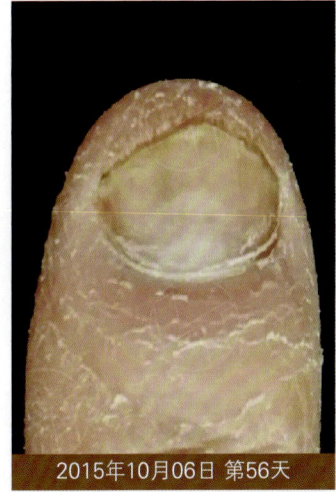

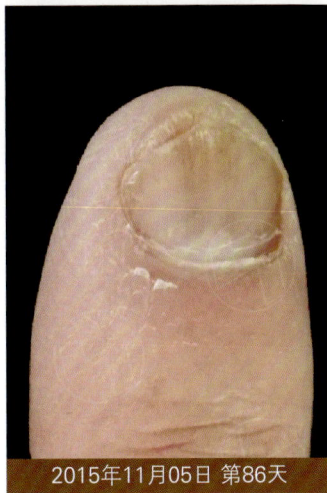

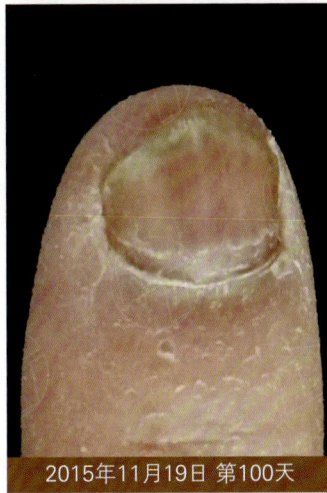

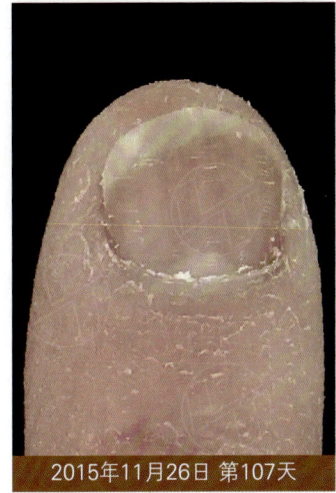

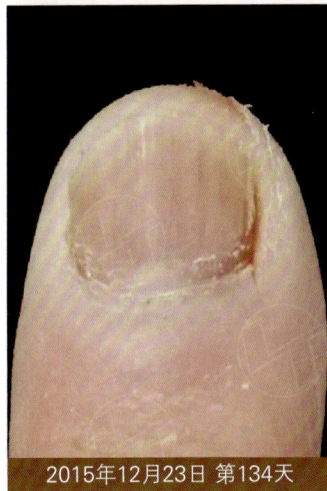

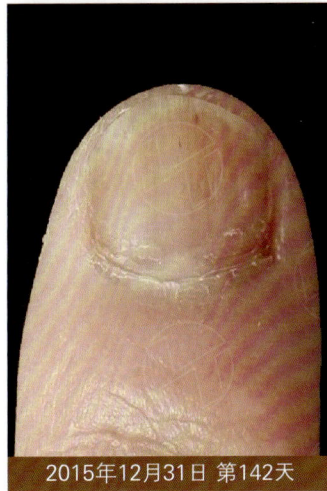

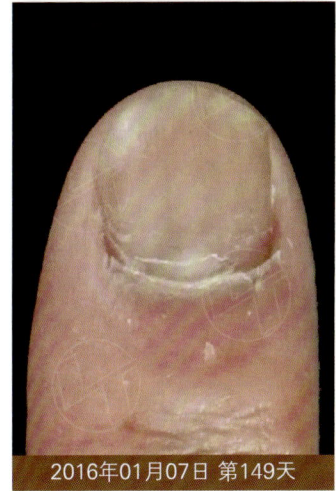

陕西省宝鸡市

姓名：孙女士　　　性别：女　　年龄：60

　　2015年8月12日开始接受系统康复服务，其右手食指被真菌感染，属于远端侧位型灰指甲。通过五个月配合康复，于2016年1月7日长出健康甲板，完全康复。

本案例咨询服务人员：郑媚娜

2015年11月19日 第1天	2015年11月28日 第10天	2015年12月05日 第17天	2015年12月26日 第38天
2015年12月31日 第43天	2016年01月10日 第53天	2016年01月16日 第59天	2016年02月21日 第95天
2016年03月04日 第107天	2016年03月20日 第123天	2016年04月09日 第143天	2016年04月17日 第151天

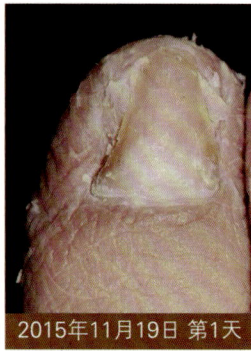

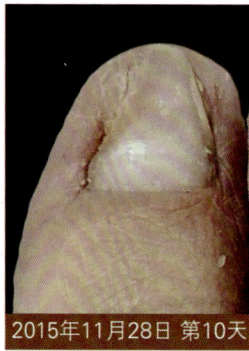

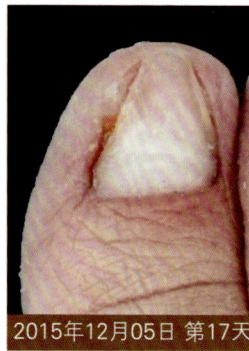

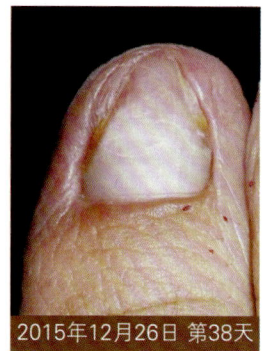

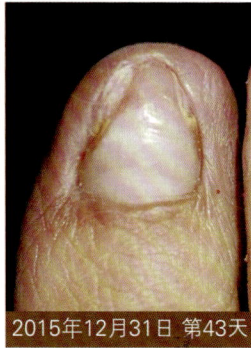

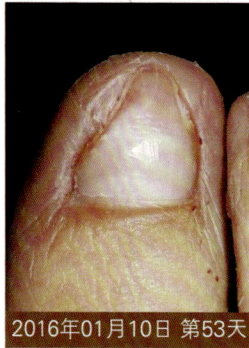

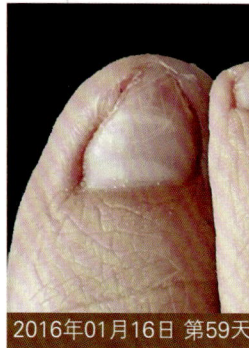

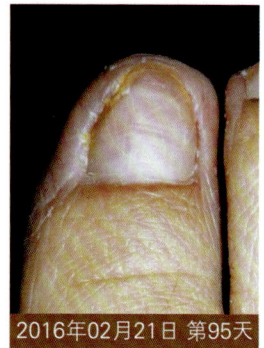

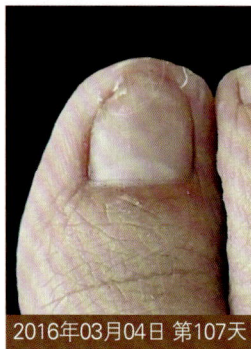

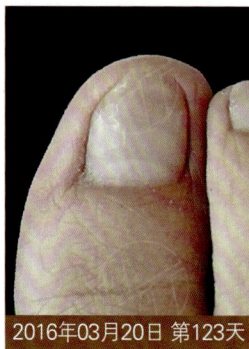

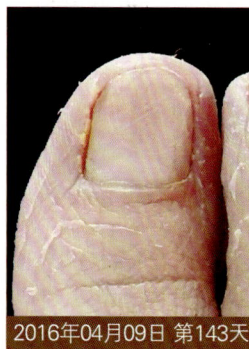

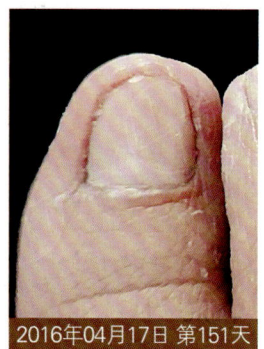

甘肃省天水市

姓名：杨女士　　性别：女　　年龄：40

　　2015年11月19日开始接受系统康复服务，其右脚踇趾被真菌感染，属于远端侧位型灰指甲。通过五个月配合康复，于2016年4月17日长出健康甲板，完全康复。

本案例咨询服务人员：王　臻

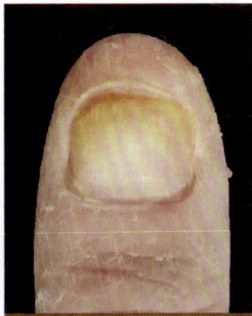

2015年10月30日 使用前	2015年11月01日 第3天	2015年11月02日 第4天	2015年11月11日 第13天
2015年11月13日 第15天	2015年11月14日 第16天	2015年11月20日 第22天	2015年11月22日 第24天
2015年11月23日 第25天	2015年12月05日 第37天	2015年12月08日 第40天	2015年12月13日 第45天
2015年12月20日 第52天	2015年12月22日 第54天	2016年01月10日 第73天	2016年03月31日 第154天

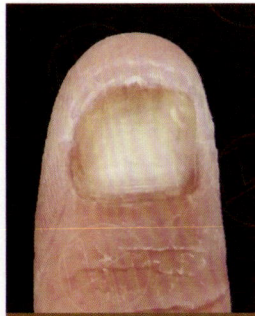

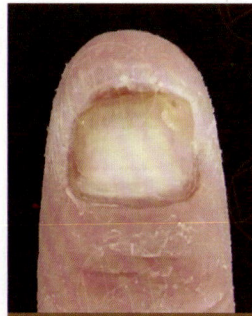

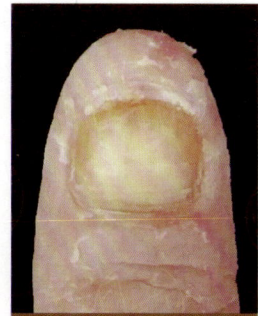

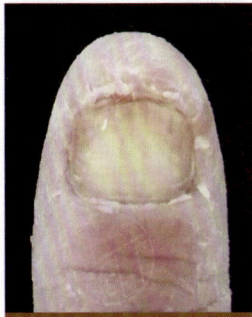

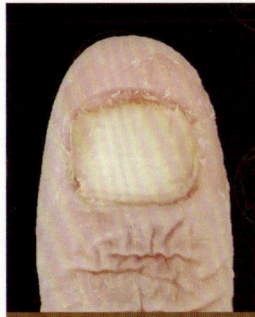

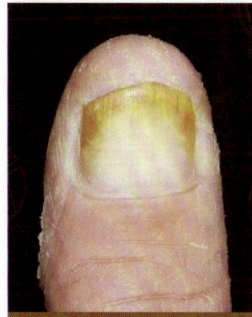

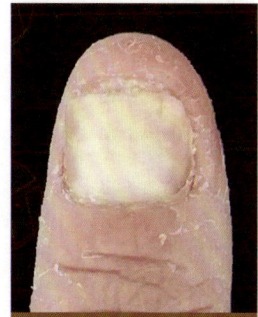

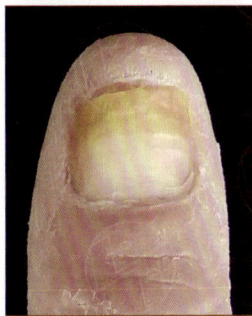

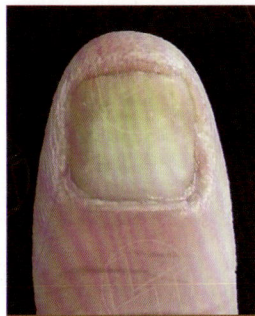

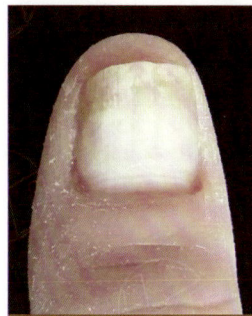

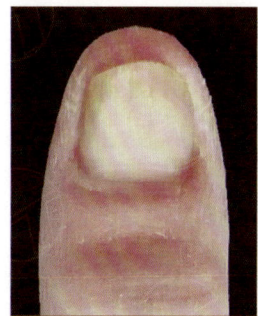

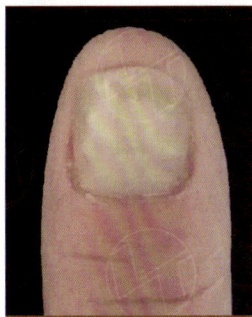

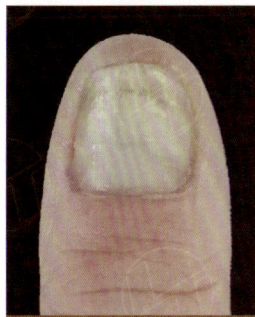

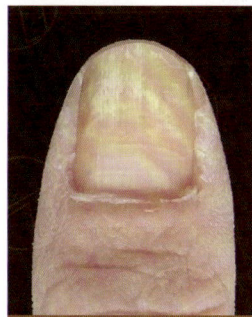

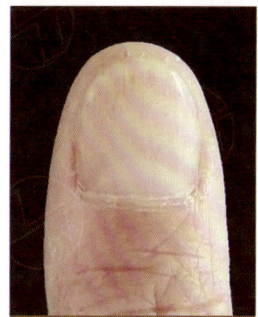

甘肃省兰州市

姓名：童女士　　　性别：女　　　年龄：40

2015年10月30日开始接受系统康复服务，其右手拇指被真菌感染，属于远端侧位型灰指甲。通过五个月配合康复，于2016年3月31日长出健康甲板，完全康复。

本案例咨询服务人员：王　颖

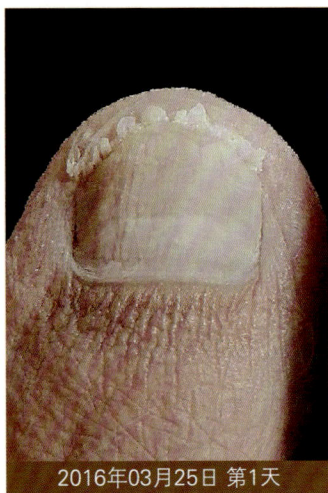

2016年03月25日 第1天

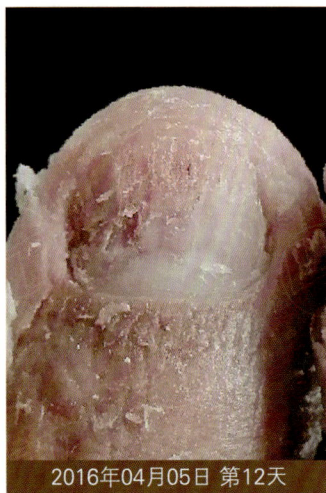

2016年04月05日 第12天

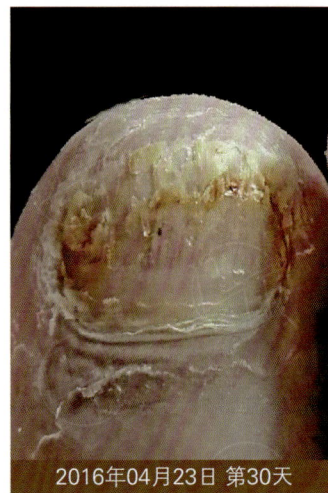

2016年04月23日 第30天

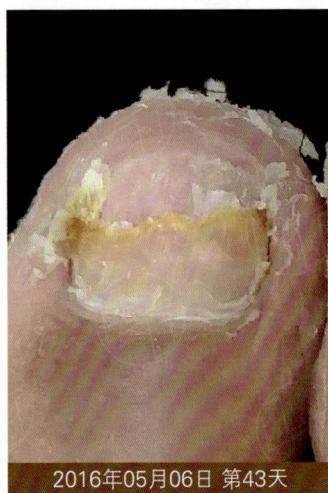

2016年05月06日 第43天

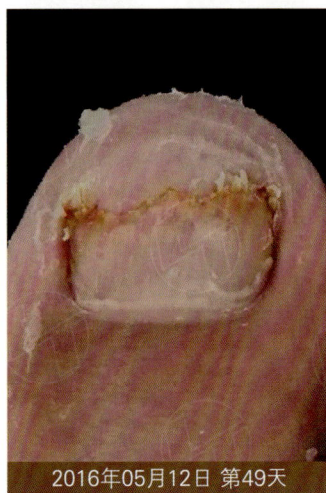

2016年05月12日 第49天

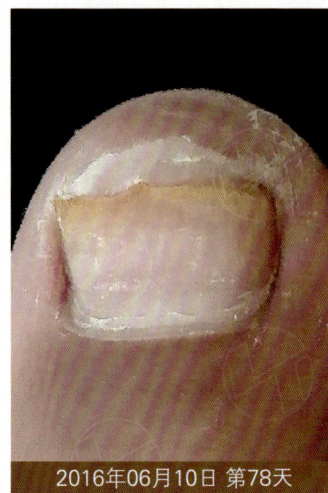

2016年06月10日 第78天

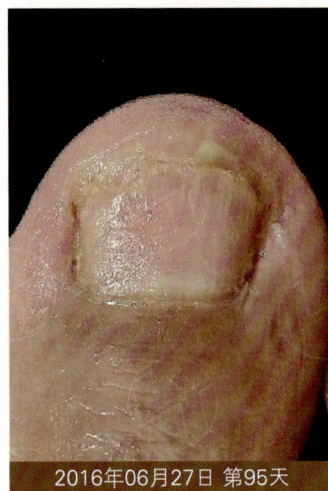

2016年06月27日 第95天

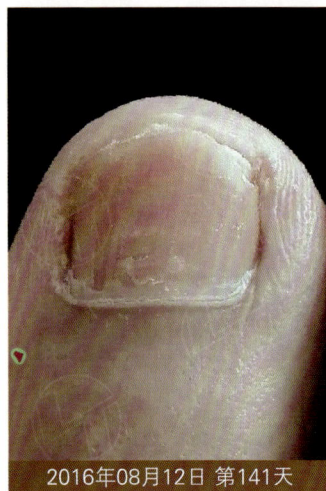

2016年08月12日 第141天

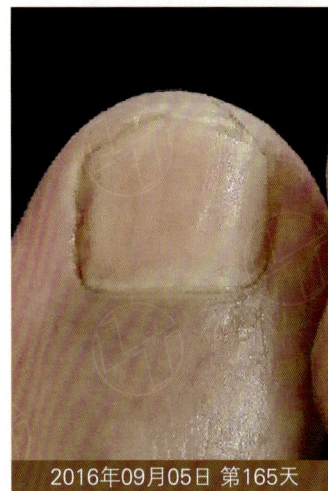

2016年09月05日 第165天

陕西省西安市

姓名:赵女士　　性别:女　　年龄:65

　　2016年3月25日开始接受系统康复服务,其右脚踇趾被真菌感染,属于远端侧位型灰指甲。通过五个半月配合康复,于2016年9月5日长出健康甲板,完全康复。

本案例咨询服务人员:杨　月

2015年11月02日 第1天 | 2015年11月13日 第12天 | 2015年11月25日 第24天 | 2015年12月01日 第30天

2015年12月04日 第33天 | 2015年12月26日 第55天 | 2016年01月03日 第63天 | 2016年01月11日 第71天

2016年01月31日 第91天 | 2016年02月05日 第96天 | 2016年02月23日 第114天 | 2016年02月29日 第120天

2016年03月12日 第132天 | 2016年03月29日 第149天 | 2016年04月11日 第162天 | 2016年04月16日 第167天

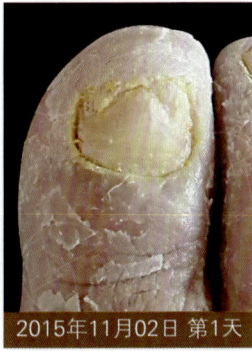

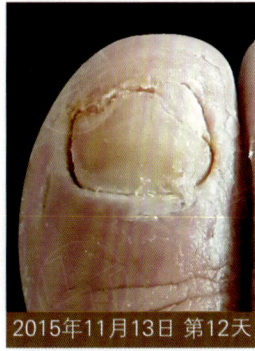

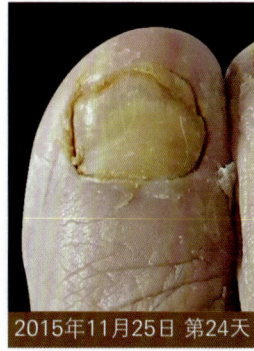

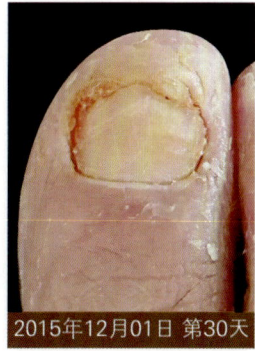

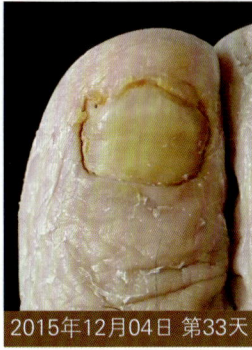

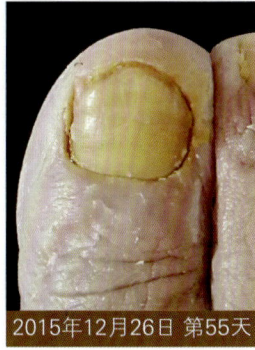

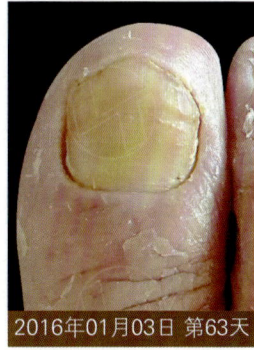

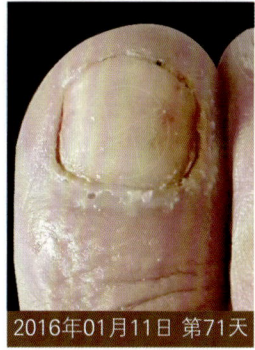

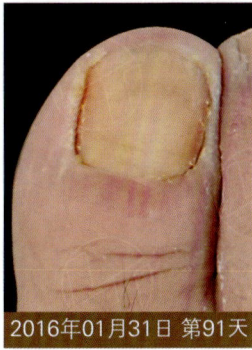

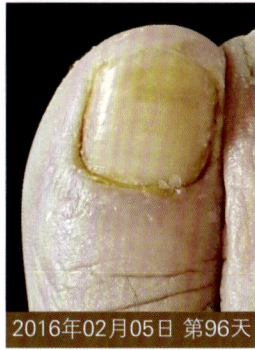

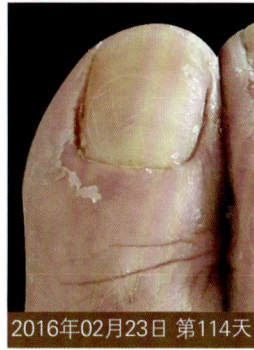

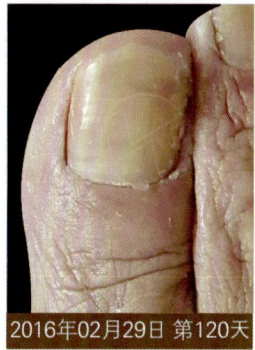

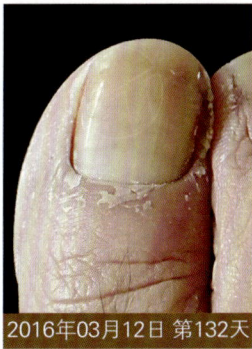

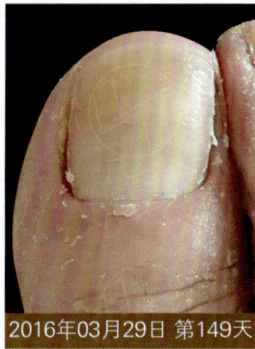

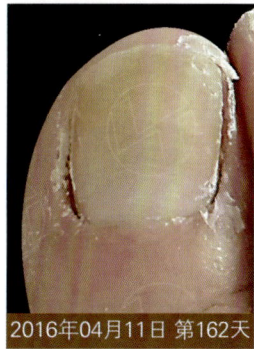

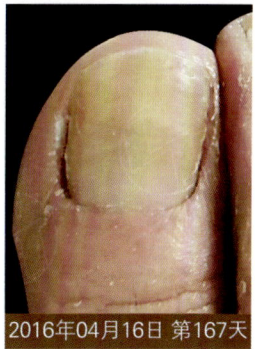

陕西省延安市

姓名：李先生　　　性别：男　　　年龄：70

　　2015年11月2日开始接受系统康复服务，其右脚踇趾被真菌感染，属于远端侧位型灰指甲。通过五个半月配合康复，于2016年4月16日长出健康甲板，完全康复。

本案例咨询服务人员：马霞霞

2015年09月19日 使用前　2015年09月22日 第4天　2015年09月30日 第12天　2015年10月07日 第19天

2015年10月12日 第24天　2015年10月26日 第38天　2015年10月31日 第43天　2015年11月08日 第51天

2015年11月21日 第64天　2015年11月29日 第72天　2015年12月11日 第84天　2015年12月20日 第93天

2015年12月27日 第100天　2016年01月04日 第108天　2016年01月11日 第115天　2016年03月11日 第175天

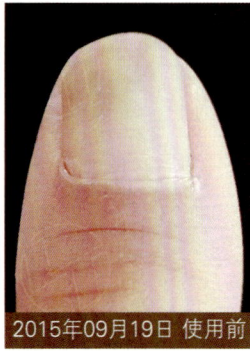

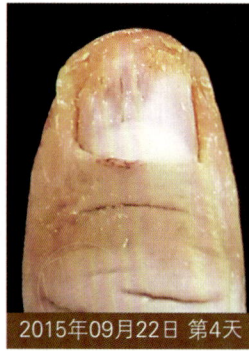

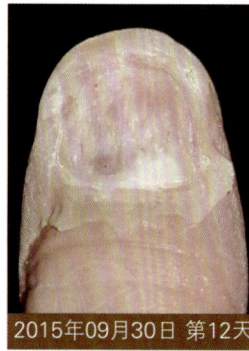

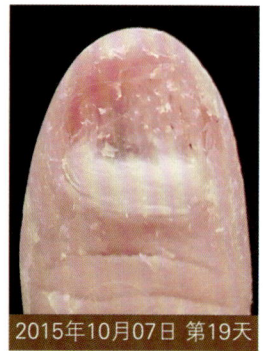

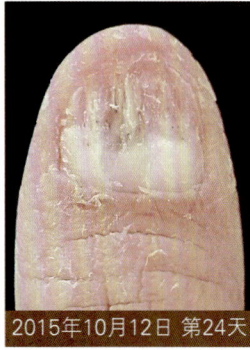

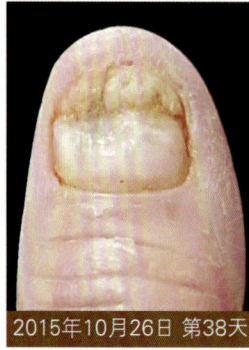

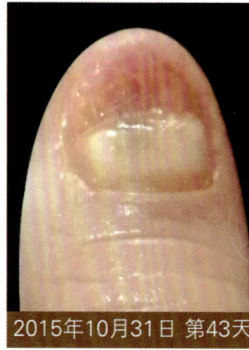

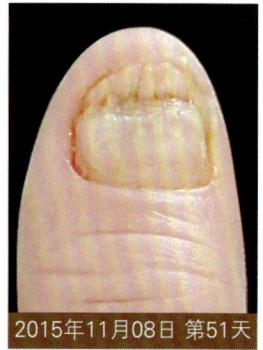

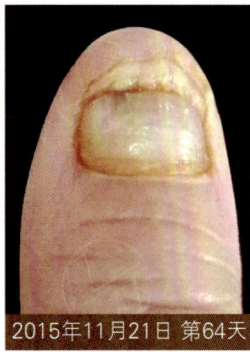

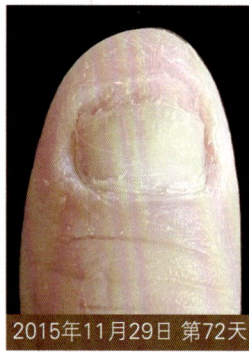

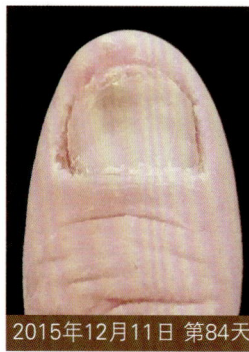

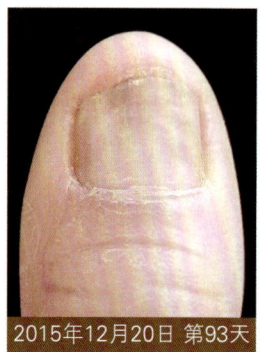

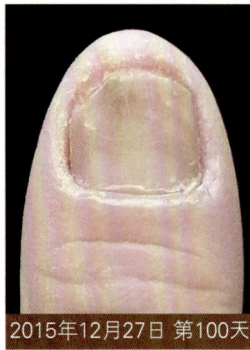

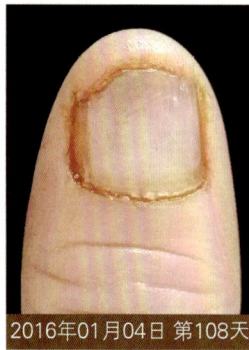

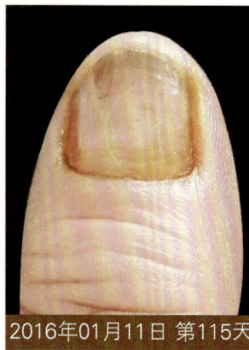

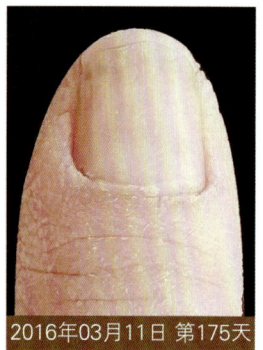

陕西省三原县

姓名：倪女士　　性别：女　年龄：65

　　2015年9月19日开始接受系统康复服务，其左手拇指真菌感染，属于远端侧位型灰指甲。通过六个月配合康复，于2016年3月11日长出健康甲板，完全康复。

本案例咨询服务人员：邓美荣

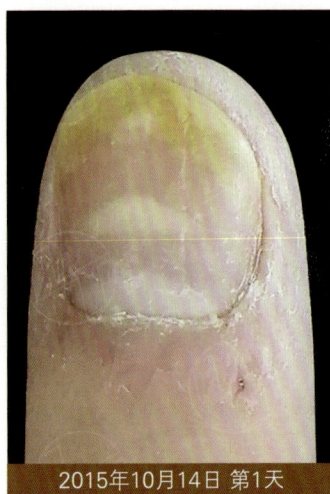

2015年10月14日 第1天	2015年10月20日 第7天	2015年11月07日 第25天
2015年11月25日 第43天	2015年12月30日 第78天	2016年01月22日 第101天
2016年02月16日 第126天	2016年04月01日 第171天	2016年04月18日 第188天

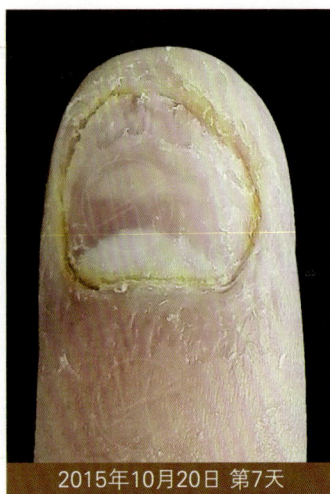

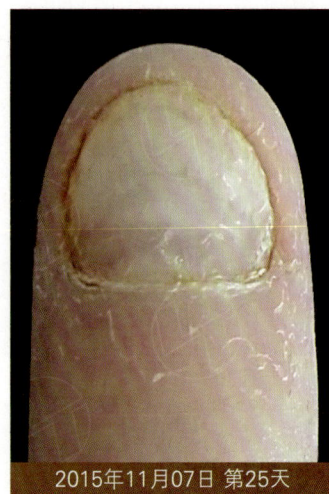

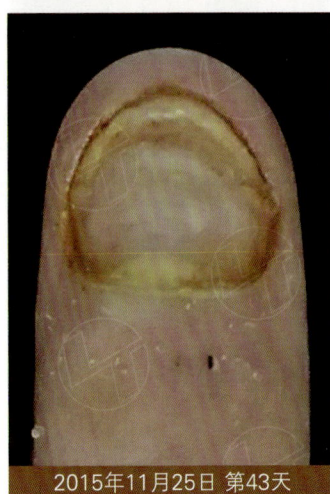

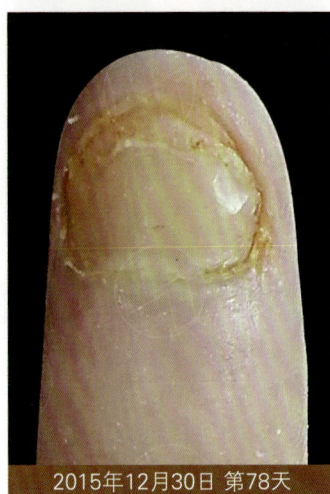

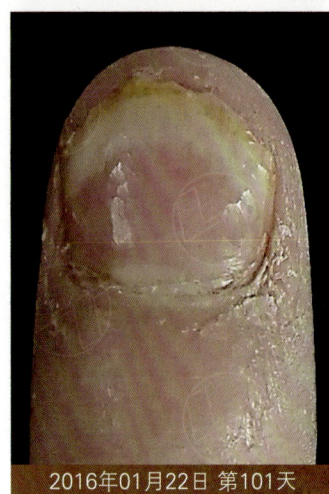

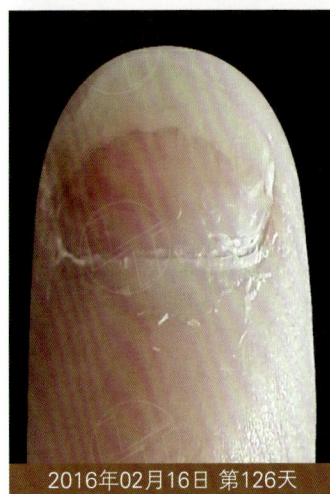

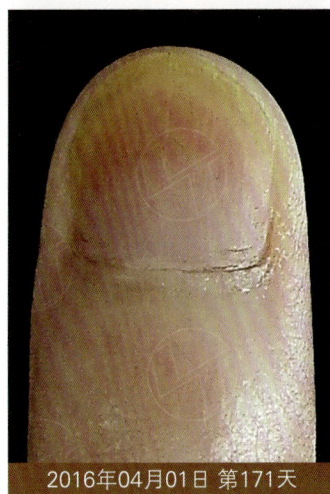

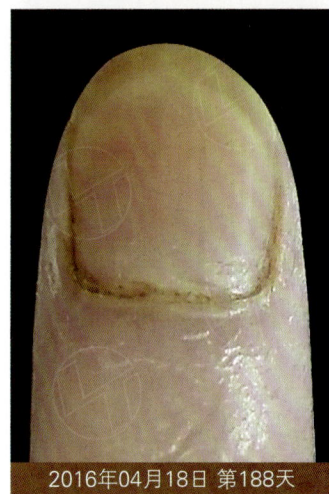

陕西省西安市

姓名:杜先生　　　性别:男　　年龄:25

　　2015年10月14日开始接受系统康复服务,其左手食指被真菌感染,属于远端侧位型灰指甲。通过六个月配合康复,于2016年4月18日长出健康甲板,完全康复。

本案例咨询服务人员:张玲玲

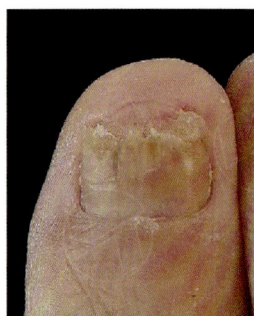

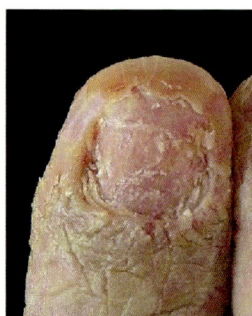

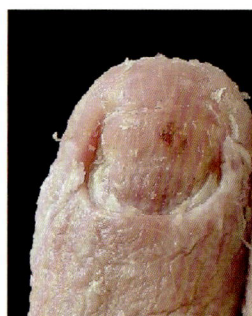

2015年10月11日 第1天	2015年10月20日 第10天	2015年10月27日 第17天	2015年11月08日 第29天
2015年11月14日 第35天	2015年11月28日 第49天	2015年12月17日 第68天	2016年01月03日 第85天
2016年01月21日 第103天	2016年01月29日 第111天	2016年03月13日 第155天	2016年07月22日 第286天

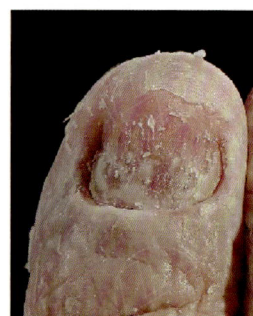

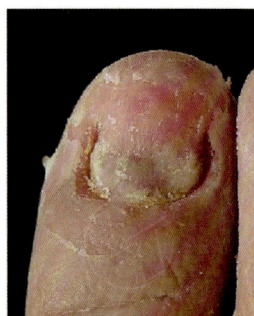

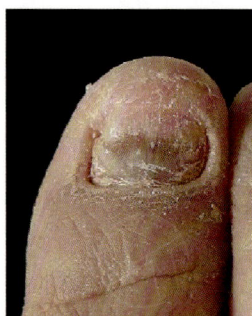

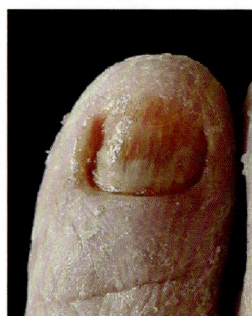

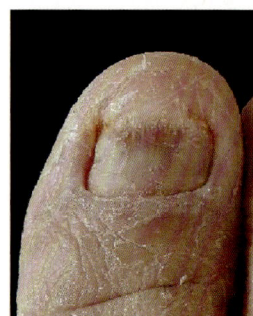

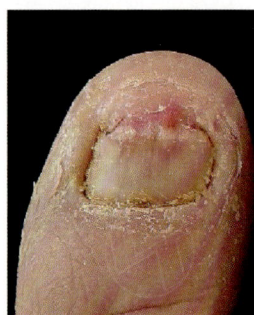

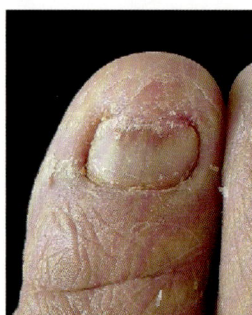

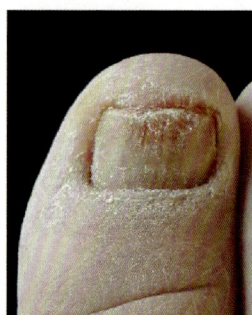

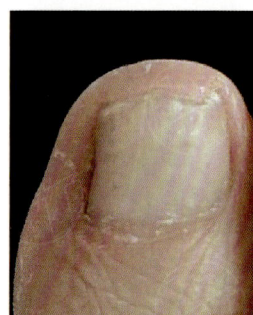

陕西省泾阳县

姓名：赵女士　　性别：女　　年龄：55

　　2015年10月11日开始接受系统康复服务，其右脚踇趾被真菌感染，属于远端侧位型灰指甲。通过九个半月配合康复，于2016年7月22日长出健康甲板，完全康复。

本案例咨询服务人员：梁亚绒

2016年07月28日 使用前

2016年08月01日 第5天

2016年08月09日 第13天

2016年08月28日 第32天

2016年09月20日 第55天

2016年09月30日 第65天

2016年10月07日 第72天

2016年10月22日 第87天

2016年11月02日 第98天

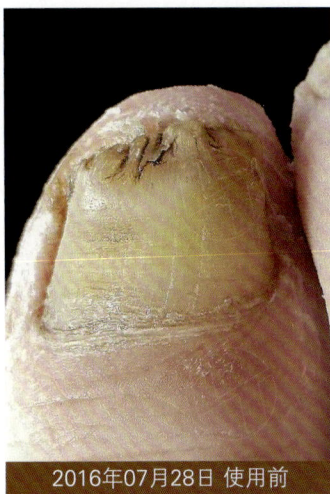

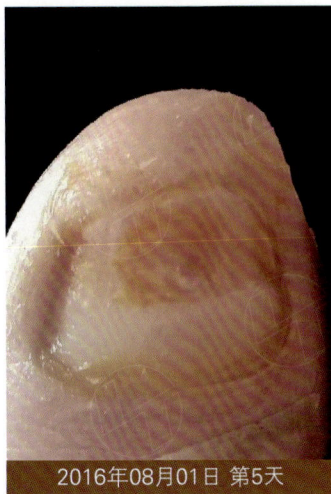

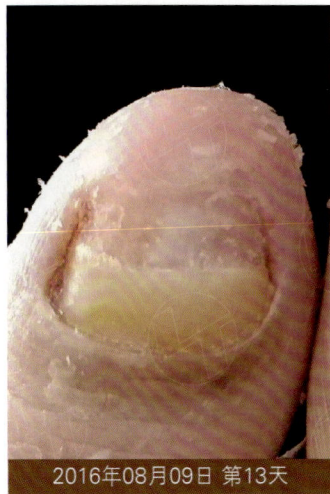

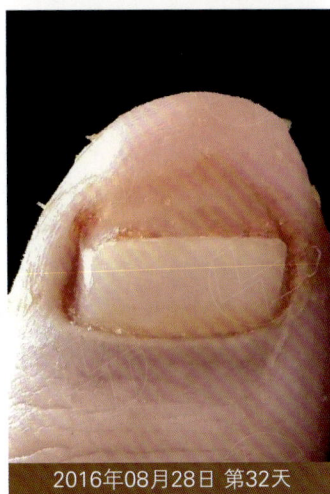

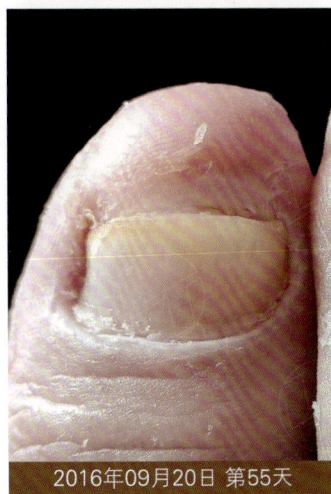

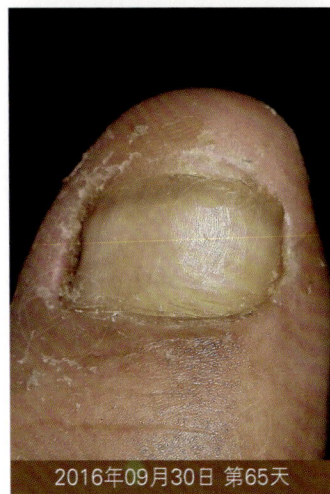

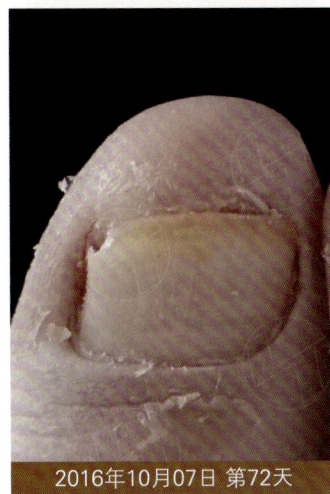

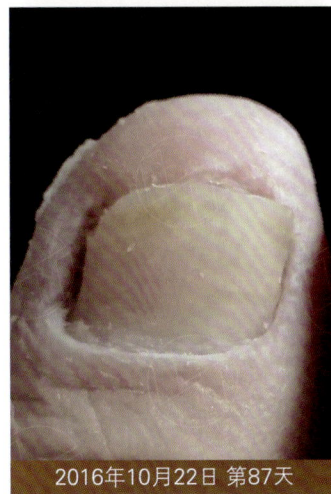

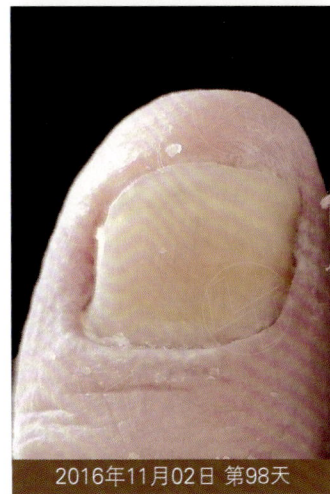

河北省永年县

姓名：董女士　　性别：女　　年龄.54

　　2016年7月28日开始接受系统康复服务，其右脚跗趾被真菌感染，属于远端侧位型灰指甲。通过三个月配合康复，于2016年11月2日长出健康甲板，完全康复。

本案例咨询服务人员：冯玉芳

2016年04月17日 第1天

2016年05月04日 第18天

2016年05月11日 第25天

2016年05月18日 第32天

2016年06月01日 第46天

2016年06月19日 第64天

2016年07月11日 第86天

2016年07月29日 第104天

2016年08月16日 第122天

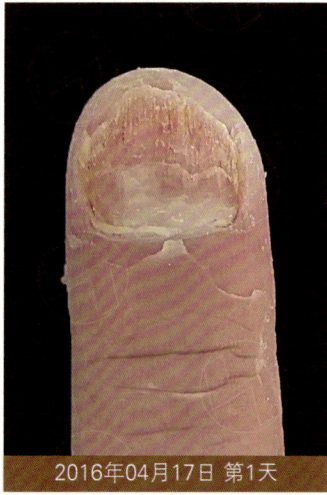

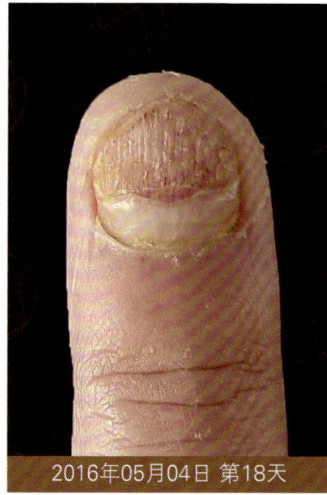

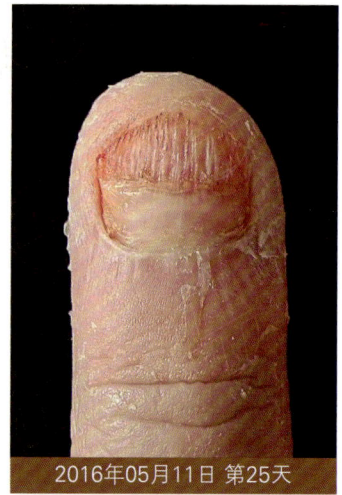

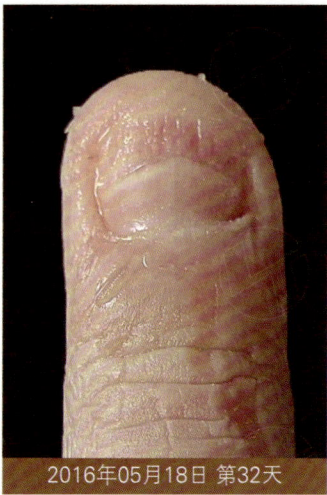

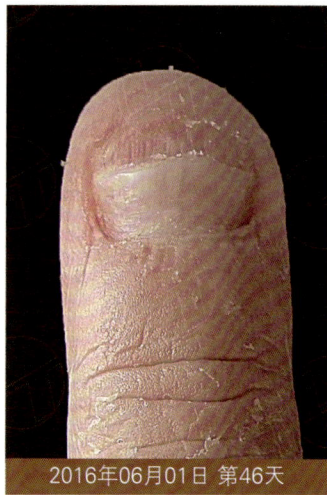

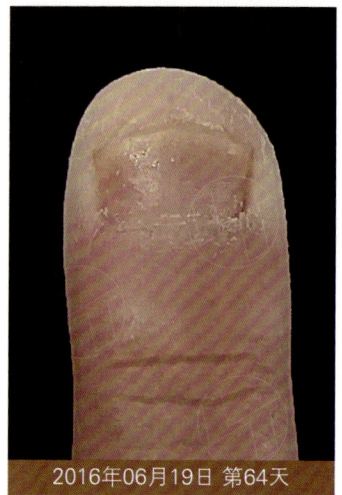

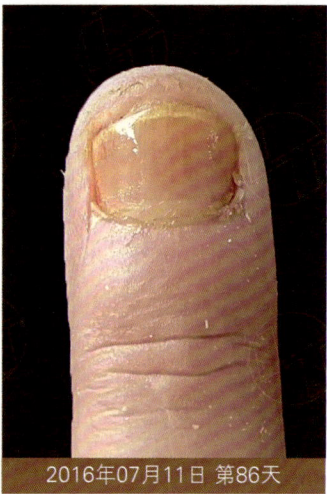

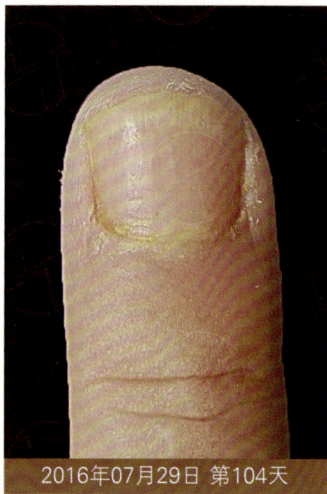

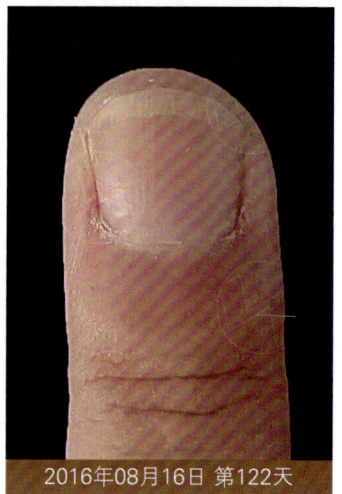

河北省秦皇岛市

姓名:周先生　　性别:男　　年龄:50

　　2016年4月17日开始接受系统康复服务,其左手中指被真菌感染,属于远端侧位型灰指甲。通过四个月配合康复,于2016年8月16日长出健康甲板,完全康复。

本案例咨询服务人员:杜艳玲

2015年09月02日 第1天	2015年09月04日 第3天	2015年09月10日 第9天	2015年09月17日 第16天
2015年09月20日 第19天	2015年09月27日 第26天	2015年10月04日 第33天	2015年10月07日 第36天
2015年10月12日 第41天	2015年10月17日 第46天	2015年10月25日 第54天	2015年11月01日 第61天
2015年11月08日 第68天	2015年11月15日 第75天	2015年11月22日 第82天	2016年01月03日 第124天

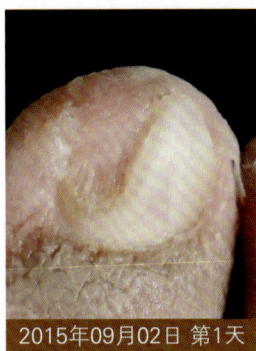

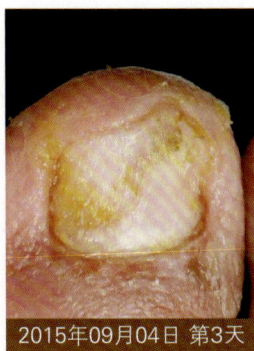

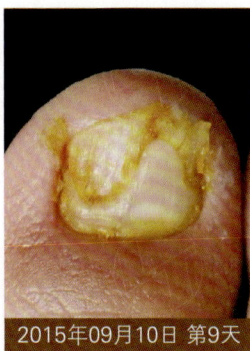

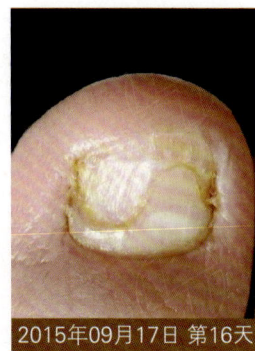

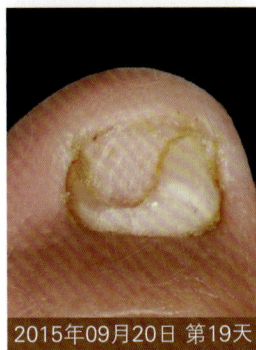

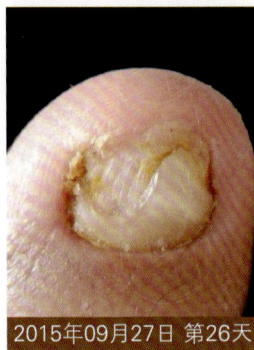

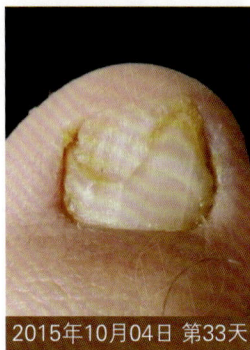

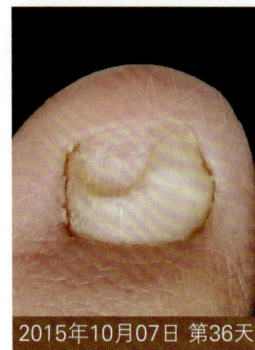

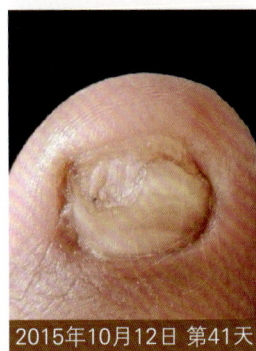

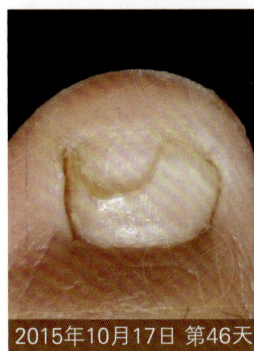

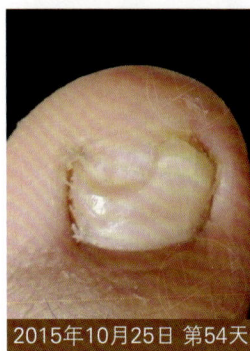

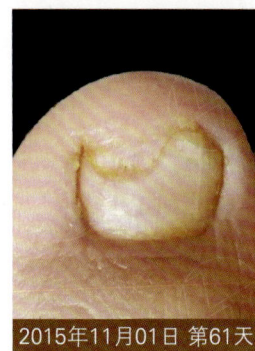

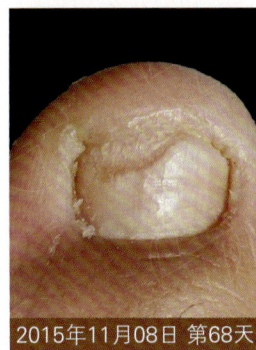

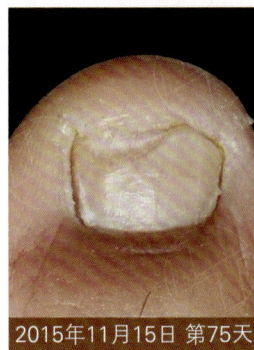

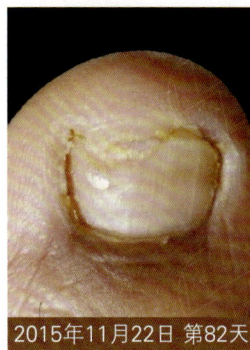

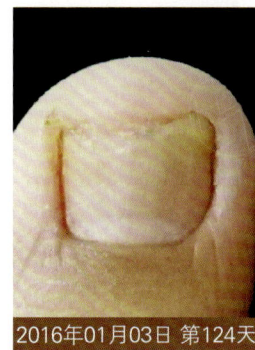

河北省衡水市

姓名:魏先生　　　性别:男　　　年龄:36

　　2015年9月2日开始接受系统康复服务,其右脚踇趾被真菌感染,属于远端侧位型灰指甲。通过四个月配合康复,于2016年1月3日长出健康甲板,完全康复。

本案例咨询服务人员:管义霞

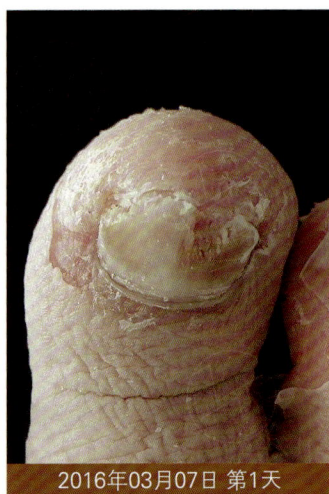

2016年03月07日 第1天　　2016年03月27日 第21天　　2016年04月13日 第38天

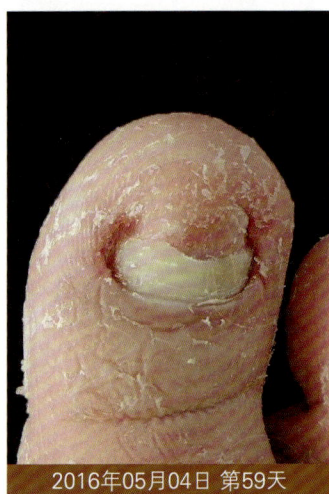

2016年05月04日 第59天　　2016年05月11日 第66天　　2016年05月27日 第82天

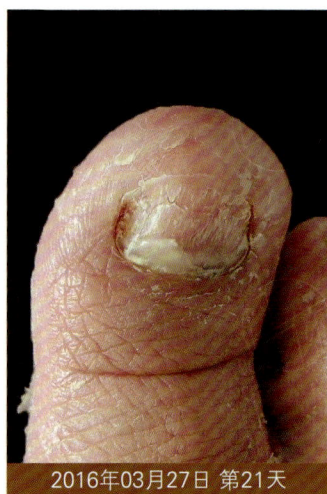

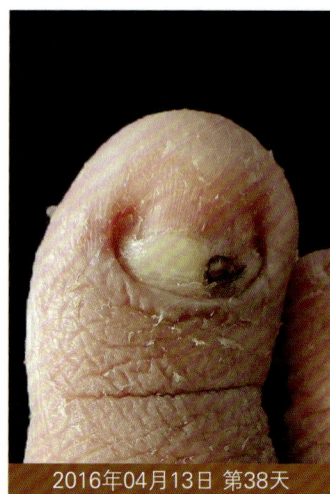

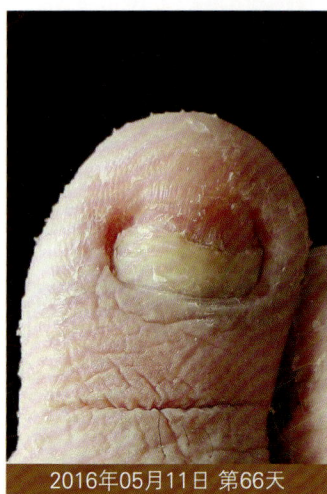

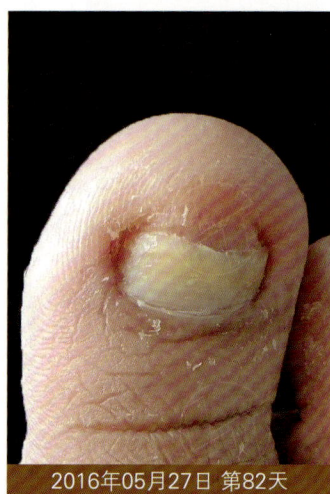

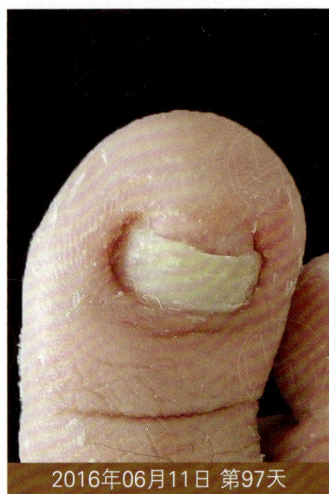

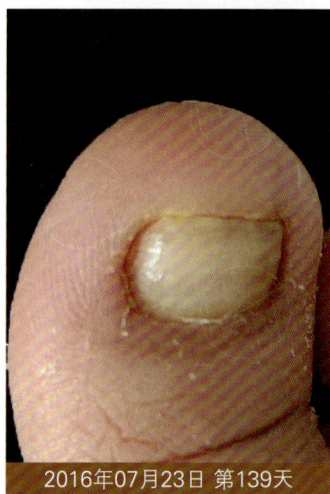

2016年06月11日 第97天　　2016年06月26日 第112天　　2016年07月23日 第139天

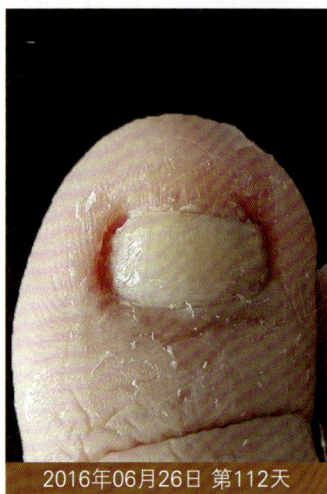

河北省沧州市

姓名：张女士　　　性别：女　　　年龄：45

　　2016年3月7日开始接受系统康复服务，其右脚踇趾被真菌感染，属于远端侧位型灰指甲。通过四个半月配合康复，于2016年7月23日长出健康甲板，完全康复。

本案例咨询服务人员：李迎春

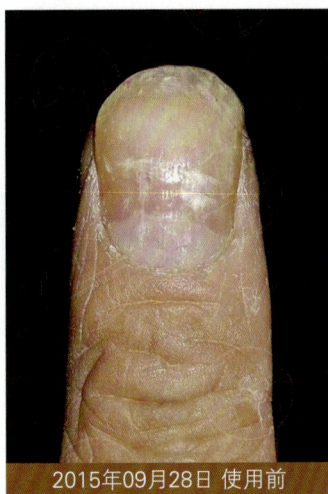

2015年09月28日 使用前	2015年10月09日 第12天	2015年10月24日 第27天
2015年11月13日 第47天	2015年12月06日 第70天	2015年12月17日 第81天
2015年12月22日 第86天	2016年01月21日 第116天	2016年02月14日 第140天

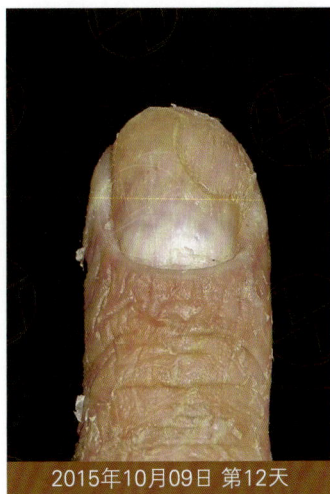

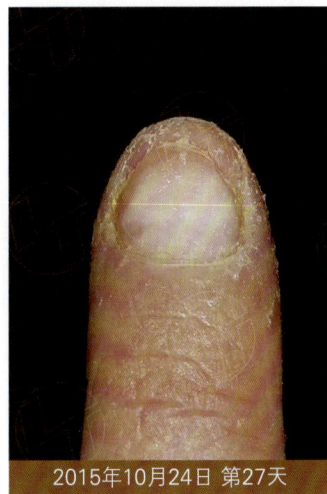

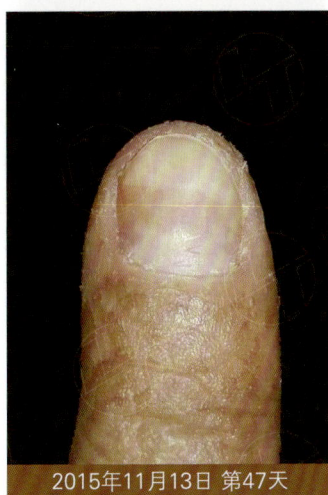

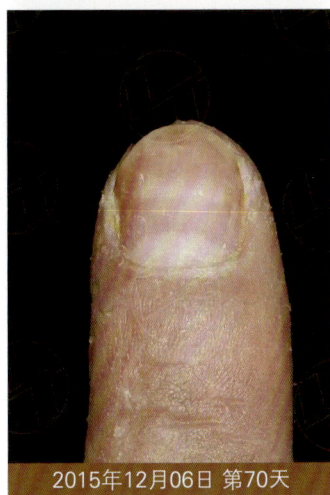

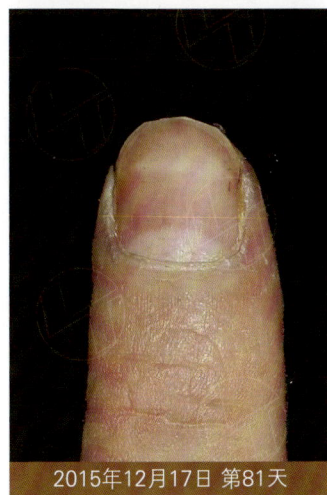

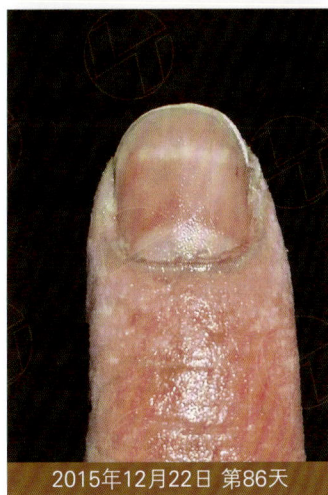

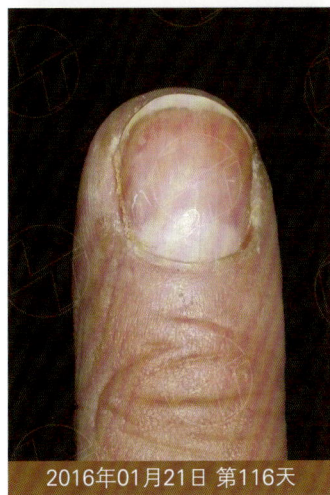

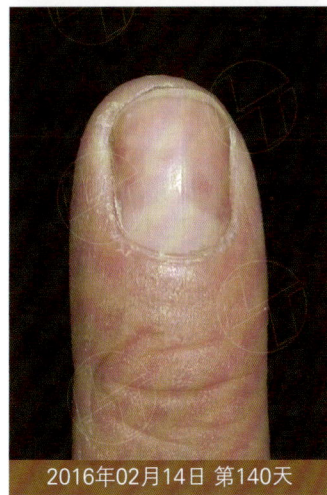

河北省隆尧县

姓名：刘先生　　　性别：男　　年龄：25

　　2015年9月28日开始接受系统康复服务，其左手中指被真菌感染，属于远端侧位型灰指甲。通过四个半月配合康复，于2016年2月14日长出健康甲板，完全康复。

本案例咨询服务人员：段彦芳

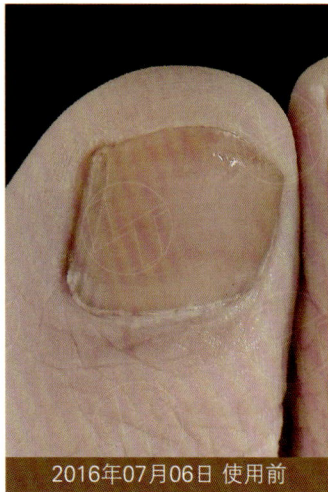

2016年07月06日 使用前

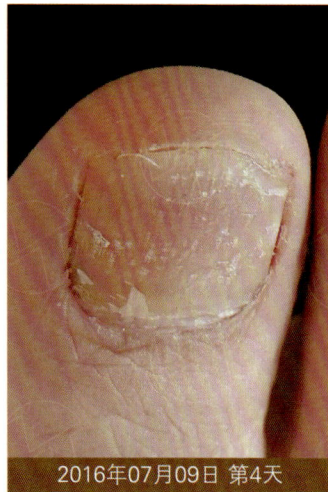

2016年07月09日 第4天

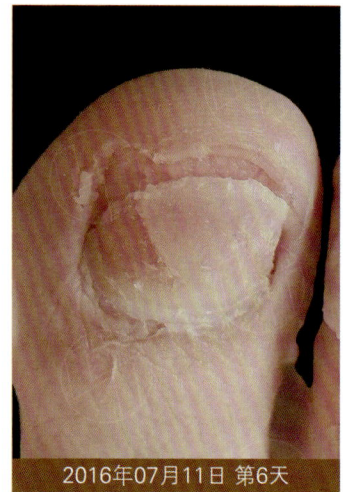

2016年07月11日 第6天

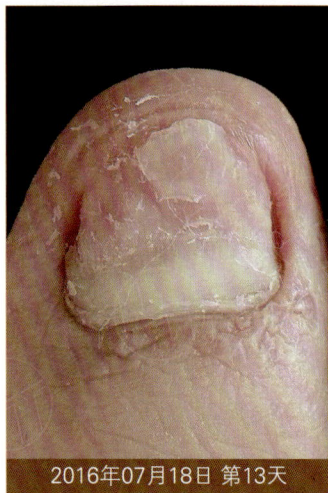

2016年07月18日 第13天

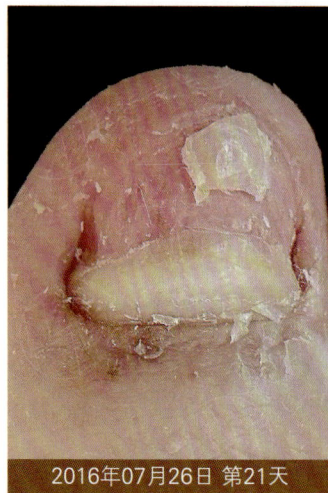

2016年07月26日 第21天

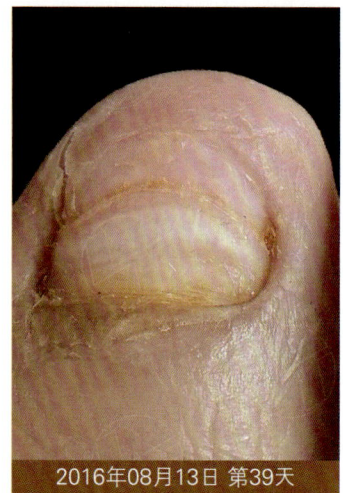

2016年08月13日 第39天

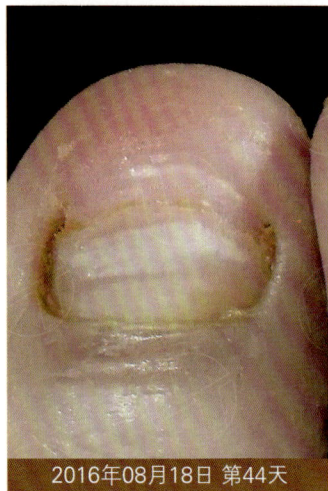

2016年08月18日 第44天

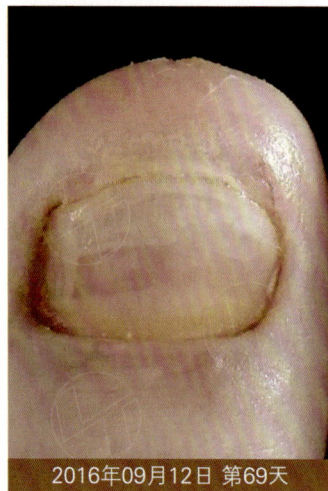

2016年09月12日 第69天

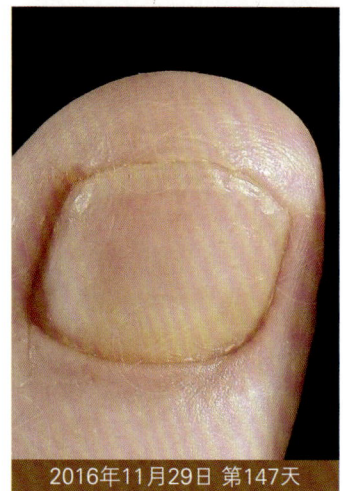

2016年11月29日 第147天

河北省秦皇岛市

姓名：赵女士　　性别：女　年龄：53

　　2016年7月6日开始接受系统康复服务，其右脚踇趾被真菌感染，属于远端侧位型灰指甲。通过五个月配合康复，于2016年11月29日长出健康甲板，完全康复。

本案例咨询服务人员：蔡丽娜

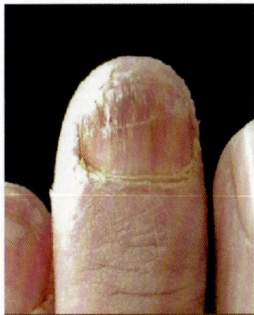

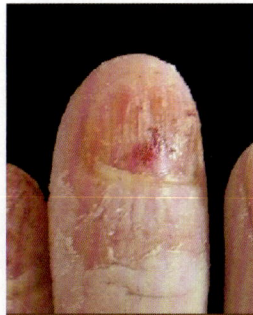

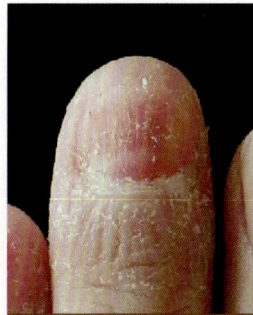

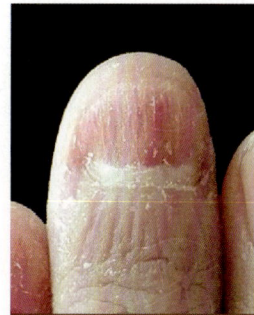

2015年10月10日 第1天	2015年10月15日 第6天	2015年10月24日 第15天	2015年10月31日 第22天
2015年11月16日 第38天	2015年11月22日 第44天	2015年12月06日 第58天	2016年01月03日 第86天
2016年01月16日 第99天	2016年02月15日 第128天	2016年02月21日 第134天	2016年03月16日 第159天

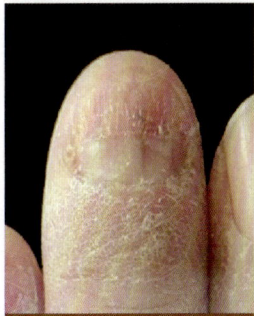

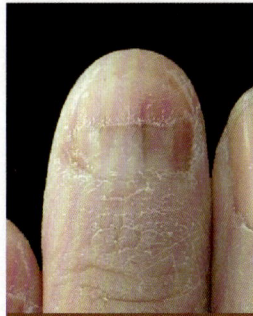

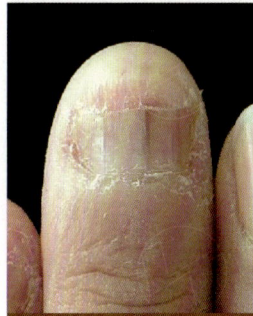

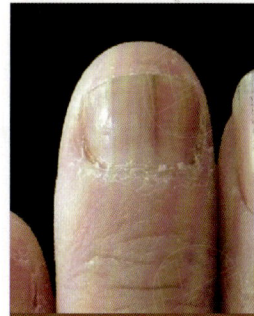

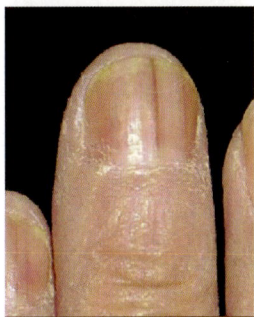

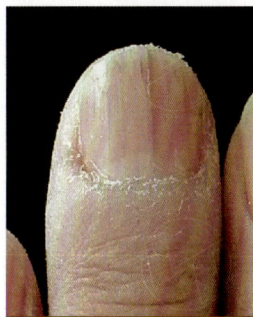

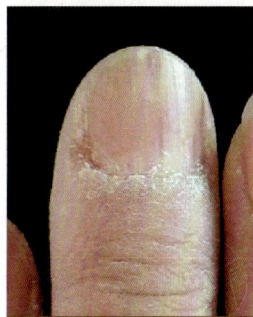

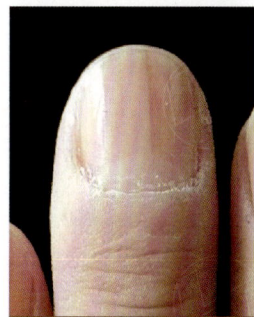

河北省承德市

姓名：齐先生　　　性别：男　　　年龄：63

　　2015年10月10日开始接受系统康复服务，其右手中指被真菌感染，属于远端侧位型灰指甲。通过五个月配合康复，于2016年3月16日长出健康甲板，完全康复。

本案例咨询服务人员：廖小兵

2015年10月20日 使用前	2015年10月24日 第5天	2015年11月11日 第23天
2015年12月03日 第45天	2015年12月12日 第54天	2016年01月16日 第89天
2016年02月18日 第122天	2016年02月28日 第132天	2016年04月01日 第165天

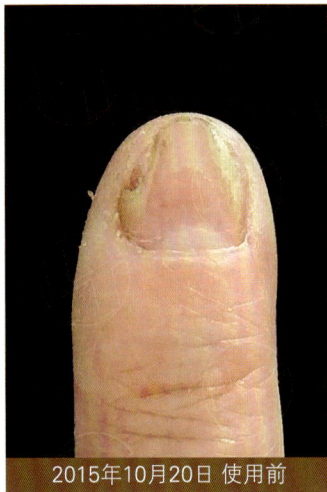

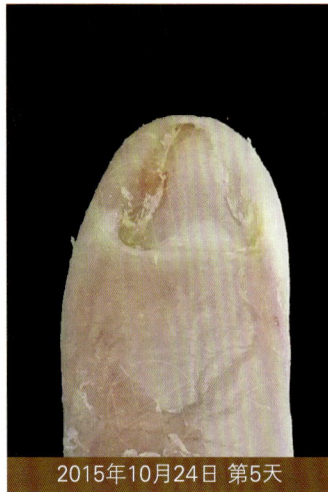

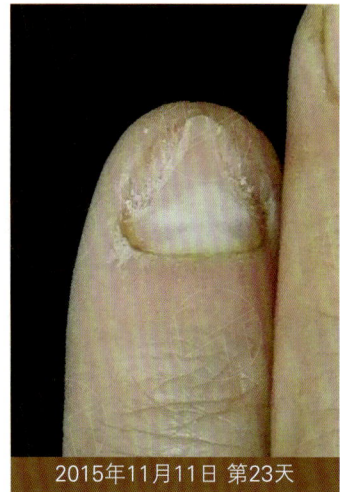

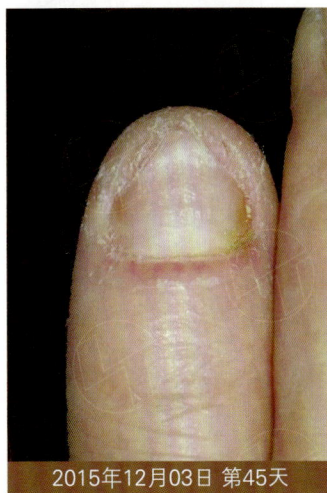

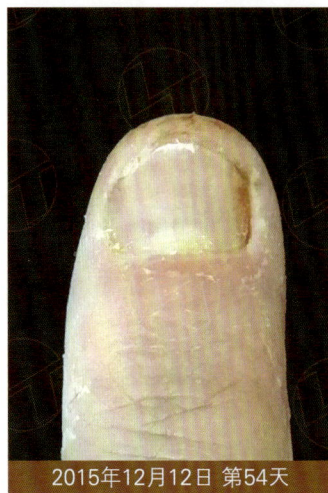

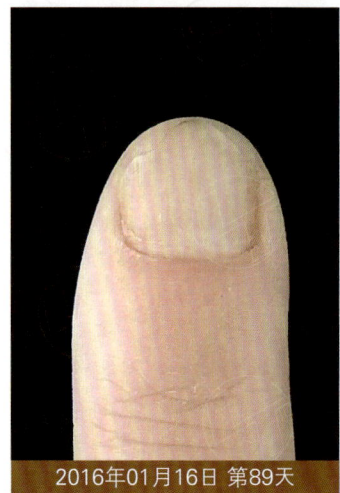

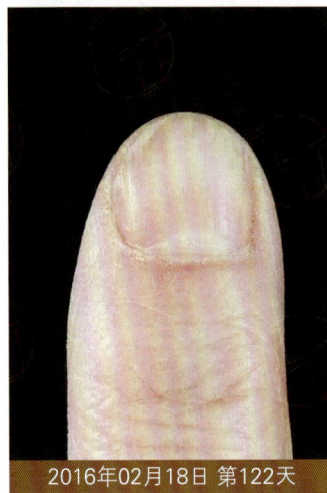

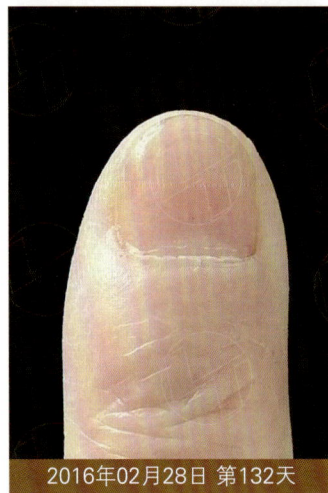

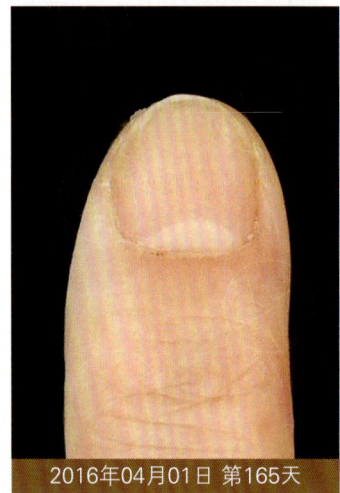

河北省邯郸市

姓名:毛女士　　性别:女　　年龄:53

　　2015年10月20日开始接受系统康复服务,其右手食指被真菌感染,属于远端侧位型灰指甲。通过五个半月配合康复,于2016年4月1日长出健康甲板,完全康复。

本案例咨询服务人员:韩美玲

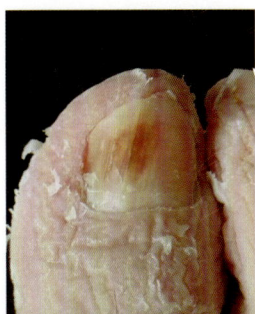

2015年08月29日 使用前	2015年09月03日 第6天	2015年09月16日 第19天	2015年10月08日 第41天
2015年11月10日 第74天	2015年11月17日 第81天	2015年11月27日 第91天	2015年12月06日 第100天
2015年12月17日 第111天	2015年12月22日 第116天	2016年01月10日 第135天	2016年01月16日 第141天
2016年01月24日 第149天	2016年01月30日 第155天	2016年02月28日 第184天	2016年03月23日 第208天

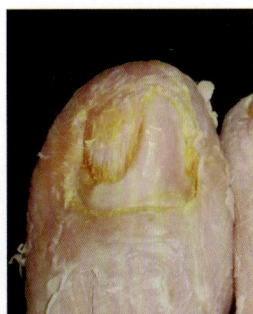

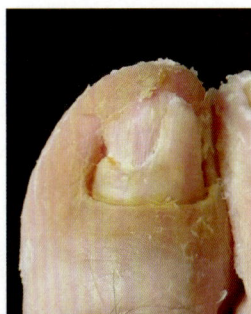

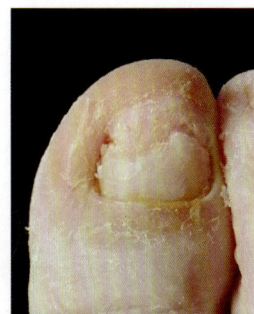

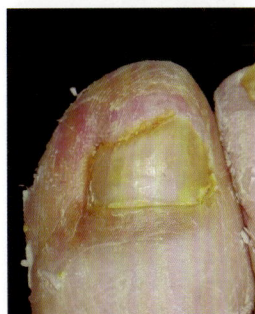

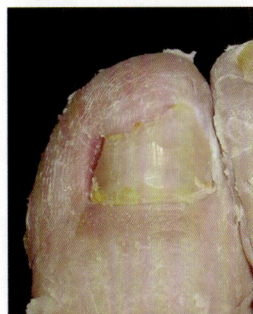

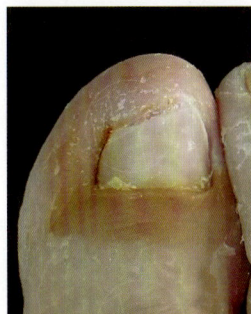

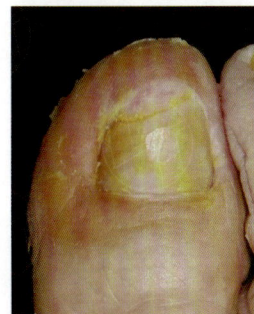

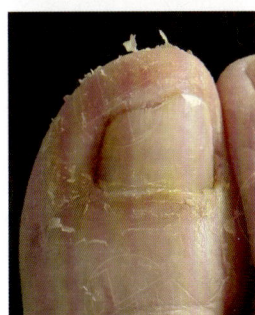

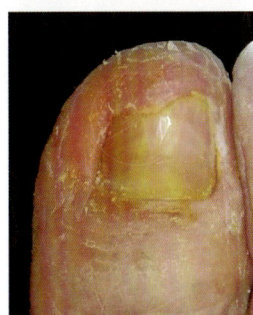

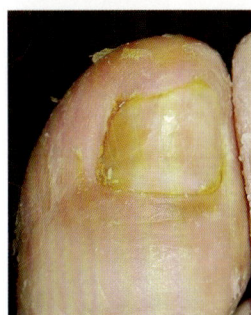

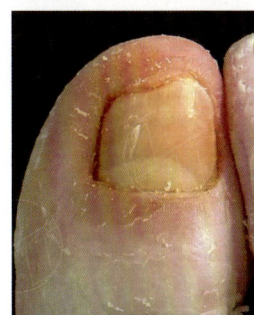

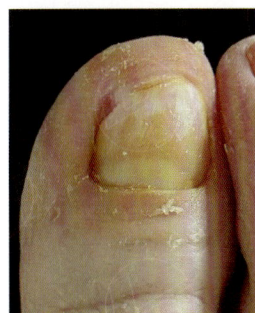

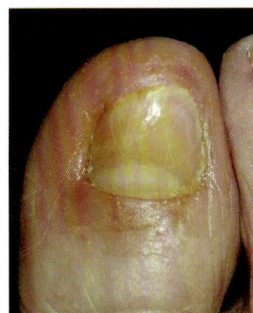

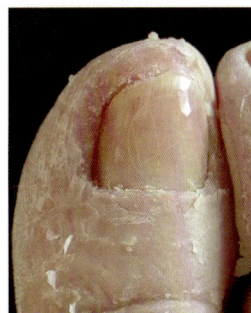

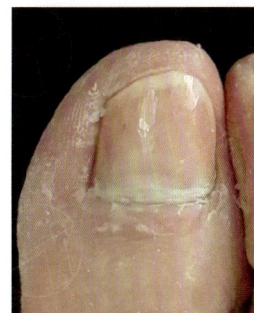

河北省石家庄市

姓名：李女士　　　性别：女　　年龄：55

　　2015年8月29日开始接受系统康复服务，其右脚蹈趾被真菌感染，属于远端侧位型灰指甲。通过七个月配合康复，于2016年3月23日长出健康甲板，完全康复。

　　　　　　　　　　　　　　　　　　　　　　　　　本案例咨询服务人员：樊素琴

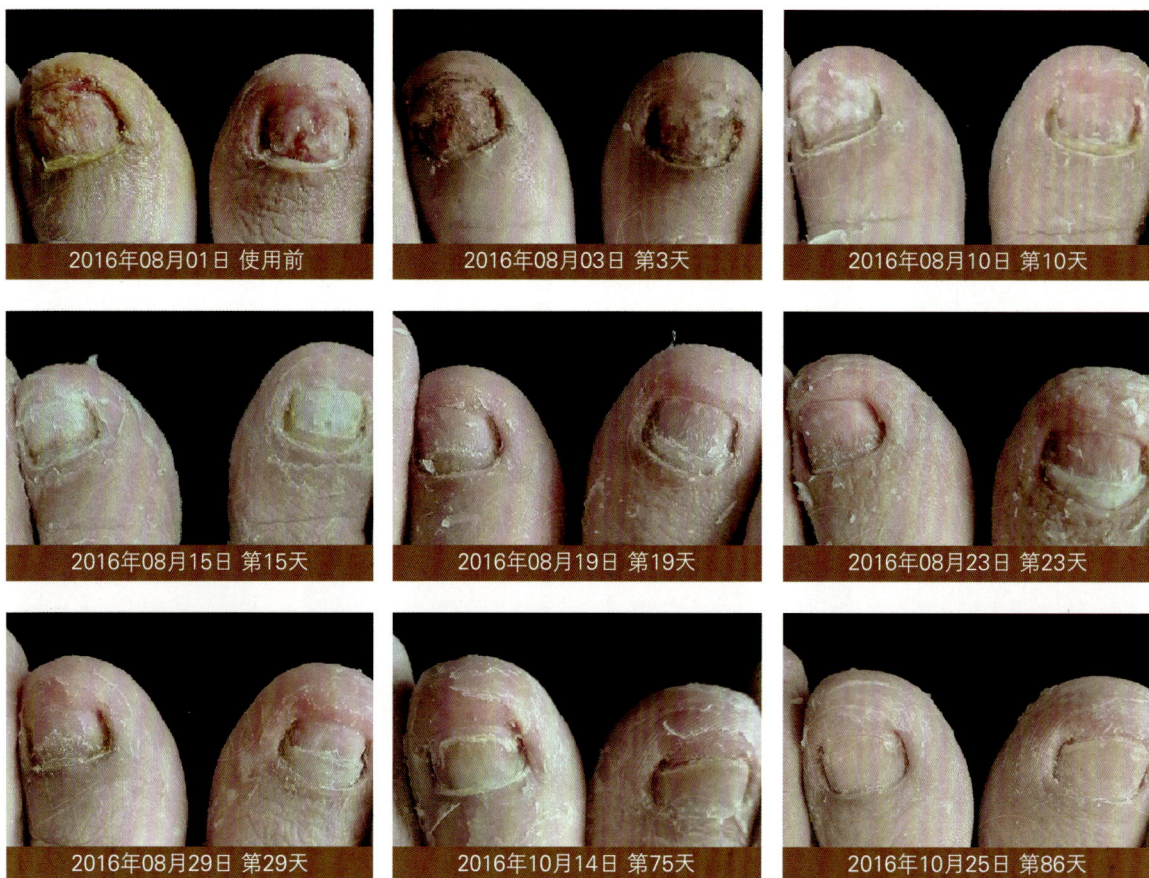

2016年08月01日 使用前	2016年08月03日 第3天	2016年08月10日 第10天
2016年08月15日 第15天	2016年08月19日 第19天	2016年08月23日 第23天
2016年08月29日 第29天	2016年10月14日 第75天	2016年10月25日 第86天

河南省平顶山市

姓名：刘女士　　性别：女　　年龄：38

2016年8月1日开始接受系统康复服务，其双脚踇趾被真菌感染，属于远端侧位型灰指甲。通过三个月配合康复，于2016年10月25日长出健康甲板，完全康复。

本案例咨询服务人员：张新丽

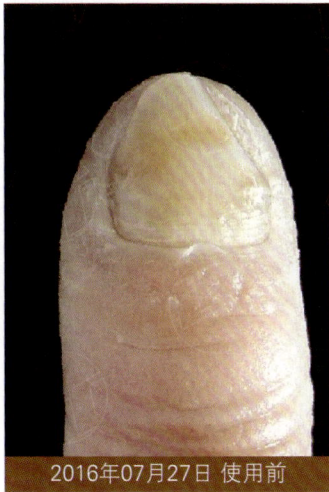

2016年07月27日 使用前	2016年08月02日 第7天	2016年08月18日 第23天
2016年08月24日 第29天	2016年09月13日 第49天	2016年09月20日 第56天
2016年09月27日 第63天	2016年10月05日 第71天	2016年10月25日 第91天

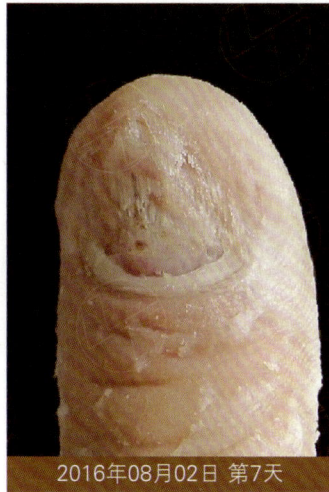

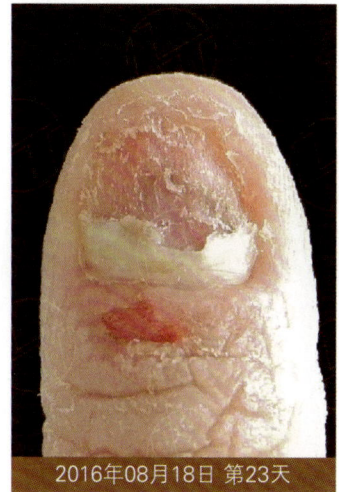

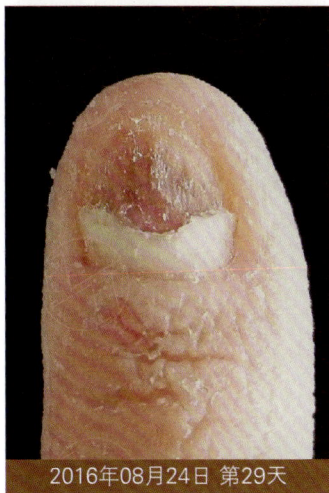

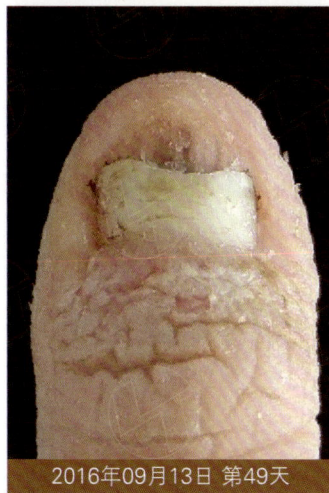

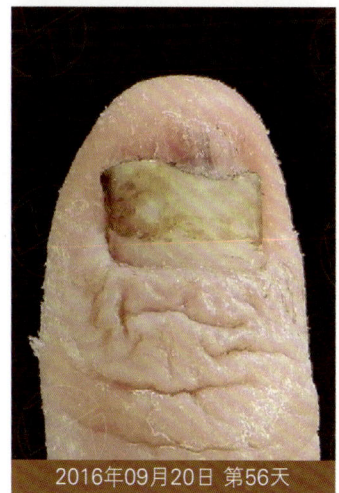

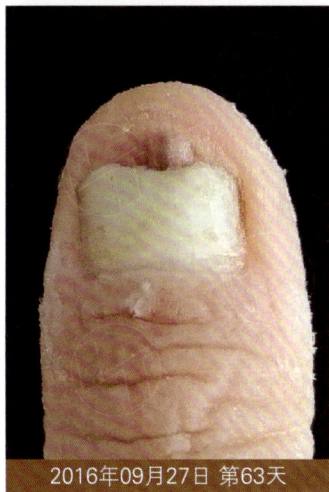

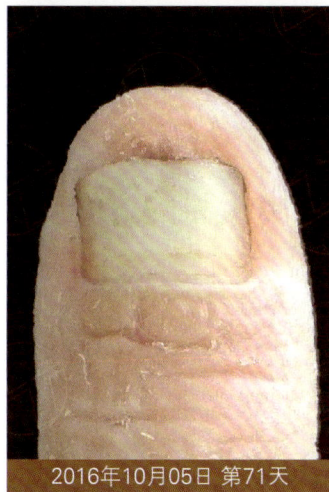

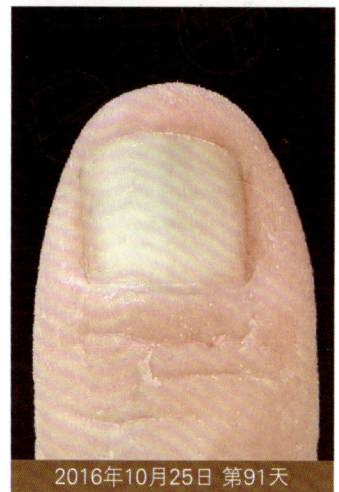

河南省漯河市

姓名.彭女士　　性别:女　　年龄:41

　　2016年7月27日开始接受系统康复服务,其左手拇指被真菌感染,属于远端侧位型灰指甲。通过三个月配合康复,于2016年10月25日长出健康甲板,完全康复。

本案例咨询服务人员:仝志芳

2016年07月12日 第1天	2016年07月20日 第9天	2016年08月03日 第23天
2016年08月18日 第38天	2016年08月25日 第45天	2016年09月22日 第73天
2016年09月29日 第80天	2016年10月22日 第103天	2016年10月28日 第109天

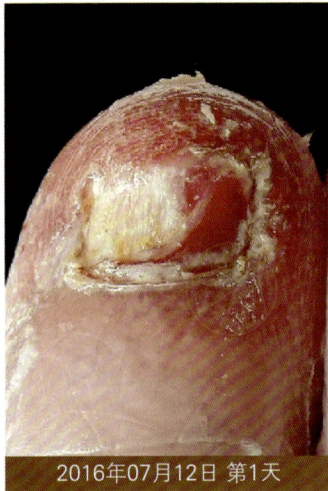

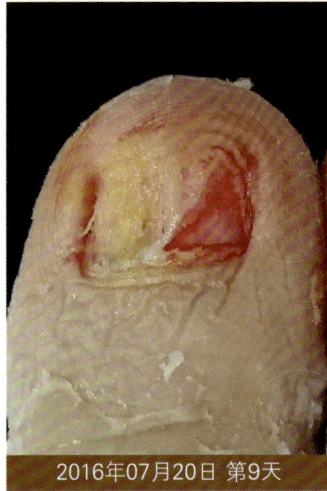

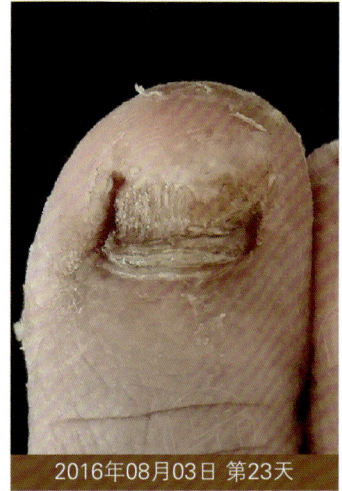

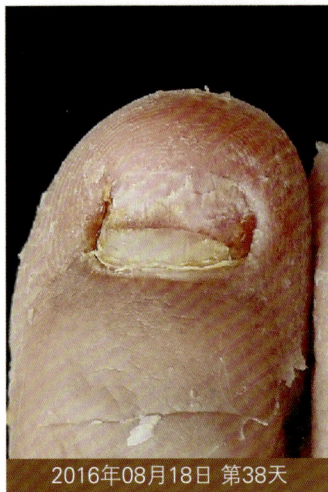

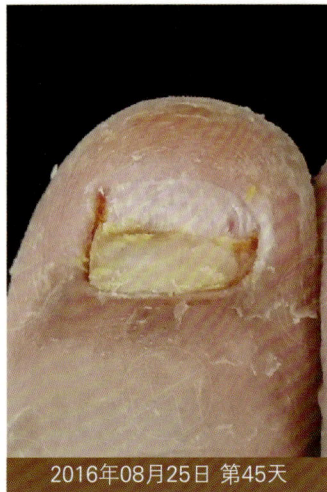

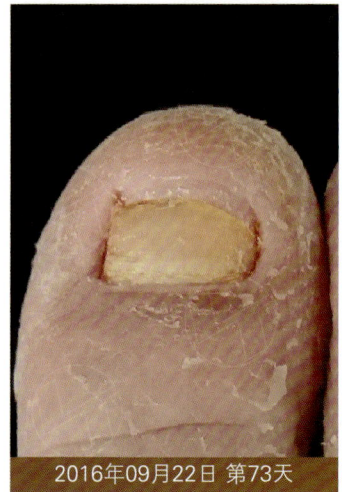

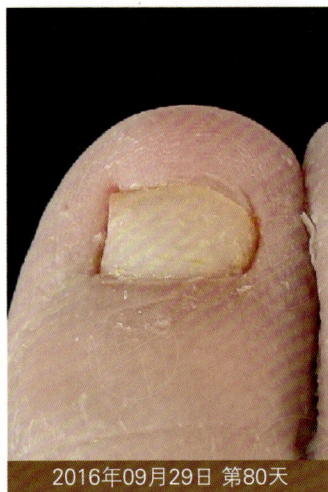

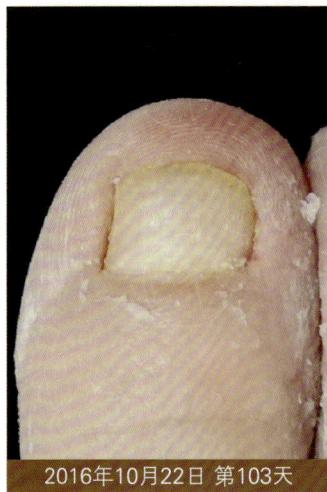

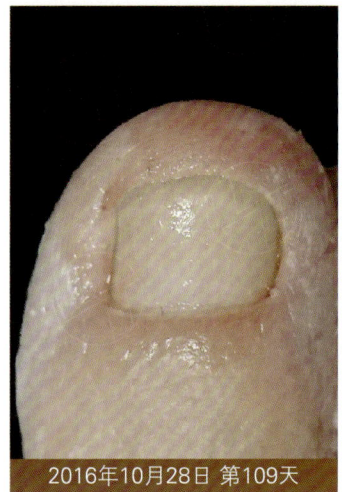

河南省南阳市

姓名:孙女士   性别:女   年龄:44

　　2016年7月12日开始接受系统康复服务,其右脚蹬趾被真菌感染,属于远端侧位型灰指甲。通过三个半月配合康复,于2016年10月28日长出健康甲板,完全康复。

本案例咨询服务人员:张新丽

2016年07月15日 第1天	2016年08月05日 第22天	2016年08月12日 第29天
2016年08月19日 第36天	2016年09月02日 第50天	2016年09月16日 第64天
2016年09月26日 第74天	2016年10月22日 第100天	2016年11月05日 第114天

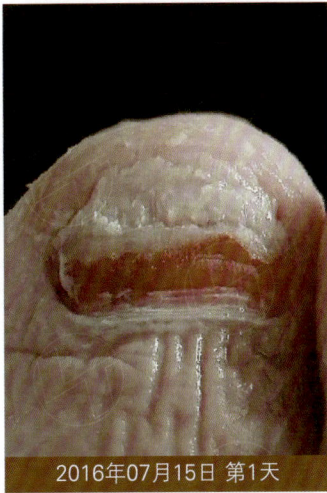

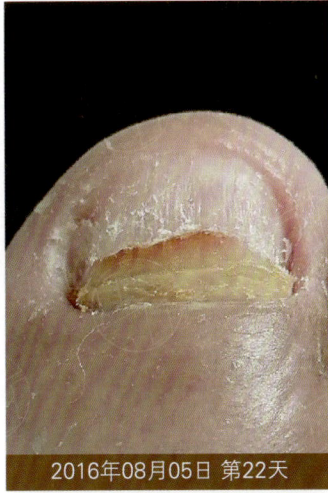

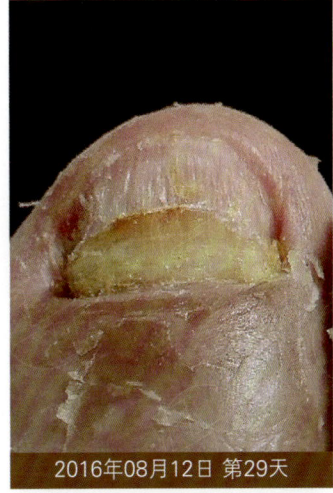

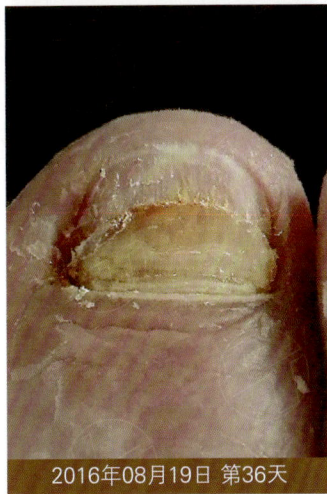

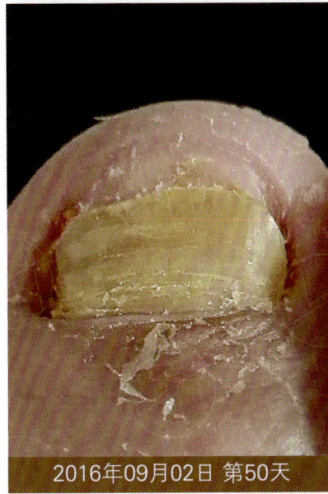

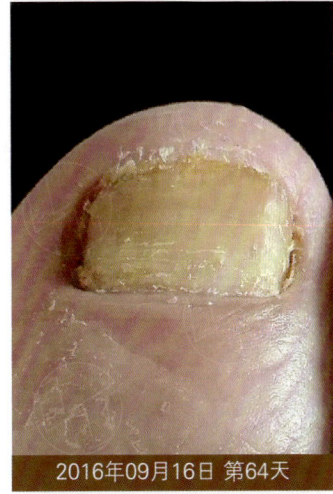

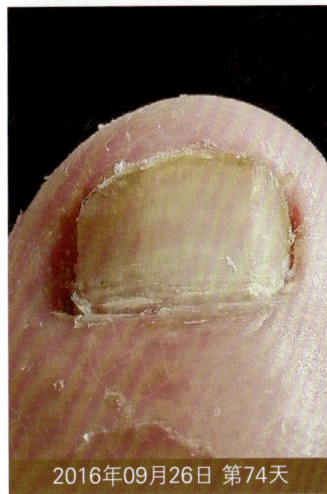

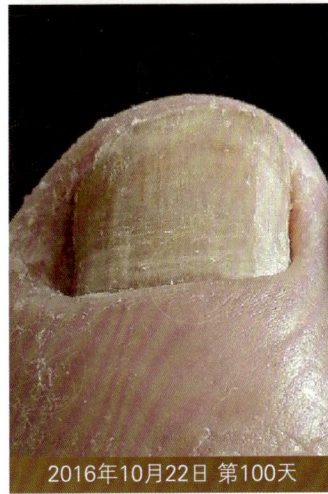

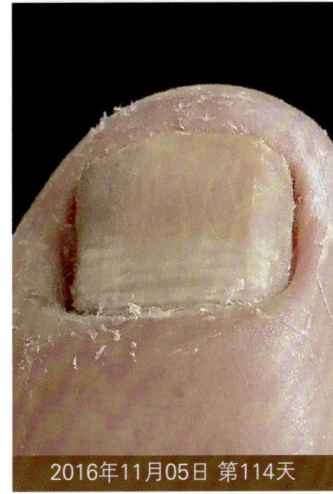

河南省南阳市

姓名：袁女士　　性别：女　　年龄：42

　　2016年7月15日开始接受系统康复服务，其右脚踇趾被真菌感染，属于远端侧位型灰指甲。通过四个月配合康复，于2016年11月5日长出健康甲板，完全康复。

本案例咨询服务人员：丁艳荣

2016年04月05日 第1天

2016年04月06日 第2天

2016年04月30日 第26天

2016年05月10日 第36天

2016年05月31日 第57天

2016年06月21日 第78天

2016年07月12日 第99天

2016年07月19日 第106天

2016年09月01日 第150天

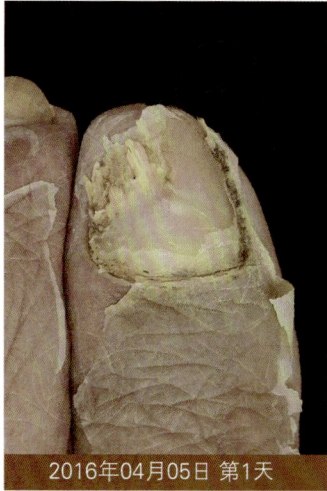

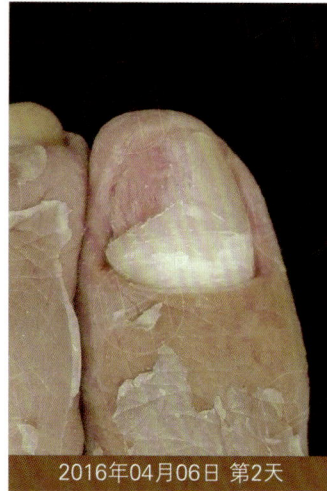

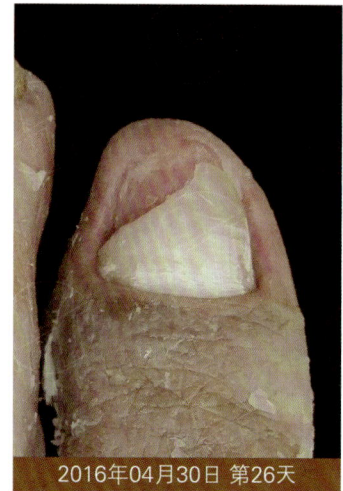

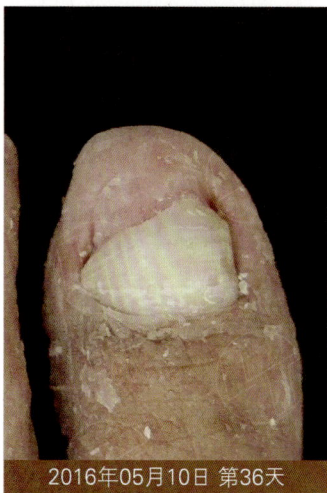

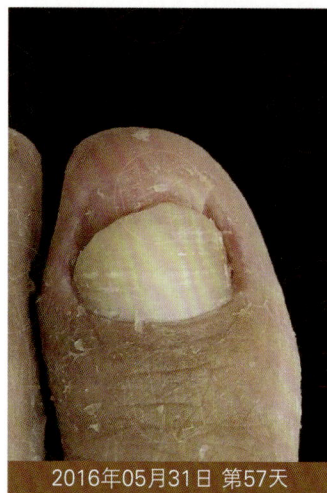

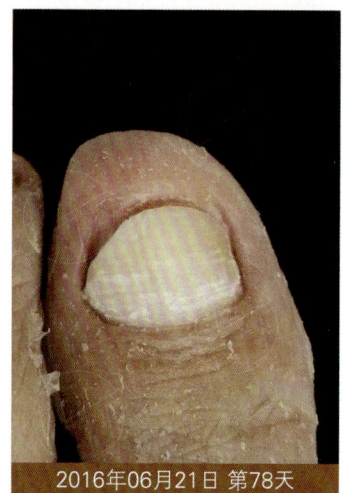

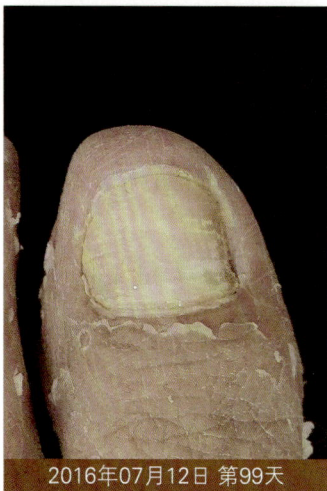

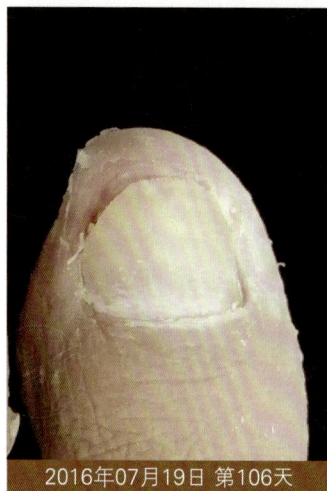

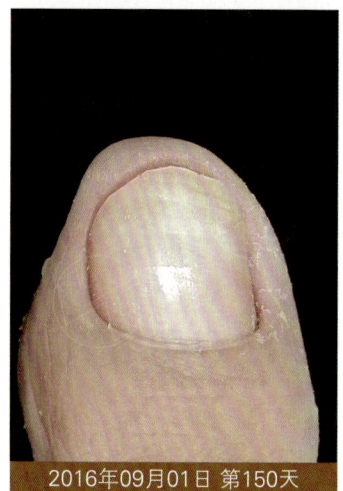

河南省信阳市

姓名：王女士　　性别：女　年龄：53

　　2016年4月5日开始接受系统康复服务，其左脚踇趾被真菌感染，属于远端侧位型灰指甲。通过五个月配合康复，于2016年9月1日长出健康甲板，完全康复。

本案例咨询服务人员：郑小燕

2016年03月05日 第1天	2016年03月10日 第6天	2016年03月11日 第7天	2016年03月18日 第14天
2016年03月26日 第22天	2016年04月09日 第36天	2016年04月15日 第42天	2016年04月26日 第53天
2016年05月05日 第62天	2016年05月14日 第71天	2016年05月31日 第88天	2016年06月15日 第103天
2016年07月16日 第134天	2016年08月08日 第157天	2016年08月20日 第169天	2016年09月24日 第204天

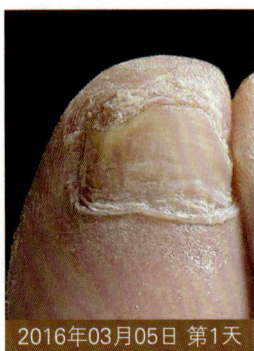

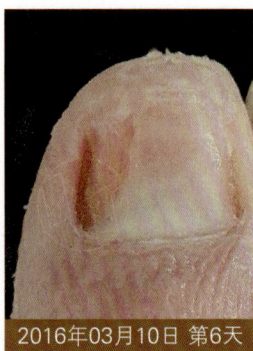

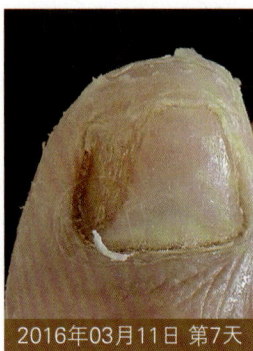

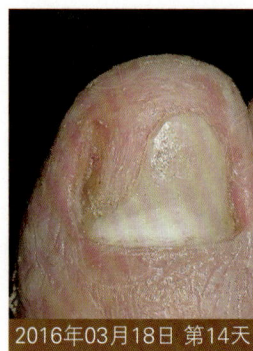

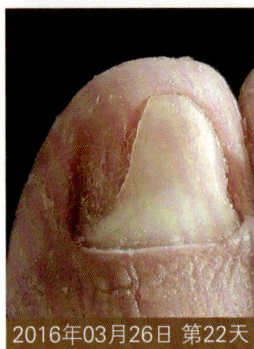

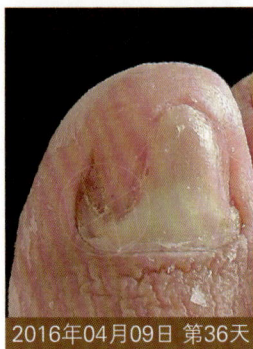

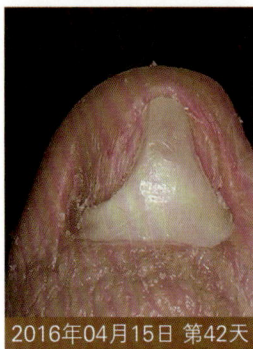

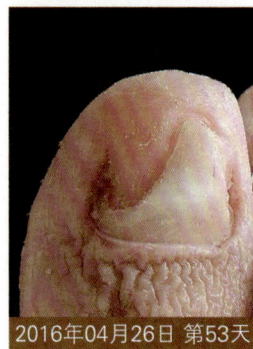

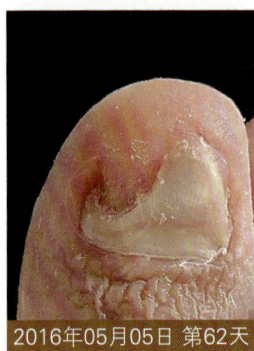

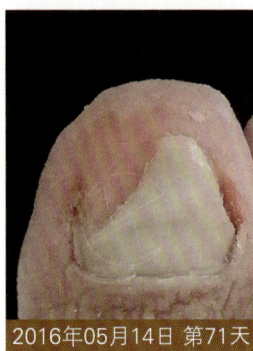

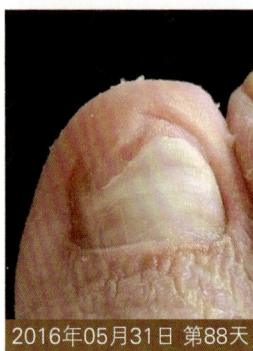

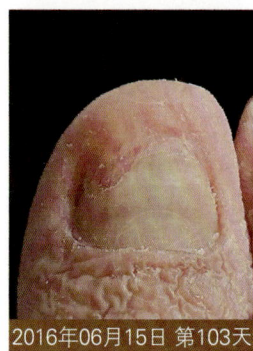

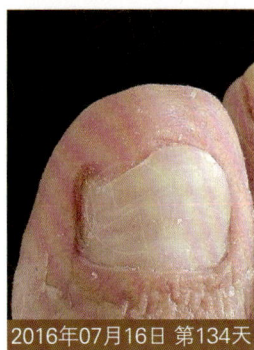

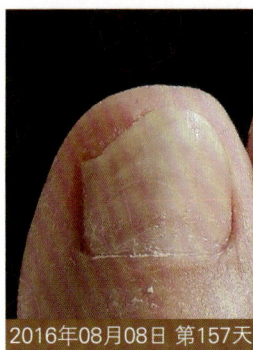

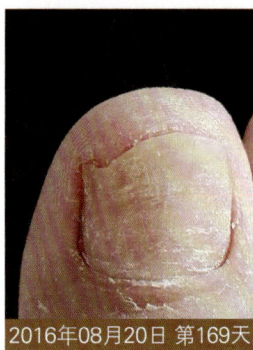

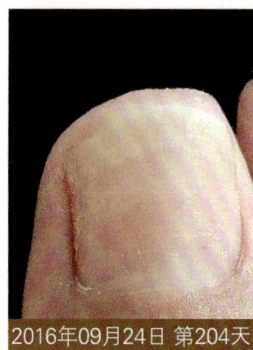

河南省漯河市

姓名：陈女士　　　性别：女　　　年龄：41

　　2016年3月5日开始接受系统康复服务，其右脚踇趾被真菌感染，属于远端侧位型灰指甲。通过七个月配合康复，于2016年9月24日长出健康甲板，完全康复。

本案例咨询服务人员：仝志芳

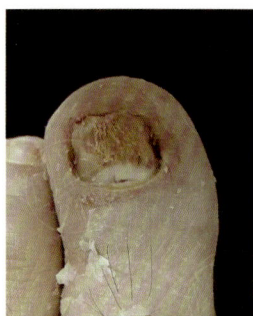

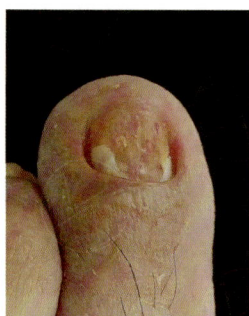

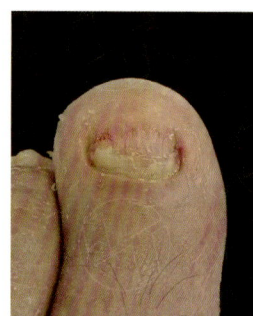

2015年10月12日 第1天	2015年10月24日 第13天	2015年11月07日 第27天	2015年11月21日 第41天
2015年12月05日 第55天	2016年01月02日 第83天	2016年01月15日 第96天	2016年01月23日 第104天
2016年01月30日 第111天	2016年02月27日 第139天	2016年03月19日 第160天	2016年05月03日 第205天
2016年05月11日 第213天	2016年06月01日 第234天	2016年07月19日 第282天	2016年08月09日 第303天

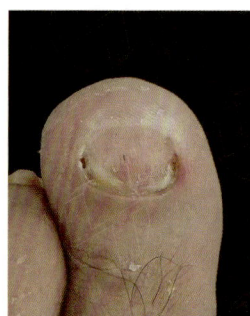

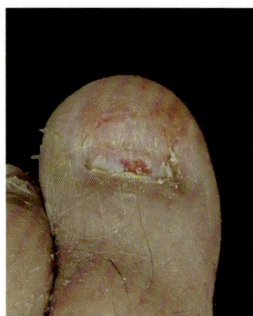

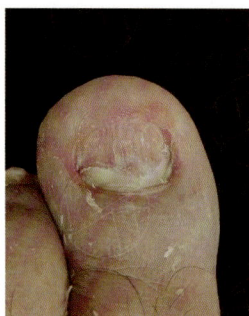

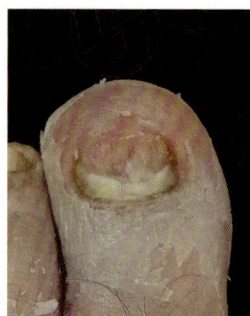

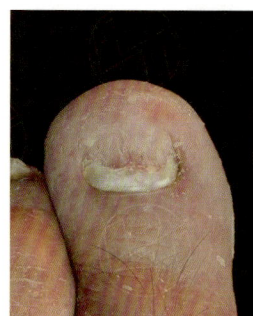

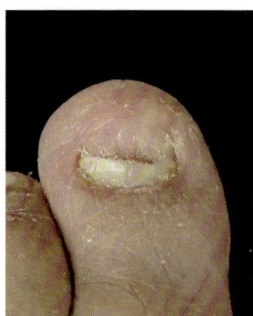

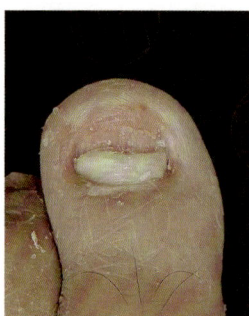

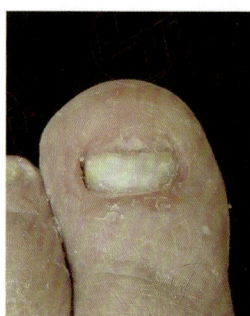

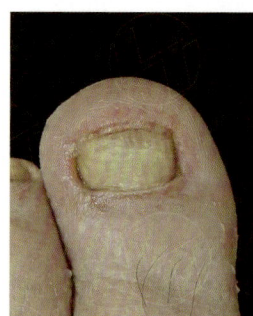

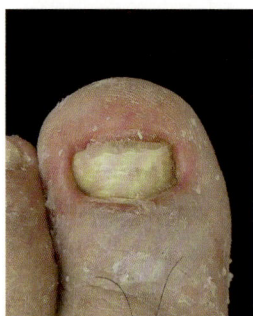

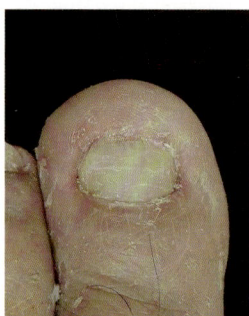

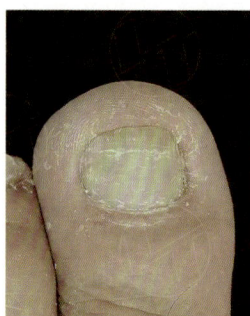

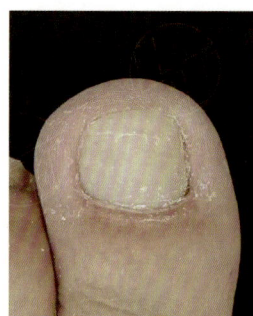

河南省信阳市

姓名：徐先生　　性别：男　　年龄：45

　　2015年10月12日开始接受系统康复服务，其左脚蹈趾被真菌感染，属于远端侧位型灰指甲。通过十个月配合康复，于2016年8月9日长出健康甲板，完全康复。

本案例咨询服务人员：郑小燕

2016年08月19日 第1天

2016年08月20日 第2天

2016年08月22日 第4天

2016年08月28日 第10天

2016年09月16日 第29天

2016年10月01日 第44天

2016年10月16日 第59天

2016年10月22日 第65天

2016年11月12日 第86天

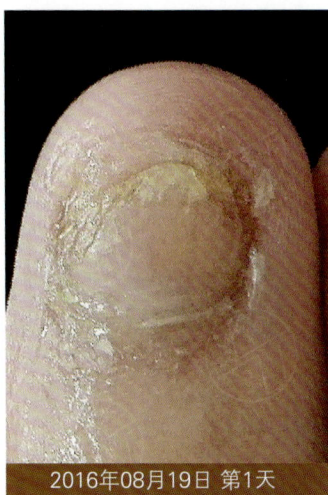

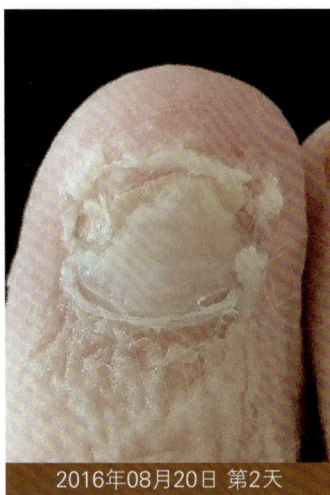

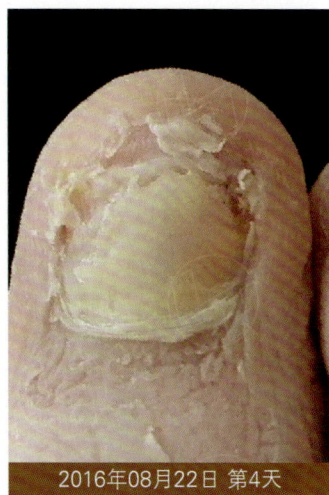

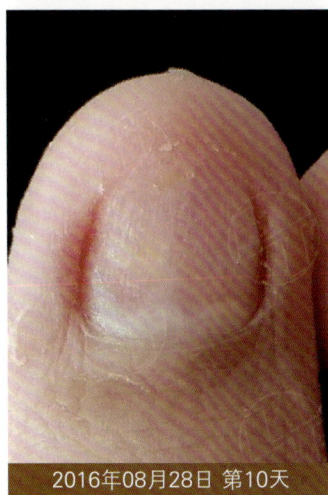

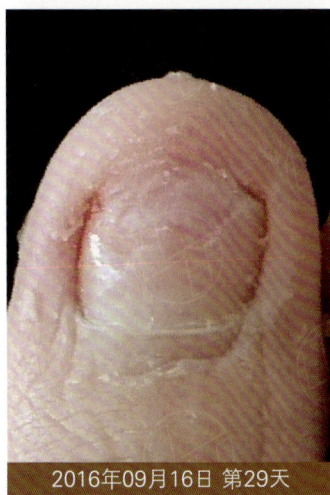

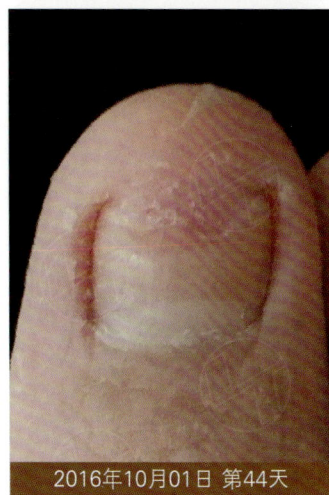

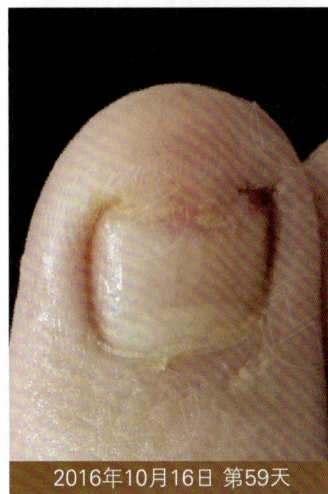

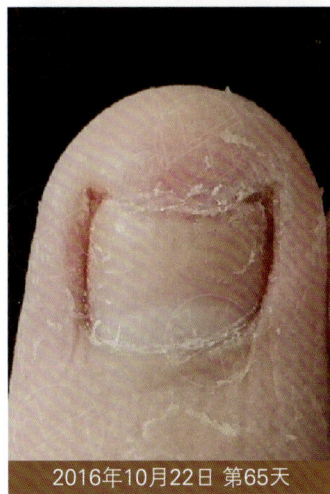

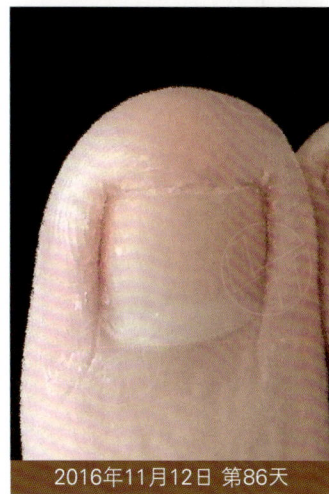

湖南省益阳市

姓名:陈女士　　性别:女　　年龄:17

　　2016年8月19日开始接受系统康复服务,其右脚跴趾被真菌感染,属于远端侧位型灰指甲。通过三个月配合康复,于2016年11月12日长出健康甲板,完全康复。

本案例咨询服务人员:张赛元

2016年05月21日 第1天　2016年05月24日 第4天　2016年05月29日 第9天

2016年06月05日 第16天　2016年06月20日 第31天　2016年07月04日 第45天

2016年07月22日 第63天　2016年08月02日 第74天　2016年08月22日 第94天

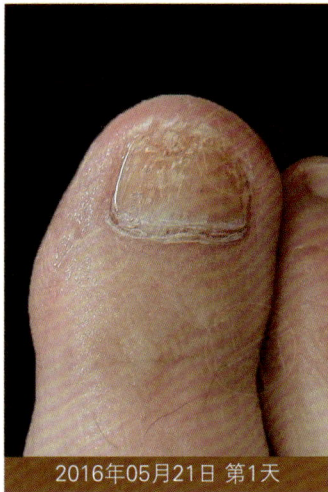

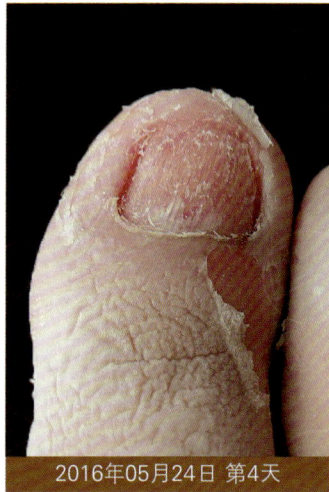

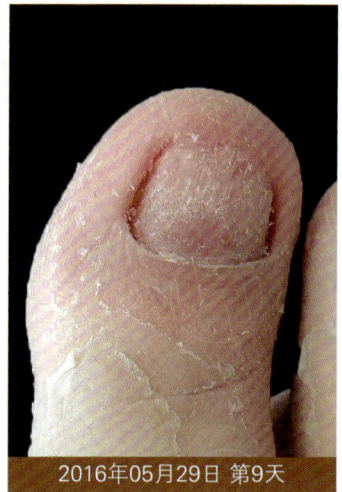

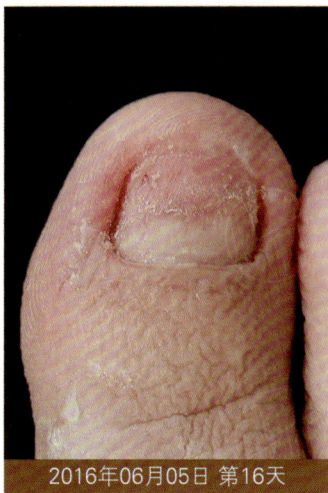

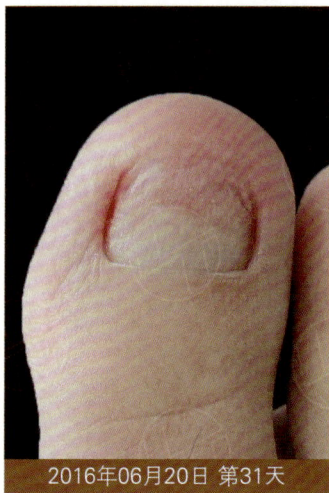

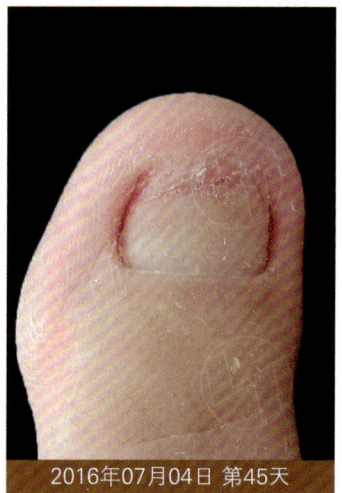

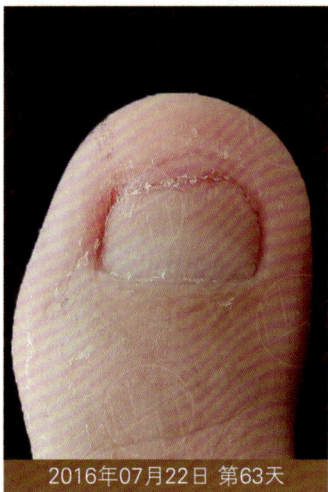

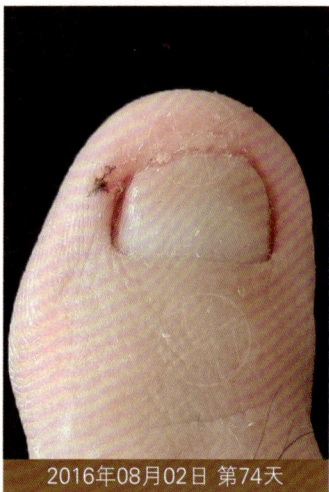

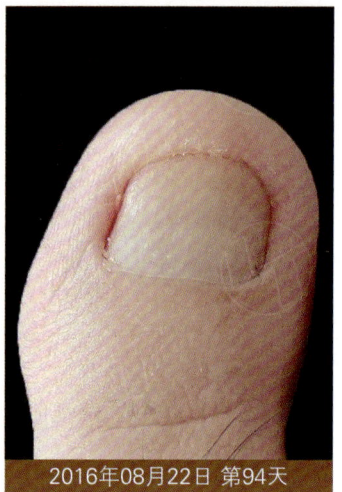

湖南省益阳市

姓名：刘先生　　性别：男　　年龄：32

2016年5月21日开始接受系统康复服务，其右脚踇趾被真菌感染，属于远端侧位型灰指甲。通过三个月配合康复，于2016年8月22日长出健康甲板，完全康复。

本案例咨询服务人员：陈 炎

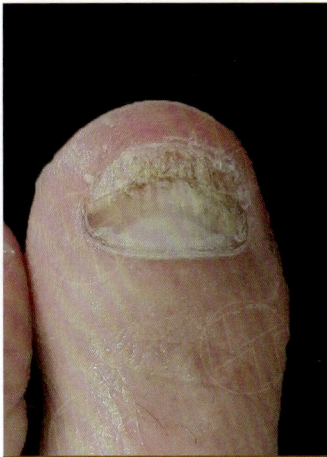

2016年05月21日 第1天

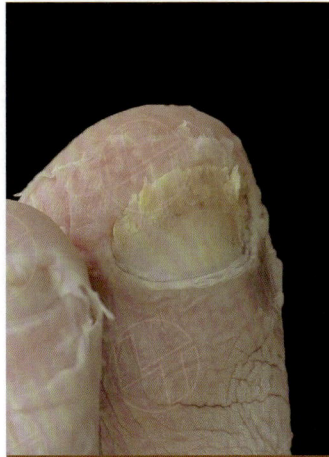

2016年05月24日 第4天

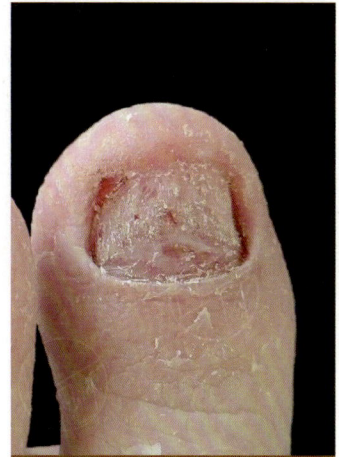

2016年05月29日 第9天

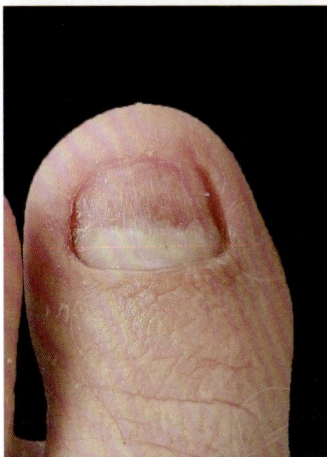

2016年06月20日 第31天

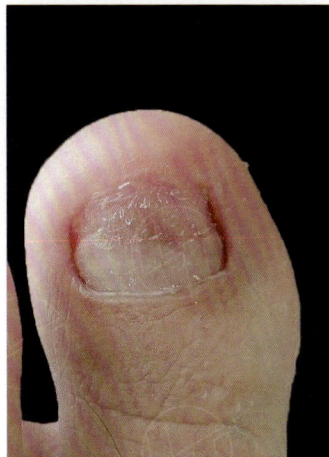

2016年06月27日 第38天

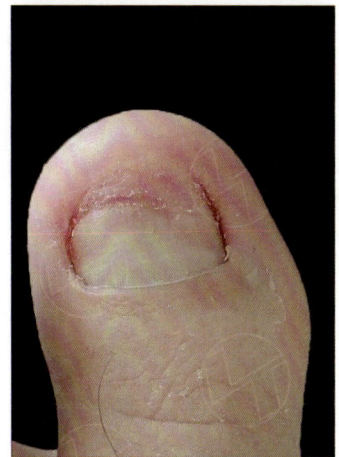

2016年07月14日 第55天

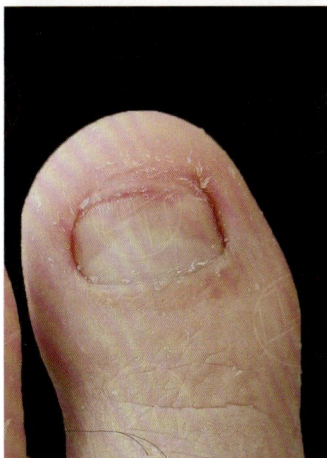

2016年07月22日 第63天

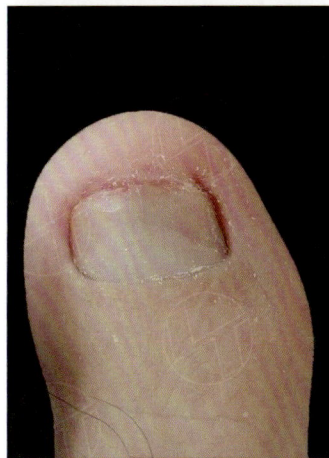

2016年08月02日 第74天

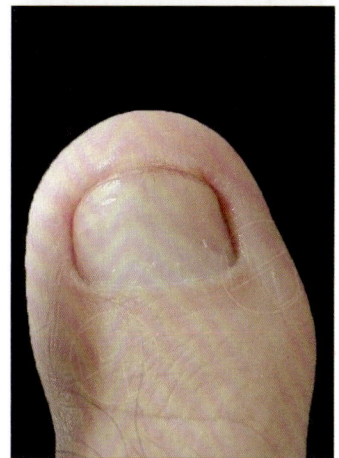

2016年08月22日 第94天

湖南省益阳市

姓名:刘先生　　　性别:男　　年龄:32

　　2016年5月21日开始接受系统康复服务,其左脚踇趾被真菌感染,属于远端侧位型灰指甲。通过三个月配合康复,于2016年8月22日长出健康甲板,完全康复。

本案例咨询服务人员:陈　炎

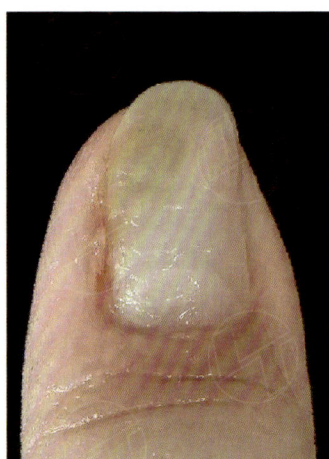

2016年07月29日 使用前

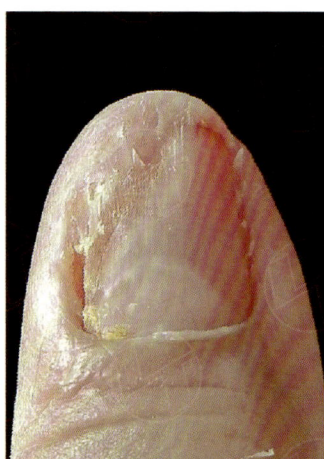

2016年08月01日 第4天

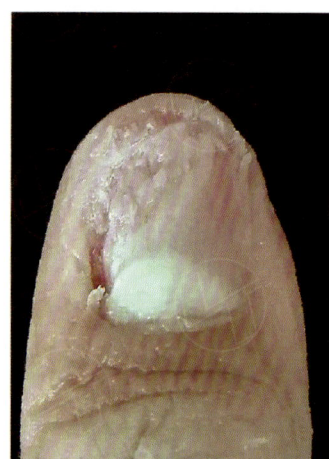

2016年08月02日 第5天

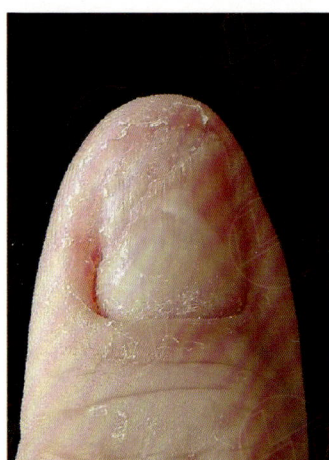

2016年08月25日 第28天

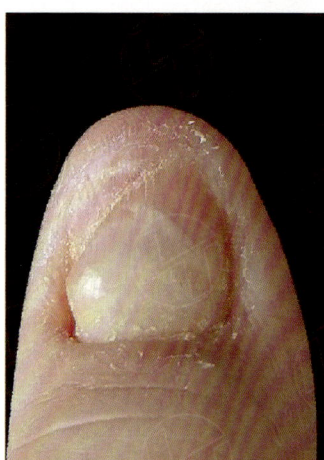

2016年09月03日 第37天

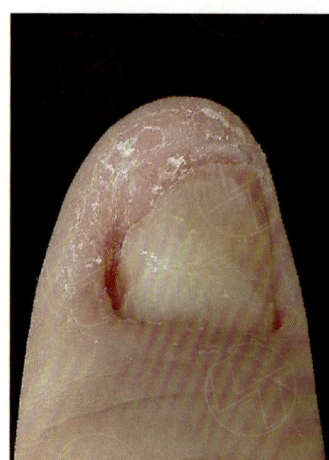

2016年09月18日 第52天

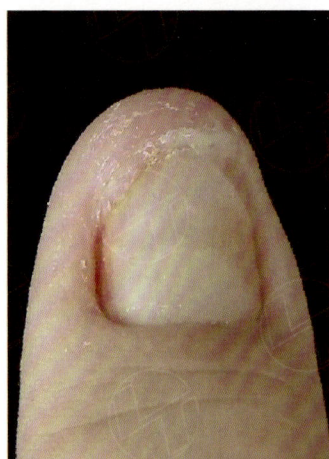

2016年09月29日 第63天

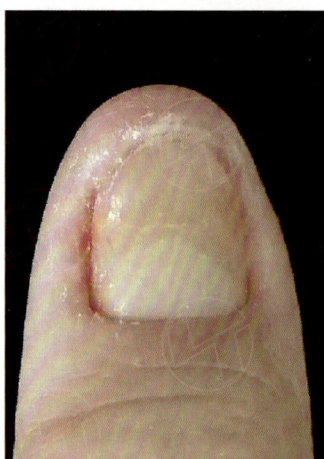

2016年10月16日 第80天

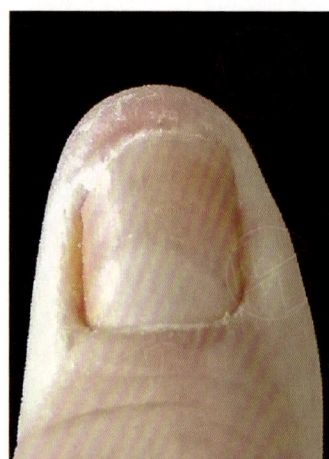

2016年11月07日 第102天

湖南省郴州市

姓名：谭女士　　　性别：女　　年龄：59

　　2016年7月29日开始接受系统康复服务，其左手拇指被真菌感染，属于远端侧位型灰指甲。通过三个半月配合康复，于2016年11月7日长出健康甲板，完全康复。

本案例咨询服务人员：欧阳细娥

2015年10月17日 使用前	2015年10月25日 第9天	2015年10月31日 第15天	2015年11月07日 第22天
2015年11月12日 第27天	2015年11月22日 第37天	2015年12月01日 第46天	2015年12月06日 第51天
2015年12月14日 第59天	2015年12月26日 第71天	2016年01月11日 第87天	2016年02月04日 第111天

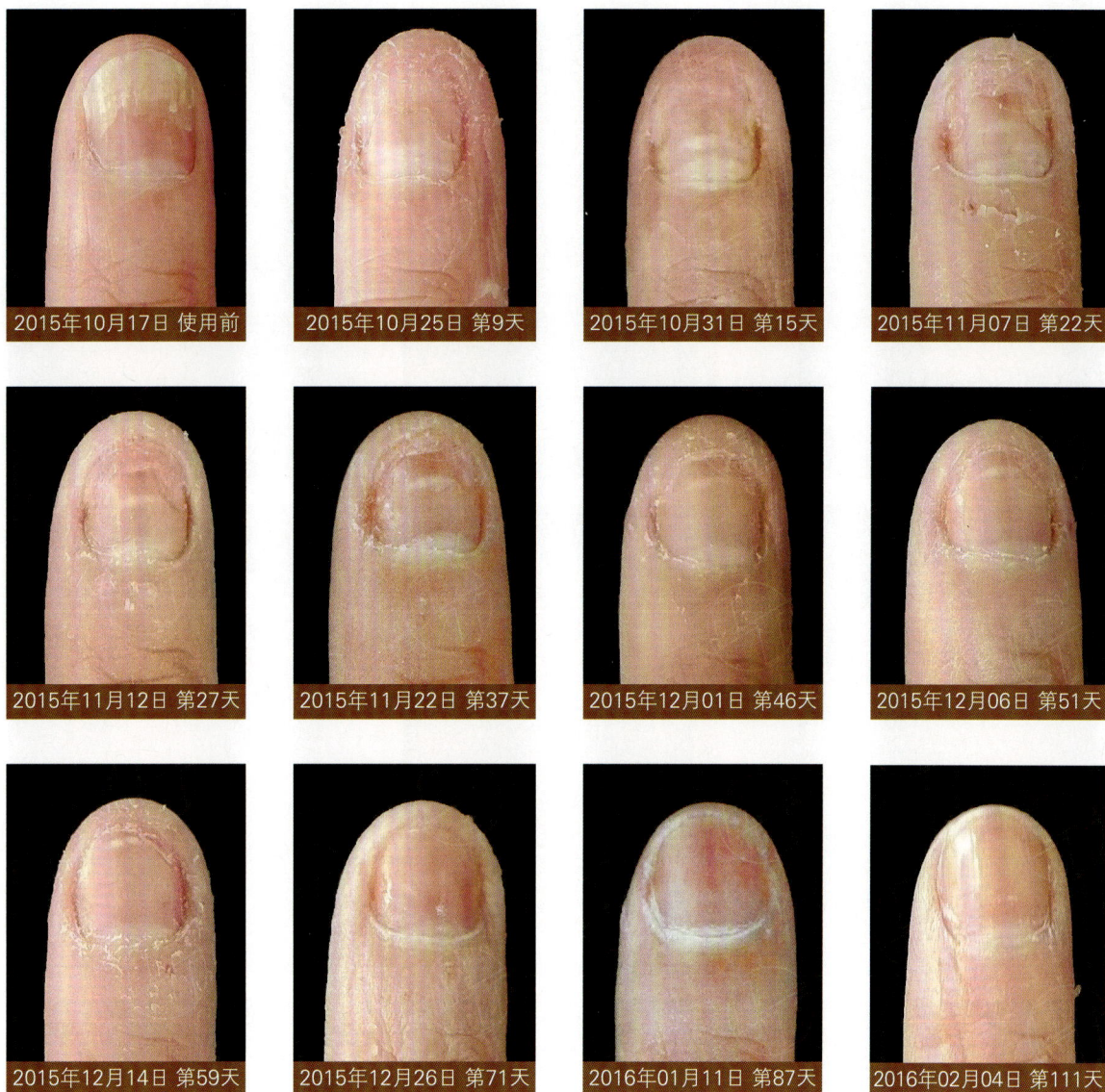

湖南省益阳市

姓名：赵女士　　　　性别：女　　　年龄：45

　　2015年10月17日开始接受系统康复服务，其右手中指被真菌感染，属于远端侧位型灰指甲。通过四个月配合康复，于2016年2月4日长出健康甲板，完全康复。

本案例咨询服务人员：陈　炎

2016年07月23日 第1天

2016年07月24日 第2天

2016年07月30日 第8天

2016年08月21日 第30天

2016年08月28日 第37天

2016年09月02日 第42天

2016年10月07日 第77天

2016年10月23日 第93天

2016年11月12日 第113天

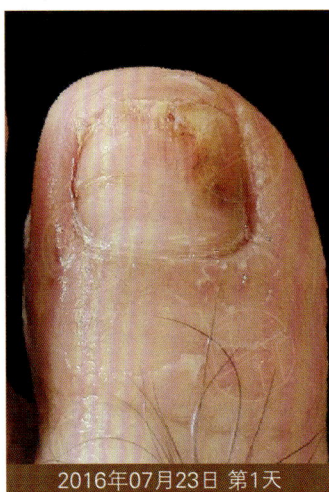

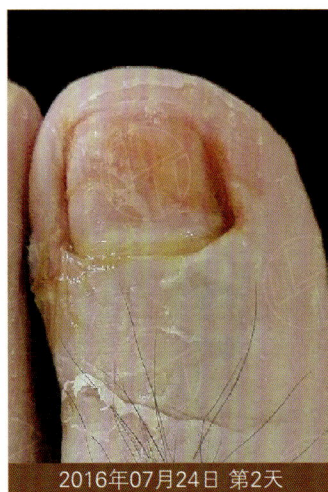

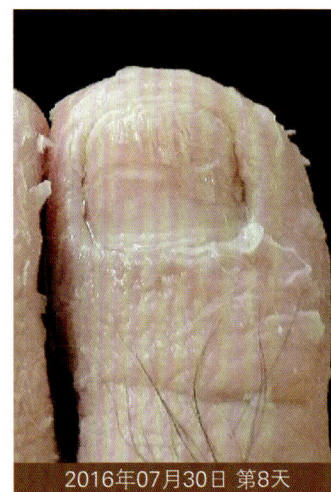

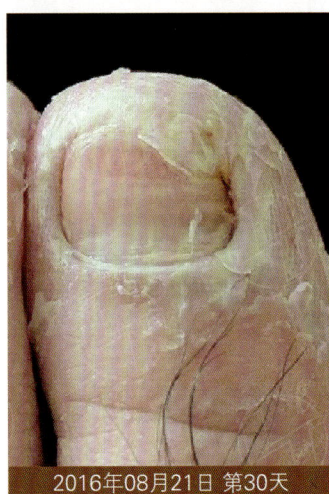

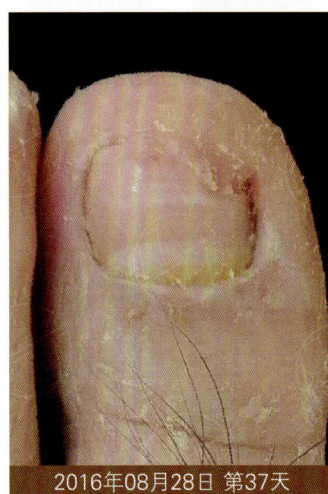

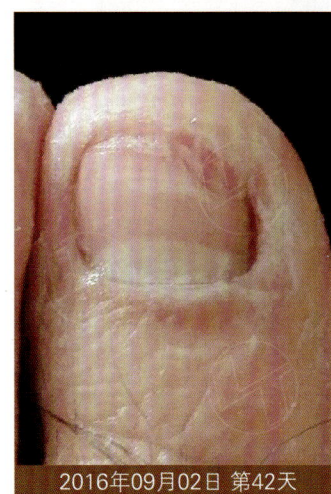

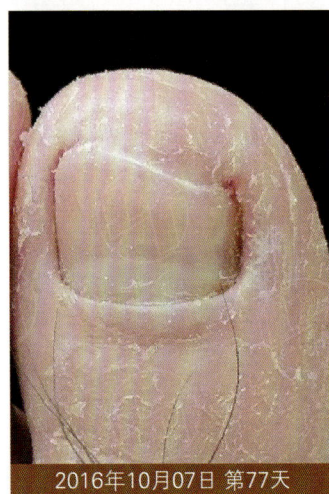

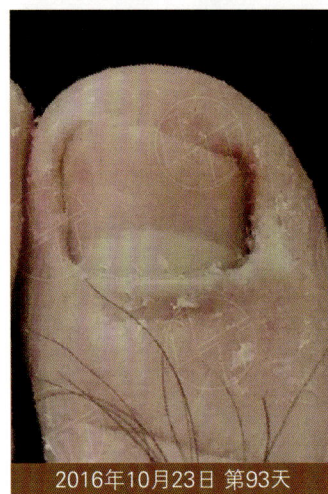

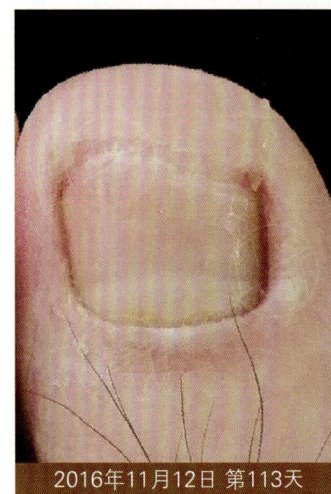

湖南省益阳市

姓名：陈女士　　性别：女　　年龄：46

　　2016年7月23日开始接受系统康复服务，其左脚姆趾被真菌感染，属于远端侧位型灰指甲。通过四个月配合康复，于2016年11月12日长出健康甲板，完全康复。

本案例咨询服务人员：陈 炎

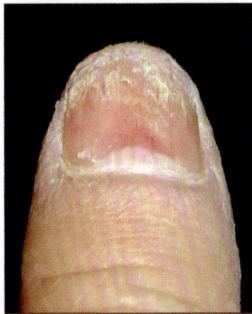

2015年11月05日 使用前 | 2015年11月13日 第9天 | 2015年11月23日 第19天 | 2015年11月30日 第26天

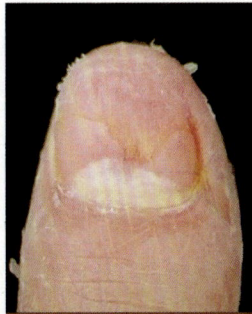

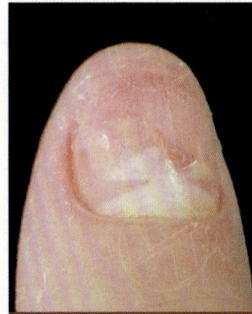

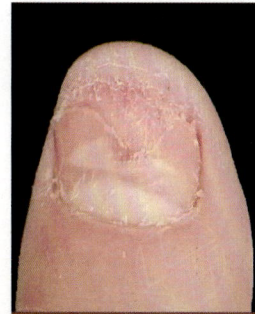

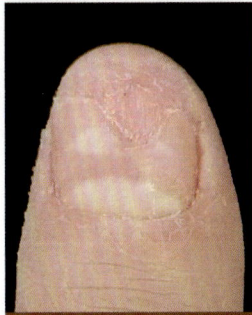

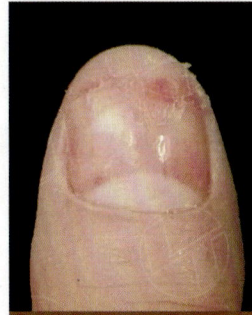

2015年12月08日 第34天 | 2015年12月14日 第40天 | 2015年12月21日 第47天 | 2015年12月27日 第53天

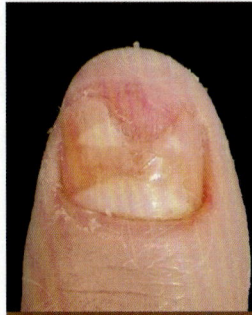

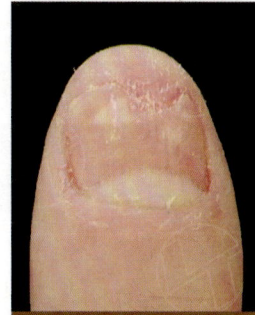

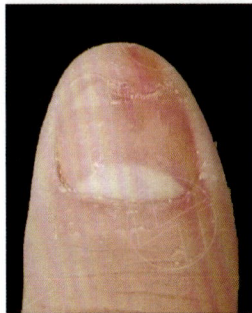

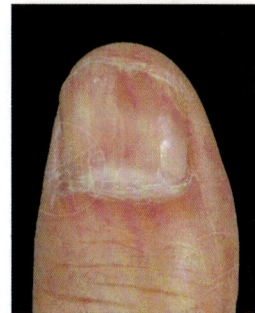

2016年01月04日 第61天 | 2016年01月28日 第85天 | 2016年02月15日 第103天 | 2016年03月08日 第125天

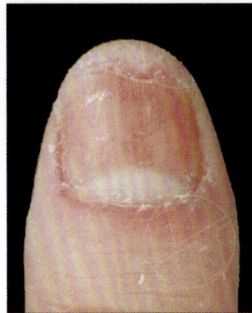

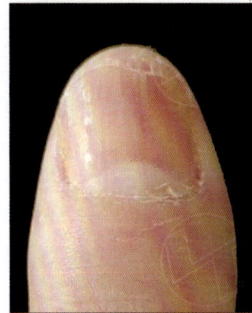

湖南省益阳市

姓名：付女士　　性别：女　　年龄：46

　　2015年11月5日开始接受系统康复服务，其左手拇指被真菌感染，属于远端侧位型灰指甲。通过四个月配合康复，于2016年3月8日长出健康甲板，完全康复。

本案例咨询服务人员：陈　炎

2016年08月08日 使用前

2016年08月09日 第2天

2016年08月10日 第3天

2016年08月15日 第8天

2016年08月21日 第14天

2016年08月30日 第23天

2016年09月18日 第42天

2016年10月07日 第61天

2016年10月18日 第72天

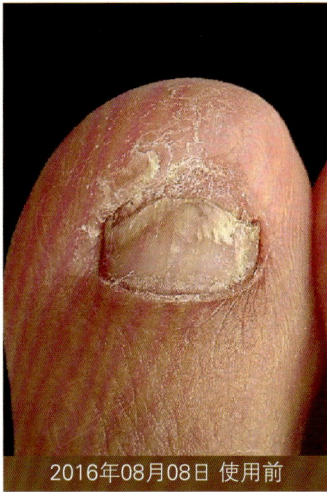

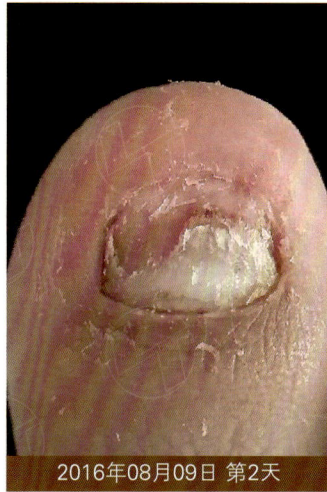

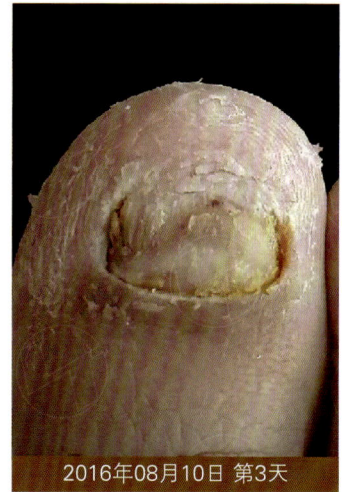

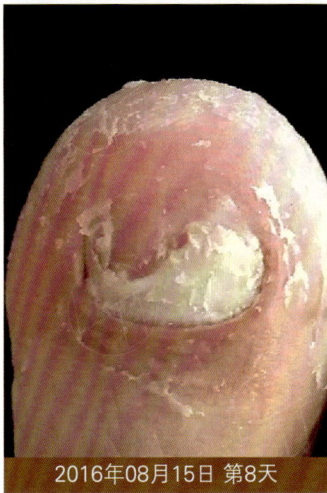

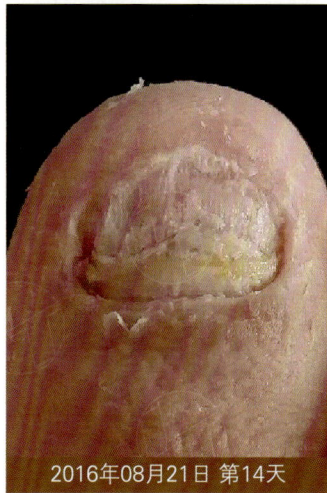

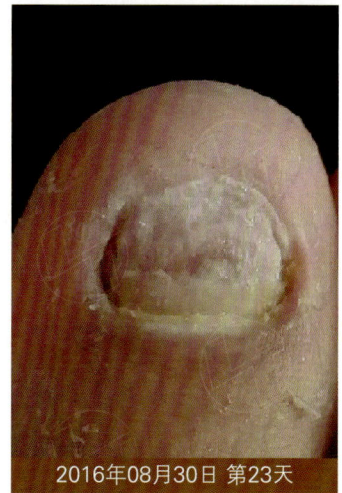

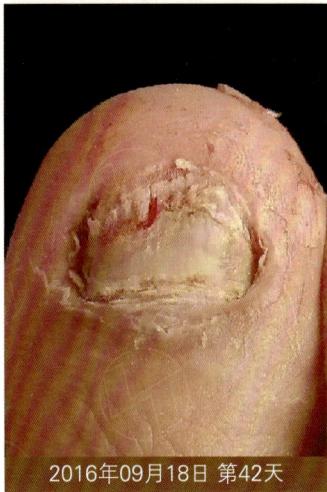

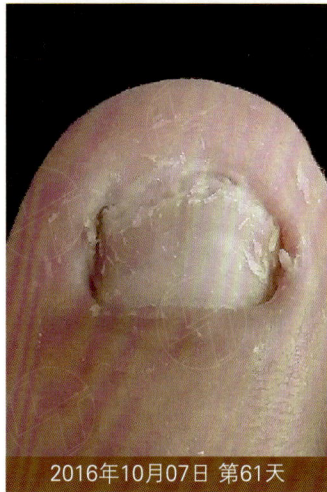

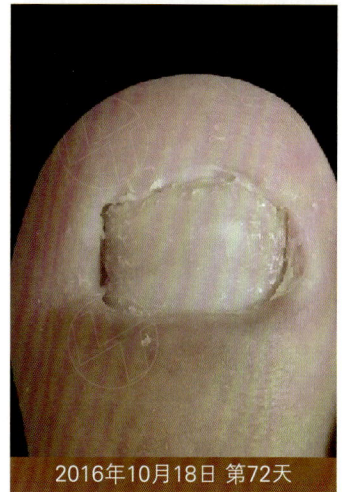

广西省宾阳县

姓名：凌女士　　性别：女　　年龄：27

　　2016年8月8日开始接受系统康复服务，其右脚蹈趾被真菌感染，属于远端侧位型灰指甲。通过两个半月配合康复，于2016年10月18日长出健康甲板，完全康复。

本案例咨询服务人员：方　惠

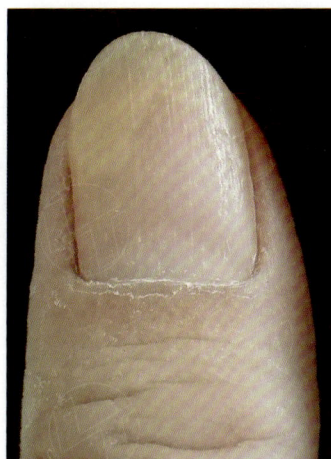

2016年10月08日 使用前

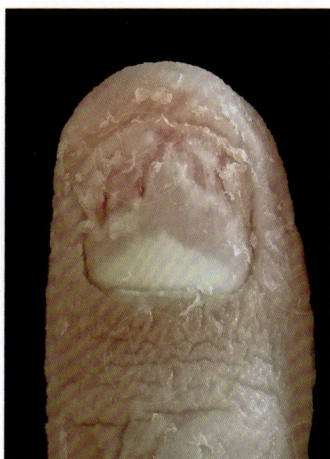

2016年10月14日 第7天

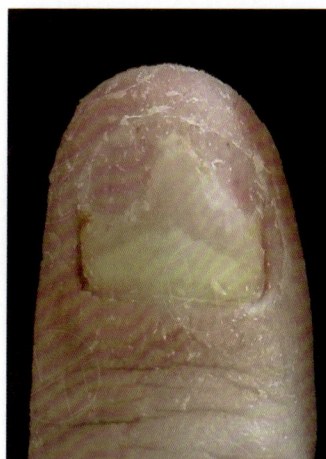

2016年10月20日 第13天

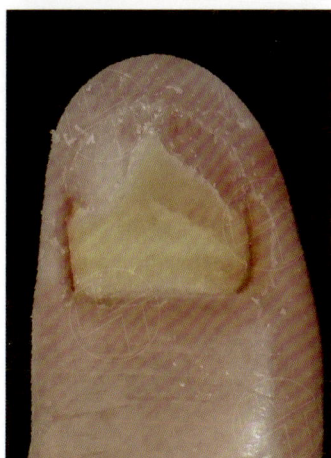

2016年10月27日 第20天

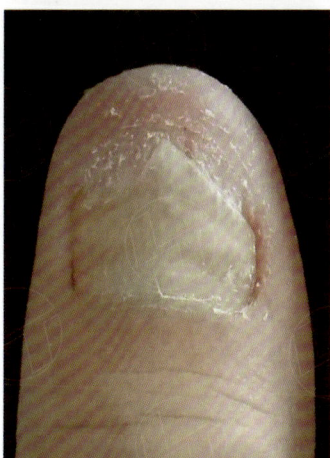

2016年11月10日 第34天

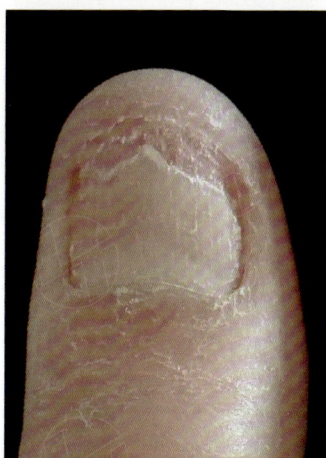

2016年12月03日 第57天

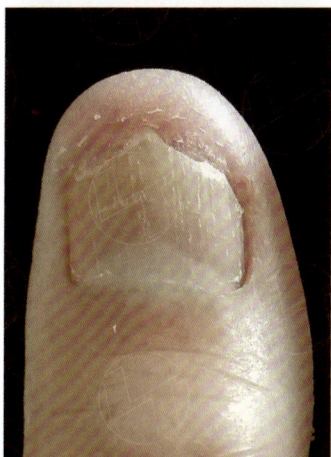

2016年12月17日 第71天

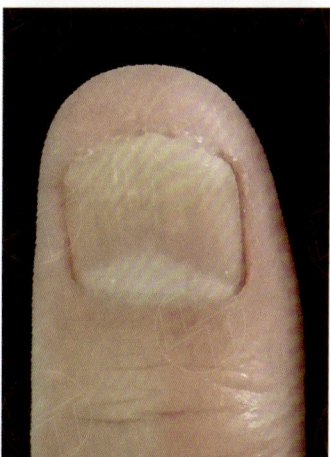

2017年01月09日 第94天

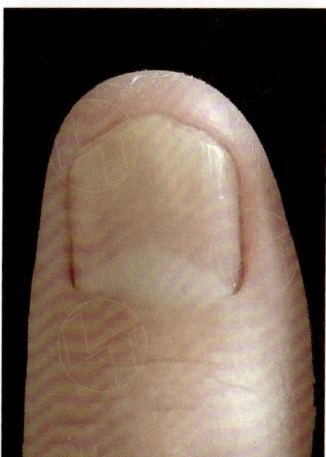

2017年01月23日 第108天

广西省南宁市

姓名：苏先生　　性别：男　　年龄：66

　　2016年10月8日开始接受系统康复服务，其左手拇指被真菌感染，属于远端侧位型灰指甲。通过三个半月配合康复，于2017年1月23日长出健康甲板，完全康复。

本案例咨询服务人员：范香莲

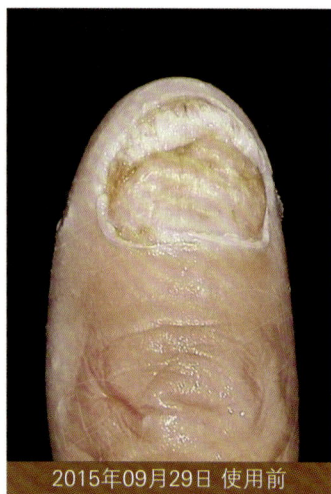

2015年09月29日 使用前

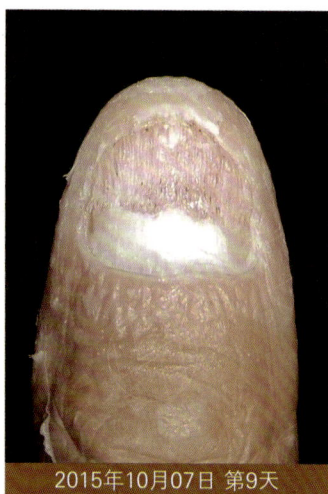

2015年10月07日 第9天

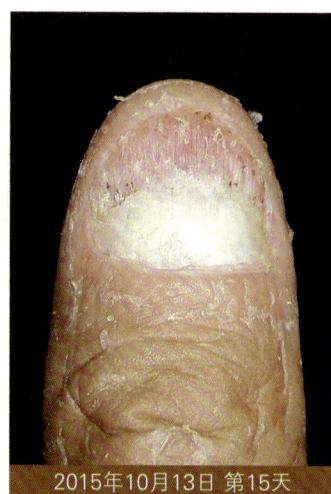

2015年10月13日 第15天

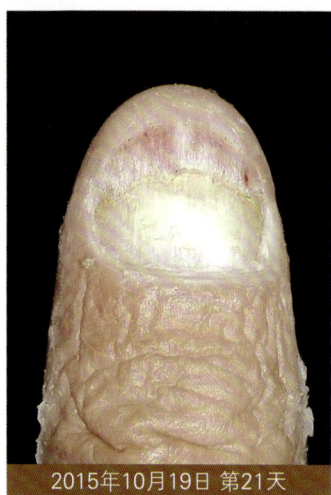

2015年10月19日 第21天

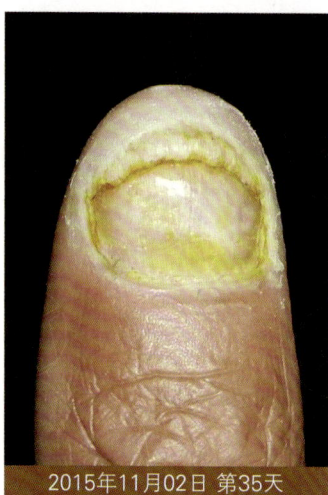

2015年11月02日 第35天

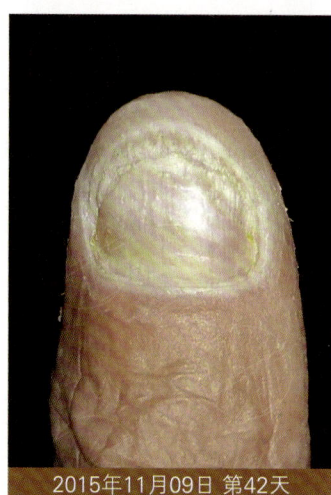

2015年11月09日 第42天

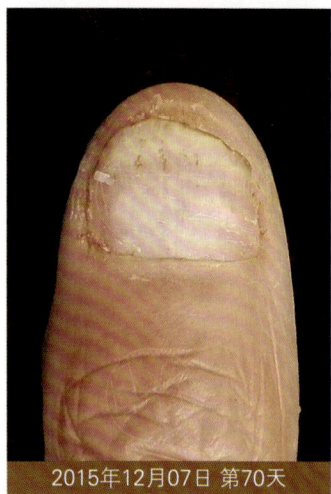

2015年12月07日 第70天

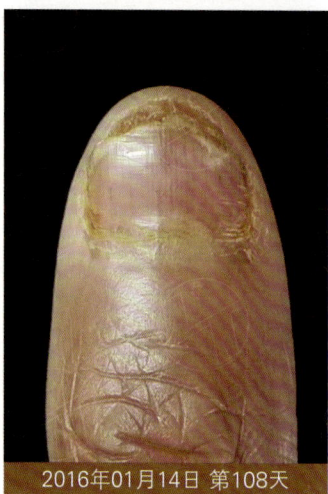

2016年01月14日 第108天

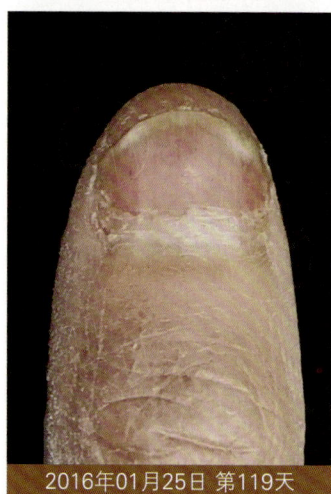

2016年01月25日 第119天

广西省宾阳县

姓名:阮先生　　性别:男　　年龄:47

　　2015年9月29日开始接受系统康复服务,其左手拇指被真菌感染,属于远端侧位型灰指甲。通过四个月配合康复,于2016年1月25日长出健康甲板,完全康复。

本案例咨询服务人员:方　惠

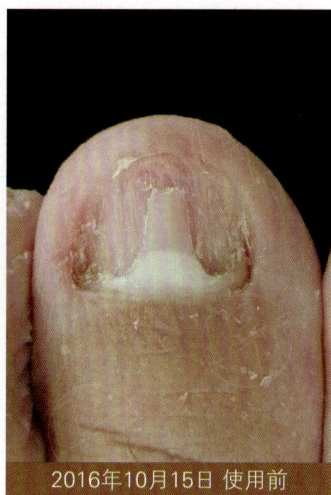

2016年10月15日 使用前

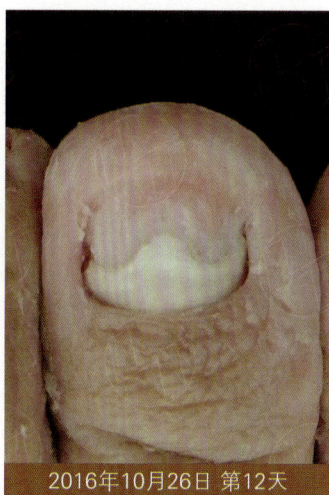

2016年10月26日 第12天

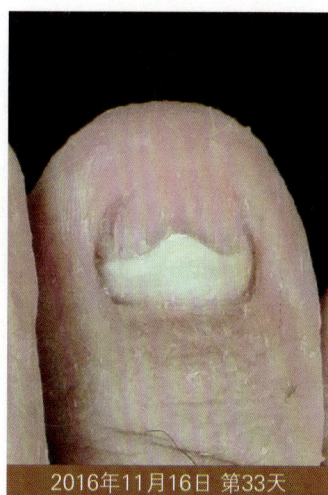

2016年11月16日 第33天

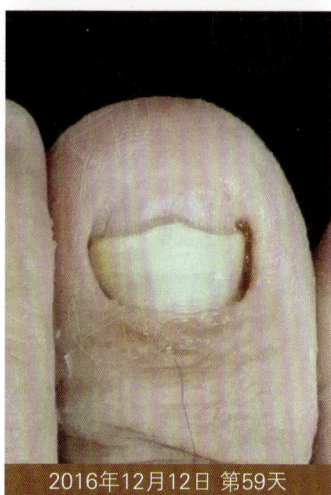

2016年12月12日 第59天

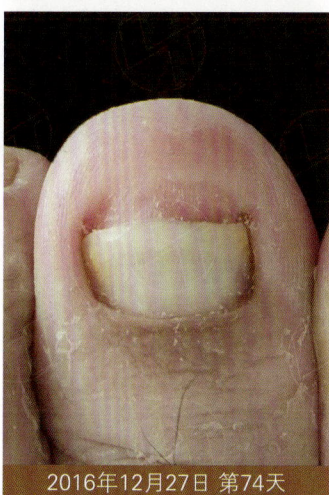

2016年12月27日 第74天

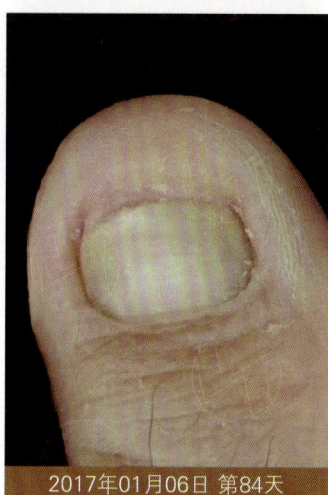

2017年01月06日 第84天

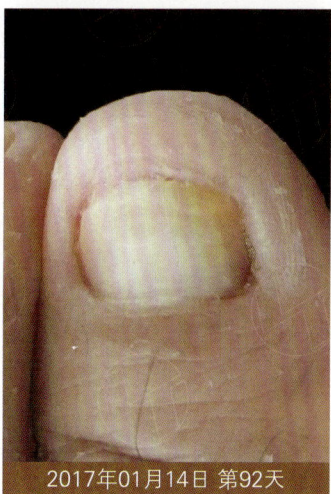

2017年01月14日 第92天

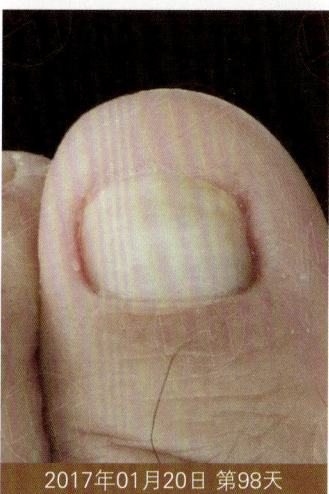

2017年01月20日 第98天

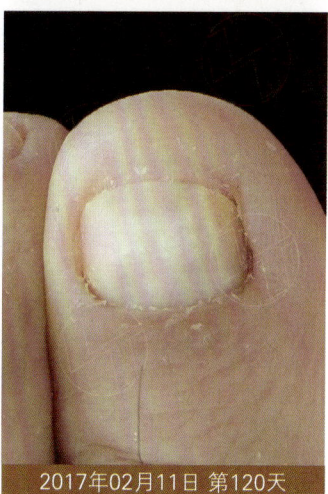

2017年02月11日 第120天

广西省桂林市

姓名:罗女士　　性别:女　　年龄:49

　　2016年10月15日开始接受系统康复服务,其左脚蹞趾被真菌感染,属于远端侧位型灰指甲。通过四个月配合康复,于2017年2月11日长出健康甲板,完全康复。

本案例咨询服务人员:李新绿

2015年12月25日 第1天　　2015年12月30日 第6天　　2016年01月07日 第14天

2016年01月15日 第22天　　2016年01月22日 第29天　　2016年01月30日 第37天

2016年03月04日 第71天　　2016年03月28日 第95天　　2016年04月27日 第125天

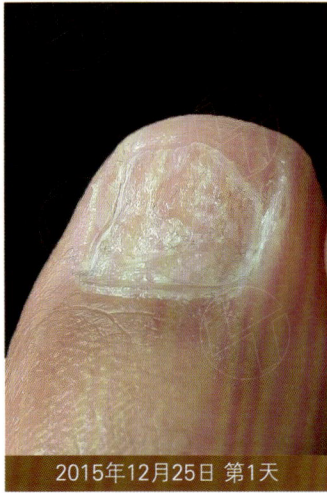

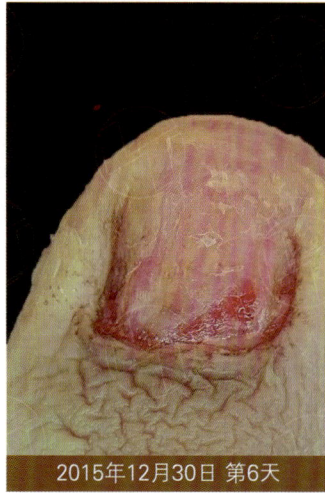

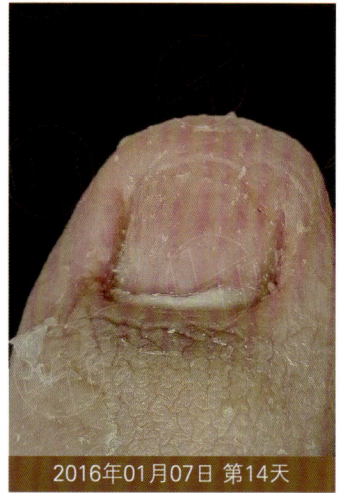

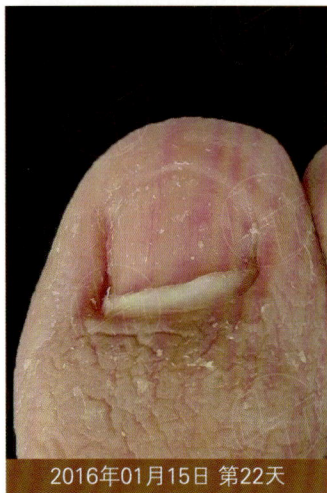

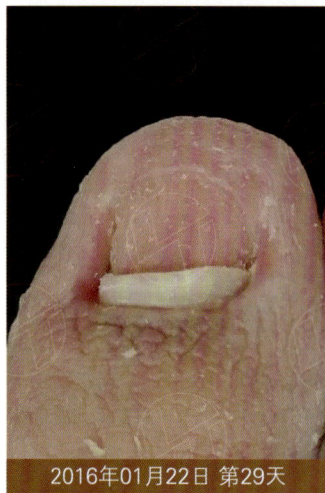

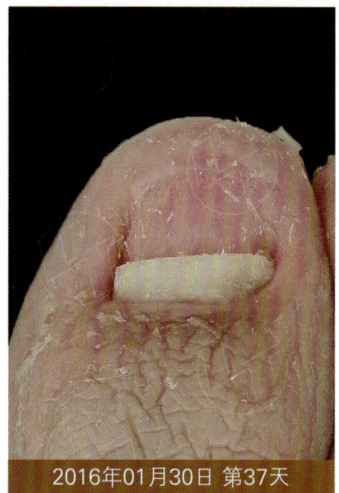

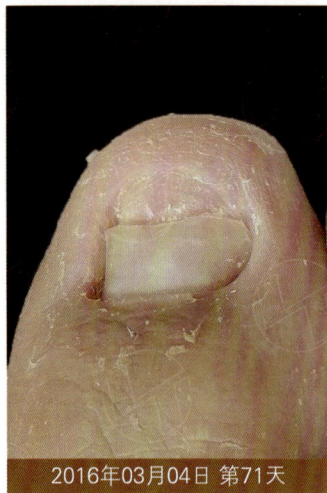

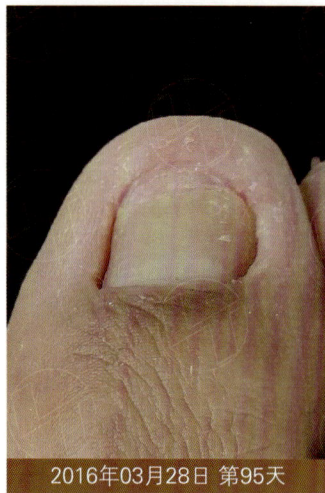

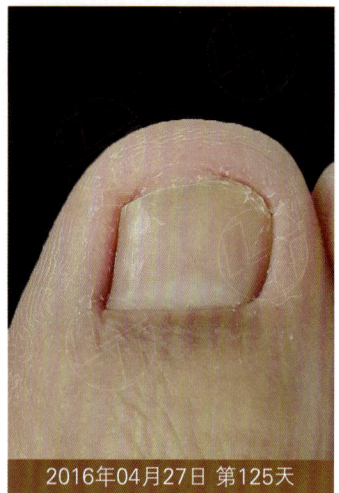

广西省桂林市

姓名：何女士　　性别：女　　年龄：40

　　2015年12月25日开始接受系统康复服务，其右脚踇趾被真菌感染，属于远端侧位型灰指甲。通过四个月配合康复，于2016年4月27日长出健康甲板，完全康复。

本案例咨询服务人员：李新绿

Cure onychomycosis　Case color image

2015年11月14日 第1天 | 2015年11月18日 第5天 | 2015年11月19日 第6天 | 2015年11月28日 第15天

2015年11月29日 第16天 | 2015年12月01日 第18天 | 2015年12月03日 第20天 | 2015年12月04日 第21天

2015年12月05日 第22天 | 2015年12月07日 第24天 | 2015年12月13日 第30天 | 2015年12月29日 第46天

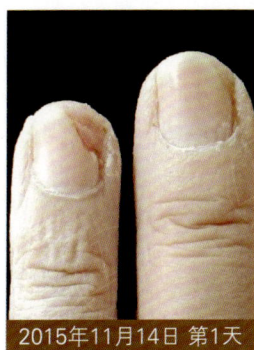

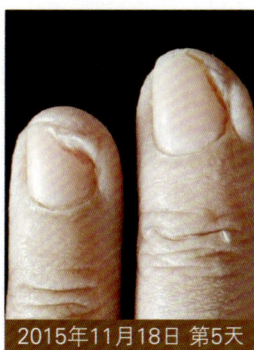

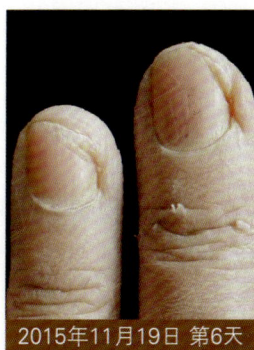

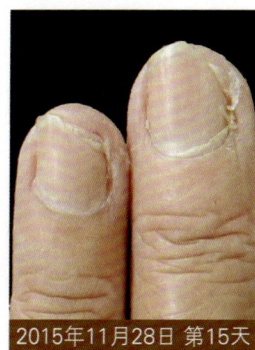

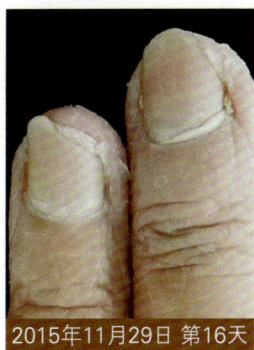

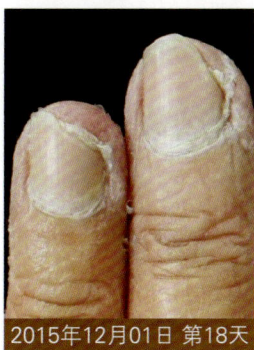

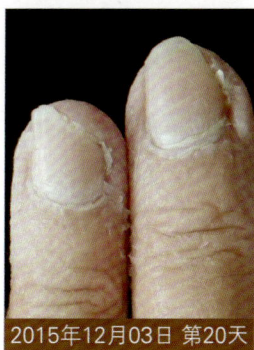

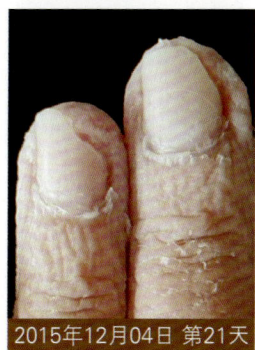

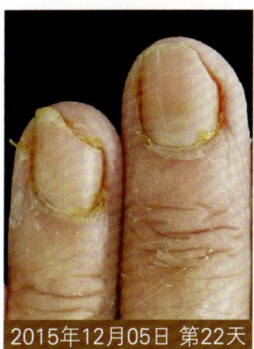

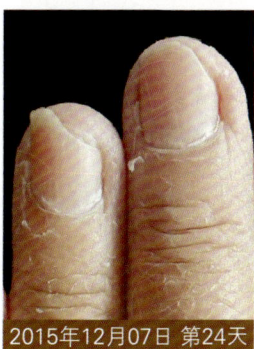

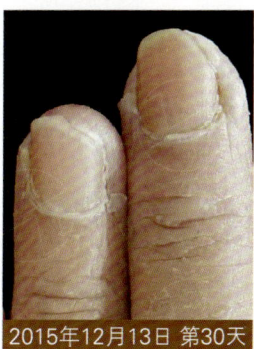

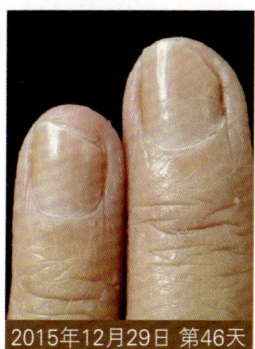

福建省福州市

姓名：王女士　　性别：女　　年龄：57

　　2015年11月14日开始接受系统康复服务，其右手食指、中指被真菌感染，属于远端侧位型灰指甲。通过一个半月配合康复，于2015年12月29日长出健康甲板，完全康复。

本案例咨询服务人员：裴传珍

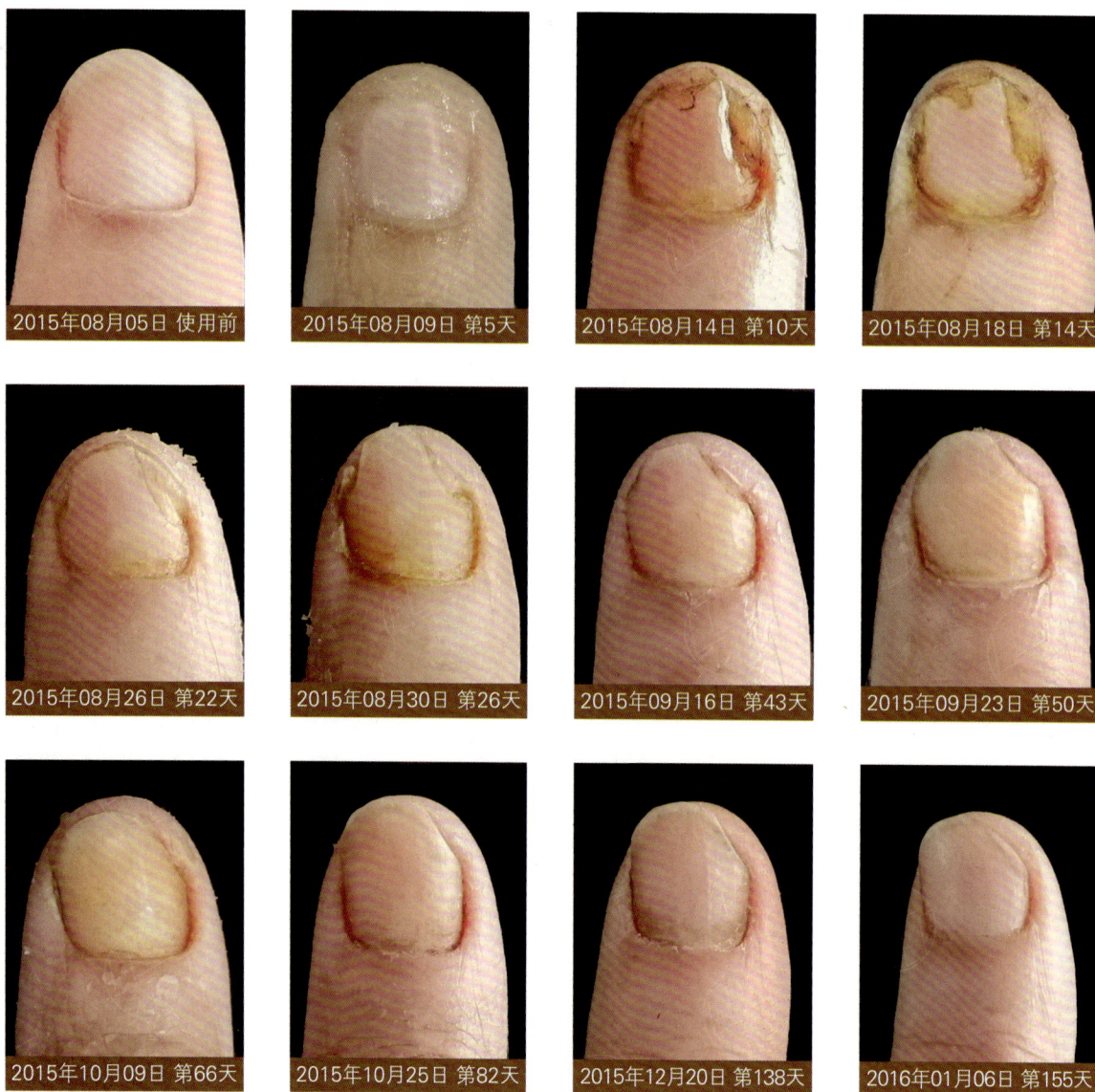

2015年08月05日 使用前 | 2015年08月09日 第5天 | 2015年08月14日 第10天 | 2015年08月18日 第14天

2015年08月26日 第22天 | 2015年08月30日 第26天 | 2015年09月16日 第43天 | 2015年09月23日 第50天

2015年10月09日 第66天 | 2015年10月25日 第82天 | 2015年12月20日 第138天 | 2016年01月06日 第155天

福建省莆田市

姓名:郭女士　　性别:女　　年龄:50

2015年8月5日开始接受系统康复服务,其右手拇指被真菌感染,属于远端侧位型灰指甲。通过五个月配合康复,于2016年1月6日长出健康甲板,完全康复。

本案例咨询服务人员:苍翠莲

2015年08月13日 使用前	2015年08月16日 第4天	2015年08月18日 第6天	2015年08月28日 第16天
2015年09月02日 第21天	2015年09月09日 第28天	2015年09月13日 第32天	2015年09月20日 第39天
2015年09月30日 第49天	2015年10月12日 第61天	2015年10月17日 第66天	2015年10月24日 第73天
2015年11月08日 第88天	2015年11月21日 第101天	2015年12月13日 第123天	2016年01月24日 第165天

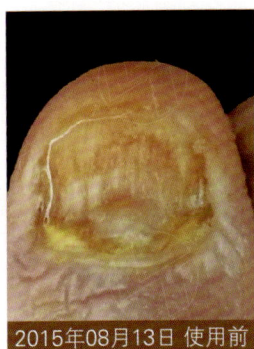

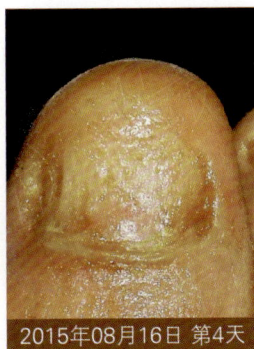

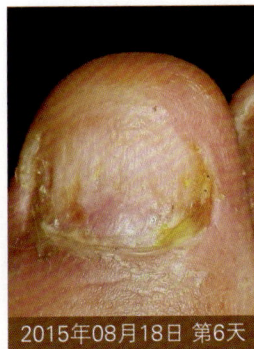

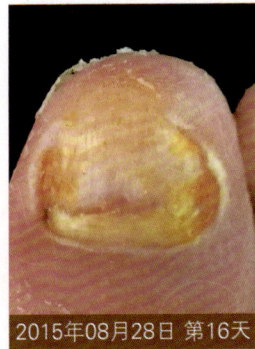

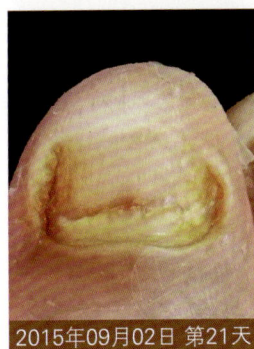

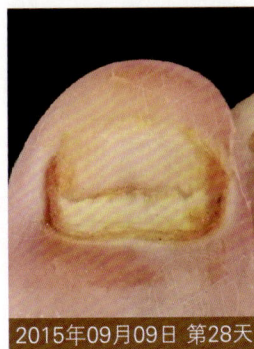

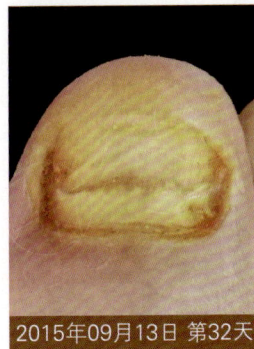

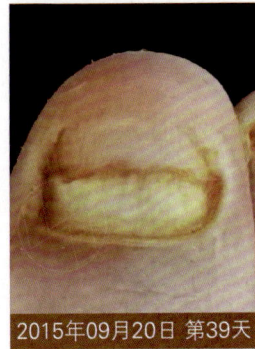

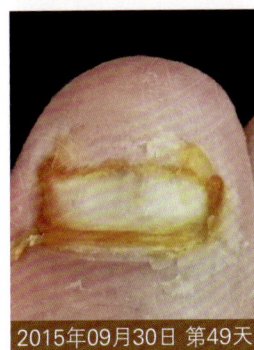

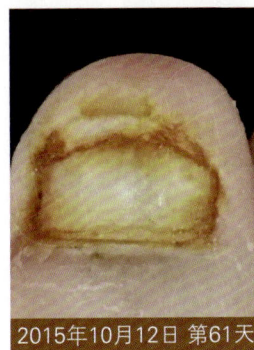

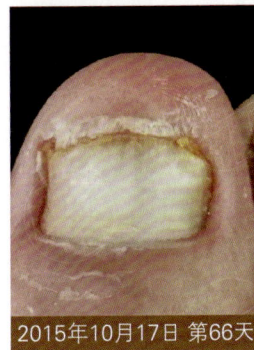

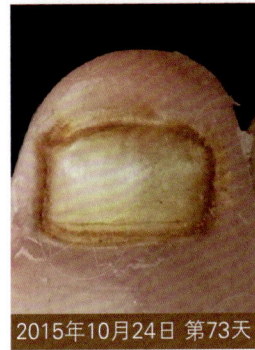

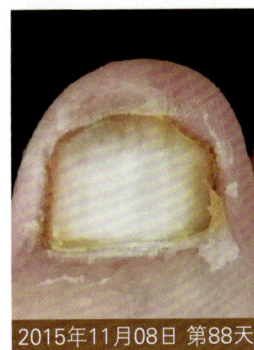

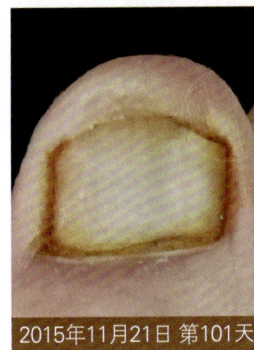

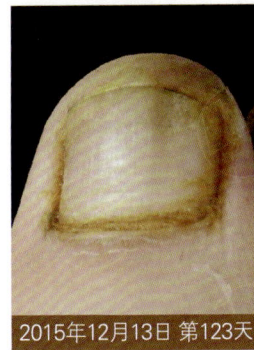

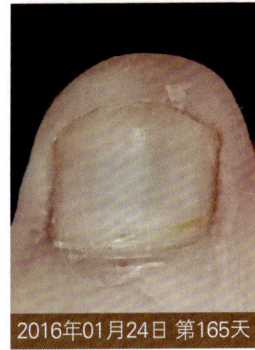

福建省宁德市

姓名：陈先生　　　性别：男　　年龄：45

　　2015年8月13日开始接受系统康复服务，其右脚踇趾被真菌感染，属于远端侧位型灰指甲。通过五个半月配合康复，于2016年1月24日长出健康甲板，完全康复。

本案例咨询服务人员：林碧霞

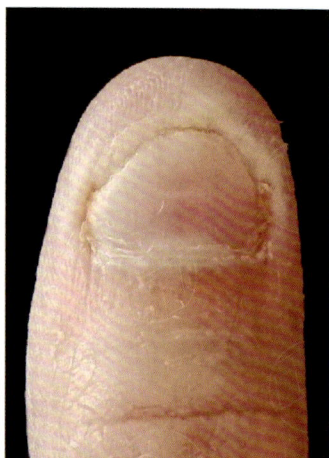

2015年08月05日 第1天

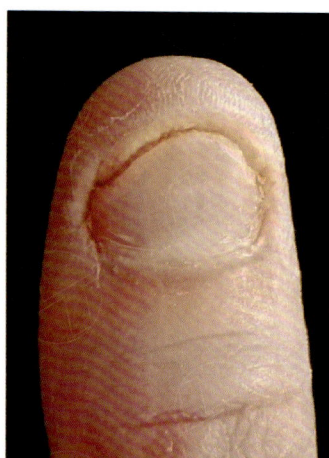

2015年08月07日 第3天

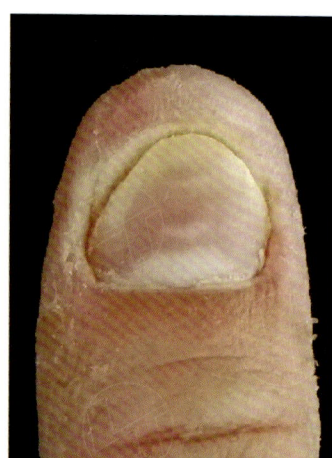

2015年08月17日 第13天

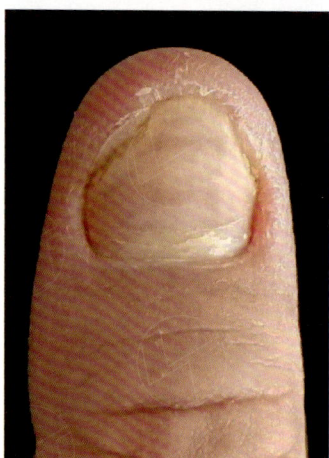

2015年09月23日 第50天

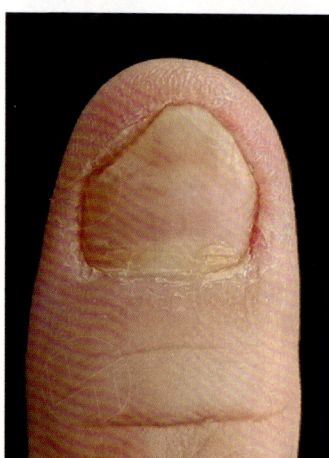

2015年10月18日 第75天

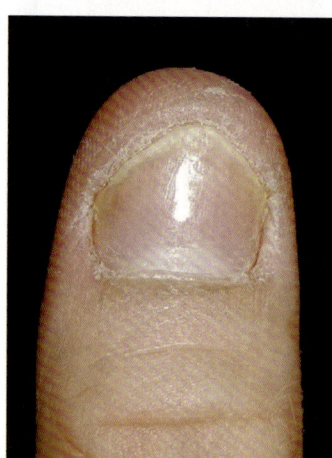

2015年11月06日 第94天

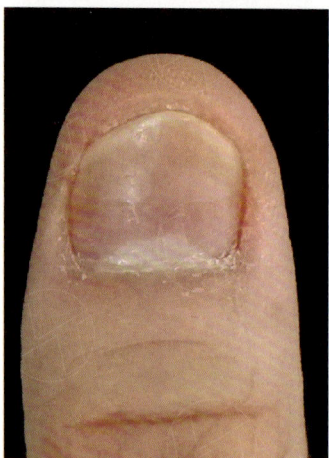

2015年12月04日 第122天

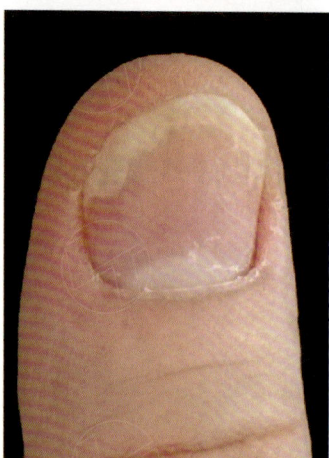

2015年12月25日 第143天

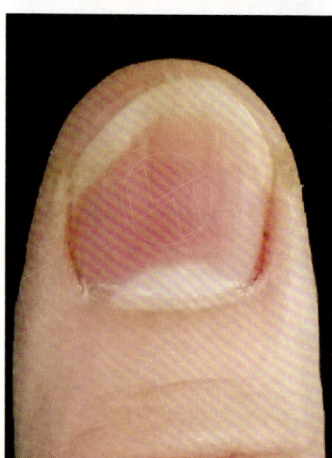

2016年01月30日 第179天

福建省莆田市

姓名：黄女士　　性别：女　　年龄：44

　　2015年8月5日开始接受系统康复服务，其左手拇指被真菌感染，属于远端侧位型灰指甲。通过六个月配合康复，于2016年1月30日长出健康甲板，完全康复。

本案例咨询服务人员：苍翠莲

2016年03月21日 使用前　2016年04月01日 第12天　2016年04月03日 第14天　2016年04月15日 第26天

2016年04月29日 第40天　2016年05月06日 第47天　2016年05月14日 第55天　2016年06月24日 第96天

2016年07月03日 第105天　2016年08月07日 第140天　2016年08月13日 第146天　2016年08月28日 第161天

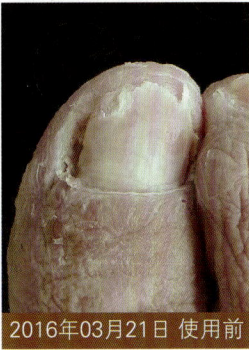

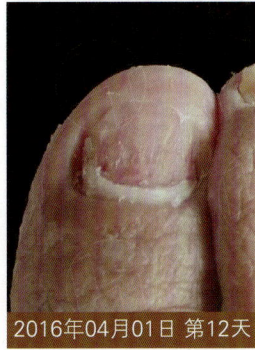

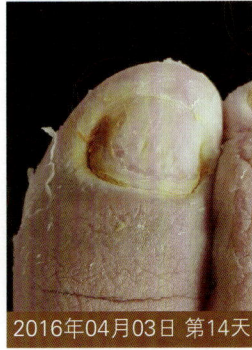

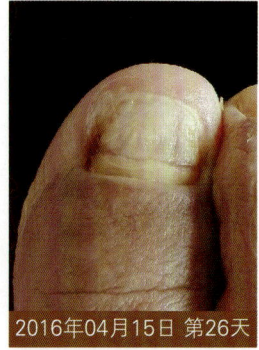

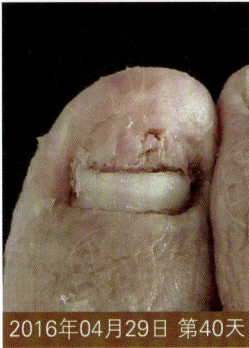

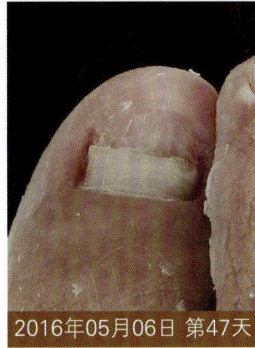

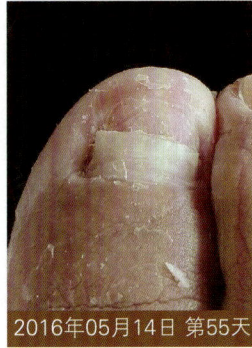

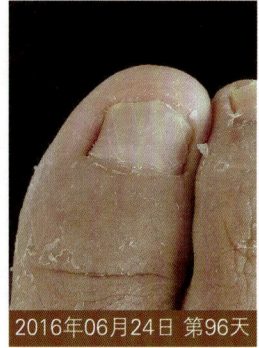

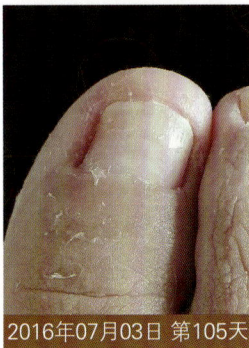

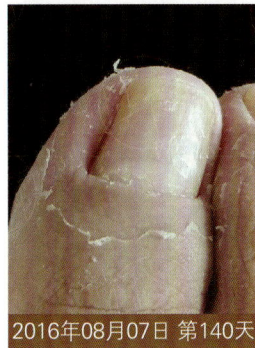

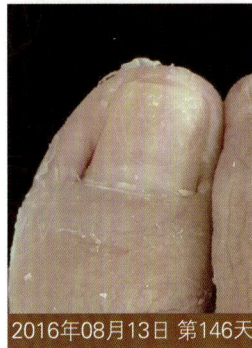

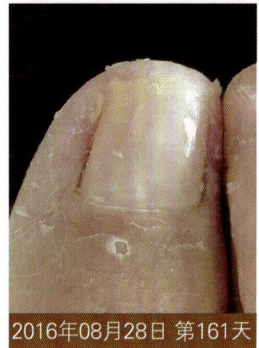

广东省深圳市

姓名：李女士　　性别：女　　年龄：67

    2016年3月21日开始接受系统康复服务，其右脚跨趾被真菌感染，属于远端侧位型灰指甲。通过五个半月配合康复，于2016年8月28日长出健康甲板，完全康复。

本案例咨询服务人员：黄　灵

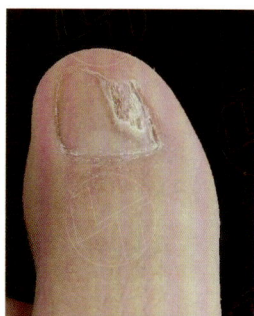

2016年04月17日 使用前	2016年04月26日 第10天	2016年05月10日 第24天	2016年06月04日 第49天
2016年06月11日 第56天	2016年06月25日 第70天	2016年07月09日 第84天	2016年07月23日 第98天
2016年08月06日 第112天	2016年08月20日 第126天	2016年08月30日 第136天	2016年09月24日 第161天

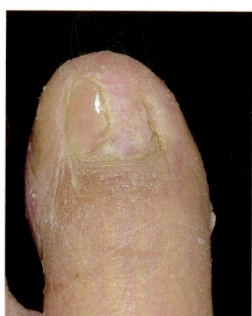

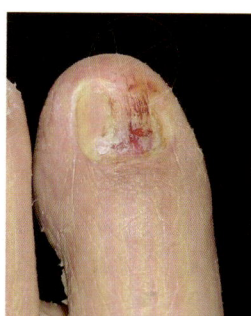

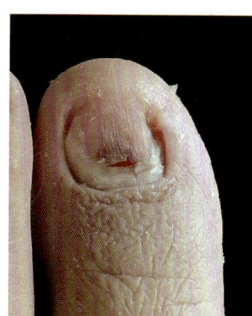

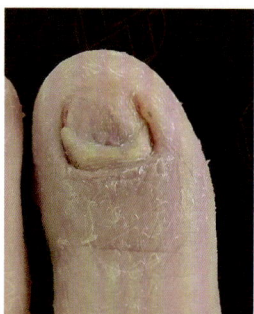

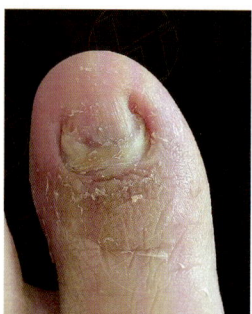

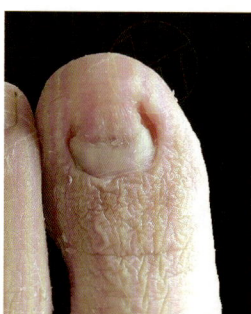

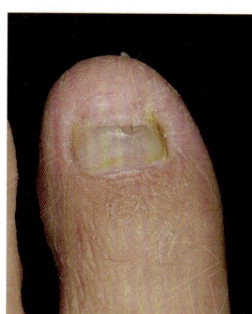

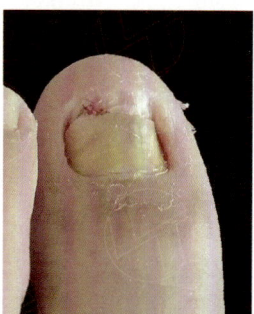

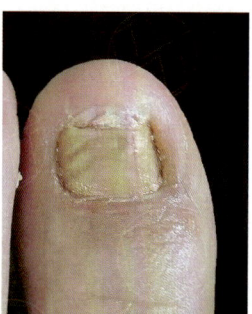

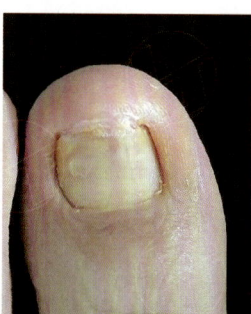

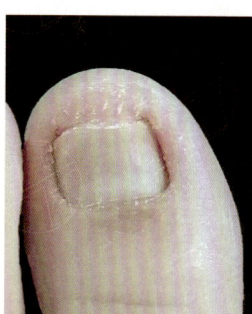

广东省珠海市

姓名：李女士　　性别：女　　年龄：28

2016年4月17日开始接受系统康复服务，其左脚踇趾被真菌感染，属于远端侧位型灰指甲。通过五个半月配合康复，于2016年9月24日长出健康甲板，完全康复。

本案例咨询服务人员：刘丽娟

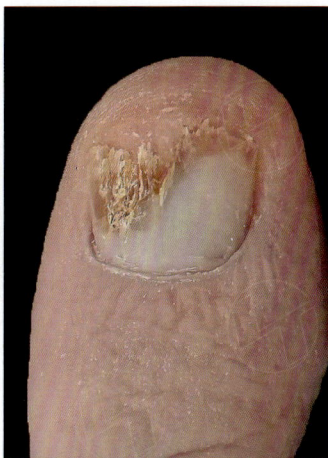

2015年11月14日 使用前	2015年11月23日 第10天	2015年12月04日 第21天
2016年01月05日 第53天	2016年02月15日 第94天	2016年03月20日 第128天
2016年04月06日 第145天	2016年05月27日 第196天	2016年06月15日 第215天

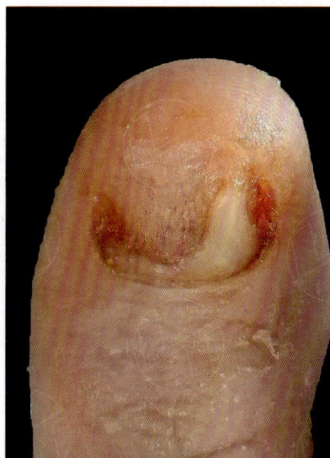

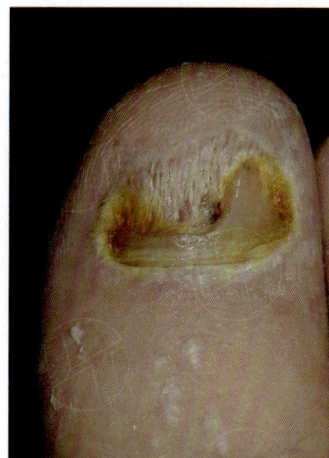

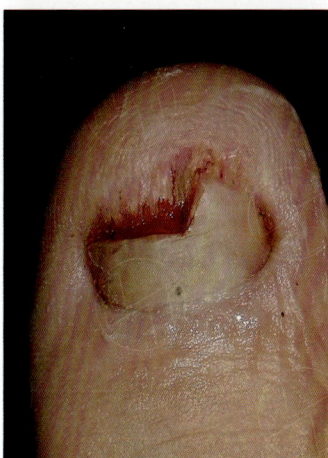

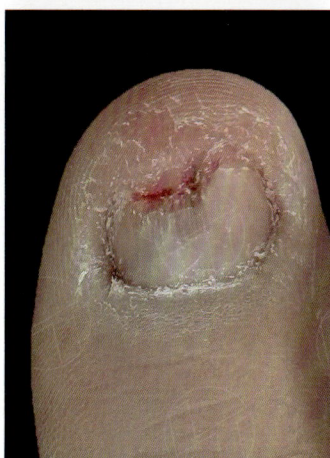

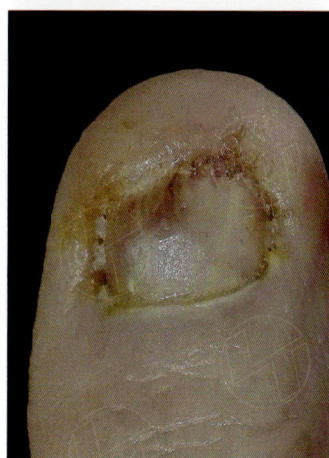

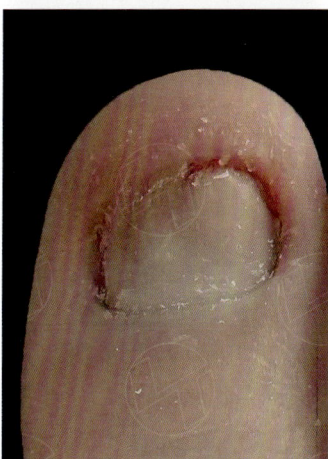

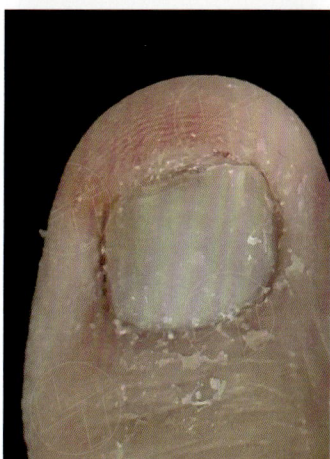

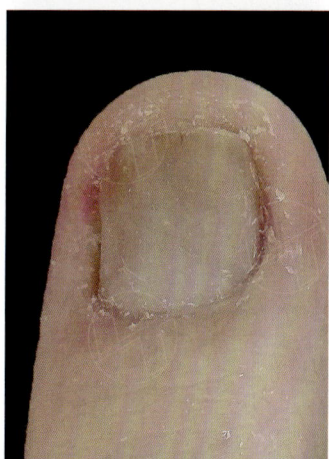

广东省蕉岭县

姓名：罗女士　　　性别：女　　年龄：38

　　2015年11月14日开始接受系统康复服务，其右脚踇趾被真菌感染，属于远端侧位型灰指甲。通过七个月配合康复，于2016年6月15日长出健康甲板，完全康复。

本案例咨询服务人员：吴秋琳

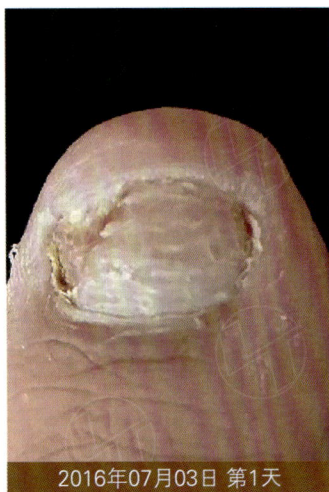

2016年07月03日 第1天

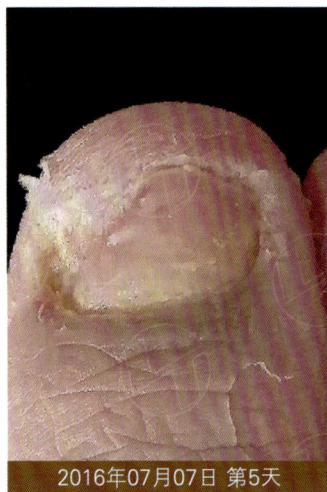

2016年07月07日 第5天

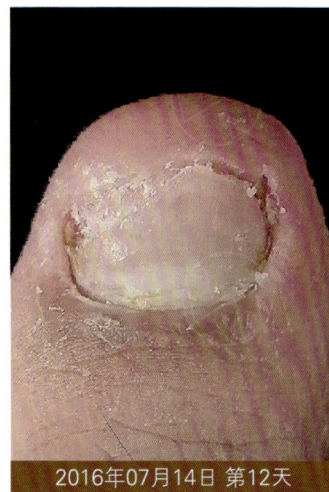

2016年07月14日 第12天

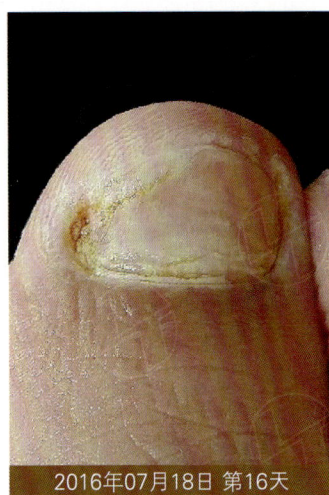

2016年07月18日 第16天

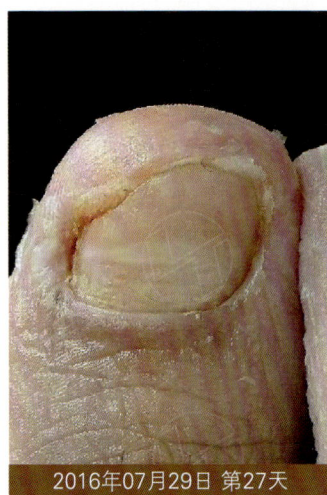

2016年07月29日 第27天

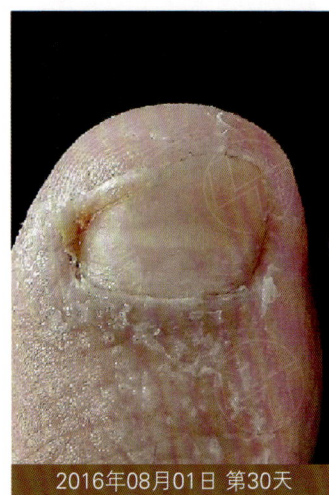

2016年08月01日 第30天

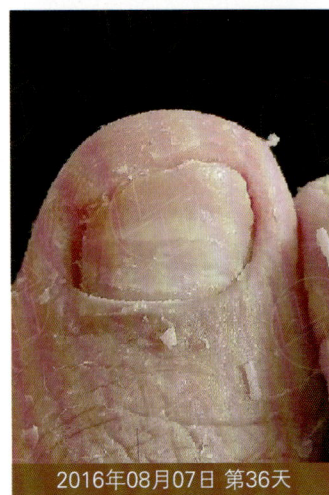

2016年08月07日 第36天

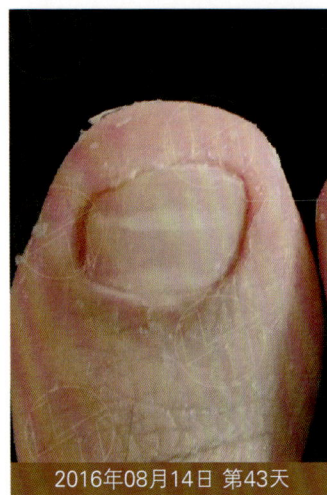

2016年08月14日 第43天

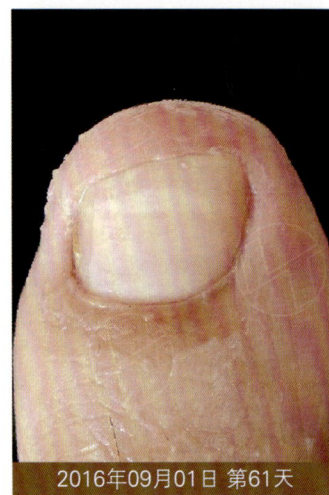

2016年09月01日 第61天

湖北省黄冈市

姓名：周女士　　性别：女　　年龄：20

　　2016年7月3日开始接受系统康复服务，其右脚踇趾被真菌感染，属于远端侧位型灰指甲。通过两个月配合康复，于2016年9月1日长出健康甲板，完全康复。

本案例咨询服务人员：王春英

2016年11月11日 第1天	2016年11月30日 第20天	2016年12月07日 第27天
2016年12月14日 第34天	2016年12月23日 第43天	2017年01月03日 第54天
2017年01月14日 第65天	2017年02月11日 第93天	2017年02月23日 第105天

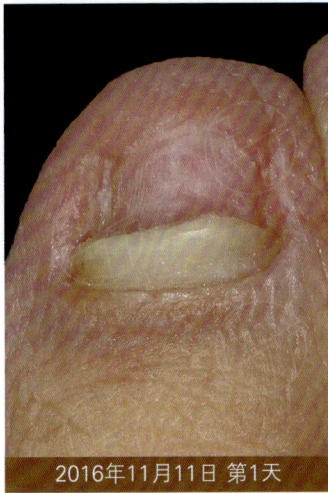

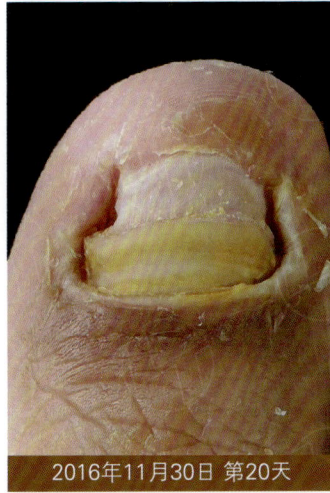

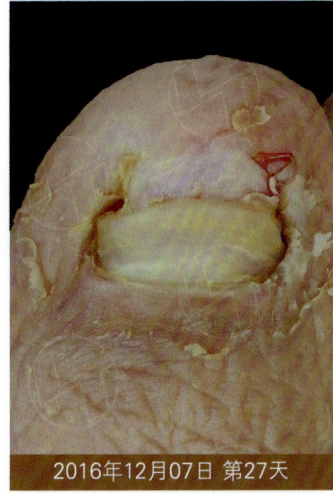

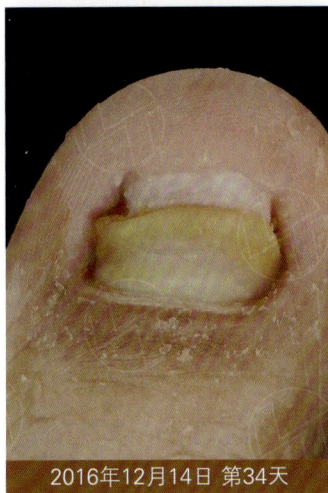

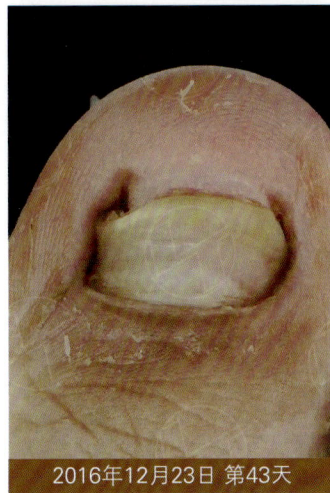

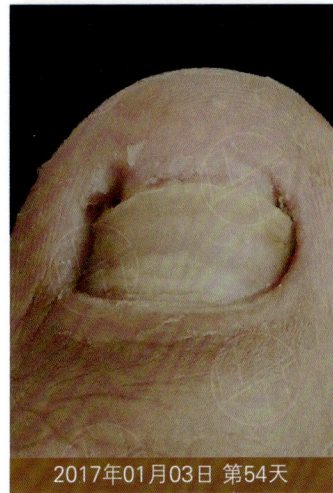

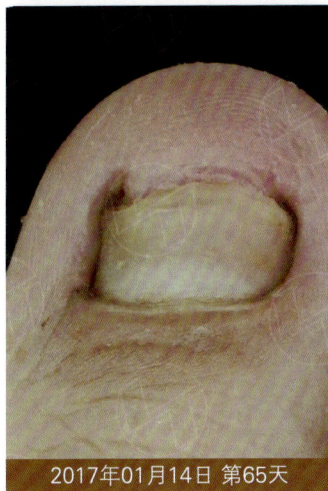

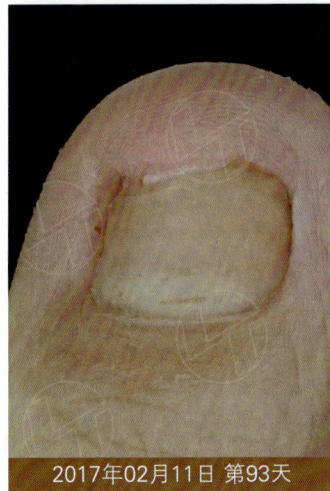

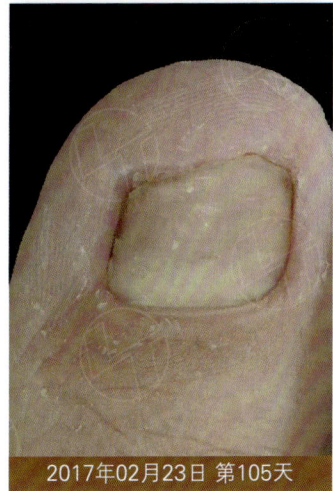

湖北省宜昌市

姓名：刘女士　　　性别：女　　年龄：37

　　2016年11月11日开始接受系统康复服务，其右脚踇趾被真菌感染，属于远端侧位型灰指甲。通过三个半月配合康复，于2017年2月23日长出健康甲板，完全康复。

本案例咨询服务人员：王玉英

2016年03月25日 第1天

2016年03月27日 第3天

2016年04月12日 第19天

2016年04月16日 第23天

2016年05月04日 第41天

2016年06月06日 第74天

2016年07月09日 第107天

2016年08月08日 第137天

2016年08月26日 第155天

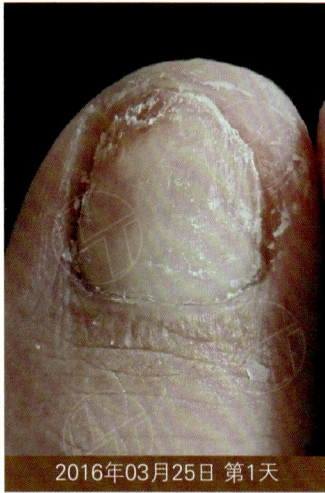

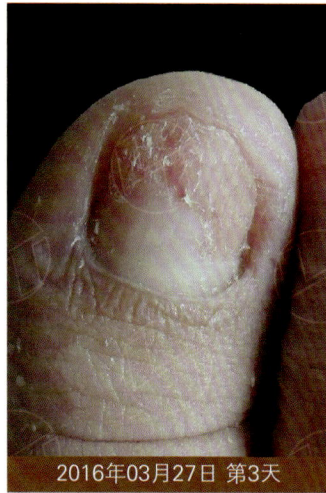

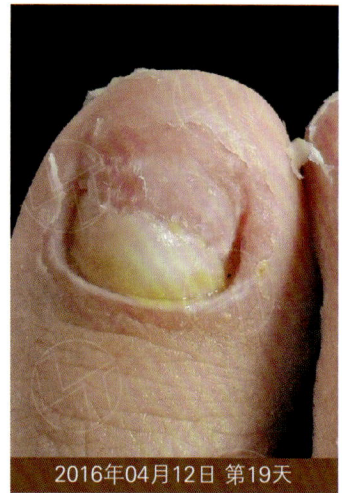

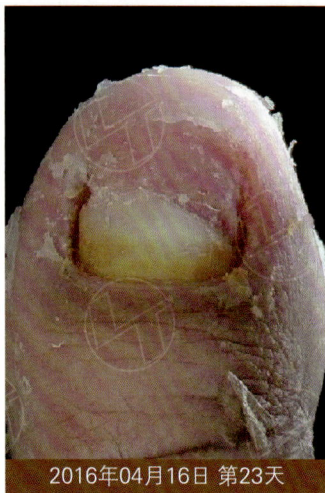

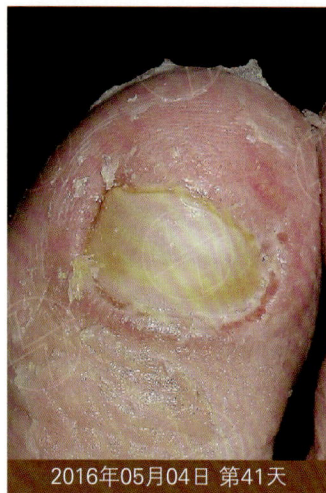

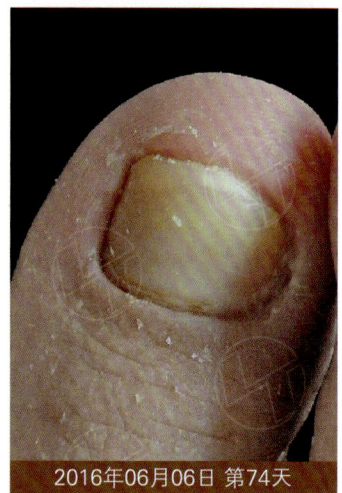

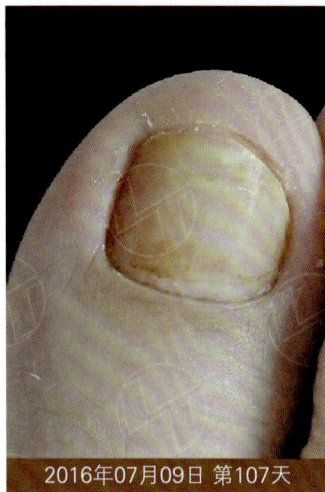

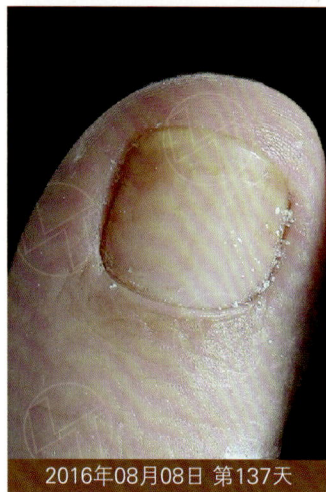

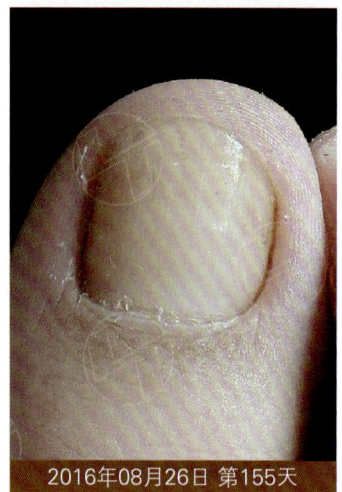

湖北省宜昌市

姓名：秦女士　　性别：女　　年龄：31

　　2016年3月25日开始接受系统康复服务，其右脚踇趾被真菌感染，属于远端侧位型灰指甲。通过五个月配合康复，于2016年8月26日长出健康甲板，完全康复。

本案例咨询服务人员：徐进利

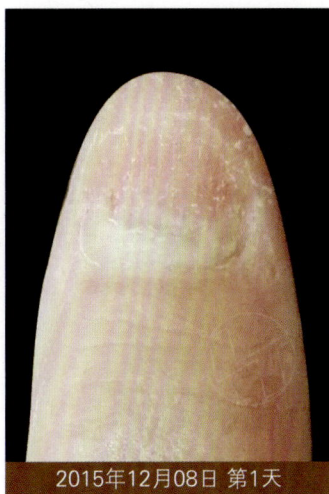

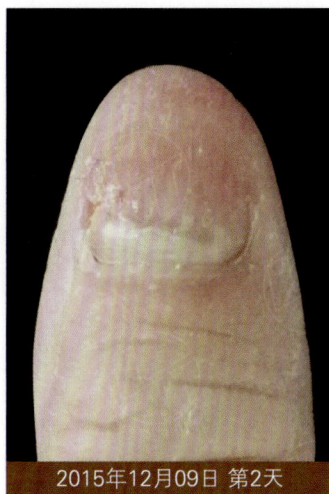

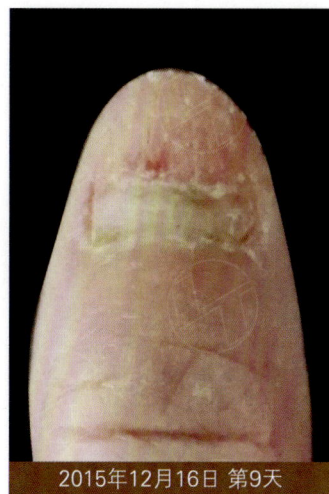

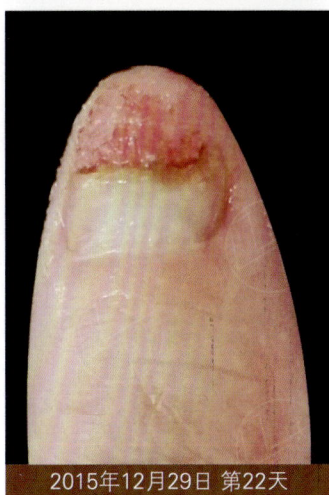

2015年12月08日 第1天	2015年12月09日 第2天	2015年12月16日 第9天
2015年12月29日 第22天	2016年01月03日 第27天	2016年01月11日 第35天
2016年01月19日 第43天	2016年01月25日 第49天	2016年02月04日 第59天

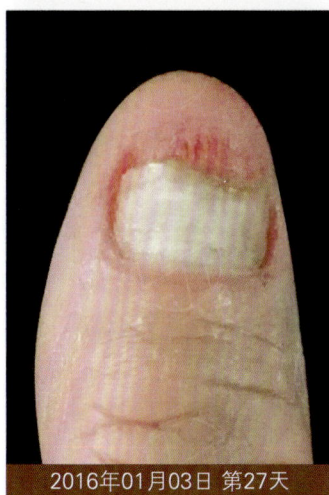

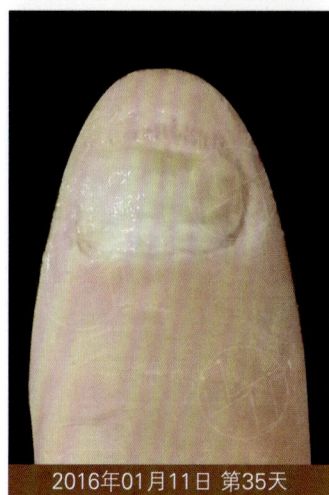

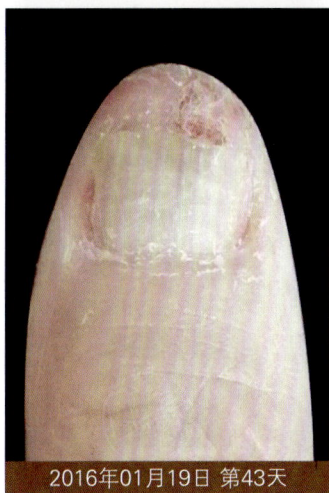

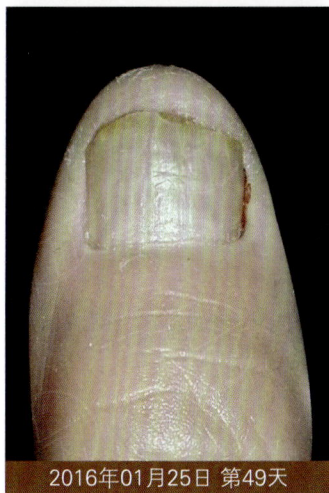

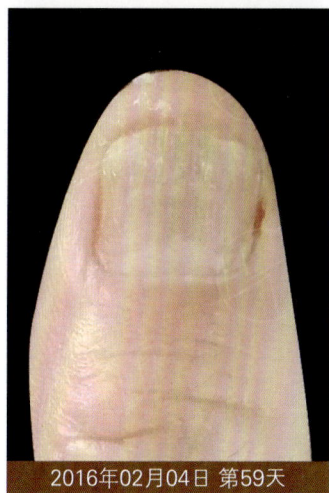

四川省崇州市

姓名:江女士　　性别:女　　年龄:63

　　2015年12月8日开始接受系统康复服务,其右手拇指被真菌感染,属于远端侧位型灰指甲。通过两个月配合康复,于2016年2月4日长出健康甲板,完全康复。

本案例咨询服务人员:龚利清

2015年10月27日 第1天

2015年11月18日 第23天

2015年11月28日 第33天

2015年12月17日 第52天

2016年01月17日 第83天

2016年01月31日 第97天

2016年02月21日 第118天

2016年03月19日 第145天

2016年05月03日 第190天

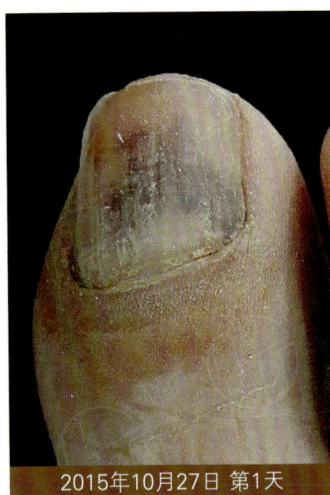

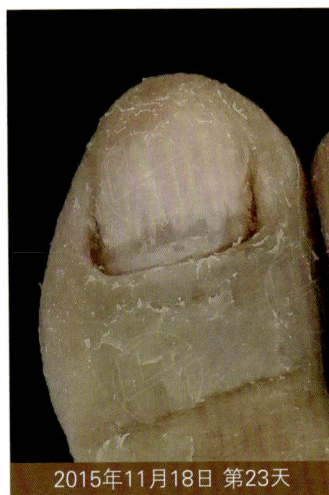

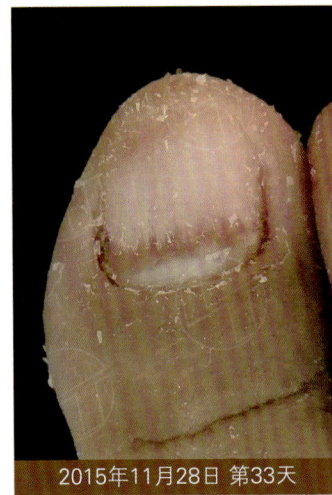

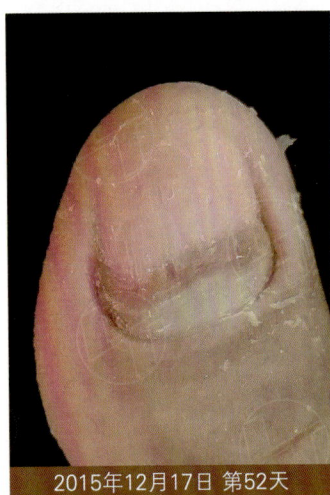

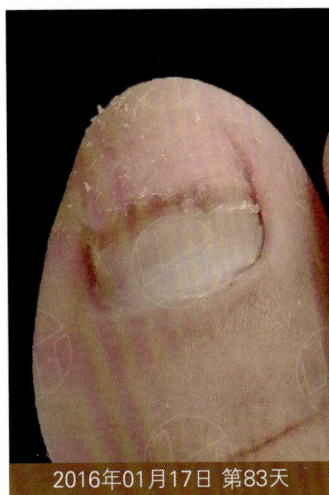

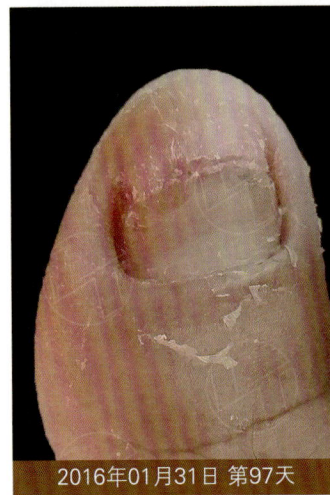

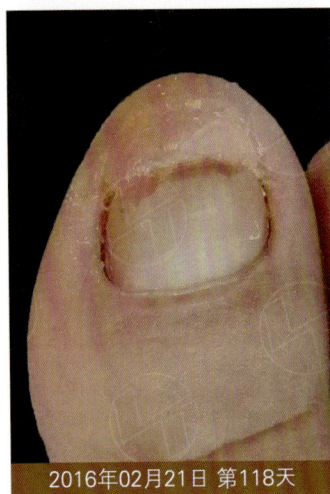

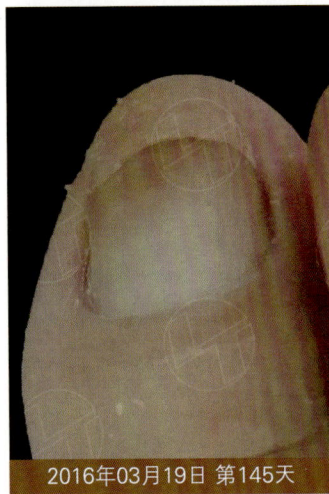

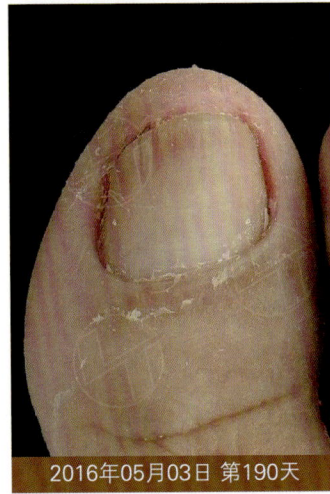

四川省广元市

姓名:王女士　　性别:女　　年龄:60

　　2015年10月27日开始接受系统康复服务,其右脚踇趾被真菌感染,属于远端侧位型灰指甲。通过六个月配合康复,于2016年5月3日长出健康甲板,完全康复。

本案例咨询服务人员:李莉华

2015年10月08日 第1天	2015年10月15日 第8天	2015年10月17日 第10天	2015年10月26日 第19天
2015年11月05日 第29天	2015年11月15日 第39天	2015年11月27日 第51天	2015年12月06日 第60天
2016年01月16日 第101天	2016年02月05日 第121天	2016年02月27日 第143天	2016年04月01日 第177天
2016年04月14日 第190天	2016年07月09日 第276天	2016年08月16日 第314天	2016年10月11日 第370天

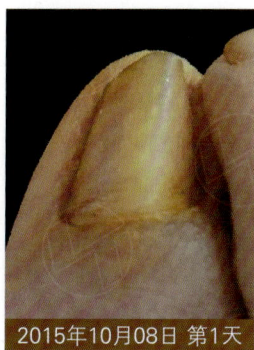

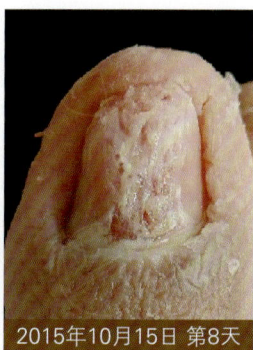

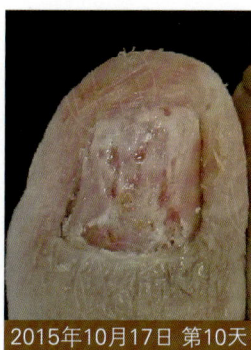

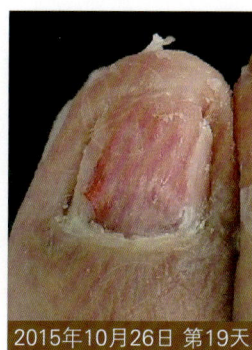

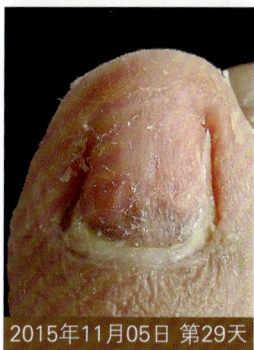

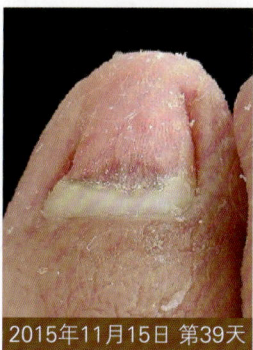

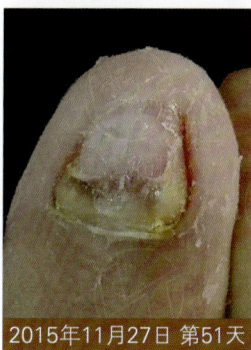

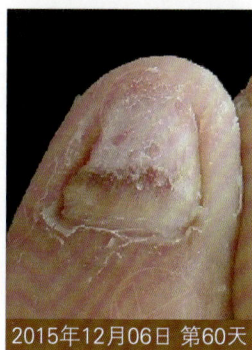

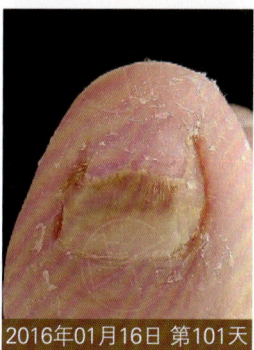

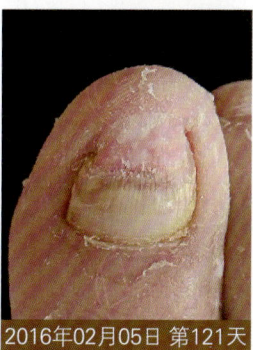

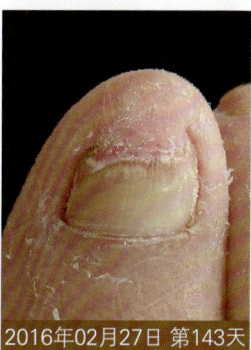

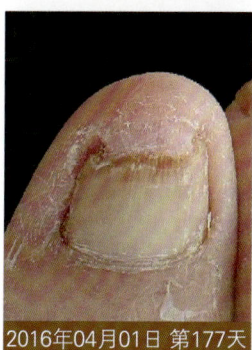

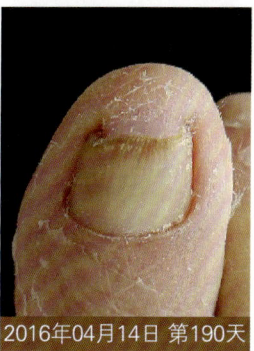

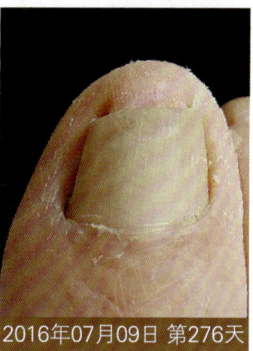

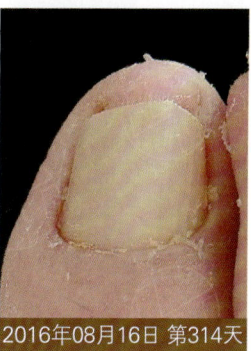

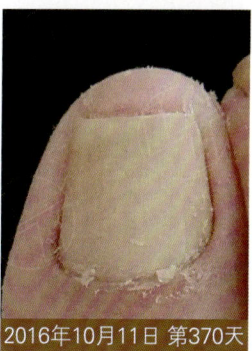

四川省广汉市

姓名：钟女士　　性别：女　　年龄：59

　　2015年10月8日开始接受系统康复服务，其右脚踇趾被真菌感染，属于远端侧位型灰指甲。通过一年配合康复，于2016年10月11日长出健康甲板，完全康复。

本案例咨询服务人员：杨　阳

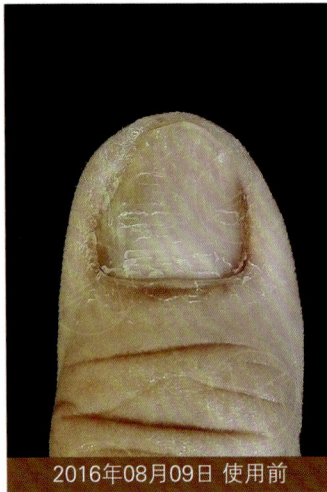

2016年08月09日 使用前	2016年08月12日 第4天	2016年08月17日 第9天
2016年08月23日 第15天	2016年09月03日 第26天	2016年09月24日 第47天
2016年10月03日 第56天	2016年10月14日 第67天	2016年10月29日 第82天

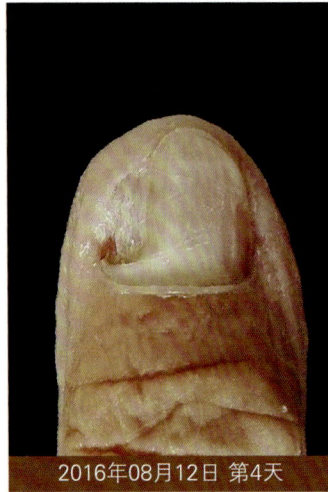

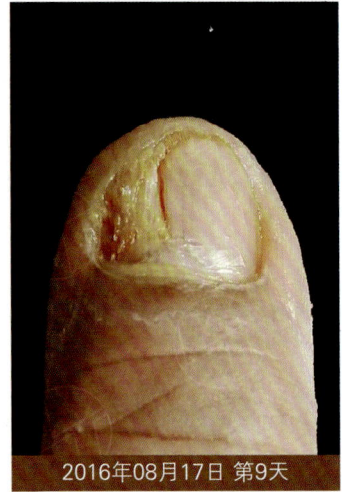

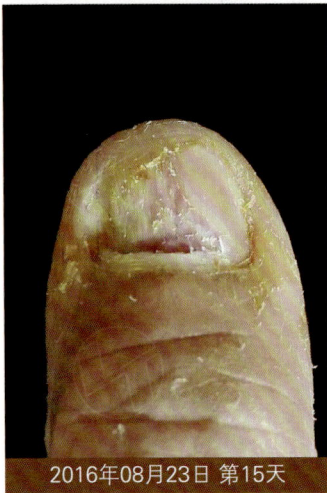

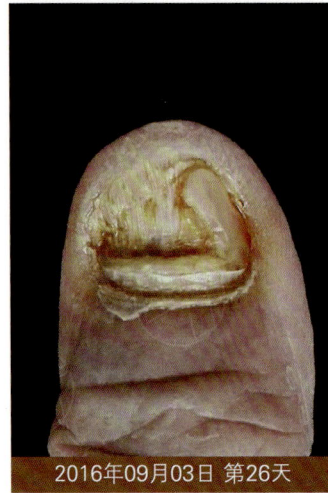

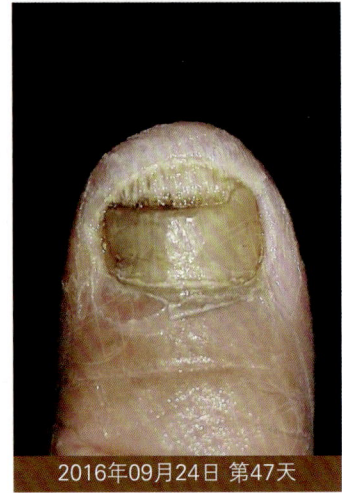

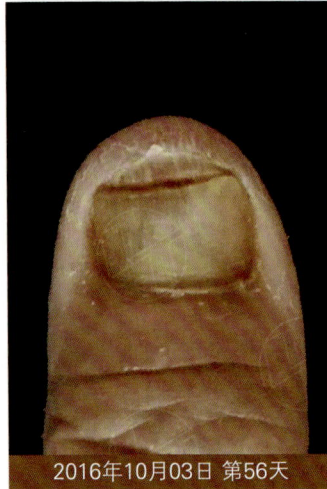

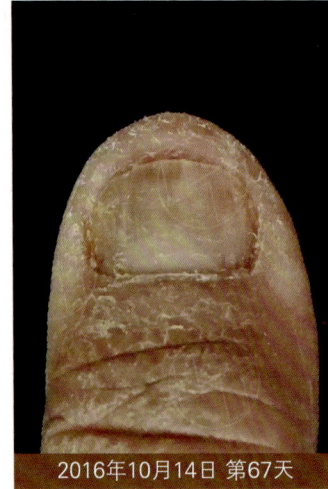

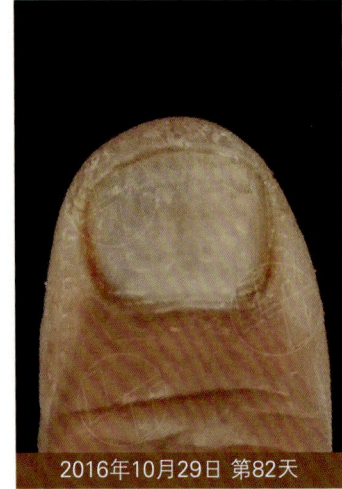

江苏省常州市

姓名：王女士　　性别：女　　年龄：79

　　2016年8月9日开始接受系统康复服务，其左手拇指被真菌感染，属于远端侧位型灰指甲。通过三个月配合康复，于2016年10月29日长出健康甲板，完全康复。

本案例咨询服务人员：万　慧

2015年12月20日 使用前	2015年12月27日 第8天	2016年01月02日 第14天	2016年01月07日 第19天
2016年01月13日 第25天	2016年01月18日 第30天	2016年01月23日 第35天	2016年02月20日 第63天
2016年02月28日 第71天	2016年03月07日 第79天	2016年03月28日 第100天	2016年04月06日 第109天
2016年04月14日 第117天	2016年04月24日 第127天	2016年06月02日 第166天	2016年07月13日 第207天

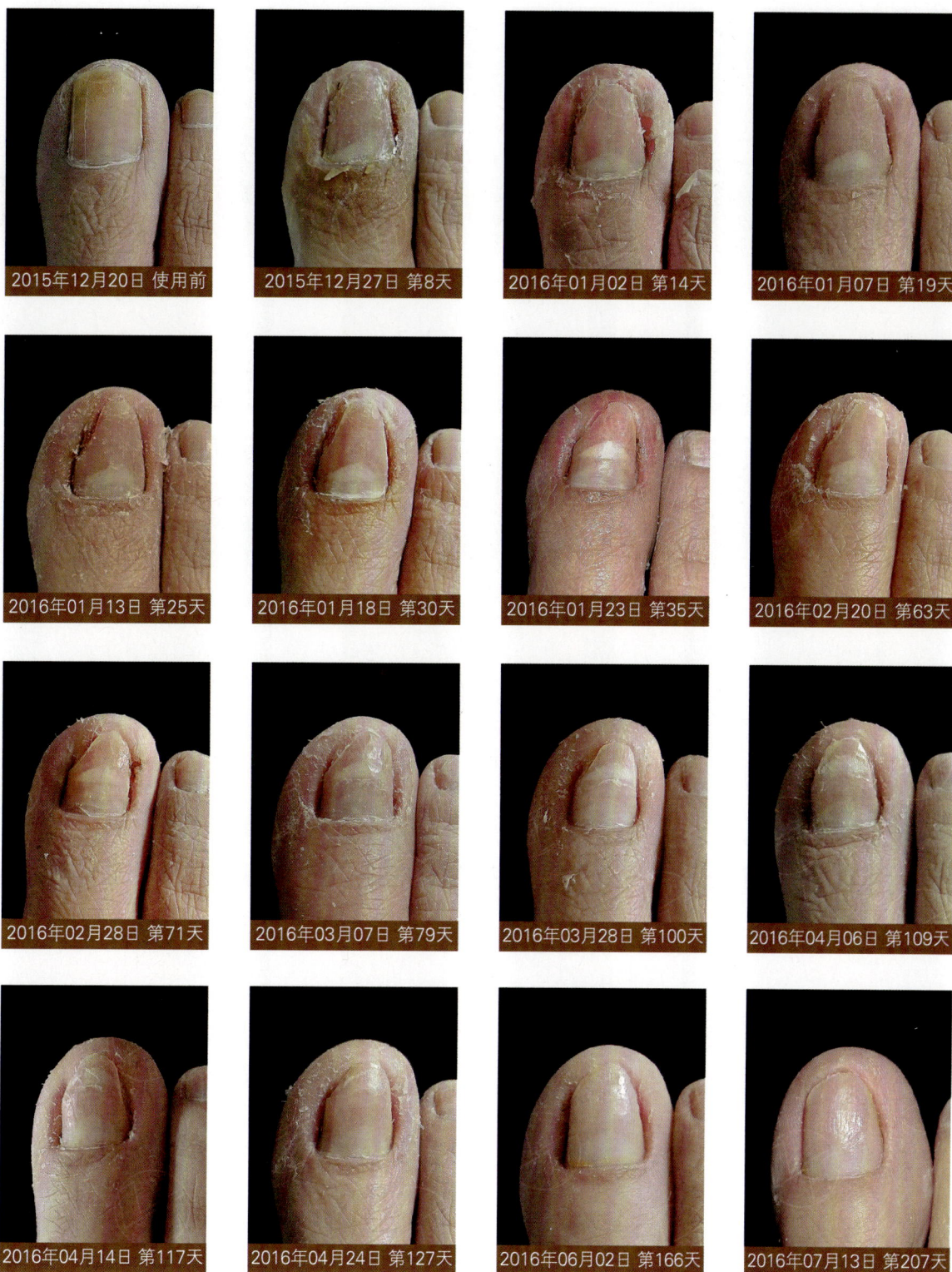

江苏省常州市

姓名:徐女士   性别:女   年龄:55

2015年12月20日开始接受系统康复服务,其右脚踇趾被真菌感染,属于远端侧位型灰指甲。通过七个月配合康复,于2016年7月13日长出健康甲板,完全康复。

本案例咨询服务人员:张琳林

2016年05月15日 使用前

2016年05月20日 第6天

2016年05月30日 第16天

2016年06月11日 第28天

2016年06月23日 第40天

2016年07月04日 第51天

2016年07月15日 第62天

2016年07月25日 第72天

2016年08月29日 第107天

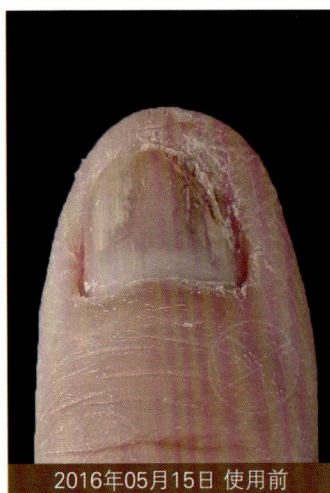

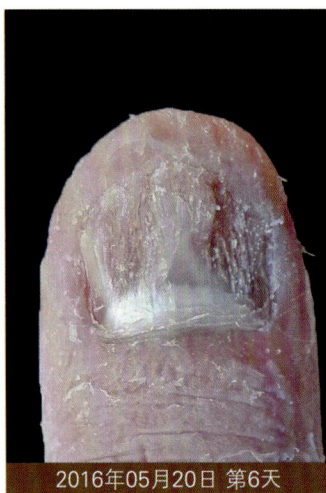

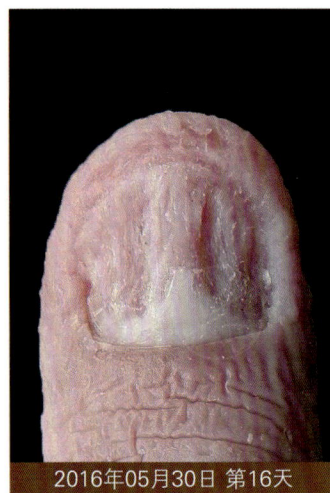

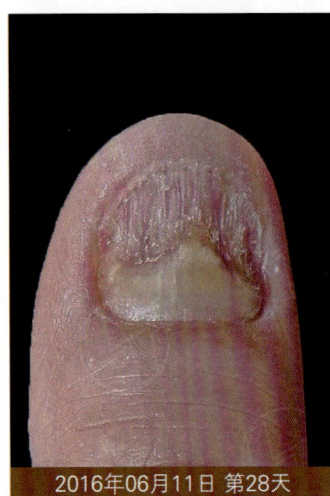

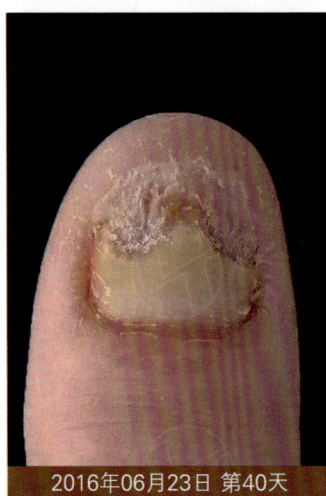

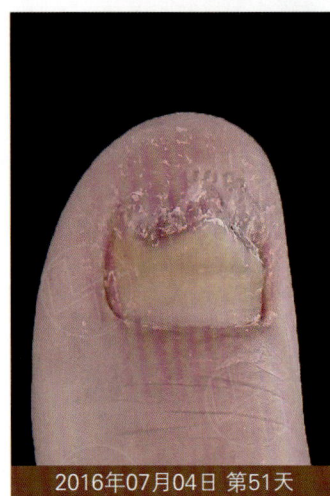

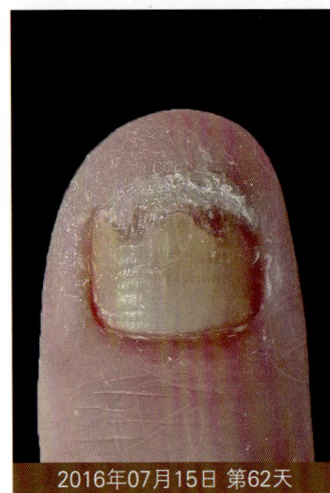

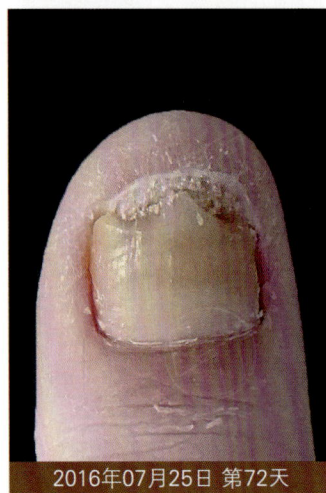

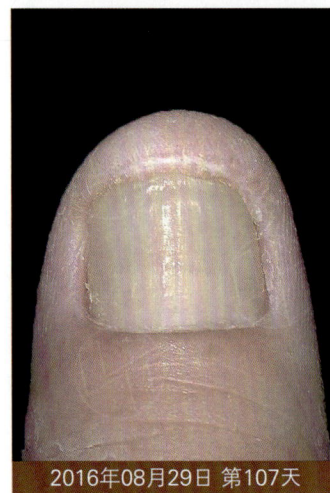

山东省济南市

姓名:张女士　　性别:女　　年龄:62

　　2016年5月15日开始接受系统康复服务,其左手拇指被真菌感染,属于远端侧位型灰指甲。通过三个半月配合康复,于2016年8月29日长出健康甲板,完全康复。

本案例咨询服务人员:王冬梅

2016年05月08日 使用前

2016年05月11日 第4天

2016年05月26日 第19天

2016年06月09日 第33天

2016年06月16日 第40天

2016年06月21日 第45天

2016年06月29日 第53天

2016年08月10日 第95天

2016年08月30日 第115天

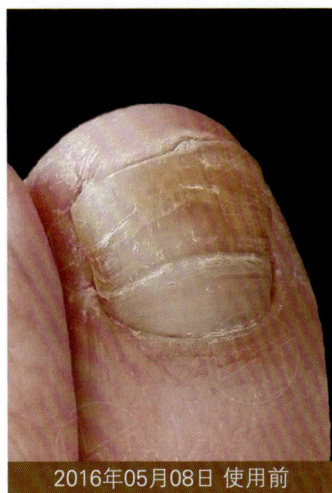

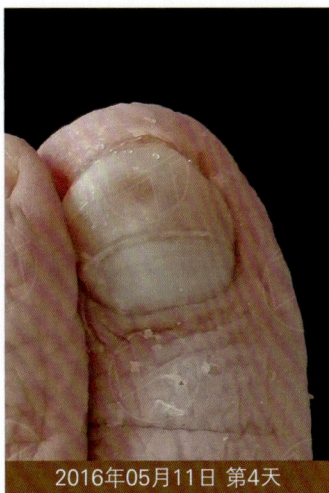

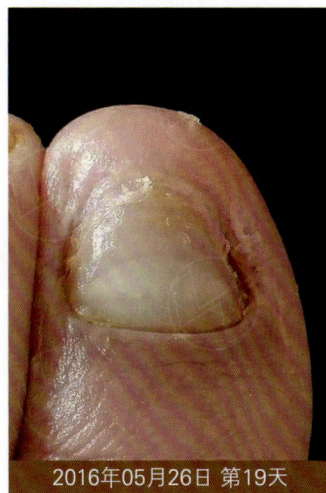

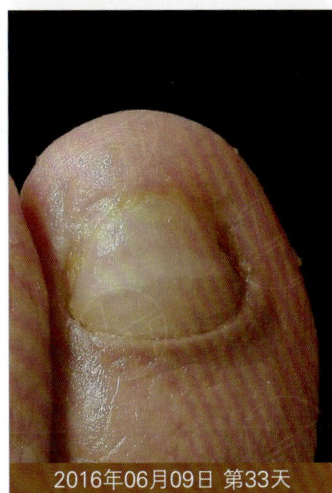

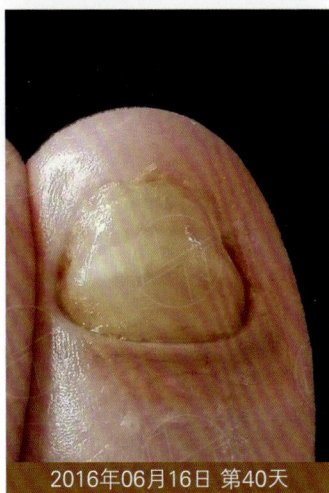

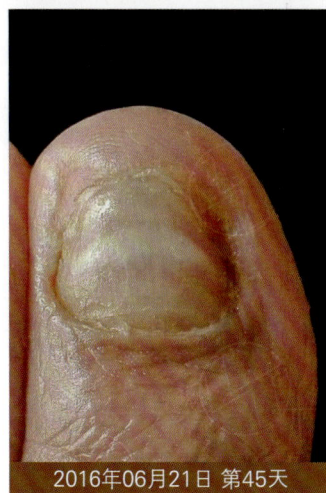

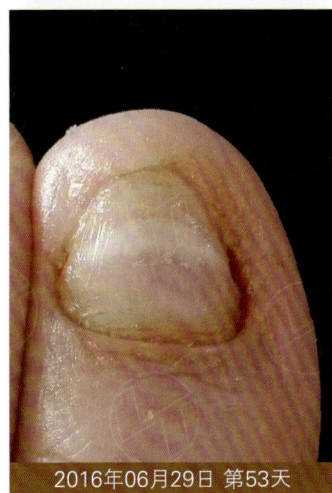

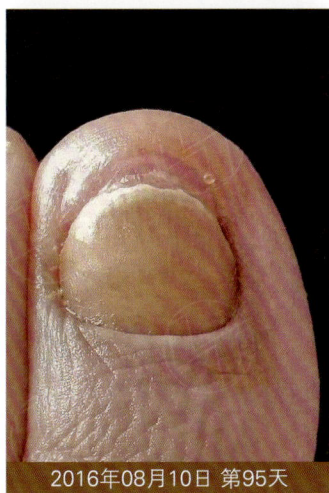

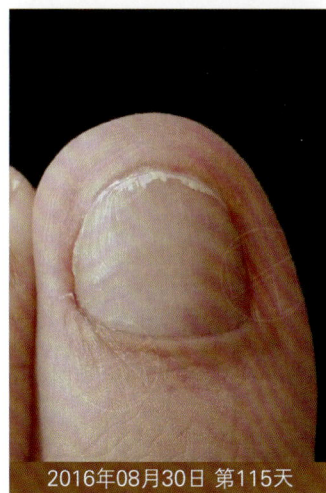

天津市汉沽区

姓名：贾女士　　　性别：女　　年龄：70

　　2016年5月8日开始接受系统康复服务，其左脚踇趾被真菌感染，属于远端侧位型灰指甲。通过四个月配合康复，于2016年8月30日长出健康甲板，完全康复。

本案例咨询服务人员：李秀凤

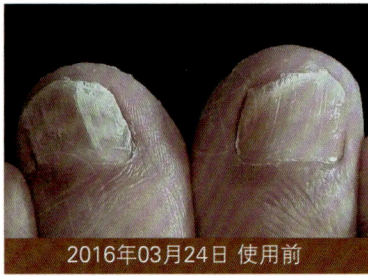

2016年03月24日 使用前

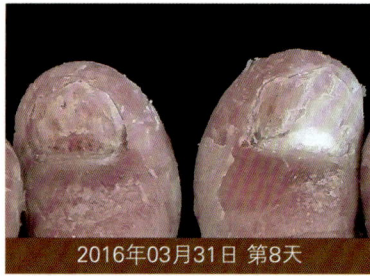

2016年03月31日 第8天

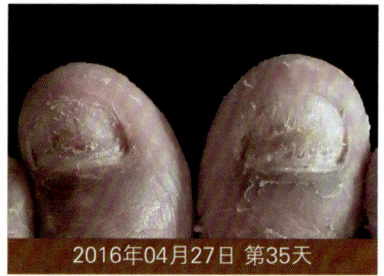

2016年04月27日 第35天

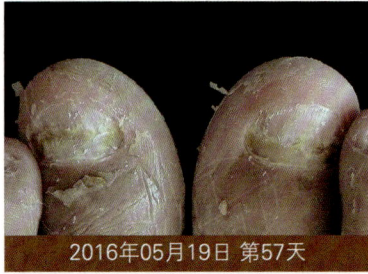

2016年05月19日 第57天

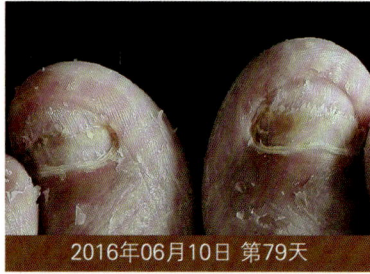

2016年06月10日 第79天

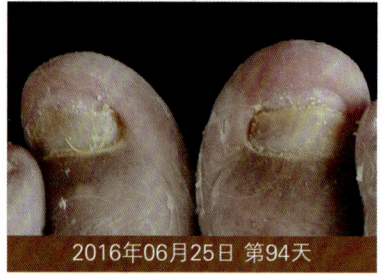

2016年06月25日 第94天

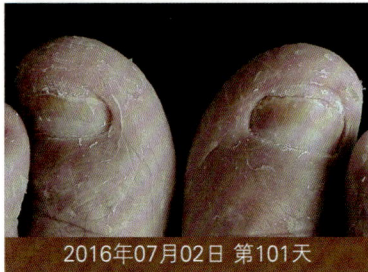

2016年07月02日 第101天

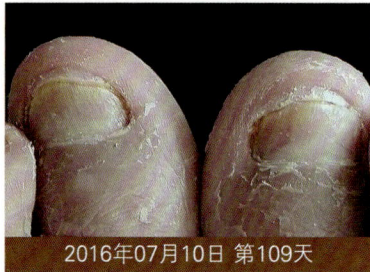

2016年07月10日 第109天

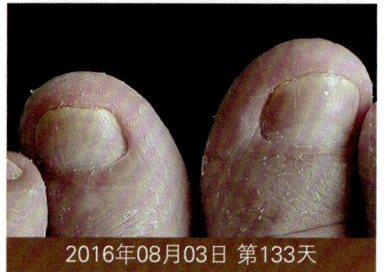

2016年08月03日 第133天

辽宁省大连市

姓名：陈先生　　性别：男　　年龄：53

　　2016年3月24日开始接受系统康复服务，其双脚踇趾被真菌感染，属于远端侧位型灰指甲。通过四个半月配合康复，于2016年8月3日长出健康甲板，完全康复。

本案例咨询服务人员：丛琳琳

2016年02月26日 使用前

2016年02月29日 第4天

2016年03月06日 第10天

2016年03月25日 第29天

2016年04月05日 第40天

2016年04月10日 第45天

2016年05月16日 第81天

2016年06月05日 第101天

2016年08月06日 第163天

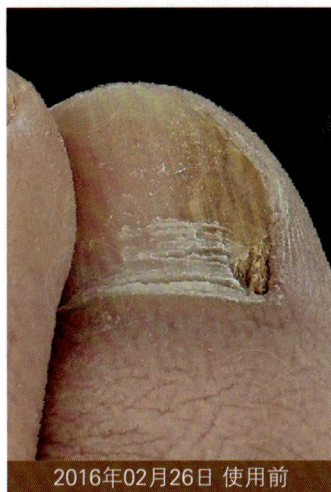

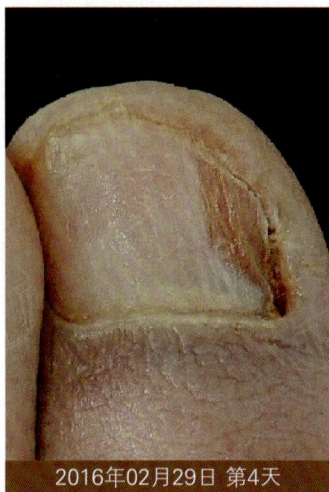

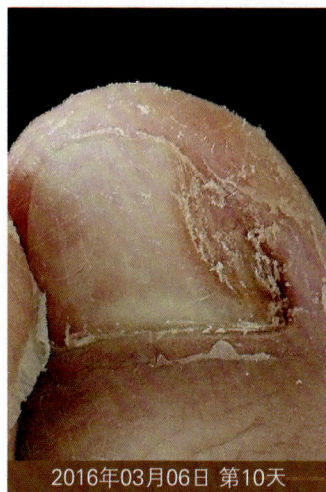

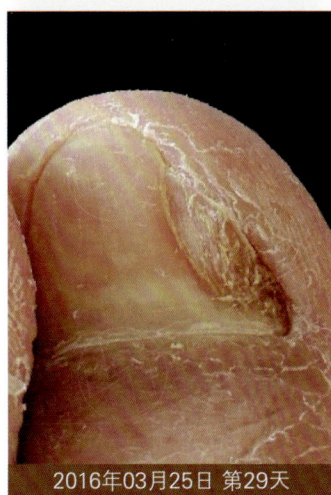

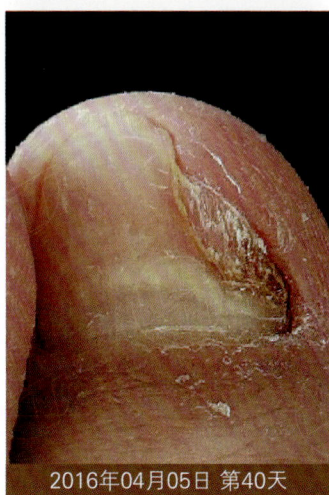

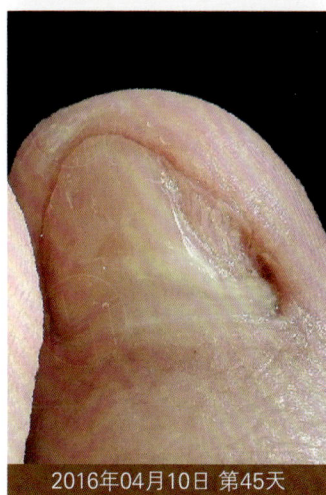

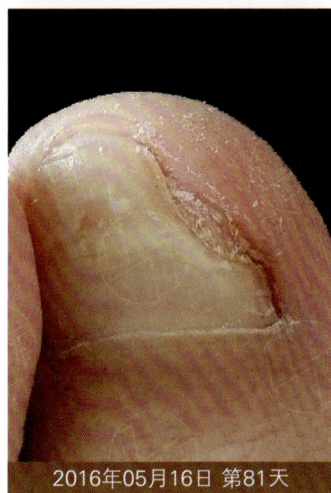

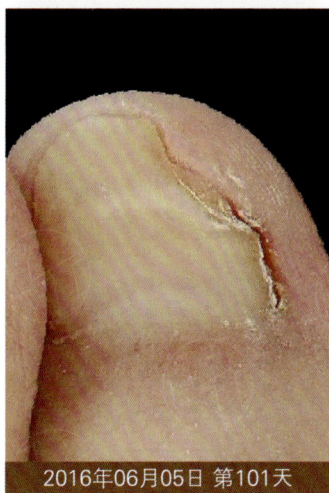

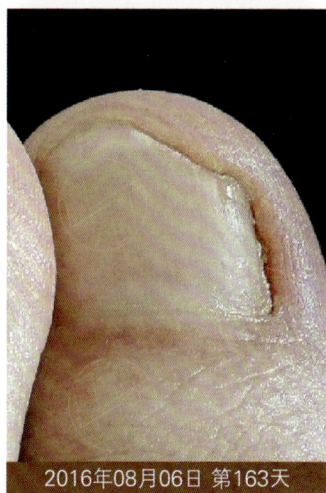

贵州省贵阳市

姓名：石先生　　　性别：男　　年龄：18

　　2016年2月26日开始接受系统康复服务，其左脚姆趾被真菌感染，属于远端侧位型灰指甲。通过五个半月配合，于2016年8月6日长出健康甲板，完全康复。

本案例咨询服务人员：姜　萍

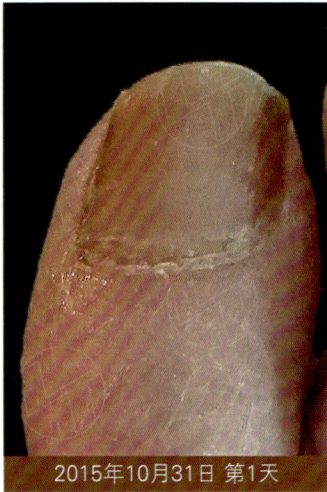

2015年10月31日 第1天

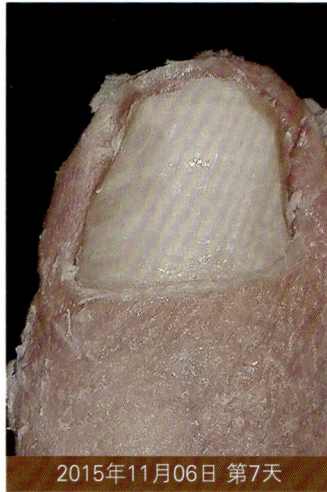

2015年11月06日 第7天

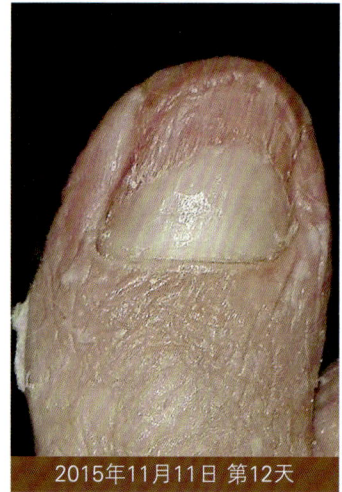

2015年11月11日 第12天

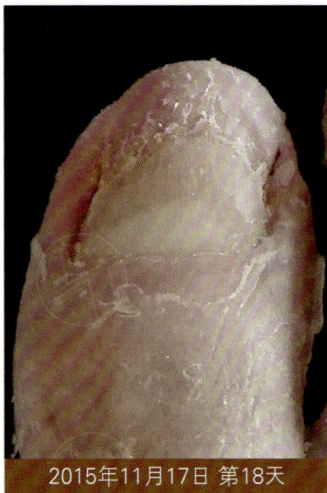

2015年11月17日 第18天

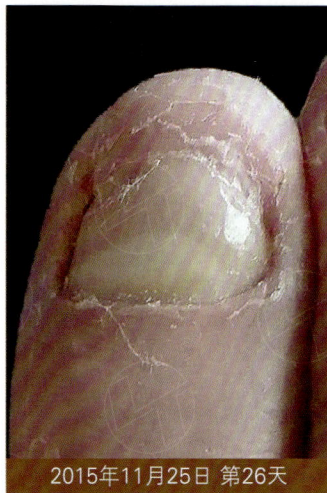

2015年11月25日 第26天

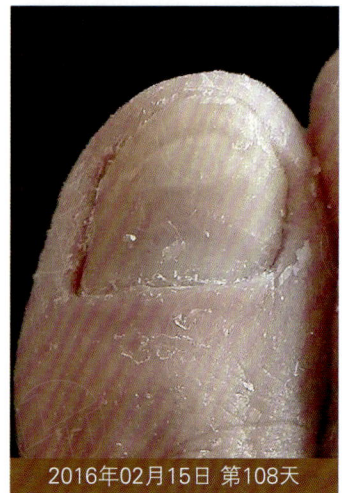

2016年02月15日 第108天

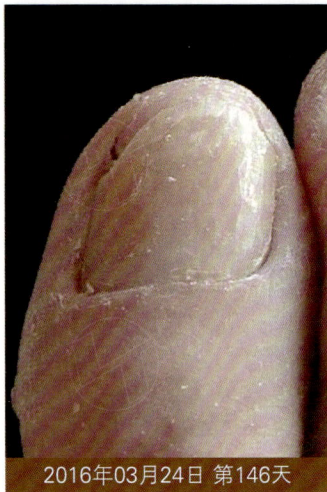

2016年03月24日 第146天

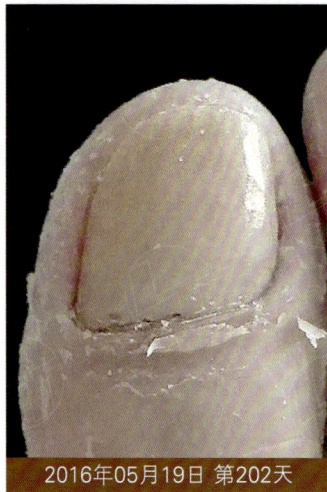

2016年05月19日 第202天

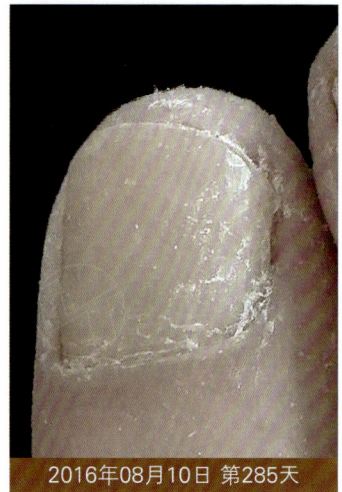

2016年08月10日 第285天

北京市海淀区

姓名：陈女士　　性别：女　　年龄：72

　　2015年10月31日开始接受系统康复服务，其右脚踇趾被真菌感染，属于远端侧位型灰指甲。通过九个半月配合康复，于2016年8月10日长出健康甲板，完全康复。

本案例咨询服务人员：朱　涛

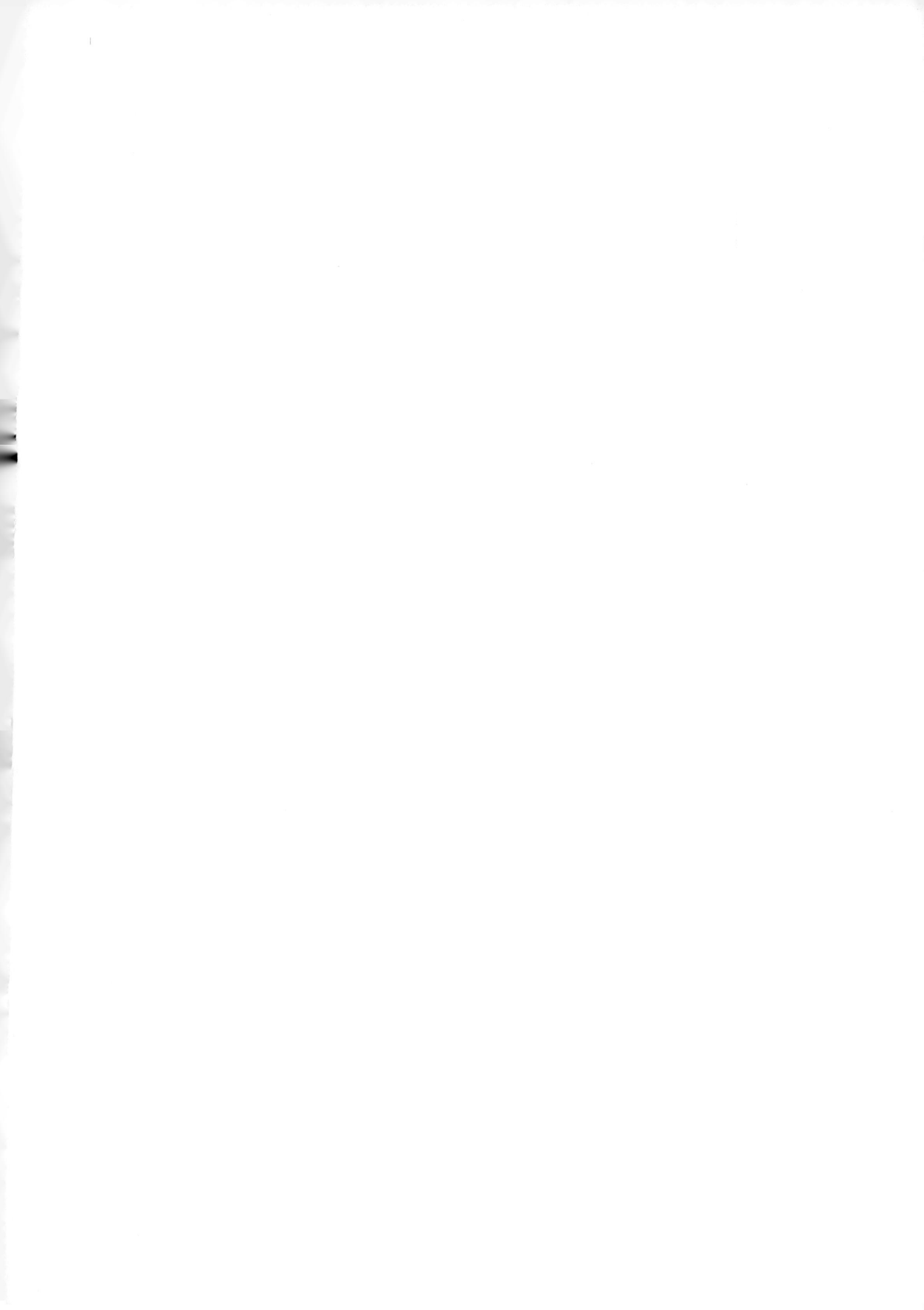